实用外科手术图谱

● 李荣祥　张志伟　主编

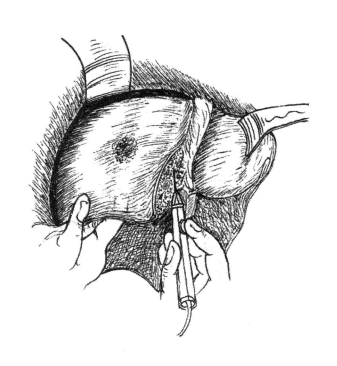

四川科学技术出版社

图书在版编目（CIP）数据

实用外科手术图谱 / 李荣祥, 张志伟主编. —— 成都:
四川科学技术出版社, 2023.11
ISBN 978-7-5727-1198-5

Ⅰ.①实… Ⅱ.①李… ②张… Ⅲ.①外科手术—图
谱 Ⅳ.①R61-64

中国国家版本馆CIP数据核字（2023）第224587号

SHIYONG WAIKE SHOUSHU TUPU

实用外科手术图谱

主　编　李荣祥　张志伟

出 品 人　程佳月
责任编辑　李迎军
责任校对　宋子君
封面设计　木之雨
责任出版　欧晓春
出版发行　四川科学技术出版社
地　　址　四川省成都市锦江区三色路238号新华之星A座
　　　　　传真：028-86361756　邮政编码：610023
　　　　　官方微信公众号：sckjcbs
　　　　　传真：028-86361756
成品尺寸　210mm×285mm
印　　张　35　字　数780千
印　　刷　四川华龙印务有限公司
版　　次　2023年11月第1版
印　　次　2023年11月第1次印刷
定　　价　248.00元
ISBN 978-7-5727-1198-5

参编者（排名不分先后）

王平海　　成都中医药大学附属医院双流区中医医院

王　森　　四川省第一退役军人医院

石芮婷　　四川省第一退役军人医院

田伯乐　　四川大学华西医院

付　岚　　四川大学华西医院

任　莉　　四川大学华西医院

刘金龙　　西南医科大学

刘　航　　四川省第一退役军人医院

刘朝国　　四川省第一退役军人医院

杨绿英　　四川省第一退役军人医院

李五生　　西南医科大学附属中医院

李时超　　西南医科大学附属中医院

李荣祥　　四川省第一退役军人医院

何洁华　　成都中医药大学附属医院双流区中医医院

何彩虹　　四川省第一退役军人医院

张成平　　四川省第一退役军人医院

张志伟　　华中科技大学同济医学院附属同济医院

陈卫东　　西南医科大学附属中医院

陈其伟　　四川省第一退役军人医院

罗　川　　四川省第一退役军人医院

郑晗玲　　四川省第一退役军人医院

侯江龙　　四川大学华西医院

贾英田　　西南医科大学附属中医院

黄　帆　　成都中医药大学附属医院双流区中医医院

戚　涛　　四川省第一退役军人医院

龚明景　　四川省第一退役军人医院

龚世均　　四川省第一退役军人医院

胡登鹏　　四川省第一退役军人医院

董　力　　四川大学华西医院

蒋怡帆　　成都中医药大学附属医院双流区中医医院

温　红　　四川省第一退役军人医院

谢　林　　四川大学华西医院

谢建强　　四川省第二退役军人医院

熊俊杰　　四川大学华西医院

内容提要

　　本书主要阐述了外科手术的基本理论和常见手术的基本技能和方法，包括颈部、胸部、腹部、肛管、泌尿、盆腔子宫附件和周围血管等普通的手术治疗技术。全书共三十一章，既有传统的经典手术讲解，又有国内外的新术式和新技术介绍；对手术的适应证、手术的主要步骤和术中注意事项等作了叙述，并配有1 500多幅精细的解剖和手术操作图；突出并强调术式选择、手术技巧以及术中的操作要点；注重实际应用与基础知识相结合。书中插图由李荣祥参阅了大量资料并亲手精心绘制，其解剖关系准确，图文匹配紧密，一目了然。作者们以总结自己的实践经验为主，同时参考国内外最新文献，较全面地反映了外科手术的发展水平，具有较高的学术价值和使用价值，适用于各级相关人员和医学院校的师生学习参考。

顾问简介

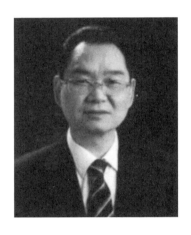

陈孝平

  中国科学院院士，博士生导师，华中科技大学同济医学院附属同济医院外科学系主任、肝脏外科中心主任、肝胆胰外科研究所所长，从事外科临床、教学和研究工作 40 年，对普通外科疾病的诊断及治疗积累了丰富经验。其成果得到国内外同行认同，先后获国家科学与技术进步奖二等奖（教育部提名国家科技进步奖一等奖）、中华医学科技奖一等奖和湖北省科技进步奖一等奖各 1 项；2007 年获何梁何利基金科学与技术进步奖；2008 年获中国肝胆胰外科领域杰出成就金质奖章；2010 年获教育部科学技术进步二等奖；2012 年获中国抗癌协会科技奖一等奖；2013 年获湖北省科技推广奖一等奖。

  他注重自身科研水平、技术水平及医疗道德培养，被评为全国教学名师（2006）、全国卫生单位先进个人（2007）、卫生部有突出贡献的中青年专家（2008）、全国医德标兵（2013），被授予全国五一劳动奖章（2011）；获国家教学成果奖二等奖 1 项。主编全国高等医药院校教材 7 年制《外科学》，8 年制及 7 年制临床医学等专业用规划教材《外科学》1 ~ 3 版，五年制《外科学》第 8 版，著有配套教材、专著等图书 20 余部。

  陈孝平院士现任国际肝胆胰协会常务理事，美国外科学会 Honorary Fellowship、美国外科学院 Fellowship、国际外科组织（ISG）成员，中华医学会外科学分会常务委员兼肝脏学组组长，中国医师协会外科学分会副会长；任国家 973 项目咨询专家委员会专家；任 4 种国外杂志副编委和编委，50 多种国内杂志的主编和编委；先后主办 6 届大型国际性肝胆胰学术研讨会，对推动相关领域的国际交流做出了重要贡献。

主编简介

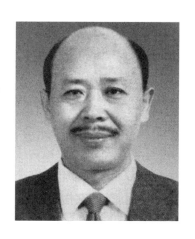

李荣祥

  1953 年 12 月生于四川省盐边县。攀枝花学院附属医院外科主任医师、教授、硕士生导师，享受国家政府特殊津贴。国际肝胆胰协会中国分会会员，中国中西医结合学会四川分会肝病专委会副主任委员，攀枝花市医学会肝胆胰外科专业委员会主任委员，四川省高级职称评审专家、医疗纠纷及司法鉴定专家，四川省首批中西医结合学术及技术带头人。先后就读于四川医学院（现四川大学）、澳门科技大学（MBA）。曾任攀枝花学院附属医院普外科、肝胆胰外科、大外科主任以及附属医院副院长、院长等职务。热衷于临床一线工作，在青年外科医生和基层医生的培养方面有很深的造诣。率先在攀西地区成功开展肝脏晚期巨大恶性肿瘤的肝右三叶切除（获科研奖），率先在西南三省经腹腔镜肝叶切除治疗肝血管瘤及肝内胆管结石等高难度手术（均在《中华肝胆外科杂志》上报道），率先在攀西地区开展右胸三切口手术治疗食管中上段癌肿、结肠代食管术及胸腔镜探查，气胸及良性肿瘤切除等手术。先后获科研奖项 10 余项。在各级医学杂志上发表论文 80 余篇。主编《腹部外科手术技巧》《基层医院外科手术经验与技巧》《门诊手术处置与技巧》《奇异、罕见、疑难手术 108 例》《肝胆胰脾手术暨中医药围术期应用》等 9 本专著。曾获"首批攀枝花市优秀创业人才"称号，并获证书。

主编简介

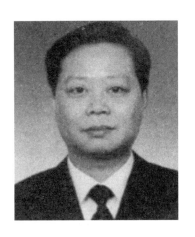

张志伟

　　1965 年 7 月生，教授，主任医师，博士生导师。1986 年毕业于原同济医科大学，同年分配到该校附属同济医院普外科工作至今。1999 年受香港大学之邀在 Queen Mary 医院进行了为期二年的研修，参加了全亚洲首例受体均为成人的劈离式肝移植手术。

　　现任华中科技大学同济医学院附属同济医院外科学系副主任、肝胆胰外科研究所副所长、肝脏外科中心副主任。任国际肝胆胰协会会员、中华医学会外科学分会肝脏学组委员、中国抗癌协会胆道肿瘤专业委员会委员，《中华医学杂志》英文版、《中华外科杂志》及《腹部外科》《中国普通外科杂志》审稿专家及《腹部外科》《中国普通外科杂志》《肝胆外科杂志》《肝胆胰外科杂志》《中国普通外科进展》《中华解剖与临床杂志》编委、通讯编委。主编《腹部外科手术技巧》《基层医院外科手术经验与技巧》，任《肝胆外科学》副主编，参编专著 10 余部，发表论文 70 余篇。

　　作为主要成员的科研成果"有关肝外科手术的系列研究和技术改进"及"肝外科五个观念的更新和技术改进""肝胆胰外科几种手术技术的改进与创新"等获国家科技进步二等奖、中华医学科学技术进步奖一等奖和高等学校科学研究优秀成果奖（教育部科学技术进步奖）、科技进步二等奖等奖项。

著名的外科学家 Lexer 曾经强调，外科学是一门科学、是技术和艺术的综合。外科学家不但要有科学的思维，还需要掌握熟练的操作并且要操作得很精巧，犹如一个雕刻家雕刻出一件精美的艺术品一样。所以，一个外科医生必须具有将手和脑的工作高度结合的能力，用精湛的操作技术来完成各种手术，以达到最佳效果。

无论外科的专科发展如何迅速，外科的基础训练必不可少，如止血及对组织轻柔的操作不但是外科操作技术的基础，而且是外科手术中最重要的方面。在施术操作的精细程度与病人的安全之间有着极为密切的因果关系。该手术图谱对手术的操作细节都做了详尽的描述，同时，作者反复强调了手术的适应证和手术指征、主要的手术步骤及术中注意事项等。本书共分三十一章，配有详尽的解剖和手术操作图 1 500 多幅，术中插图由李荣祥精心绘制，图文并茂，一目了然。本书的图解较清晰，阐述言简意赅，内容翔实，具有独特的写作风格，使阅读者更为轻松流畅。尤其是年轻的外科医生阅读该书，将获益匪浅。

外科手术不断地发展，不仅对各脏器的病变采取了手术治疗，还对各种手术设计了不同的术式，以便在临床实践中选出最佳的术式进行手术，如有的病变可选择传统的经典手术，也可选择微创手术（如小切口和腹腔镜、胸腔镜），应根据施术者的技能结合病人的整体情况做出科学的、符合解剖生理等的抉择，不宜局限于一种术式。腹部手术一向是验证外科医生是否确切掌握了外科基本技术操作的最好考题。腹股沟疝修补术、阑尾切除术，这两个手术可以说是青年外科医师的启蒙手术，从启蒙手术开始，外科医生就可循序渐进地向较大、较难的手术发展。因此，外科基本手术操作是开展其他外科专业手术的基础。

本书作者们参阅了国内外的最新文献，总结了自己的临床实践经验，较全面地反映了外科手术学的发展水平，具有较高的学术价值，适用于各级医院相关人员和医学院校的师生们学习参考。

中国科学院院士　陈孝平

2023 年金秋 10 月

QIANYAN 前言

普外科是一门历史悠久而较成熟的临床学科，随着现代科学技术的发展，该学科增加了很多新的内容，开拓了新的领域，并在许多方面取得了突破性的进展。在外科学不断走向专科学的今天，普外科知识仍然是临床外科学不可削弱的基础，而且它的准则一直在不断演进，不断地改变。随着大外科的分科越来越细，全面的外科学知识显得越来越重要，此种观点为临床外科学家所重视。其中腹部外科作为普外科的核心部分，包含着外科学中的绝大部分内容，所以是外科医生成长发展过程中不可不掌握的主要内容。

传统的外科学是通过手术的方法即标准的外科手术（现称为开放手术），以细致而精确的操作实施。所以手术治疗在外科学中占有十分重要的地位，外科医生若能做好其中一项手术，便可使众多的病人受益，但要做好某一项手术并非易事，因为手术并非单纯是一种技术操作，而是要有深厚的理论和实践基础，是在千变万化中的临床情况下的再创造过程。当今，由于腔镜、钉合器、新的生物材料及核素定位等新技术的应用，使得外科手术得到相应发展。然而，应用新器械所带来的技术改进并不足以造就一个优秀的外科医生。随着不断地学习，外科医生的判断力与责任心也在不断提高。从这一点来讲，读者参阅本书的阑尾切除术、疝修补术以及第三十一章基本操作技能的手术相关内容大有裨益。

外科学发展的经历表明，外科学先驱者往往是注入了毕生的精力来设计、发展和完善某一项手术。近几十年来，我国的外科学开拓者在手术学上倾注了大量心血，在实践中创造出具有明显的我国特色的外科学，在腹部外科学方面更为突出。外科手术学方面的经验更显得难能可贵，它是无价的，是值得我们认真学习的。传统的外科学是实践性的科学，不同学者可以通过不同的手术途径和方法去治疗同一种疾病，因而获得不同的经验，而在使用同一种手术方法时亦会有各自的技术特点。不同的手术经验可以为他人提供互相借鉴的依据。

　　本书的编写是在有关专家、学者们提议下，由有长期临床外科经验的学者们完成。本书共三十一章，配有详尽的解剖和手术操作图 1 500 多幅，包括颈、胸、腹部、肛管、泌尿、盆腔子宫附件和周围血管手术及基本技能手术，同一外科疾病既有传统的经典手术方案，又有腔镜手术方案，重点突出手术适应证、术中注意事项和手术主要步骤及讨论。本书适用于各级医院相关医务工作者尤其是年轻医生，以及医学院校的师生们参考。本书涉及的面较广，由于作者编写水平有限，难免有不足的地方，敬请读者给予批评指正。在编写过程中汲取了各地同人的良好建议，得到了有关专家教授的支持，又一次有幸得到中国科学院院士陈孝平教授的指点和支持，得到了"四川省第一退役军人医院"领导和专家同道以及参编者院校的支持并提供相关的平台，得到了亲朋好友们的鼓励关心。值此机会，谨向他们致以衷心的感谢！

李荣祥　　张志伟

2023 年金秋 10 月

目录 MULU

第一章

颈部脓肿、囊肿、瘘管手术

第一节　颈部脓肿切开引流术

手术主要步骤见图 1-1-1 ~ 图 1-1-3。

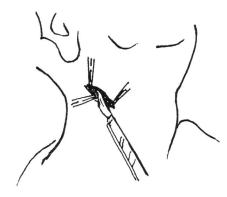

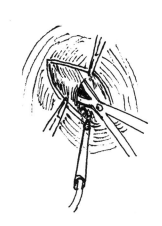

图 1-1-1　切口在脓肿的中部，顺皮纹或沿脓腔的长轴切开皮肤和颈阔肌层，切口长度相当于脓肿直径

图 1-1-2　先行脓腔穿刺，获得脓液后，伸入血管钳扩大引流，再伸入手指探查脓腔的内壁，分离间隔至无残余脓腔

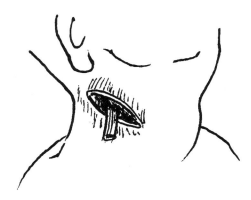

图 1-1-3　在脓腔内置入引流物，保持切口边缘张开。可用纱条作为引流物

讨 论

头面部的疖肿和咽喉、齿龈部感染均可引起化脓性颈淋巴结炎，其发展结果可形成颈部脓肿。当出现局部红肿有积脓现象时，需及时切开引流。术前应用抗感染治疗可控制原发性炎症。术后应及时更换敷料，保持外层敷料无脓液渗透，待脓腔无积脓、感染好转，即可拔除引流物。

颈部脓肿切开引流术的主要并发症是切口内出血，多因盲目的使用锐性器械探查脓腔而损伤血管所致。故手术应按常规先穿刺再切开的原则进行操作。

第二节　颈部囊肿切除术

手术主要步骤见图 1-2-1 ～ 图 1-2-6。

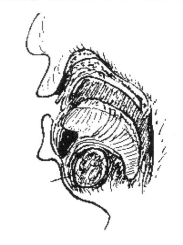

图 1-2-1　囊肿大压迫咽喉

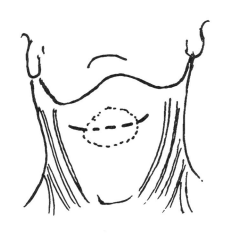

图 1-2-2　切口位于舌骨上缘

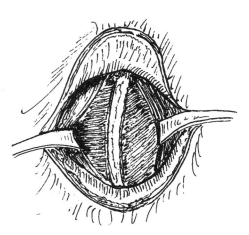

图 1-2-3　显露下颌二腹肌前腹，分离下颌舌骨肌浅面

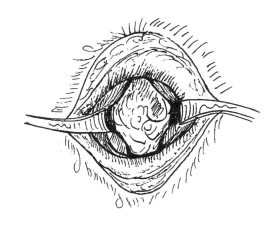

图 1-2-4　在舌骨基底部做钝性分离，向下至舌骨下缘，将肌肉与深层的囊肿分离

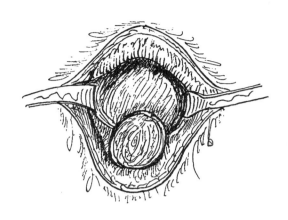

图 1-2-5　将囊肿的深面与周围组织完全分离后，结扎蒂部的血管，将囊肿完全切除

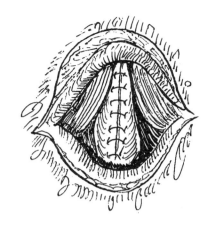

图 1-2-6　冲洗创口后间断缝合下颌舌骨肌，用细丝线间断缝合皮下及皮肤，创口干净可不放置引流物

讨　论

较大的颈部囊肿可致病人下颌肿大和舌部活动受限。囊肿合并感染时，增大的囊肿可致婴幼儿病人呼吸困难。因此，手术切除囊肿要做好术前准备，清洁口腔，并做好口腔的护理。成年人可行基础麻醉加局部麻醉（简称局麻）下手术，儿童病人应做气管插管全身麻醉（简称全麻）。全麻的病人注意清醒前的呼吸情况，切口缝线可在手术后 5 天拆除。

术后主要并发颌下间隙血肿，使口底软组织水肿，影响呼吸。术后 12 ~ 24 小时血肿增大者，应拆除创口缝线，排出舌骨舌肌间隙的积血，及时止血并严密观察出血情况。

第三节　甲状舌骨囊肿和瘘管切除术

手术主要步骤见图 1-3-1 ~ 图 1-3-10。

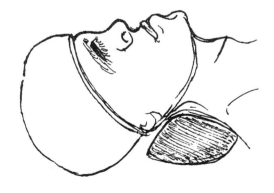

图 1-3-1　以囊肿为中心做与皮纹一致的弧形横切口

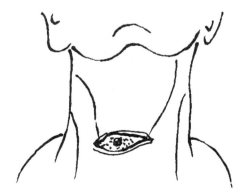

图 1-3-2　以鼠齿钳提起瘘口边缘的组织做牵引，沿瘘管做潜行分离，注意保持瘘管完整

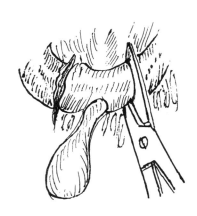

图 1-3-3 如有瘘管，则沿其旁行径向上分离至舌骨体处的根部至终止处切除之

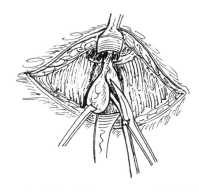

图 1-3-4 在瘘管两侧的 3 ~ 5 cm 处用骨钳将舌骨切断，去除瘘管以及相关的舌骨中段

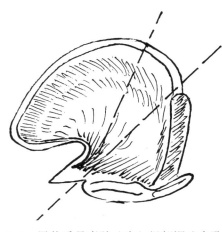

图 1-3-5 甲状舌骨囊肿（瘘）根部深达盲孔者，其解剖的方法可取以舌骨为中心，做垂直线，沿 45° 斜向上达舌骨盲孔

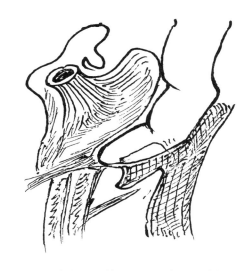

图 1-3-6 术者左手伸入舌根，将舌向前推移至囊肿（瘘管）底部接近切口

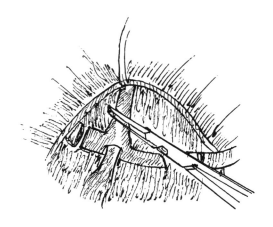

图 1-3-7 将囊肿（瘘管）分离到盲孔部，在瘘管根部结扎，将整个病变组织从舌底部切除

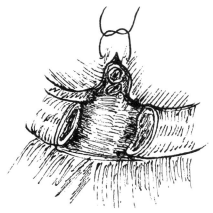

图 1-3-8 舌骨的断端间可能留有空隙，应将其缝合修复

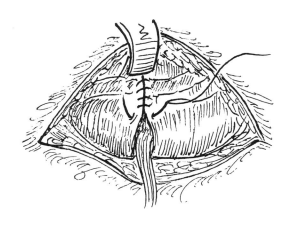

图 1-3-9 盲孔处舌肌中的创口清洗后用可吸收线缝合数针，避免损伤舌神经，放置引流物，用不吸收线缝合舌骨肌间隙

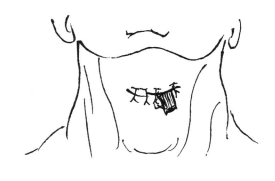

图 1-3-10 逐层缝合皮下组织和皮肤

讨 论

甲状舌骨囊肿为先天发育异常所致，如果囊肿位于婴儿舌根部可能引起窒息。甲状舌骨前方向下至甲状腺，其囊肿发生的部位多在舌盲孔与舌骨之间、舌骨与喉间、喉下部气管前等部位。

甲状舌骨囊肿或甲状舌骨瘘处常因反复感染而形成较多的瘢痕组织，给彻底切除病变组织带来困难，未成年的病人因组织发育不全，解剖层次不清楚，手术后容易复发。

该手术适用于甲状舌骨脓肿（瘘）、局部有炎症感染经久不愈和颈部病变有碍美观者。

创面较深的病人，手术后床边应备消毒、拆线器械，术后每日做口腔卫生处理。引流物可在术后 24 ~ 48 小时去除。口腔底部或血肿压迫可引起呼吸困难，应严密观察，如有严重呼吸道阻塞者应及时行气管切开术。

第二章

甲状腺次全切除和甲状旁腺切除术

第一节 甲状腺次全切除术

手术主要步骤见图 2-1-1 ～图 2-1-6。

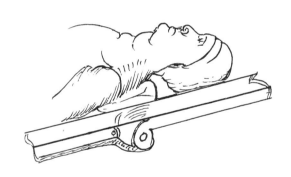

图 2-1-1 取半卧位

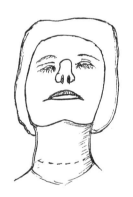

图 2-1-2 虚线示手术切口（胸骨上切迹 2 cm 处）

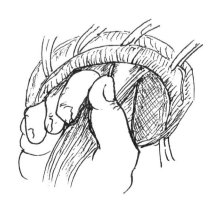

图 2-1-3 用手指或纱布分离上端皮瓣

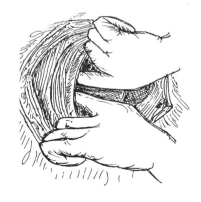

图 2-1-4 利用手指分离甲状腺被膜前间隙

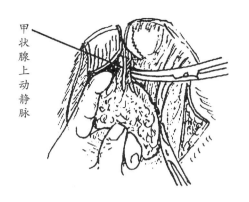

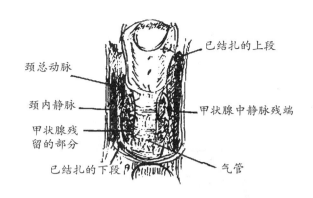

图 2-1-5　分离结扎甲状腺上血管，在右食指的协助下分离甲状腺，处理甲状腺上血管时注意勿损伤喉返神经

图 2-1-6　图示甲状腺次全切除术后

【术中注意事项】

（1）术中出血：术中常因解剖不清，血管结扎不准确，分离甲状腺上下段时撕裂甲状腺上、下动脉引起严重出血。动脉的近端常易回缩，不宜用血管钳夹住止血，应先垫小纱布块，用手指压迫出血处，再分离上段进行有效止血。

（2）喉返神经损伤：喉返神经损伤多发生在左右两叶腺体的背面。喉返神经向甲状腺下动脉分支交叉处到甲状软骨下缘平面入喉处。喉返神经分前支和后支，前支支配声带的内收肌，后支支配声带的外展肌。损伤喉返神经的全支，使声带处于内收与外展之间。前支的损伤引起内收肌的瘫痪，使声带内收。一侧喉返神经的损伤，在呼吸和发音时可无明显症状（后支损伤），但大都引起声音嘶哑（全支或前支损伤）。两侧喉返神经损伤可造成严重的呼吸困难，甚至窒息（两侧后支损伤），两侧全支或前支损伤大都有肌肉瘫痪而致失音。

（3）空气栓塞：分离甲状腺时，不慎损伤颈前静脉、甲状腺中静脉和静脉干，均可引起空气栓塞。

（4）呼吸道阻塞：迅速发生的甲状腺肿大（血肿）压迫气管，引起的气管移位或狭窄和软化的气管壁内陷可导致呼吸道堵塞。在缝合切口前，应拔除气管导管，如有呼吸不通畅，应行气管切开。

讨论

甲状腺次全切除术有很高的难度，其术代表了甲状腺大部切除术，一旦不慎可造成大出血及喉返神经的损伤，导致病残。因此，在熟悉解剖的基础上，术中应做到：

（1）分清层次，操作轻巧，甲状腺上动脉、静脉应分别双重结扎或结扎加缝扎，以防滑脱。

（2）残余甲状腺断面的活动性出血应缝合结扎，创面和被膜缝合要严密（图 2-1-7）。

（3）喉返神经麻痹往往是手术中喉返神经被切断、挤压、挫伤、强力牵拉所致，前两种情况可能引起永久性神经麻痹，手术中应特别注意。分离甲状腺上、下段时均不要深入腺体背面的内侧。处理甲状腺下动脉时避免强力向内侧牵拉甲状腺。在甲状腺残面处止血时应避免止血钳深入甲状腺残面的深处或缝扎过深（图 2-1-8），这是避免喉返神经损伤的重要一环。

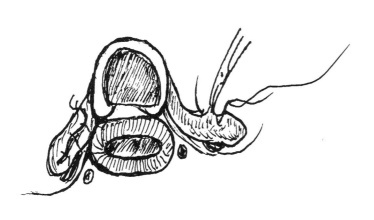

图 2-1-7　术中严密结扎，缝合时不留积血和孔腔

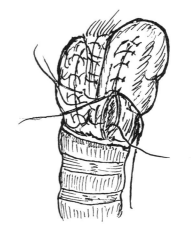

图 2-1-8　术中避免伤及喉返神经

第二节　甲状旁腺切除术

手术主要步骤见图 2-2-1 ~ 图 2-2-6。

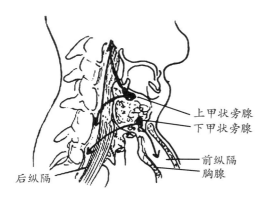

图 2-2-1　图示甲状旁腺的正常位置，以及常见的变异部

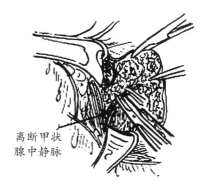

图 2-2-2　离断右甲状腺中静脉，结扎后进一步游离右甲状腺

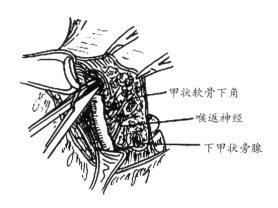

图 2-2-3 确认甲状腺下动脉与喉返神经的关系

甲状软骨下角
喉返神经
下甲状旁腺

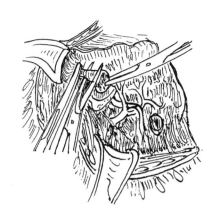

图 2-2-4 找出上方的甲状旁腺并用钳夹结扎

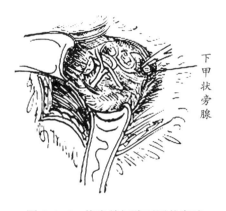

下甲状旁腺

图 2-2-5 找出并切除下甲状旁腺

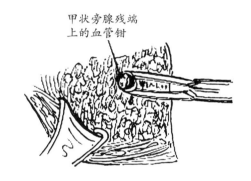

甲状旁腺残端
上的血管钳

图 2-2-6 应切除 3 个外观正常的甲状旁腺和剩余
的第 4 个腺体的一半，用小银夹控制渗血

【术中注意事项】

（1）全面探查后找不到腺瘤时，应考虑甲状旁腺位于甲状腺的腺体内。一侧甲状腺的腺体明显肿大，宜实行大部切除甲状腺，立即将切除的标本送病理检查，如果腺体的大小正常，须自上极至下极纵向切开腺体检查切面。

（2）甲状旁腺左右各 2 枚，在每侧甲状腺的上、下各一个，上甲状旁腺相对固定，外观呈黄色或棕红色，平均重量每枚 35 mg。手术中应检查 4 个甲状旁腺，多数病人应找到 4 个腺体，手术中对甲状旁腺的病变不能做组织学的定性诊断时，做一侧盲目性甲状腺切除，常不能达到预期的治疗效果。

（3）甲状旁腺癌与周围组织有连接时，应扩大手术的范围，切除受累的肌肉和清除邻近器官（食管）沟处的肿瘤组织。证实甲状旁腺癌有颈淋巴结转移者，应酌情施行颈联合根除术。

讨 论

甲状旁腺是胚胎发育过程中的第 2、第 4 鳃囊的内胚层背侧上皮增生发育而成。在移迁的过中，第 3 鳃囊的衍生物发展为位于甲状腺背面下部的甲状旁腺，第 4 鳃囊则演变为上方的甲状旁腺。甲状旁腺为棕黄色，约 5 mm×3 mm×2 mm 大小，重约 35 mg，贴附于甲状腺侧叶的后缘，多位于甲状腺被膜之外，有时则在甲状腺实质中，甲状旁腺一般有 4 个，每个都有结缔组织包膜。甲状旁腺的主要生理功能是分泌甲状旁腺激素（PTH），其生理作用是促进钙离子进入细胞，并激活细胞内腺苷酸环化酶，使三磷酸腺苷转变为环磷酸腺苷（cAMP），使线粒体中钙离子逸出，从而提高细胞质内钙离子浓度。甲状旁腺的位置变异较大（图 2-1-1）。上部的两个甲状旁腺位于近甲状腺的下极（图 2-2-7-1），右上部甲状旁腺在甲状腺下动脉分叉处，左下部甲状旁腺包埋在甲状腺较外侧方的包膜内（图 2-2-7-2）。上方的两个甲状旁腺在常见的位置上，而下方的两个甲状旁腺在气管的前面（图 2-2-7-3）。右侧的上、下有两个甲状旁腺，而左侧的甲状旁腺融合为一个较大的甲状旁腺腺体（图 2-2-7-4）。左侧甲状旁腺萎缩，两侧上下部的甲状旁腺的位置均有所改变（图 2-2-7-5）。

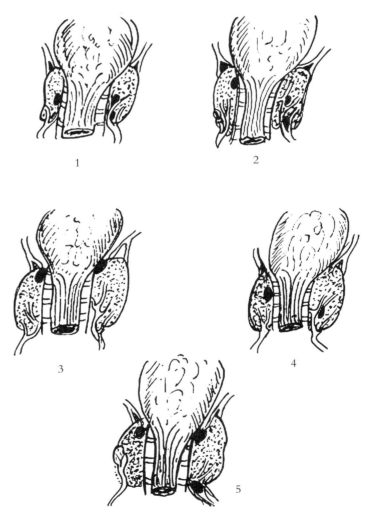

图 2-2-7　甲状旁腺位置的变异

手术中应检查 4 个甲状旁腺。有资料显示 80% 的病人可找到 4 个腺体，6% 的病人有 5 个甲状旁腺，而少于 4 个甲状旁腺的病人占 14%。单发或多发甲状旁腺腺瘤或增生者只切除增大的腺体即可达到治愈目的。在极少数情况下，所保留的甲状旁腺的血供极差，留在原位可能失去甲状旁腺的活力，应将其摘除并切成小块，移植到胸锁乳突肌中。

甲状旁腺切除术主要适用于：①高钙血症；②原发性甲状旁腺功能亢进症，多数为腺瘤（80%左右），其次为甲状旁腺增生，而甲状旁腺癌仅占1%；③慢性肾功能不全或肾功能衰竭继发甲状旁腺功能亢进症，需要进行肾移植的病人，应在肾移植术的同时做甲状旁腺次全切除术；④有纤维性囊性骨炎症状的病人；⑤甲状旁腺癌有颈淋巴结转移但尚无远处转移者。

第三章

乳腺手术

第一节　乳腺解剖

手术主要步骤见图 3-1-1 ~ 图 3-1-3。

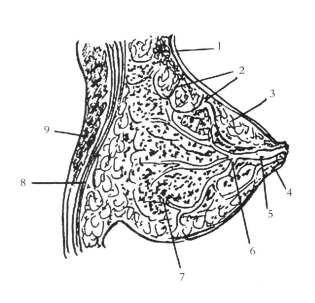

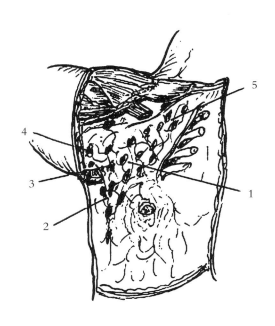

1.皮肤；2.小叶间结缔组织；3.脂肪组织；4.乳头；5.输乳管窦；6.输乳管；7.腺组织；8.深筋膜；9.胸大肌

图 3-1-1　女性乳房矢状切面

1.腋淋巴结前群；2.腋淋巴结中群；3.腋淋巴结后群；4.腋淋巴结外侧群；5.腋淋巴结上群

图 3-1-2　乳房淋巴回流

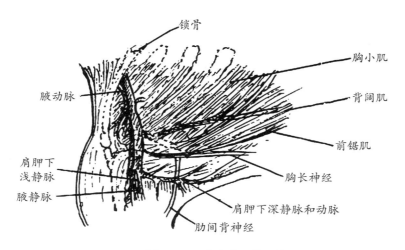

图 3-1-3　乳腺的血供及神经

第二节　乳房脓肿切开引流术

手术主要步骤见图 3-2-1 ～图 3-2-6。

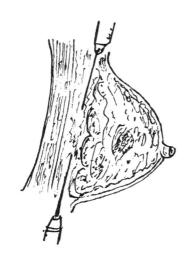

图 3-2-1　乳房脓肿发生的部位

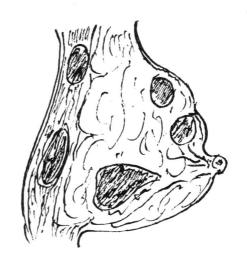

图 3-2-2　在乳腺与胸大肌间隙注入麻醉剂

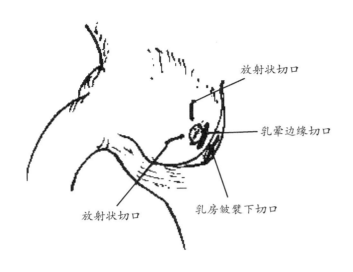

放射状切口

乳晕边缘切口

放射状切口

乳房皱襞下切口

图 3-2-3　手术切口的选择

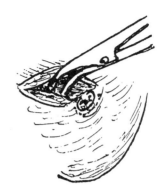

图 3-2-4　沿穿刺针方向插入血管钳直达脓肿排出脓液

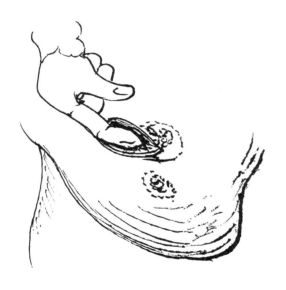

图 3-2-5　从切口伸入手指分离脓腔纤维间隙，使小间隔完全贯通

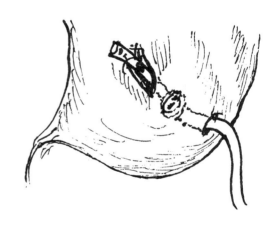

图 3-2-6　冲洗脓腔后放置引流物，脓腔位置深者则放置引流管，手术完成

【术中注意事项】

　　如乳房后脓肿位于乳房和胸大肌筋膜间，从乳房前方不易引流。手术时将乳房向上方推移，沿乳房与胸壁交界处的皱襞，根据脓肿底部的位置做乳房外下缘的弧形切口，然后用血管钳行钝性分离，在胸大肌筋膜前间隙达脓腔。排出脓液后探入手指，分离脓腔纤维间隙。清除大部分坏死组织，冲洗脓腔，放置引流物并固定，以防滑脱。

讨 论

乳房脓肿多发生在产褥期、哺乳期，乳腺管堵塞是主要原因，致病菌多为金黄色葡萄球菌。感染从乳头开始，迅速蔓延至输乳管和乳腺组织。由于分娩后乳房的血循环特别旺盛，一旦发生炎症，可引起乳腺组织广泛破坏，甚至引起脓毒血症，应积极地进行综合治疗。

非哺乳期发生的乳房脓肿多局限在乳头和乳晕处，常为乳晕感染所致，致病菌除常见的金黄色葡萄球菌外，还有厌氧菌和肠球菌，易遗留慢性窦道。

该手术适用于：①乳头周围或乳腺组织的炎性肿块开始软化并出现波动感；②形成脓肿的深部感染，脓液穿破乳腺纤维进入乳房后蜂窝组织内，经超声检查或穿刺吸出脓液；③乳房结核有混合感染者（图3-2-1）。

要做好充分的术前准备，如抗生素的应用，局部热敷以促进脓肿局限化，应用乳罩减轻乳房的淤血和坠胀感等。

第三节 乳房良性肿瘤切除术

手术主要步骤见图3-3-1～图3-3-6。

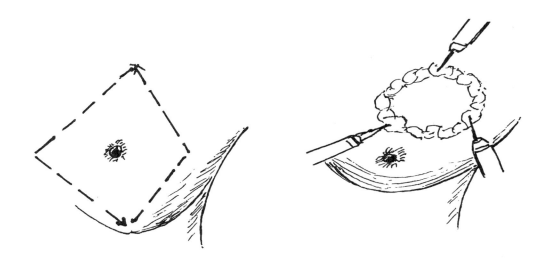

图3-3-1 乳房良性肿瘤切除术的局部麻醉

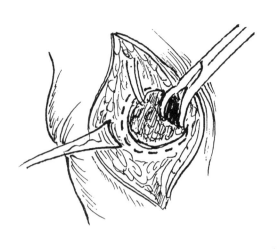

图 3-3-2　切开皮肤、皮下组织后找到肿瘤组织

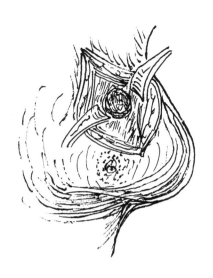

图 3-3-3　用组织钳夹持肿瘤组织或用 1 号丝线缝
吊后在肿瘤的包膜上牵拉

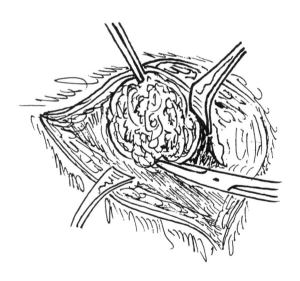

图 3-3-4　病变与正常组织无明确界限者应将肿瘤
组织及其周围 0.5 ~ 1 cm 的正常组织一并切除

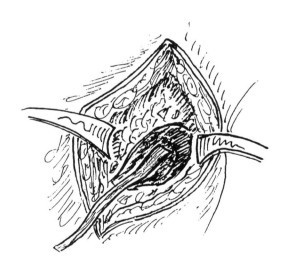

图 3-3-5　肿瘤切除后检查残腔内无活动性出血
后，将引流条或引流管置入创口的深部

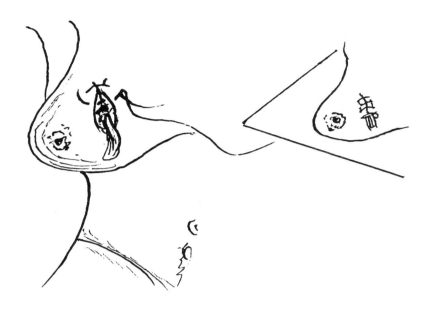

图 3-3-6　用 0 号不吸收线将乳腺的残面缝合，缝合伤口，满意对合

【术中注意事项】

（1）应根据肿瘤的大小决定切口的方位和长度。

（2）乳腺上半部多采用弧形切口，乳腺下半部多采用放射状切口。

（3）乳腺腺瘤、有明确包膜的囊肿等可在其正常乳腺的间隙中做锐性与钝性分离。

（4）缝合乳腺的残面时对合缝合，尽可能避免局部出现凹陷。

（5）创面止血可靠，引流条（管）放置到位。

讨　论

乳腺是一个复杂的内分泌器官，乳腺的良性肿瘤病变中纤维瘤约占半数。现代研究认为它是由腺上皮和纤维组织两种成分混合组成的良性肿瘤，与病人体内性激素水平失衡有关。并非真正的肿瘤。绝经后的妇女发现乳腺结节，乳腺疼痛，有压痛，乳头有分泌物等均应警惕发生乳腺癌。

诊断为乳腺纤维瘤、乳管内乳头状瘤、乳腺囊肿、乳腺小叶增生局部有腺瘤形成、乳腺内脂肪瘤、寄生虫性囊肿或性质不明的局限性肿块，局部无急性感染者均可做肿瘤切除术行病理检查。

第四节　全乳房切除术

手术主要步骤见图 3-4-1 ~ 图 3-4-4。

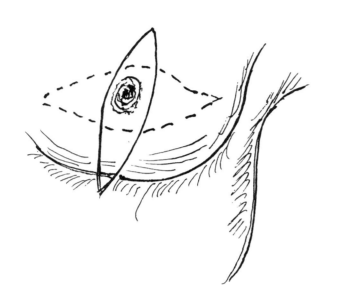

图 3-4-1　纵向或横向梭形切口

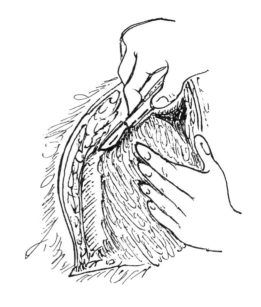

图 3-4-2　沿胸大肌胸膜表面分离乳腺组织，也可酌情自内上方至外下方腋前线处将乳腺组织切断

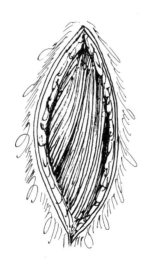

图 3-4-3　仔细止血，肋间胸廓内动脉应缝扎止血，渗血多的创面用热盐水纱布覆盖有利于止血，若切口张力大，可适当分离

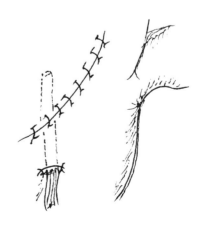

图 3-4-4　大的残腔内宜用负压引流管，引流效果更好

【术中注意事项】

（1）根据乳房的大小设计切口，乳房丰满者可在第 2 ~ 6 肋间做纵向梭形切口，胸部瘦窄的病人可酌情做横向梭形切口。

（2）如果是原发性乳腺癌或早期乳腺癌，切缘应距肿瘤 5 cm。

（3）在脂肪层通过锐性解剖分离两侧皮瓣，内至胸骨缘，外至胸大肌外缘。特别要注意腋前部如有副乳，应包括在切除范围内。

（4）在胸大肌的表面分离乳腺组织，可自内上方至外下方腋前线将乳腺组织切除（图 3-4-2）。

（5）若切口的张力（指切口中部缝合的张力）过大，可适当做潜行分离。如病人属瘢痕体质，其切口可做"Z"形，愈合情况较好。

讨 论

全乳房切除术主要适用于较大的乳腺管内乳头状瘤，或伴有出血，而且年龄较大的病人；慢性囊性乳腺病，病变广泛怀疑有癌前病变者，乳腺结核、乳腺肉瘤、晚期的乳腺癌作为姑息性手术；另外，男性乳房增生，一侧乳房明显大于对侧，非手术治疗无效者，都选择全乳房切除治疗。

术后如有感染可酌情考虑应用抗生素，如为癌肿，术后应考虑全身化疗或者局部放射治疗。

术后切口皮瓣坏死是最常见的并发症，常见的原因是切除皮肤过多、缝合切口处有张力、局部缺血；因此，应酌情潜行缝合皮瓣，缝合缘不宜过紧，以免缺血感染。

术后 24 小时应检查创口，通畅引流。必要时另做小切口置入负压引流管，或拆除 2 针缝线排出积液、积血后再加压包扎。

第五节　乳腺癌改良根治术

手术主要步骤见图 3-5-1 ~ 图 3-5-8。

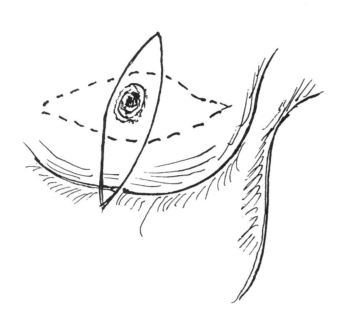

图 3-5-1　纵向及横向切口

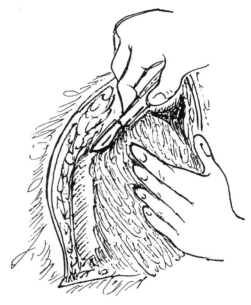

图 3-5-2　分离乳腺组织

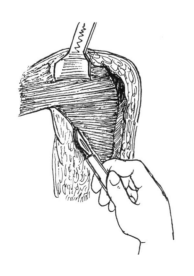

图 3-5-3　以乳腺上线为锁骨下缘，下界为肋弓处，内界为胸骨，外界为背阔肌前缘，将乳腺从胸大肌筋膜浅面进行分离

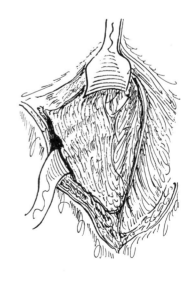

图 3-5-4　将胸大肌、胸小肌分离，保留胸肩峰动脉胸肌支和胸前神经外支，切断其内侧支

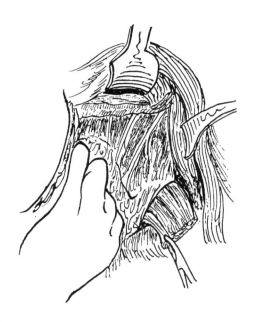

图 3-5-5　在胸小肌深面解剖腋静脉，清除腋血管周围淋巴结。保留胸长神经、胸背神经及肩胛下血管支

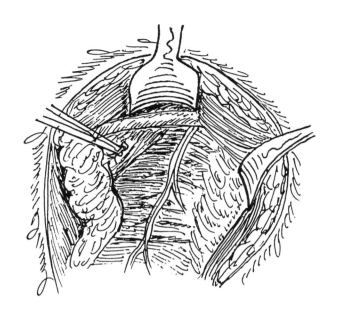

图 3-5-6　切断胸小肌与肋骨的附着处，分离前锯肌、肩胛下肌和背阔肌的筋膜组织及淋巴、脂肪组织，将胸小肌整块切除

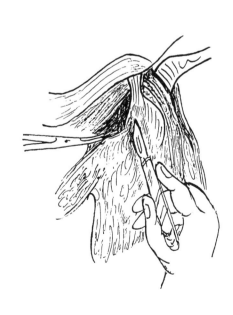

图 3-5-7　如保留胸大肌和胸小肌，在清除胸小肌筋膜和胸肌间淋巴结时，需将乳房向外侧牵拉，将淋巴结和脂肪组织清除

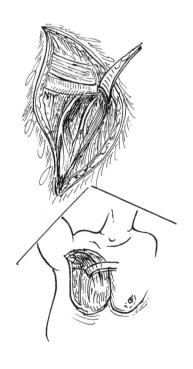

图 3-5-8　乳腺胸肌间淋巴结、腋淋巴结包块切除后，保留胸大肌、胸小肌、胸前神经和胸背神经

【手术注意事项】

（1）无论是纵向切口还是横向切口，都要距肿瘤边缘约 5 cm。

（2）在皮肤与浅筋膜间做皮瓣分离，皮瓣下可酌情保留稍厚的皮下脂肪层。

（3）如切除乳腺表面的皮肤较广，缝合切口时应避免创缘张力过大。当难以对合时可潜行游离较厚的皮瓣或游离植皮。

（4）如保留胸大肌、胸小肌，在清除胸小肌筋膜和胸肌之间的淋巴结时，需将乳房向外侧牵拉，将淋巴结及脂肪组织切除。

（5）在第 1 ~ 2 肋间血管、腋动脉、静脉的分支与主动脉干相近的血管，不宜使用电凝止血。

（6）腋窝淋巴结广泛切除会导致淋巴引流障碍，在解剖过程中，对静脉要保护切勿损伤，静脉周围组织大块结扎或修复时缝合处压迫静脉可导致上肢水肿。

另外，手术操作时，在肋间肌肉较薄处，血管钳插入肋间软组织可损伤肺导致气胸，发现后应及时修补，必要时还应抽吸气胸。

讨 论

（1）乳腺癌改良根治术目前在国际上有取代根治术的趋势，它可能成为治疗原发性早期或中期乳腺癌的标准手术，现早期乳腺癌手术几乎被改良根治术取代。

（2）据解剖学研究认为，深筋膜淋巴结不是癌症转移的主要途径，所以早期乳腺癌可保留胸肌，仅切除乳房和腋窝淋巴结。

（3）切除胸小肌、清除腋窝淋巴结的技术与根治术相仿，而保留胸小肌致使锁骨下区和胸大肌及胸小肌的淋巴结难以清除，达不到清除胸小肌内侧缘的腋窝上群淋巴结的要求。

（4）对于乳腺癌Ⅰ、Ⅱ期的病人，腋窝淋巴结转移者行改良根治术是合理的，但对腋窝淋巴结有转移者，对于采取保留胸小肌的术式有学者持反对意见。

（5）改良根治术主要适用于：①非浸润性导管内癌，浸润性导管 < 1.0 cm 者；②乳腺癌位于乳房外侧方，无腋窝淋巴结转移者；③湿疹样乳腺癌，乳房未触及明确的肿块者；④黏液癌、髓样癌、乳腺管内乳头状癌、叶状囊肉瘤等，腋窝淋巴结转移晚期者。

（6）改良根治术有两种术式：即保留胸大肌的改良根治手术（Patey 手术）和保留胸大肌、胸小肌的改良根治术（Auchincloss 手术）。

术后应用有弹性的胸带适当加压包扎，在腋窝处加压应避免患侧肢体、血液循环障碍，不宜过度的使上臂内收。注意病人的呼吸情况，术后 2 ~ 3 天可去掉加压包扎胸带，5 ~ 6 天可多做前臂活动，包括手、腕及肘部的活动。有张力的缝合切口，拆线应延迟至术后 12 天，拆线后活动肩部并逐渐增加其幅度。术后应根据肿瘤的分级、分期进行化疗、放疗、生物化学治疗以及女性激素治疗。

第四章

胸腔闭式引流术

第一节　肋间闭式引流术

手术主要步骤见图 4-1-1 ～图 4-1-5。

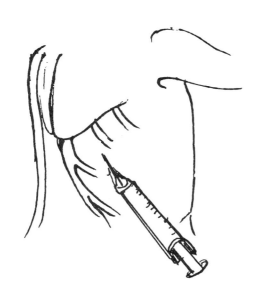

图 4-1-1　穿刺定位

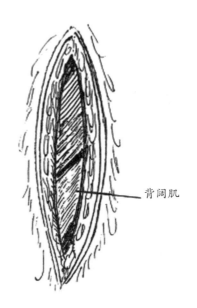

背阔肌

图 4-1-2　穿刺定位后切开皮肤及皮下组织

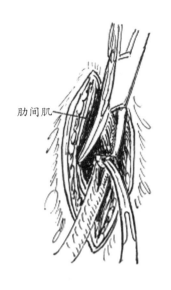

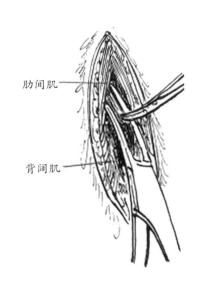

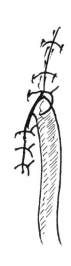

图 4-1-3 分开胸壁肌肉　　图 4-1-4 止血钳刺入胸腔后插入引流管　　图 4-1-5 缝合切口，固定引流管

【术中注意要点】

（1）先做胸腔穿刺，选定脓腔最低位作为引流部位。

（2）如为气胸病人，在病侧锁骨中线上第 2 肋间隙做切口放置引流管。

（3）用两把止血钳交错，钝性分离胸壁肌肉和肋间肌后，用钳夹刺破胸膜，并同时分开胸膜裂口，另一血管钳夹住引流管经伤口按预定深度插入胸腔，插入的深度以引流管侧孔刚进胸膜 1.0 cm 左右为宜，在退出血管钳后即时接上引流瓶，缝合切口，固定引流管。如有套管针，在切开皮肤后即可用导管针插入胸腔，拔出针芯后插入引流管（图 4-1-6 ～图 4-1-10）。

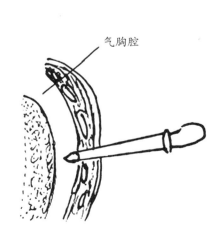

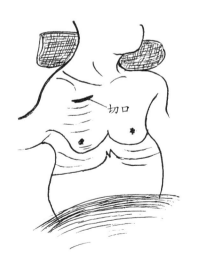

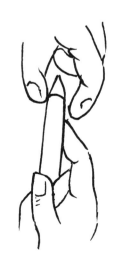

图 4-1-6 选择好导管针　　图 4-1-7 半卧位切开皮肤　　图 4-1-8 插入导管针

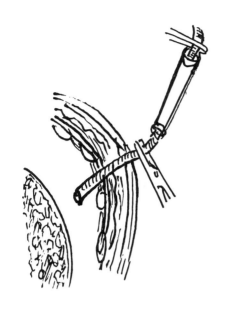

图 4-1-9　拔出针芯，插入引流管，拔出导管

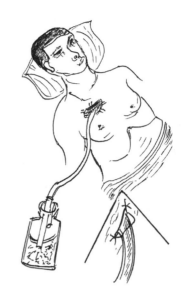

图 4-1-10　缝合、固定引流管，接水封瓶

讨　论

　　肋间闭式引流术适用于：①张力性气胸；②创伤性胸腔积血和积液；③化脓性脓胸经穿刺排脓效果不佳者；④开胸术后引流胸腔积液过多。术前均要做 X 线片、CT 或 B 超检查。肋间闭式引流方法简便易操作，医生可在病床上进行操作，但肋间较窄，不能放入较粗的引流管，可能造成引流不畅，延长病期。对需要长期引流者，待病情好转后改用截肋引流。

第二节　截肋闭式引流术

手术主要步骤见图 4-2-1 ~ 图 4-2-8。

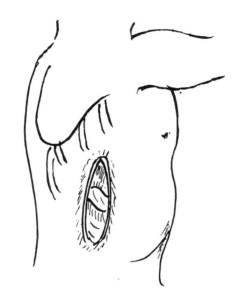

图 4-2-1　胸腔低位切口

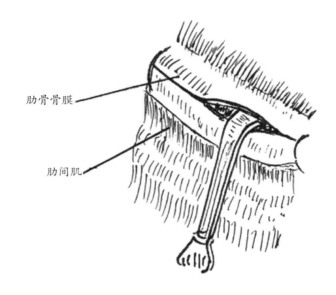

肋骨骨膜

肋间肌

图 4-2-2　剥离肋骨骨膜

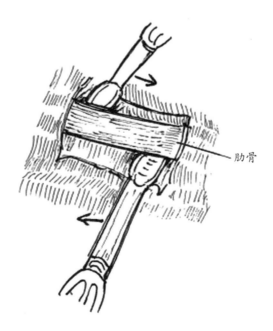

肋骨

图 4-2-3　剥离肋骨上、下缘骨膜

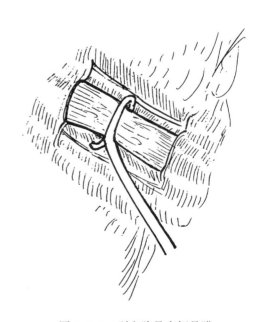

图 4-2-4　剥离肋骨内侧骨膜

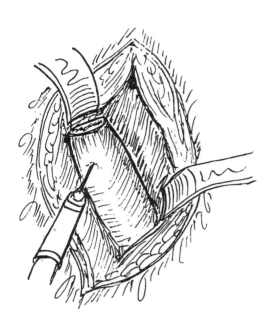

图 4-2-5 切除肋骨后再穿刺定位

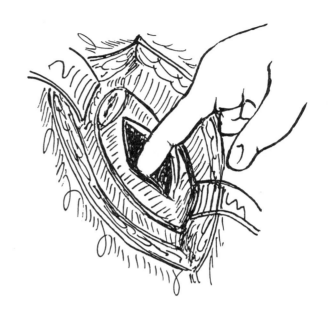

图 4-2-6 切开并探查脓腔

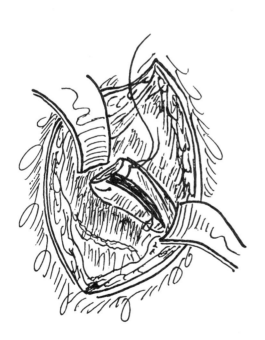

图 4-2-7 切除肋间神经后缝扎肋间血管

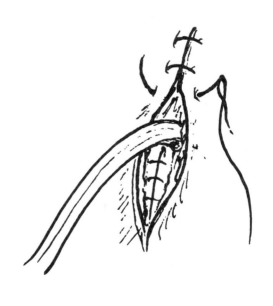

图 4-2-8 插入引流管，缝合固定

【术中注意要点】

（1）术前定位很重要，尤其是局限性的脓胸，最好术者能亲自参加有关检查及穿刺部位检查，决定切口的部位。做截肋闭式引流术时在切开胸膜前，应再次做穿刺，抽出脓液后切开，否则容易误伤肺组织。如在手术开始时经穿刺确定了引流部位，而在切除肋骨后经肋骨旁穿刺都无脓液抽出，可将针尖稍向上斜即可抽出脓液，并按针刺方向切开肋骨旁及胸膜；如再穿刺仍不能抽出脓液，则应在上一肋间隙穿刺，抽出脓液后将切口向上延伸，另行切除肋骨。

（2）气管胸膜瘘的病人应取仰卧斜坡位，不应侧卧位，以防大量脓液逆流入支气管，发生窒息。一旦出现窒息，应立即将病人平放，迅速插入支气管镜，抽出支气管内脓液，并同时做肋间引流，排出脓液，以避免脓液继续逆流。

（3）快速大量排脓或放脓，有引起纵隔扑动的危险，尤其是急性脓胸，纵隔尚未固定时，纵隔扑动可能引起迷走神经反射，发生心脏骤停。因此，放脓应缓慢，以间断放出脓液为宜。

讨 论

截肋闭式引流术主要适用于急性化脓性脓胸经穿刺排脓效果不佳者；脓胸合并支气管胸膜瘘者以及结核性脓胸伴有混合感染，经穿刺排脓效果不佳者。另外，有肋间狭窄不能放入较粗的引流管，造成引流不畅，延长病期，需长期引流者，待病情稍好转后应改为截肋闭式引流术。如病人可以耐受，也可直接做截肋闭式引流术。

对于结核性脓胸无支气管胸膜瘘及无混合感染者以及阿米巴性脓胸无继发感染者，都不宜做截肋闭式引流术和肋间闭式引流术。

术前如为张力性气胸应立即做胸腔穿刺减压，改善症状，脓胸病人肺脏受压较严重者也应先抽脓改善症状后方可做胸腔闭式引流。术前应通过胸部检查（包括X线透视、摄片，CT等），准确定位，并在脓腔的最低位，腋后线与腋中线之间选定胸腔闭式引流的部位。

第五章

开胸术

第一节　经后外侧切口开胸术

手术主要步骤见图 5-1-1 ～图 5-1-9。

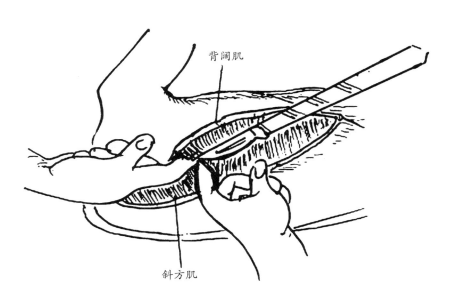

背阔肌

斜方肌

图 5-1-1　从听诊三角区向前切断背阔肌

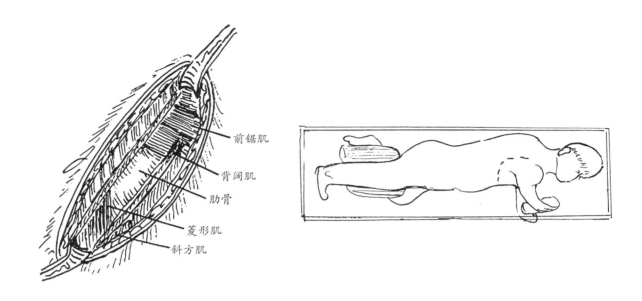

前锯肌

背阔肌

肋骨

菱形肌

斜方肌

图 5-1-2　切断斜方肌前半部显露菱形肌、前锯肌和肋骨

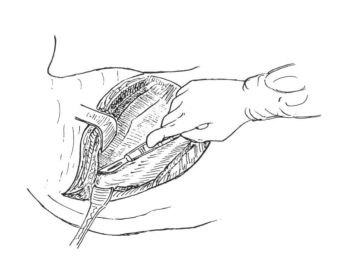

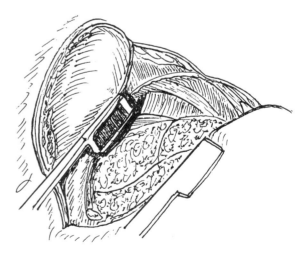

图 5-1-3　切开肋间肌和胸膜进入胸腔

图 5-1-4　切除肋间神经，结扎肋间血管后安置胸腔自动拉钩

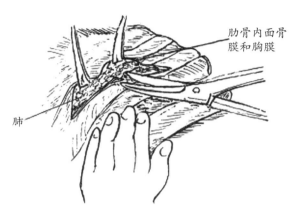

肋骨内面骨膜和胸膜

肺

图 5-1-5　剪开粘连，结扎出血点

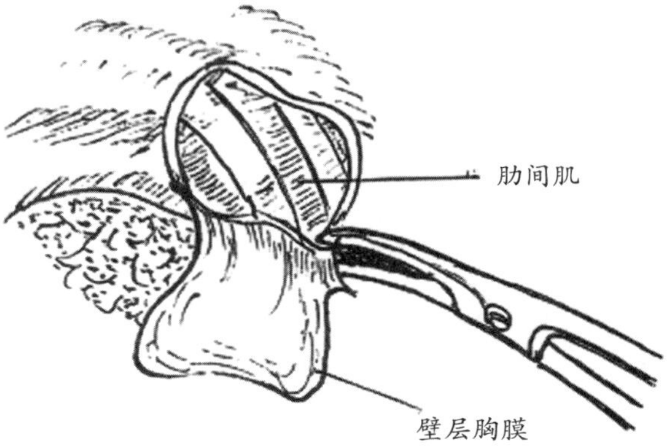

肋间肌

壁层胸膜

图 5-1-6　胸膜外分离

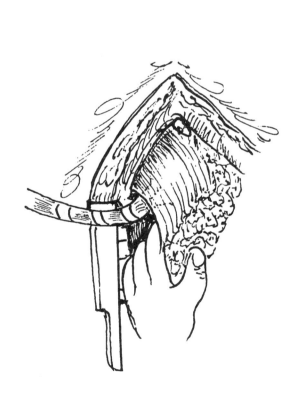

图 5-1-7　在灯光明亮的情况下切断胸腔深部粘连

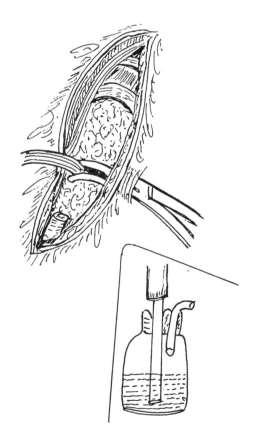

图 5-1-8　用弯止血钳戳穿胸膜并拔出引流管外端，缝合固定引流管后接水封瓶

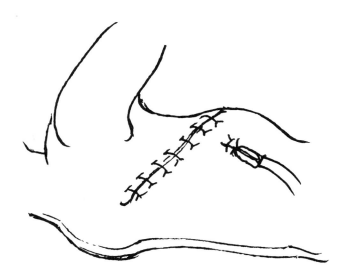

图 5-1-9　逐层缝合胸壁切口

【术中注意事项】

（1）开胸后安置胸腔自动拉钩扩大切口时，应缓慢或分期扩张，以免突然的暴力扩张造成上下肋骨骨折。万一扩张造成肋骨骨折，应将断端在骨膜下切除一段，使骨突不至于刺破肋间血管，术后断端又不至于相互摩擦造成疼痛。

（2）如胸膜腔有粘连，应更缓慢地扩张自动拉钩，边分离粘连，边扩张切口，以免撕裂肺脏，造成不必要的误伤等。

（3）分离粘连时，万一伤及大血管造成大出血，应沉着镇定，立即用手指或纱布压迫止血，放尽胸腔积血，看准出血点缝扎止血，严禁用止血钳夹。缝合胸壁切口前，应仔细检查切缘有无出血，不宜结扎，应做连续缝合，这样既可止血，又可防止漏气，并可缩短缝合时间。

讨　论

后外侧切口是最常用的开胸切口。这种切口暴露广，适用于胸腔、肺、纵隔和膈肌的大多数手术，如肺切除术、胸膜剥离术、食管手术、动脉导管结扎或切断术、二尖瓣交界分离术、主动脉狭窄或肺主动脉瘤切除术、膈疝修复术、贲门胃底肿瘤切除术等。

术前应再次研究病人的 X 线、CT 片等，判定病变的部位，放置好病人体位，穿刺固定。麻醉必须满意，不然在手术中如因病人的固定不牢靠，或麻醉不满意而转动了体位，将增加手术的困难，也容易污染伤口。安放引流管的位置一般在第 8 或第 9 肋间腋后线和腋中线之间，使管口位于胸腔最低位，以便充分引流而保证引流管又不至于被病人身体压瘪。引流管应用内径 1 cm 左右较软的胶皮管或硅胶管，以保证病人的术后引流通畅。

第二节　经胸腹联合切口开胸术

手术主要步骤见图 5-2-1 ~ 图 5-2-5。

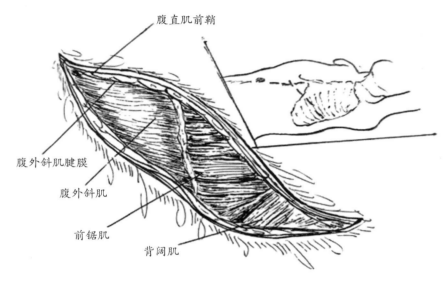

图 5-2-1　切开皮肤，显露胸、腹壁肌肉

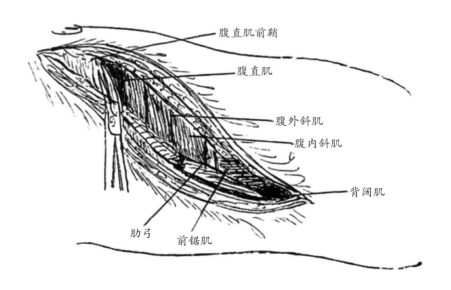

图 5-2-2　切断背阔肌、前锯肌、腹外斜肌，切开腹直肌前鞘

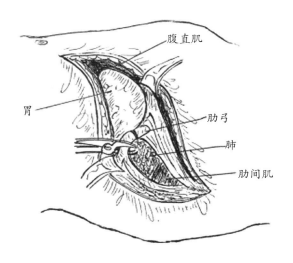

图 5-2-3　切断腹直肌、腹内斜肌、腹横肌和肋间肌，切开胸膜和腹膜，进入胸腔，切除一段肋弓软骨

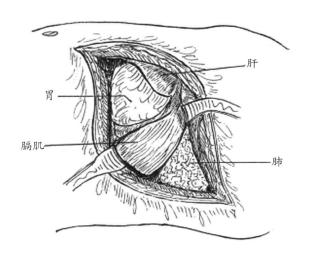

图 5-2-4　扩开肋间，切开膈肌，上推肺，显露左下胸腔和上腹部

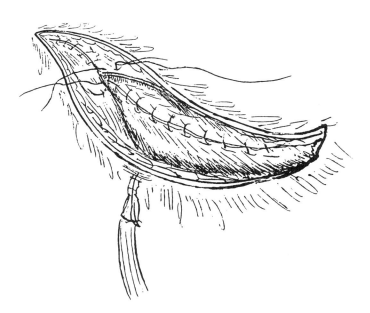

图 5-2-5　缝合胸肌和腹壁肌肉后，置管引流，缝合肋弓和胸、腹壁肌肉

【术中注意事项】

（1）切开膈肌时应注意避免误伤左肺叶；如有损伤，应及时用中号丝线做褥式缝合止血。

（2）在切断肋弓和后面膈肌时（肋膈角部位），将会切断肋间血管，应及时缝扎止血。

（3）在缝合膈肌时，应注意关闭肋膈角，以避免遗留空隙，术后引起膈疝。

讨论

经胸腹联合切口开胸术，主要适用于做上腹部切口的手术显露不满意时，方法是将肋弓切断，扩大切口。但这种切口的切开和缝合均较费时，术后疼痛也较其他切口重。一般是只在上腹切口操作有困难时或需继续探查胸腔，或开胸的同时又必须显露上腹脏器，虽做膈肌切开而显露程度仍不满意时才予以考虑。左侧胸腹联合切口常用于手术前不能肯定切除的贲门胃底疝手术，先经上腹切口探查可以切除后，再延长切口进胸；也可用于某些巨大的脾脏切除术、脾肾静脉吻合术。右侧胸腹联合切口，可用于膈面肝破裂手术的修补缝合术、某些肝右叶切除术或门腔静脉吻合术。

另外，胸腹联合伤的病人更适用于胸腹联合切口完成手术。能用一个切口完成手术的病例就无须做联合切口，笔者近年遇一例膈疝病例，腹腔内小肠、横结肠、大网膜部分经两个裂孔进入胸腔，呈绞榨坏死，术前经充分评估后，经左胸后外侧切口进胸腔行肠切除吻合术，回纳脏器入腹腔后，经过膈肌裂孔探查腹腔，再行膈肌裂孔修复完成手术。术后两年再随访情况良好。

胸腹联合切口创伤大，术后1周内应辅以镇静、镇痛治疗，以及人文关怀疗法，对病人的康复大有裨益。

第三节　颈前外侧切口开胸术

手术主要步骤见图 5-3-1 ~ 图 5-3-5。

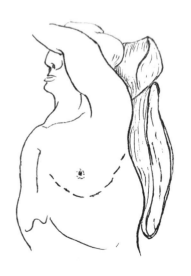

图 5-3-1　男性沿肋间隙切开，女性沿乳房下缘切开

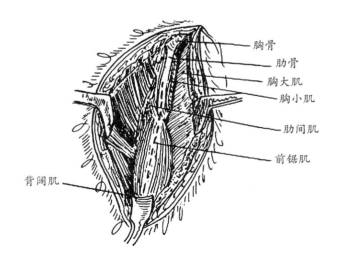

图 5-3-2　切断胸大肌、胸小肌、背阔肌，分开前锯肌

胸骨
肋骨
胸大肌
胸小肌
肋间肌
前锯肌
背阔肌

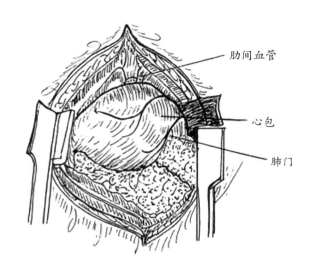

图 5-3-3 切开肋间肌和胸膜后切断肋骨

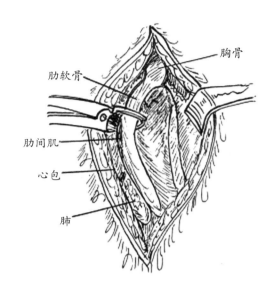

图 5-3-4 显露胸腔内脏器、软骨，缝扎肋间血管

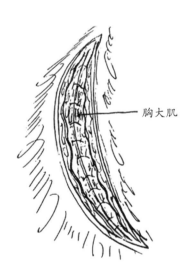

图 5-3-5 缝合胸壁肌肉

【术中注意事项】

（1）胸廓内血管出血可能很多，甚至可致命，应予妥善结扎。在关胸缝合前，应再次探查血管是否结扎可靠。

（2）在进行某些心脏手术时，为了扩大切口，可不切断肋软骨，而仅切断进胸肋间平面的胸骨，并将两侧胸廓内动脉、静脉切断后结扎（图 5-3-6）。切断前，先用一粗头长弯止血钳，在紧贴胸骨两侧缘（胸廓内动脉内侧）及胸骨内面向胸骨后探入，使两侧沟通，经这一通道伸入胸骨剪，剪断胸骨（图 5-3-7），在胸骨后稍作分离，缝扎切断胸廓内动、静脉，即可安置自动拉钩，扩大切口，胸骨骨髓腔用骨蜡止血。

（3）注意不要伤及右侧胸膜，万一撕破右侧胸膜应立即缝合。必要时在手术结束时两侧均置入胸腔闭式引流管。缝合胸骨断端时，在其上下缘各打两个洞，用钢丝固定。

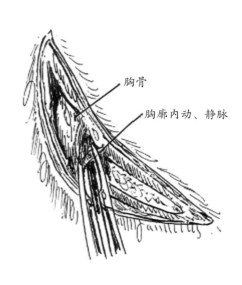

图 5-3-6　切断并结扎胸廓内血管

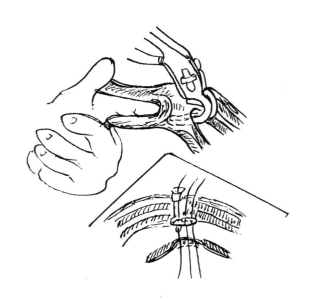

图 5-3-7　横断胸骨，扩大切口

讨 论

颈前外侧切口常用于某些心脏和大血管手术，如闭式二尖瓣扩张分离术、动脉导管结扎或切断缝合术、锁骨下动脉肺动脉吻合术和其他某些心脏手术，以及某些操作比较简单的肺切除术、开胸心脏按压术等。这种切口的体位对心脏和肺呼吸功能的扰乱影响最小，且开胸操作比较简单，损伤较少，时间较快，但显露情况较后外侧切口为差，尤其对后纵隔的显露不够满意。

笔者抢救数例心脏锐性损伤病人及胸前部肺损伤病人大出血休克均获成功，经左前外侧切口抢救心脏及左肺锐器损伤是最佳切口，可不切断肋骨，经肋骨间隙进胸，损伤小而且时间快，显露出的手术野基本能满足手术操作。因此，某些心脏及胸前部肺受损伤的病人采用此切口是可取的。

第四节　经双侧切口开胸术

手术主要步骤见图 5-4-1 ~ 图 5-4-3。

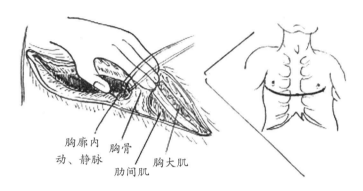

胸廓内动、静脉　胸骨　肋间肌　胸大肌

图 5-4-1　结扎、切断胸廓内血管后切断胸骨

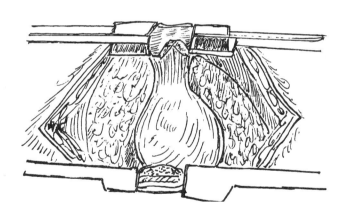

图 5-4-2　切断胸骨后显露两侧胸腔和心脏

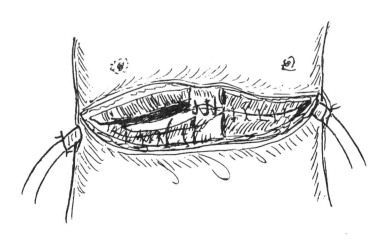

图 5-4-3　钢丝缝合胸骨后缝合肋间肌和胸膜

【术中注意事项】

（1）胸廓内动、静脉结扎必须牢固。手术结束时应再次检查结扎线有无松脱出血后，再关闭胸腔，以免术后出现致命性出血。

（2）关胸前放松自动拉钩后，胸壁肌肉切缘常有多处渗血，应逐一结扎或电凝止血。

（3）钢丝必须牢牢拧紧，以免胸骨断端松动，术后不愈合。为此，有时可将胸骨分两次剪断，使断端成角，以减少缝合后滑动。在拧紧钢丝后，将胸骨骨膜对位缝合，可减少胸骨滑动。

讨　论

经双侧切口开胸术主要适用于心内直视手术和心包剥离术，选用这类切口显露比较满意。但因双侧胸腔均被打开，术中对呼吸功能的影响比较大，对麻醉的要求更高，术后伤口疼痛也较重，又因两侧胸腔都需要安置引流管，使病人难以翻身，更增加病人的痛苦，因此，近年来的心脏手术已改用胸骨正中切口开胸术。

第五节　经胸骨正中切口开胸术

手术主要步骤见图 5-5-1 ～ 图 5-5-4。

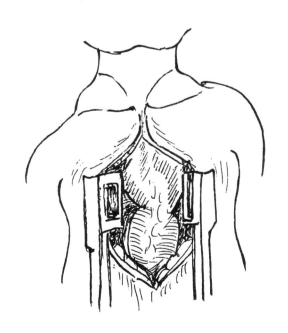

图 5-5-1　扩开胸骨，显露前纵隔

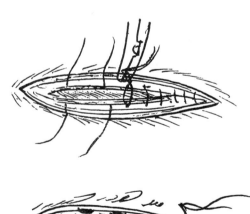
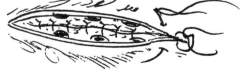

图 5-5-2　钢丝缝合胸骨后缝合胸骨骨膜、腹直肌、皮下组织、皮肤

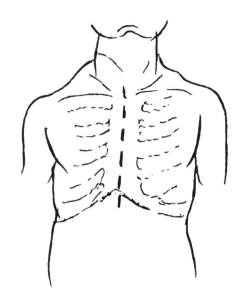

图 5-5-3　胸骨正中切口线

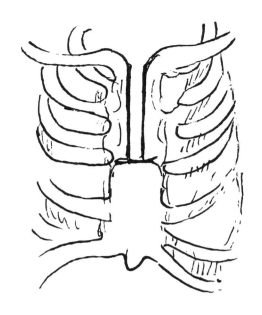

图 5-5-4　劈开部分胸骨显露上纵隔

【术中注意事项】

（1）根据手术的需要，胸骨不一定全部劈开，也可取得满意的显露，如做胸腺切除术及胸骨后甲状腺手术等，可在第 3 肋或 4 肋以上劈开，同时先劈开肋间，横断胸骨；做心包切除术（剥脱术）可在第 2 肋间平面横断胸骨，然后将胸骨体正中劈开。

（2）剑突和肋弓之间的夹角部位有腹壁上动脉通过，在切断剑突时易伤及该动脉，如有损伤，应予结扎或电凝止血。

（3）一般在第 2 前肋间上下的右侧胸膜常向纵隔疝入，当锯开胸骨时，容易撕破，应加注意。

（4）术后引流的安放要根据切口的情况决定，如估计术后有渗液，可在胸骨下放置软胶管或引流片，经切口下段引出；如术中分破一侧胸膜，破口又不能缝合，可做胸腔插管引流。如估计渗出液很多，可将胸骨下引流管与水封瓶连接，以免污染敷料，引起切口感染。

讨　论

胸骨正中切口是将胸骨沿长轴纵向切开，显露纵隔前半部而不必进入胸腔的切口，最常见于胸腺切除术和心包剥离术以及外伤性胸骨骨折出血压迫前纵隔，行前纵隔血肿清除术；也常用来进行心内直视手术，对肺动脉、右心房、右心室、上腔静脉和升主动脉的显露较为满意，但对左心房、右心室的显露不够满意。

第六章

肺手术

第一节　肺应用解剖

　　肺叶：肺脏表面被脏层胸膜覆盖，内侧通过肺门与纵隔相连。右肺有上、中、下3个肺叶，左肺有上下2个肺叶。各肺叶之间有肺裂分开，但有时肺裂并不完整，多见于右上、中叶间和上叶后段与下叶背段之间（图6-1-1）。

　　肺的其他解剖见图6-1-2 ～图6-1-11。

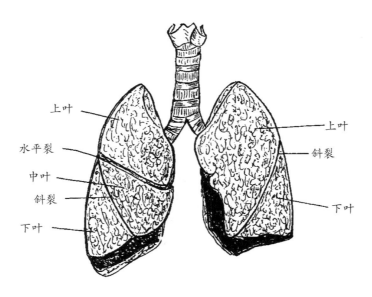

图 6-1-1　两肺前侧

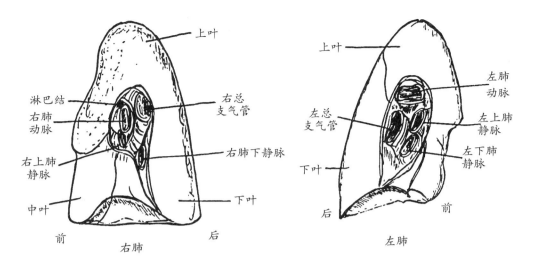

图 6-1-2　两肺内侧

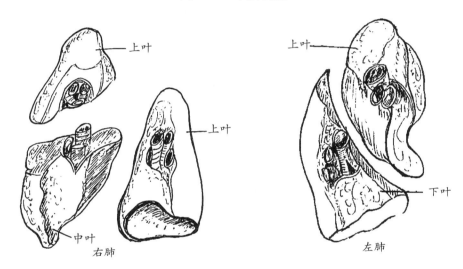

图 6-1-3　两肺各种关系

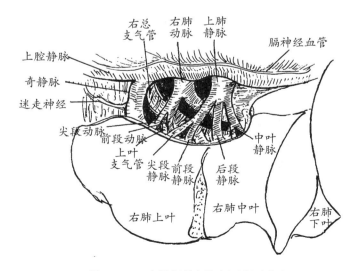

图 6-1-4　右肺门前侧解剖（侧卧位）

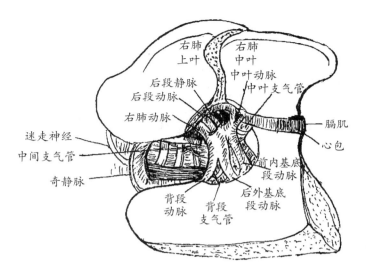

图 6-1-5　右肺上、中、下肺裂深部解剖（侧卧位）

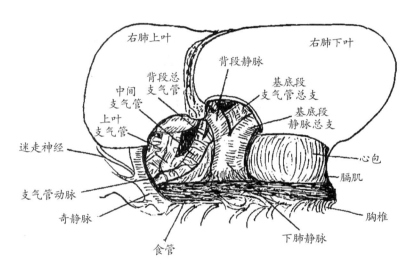

图 6-1-6　右肺门后侧解剖（侧卧位）

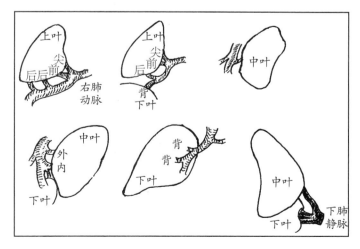

图 6-1-7　右肺动、静脉常见变异

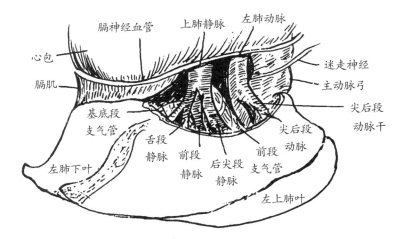

图 6-1-8　左肺门前侧解剖（侧卧位）

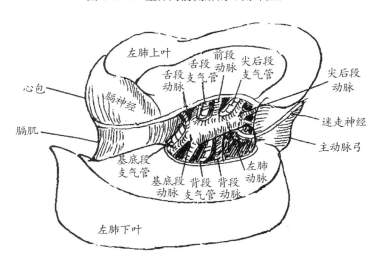

图 6-1-9　左肺门上下肺裂深部解剖（侧卧位）

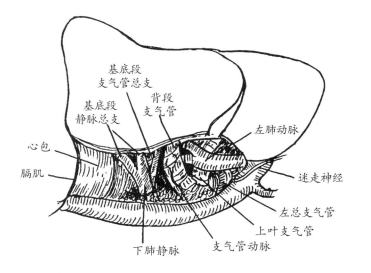

图 6-1-10　左肺侧解剖（侧卧位）

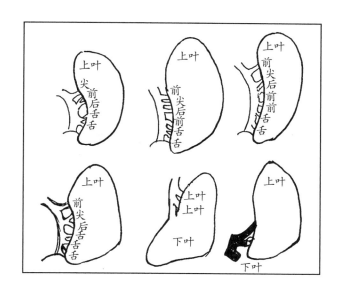

图 6-1-11 左肺动、静脉常见变异示意图

第二节 肺切除术

一、简述

肺切除术是治疗某些肺内或支气管疾病的有效手段。根据病变的性质，其范围和病人肺功能情况，可以切除一侧全部肺脏即全肺切除术；也可以进行肺部分切除（包括肺叶肺段切除或楔形切除）；还可以切除两个肺叶，或做肺叶加肺段（或楔形）切除；有时也可以一次（或分期）做两侧肺叶或肺段切除。对某些病人常在切除肺叶或全肺的同时切除纵隔淋巴结，胸膜壁层或部分膈肌。原则上肺切除的范围应足够，使肺内的病灶完全切除，不能残留，以免疾病复发；但又要尽量少切，使之能保留尽量多的正常肺组织，以维持较好的肺功能。

手术的具体步骤：肺切除术的体位和切口需要根据病人的具体情况和病变部位选择使用。常用的有后外侧切口和前外侧切口行很简单的外侧楔形切除术，也可以经腋下切口，以减轻术后疼痛。需分离胸膜粘连，探查清楚肺内病情，才能开始肺切除手术。

二、肺裂的分离

肺叶间的裂隙经常是不完全的或者是互相粘连的，除做全肺切除外，必须分离清楚（图 6-2-1）。

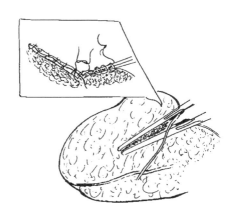

图 6-2-1　肺裂切开缝合法

三、肺门血管的处理

肺切除术的关键在于对肺门的精确解剖，一般处理肺门的次序是先切断动脉，再切断静脉，最后切断支气管。但如果某一部位的动脉在静脉的后面，不能首先暴露时，可先切断静脉，再切断动脉。如果动、静脉都不能显露，可先切断支气管，将远端支气管向远侧牵拉，即易显露血管。紧贴管壁的结缔组织尤其致密，形成一薄膜纤维鞘膜，必须将其剪开，显露出血管一侧壁（图 6-2-2）。在这一层鞘膜与血管壁之间有一疏松间隙，可用细头止血钳将这层薄膜提起后，用小纱布球轻轻分开，分离血管，推压小纱布球的方向应指向血管并与血管垂直，不应该沿血管走向分离（图 6-2-3）。在将血管前壁分离后，可继续分离两侧缘及部分后壁（图 6-2-4）。最后用直角血管钳从两侧缘探入后侧仔细分离，将血管两侧分开（图 6-2-5），也可用左手食指经对侧缘探入血管后侧，可引导分离钳保护血管不受损（图 6-2-6）。分离血管的长度一般以不超过 1.5 cm 为宜。血管分离干净后，即可根据血管粗细，用直角分离或上止血钳将 4 号或 7 号丝线送给安置在血管后侧的分离钳夹住，从后侧将线引出，分别结扎近端和远端（图 6-2-7 ~ 图 6-2-13）如近端太短或缝扎不牢，可将断端口做单线连续缝合，以免结扎线滑脱，甚至缩进心包内，导致出血不被发觉，造成致命大出血。

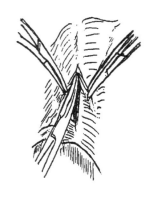

图 6-2-2　切开血管鞘

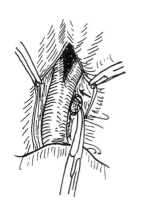

图 6-2-3　分离血管上下缘

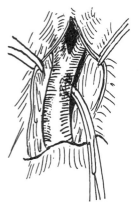

图 6-2-4 分离血管后壁

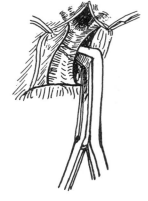

图 6-2-5 血管分离钳分离血管后侧

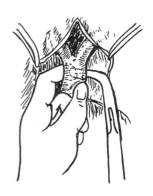

图 6-2-6 手指引导分离钳以保护血管不受伤害

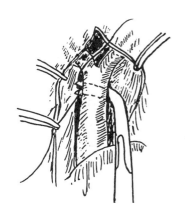

图 6-2-7 待钳端在血管下缘显露后，即可用小纱布球分离钳端的组织

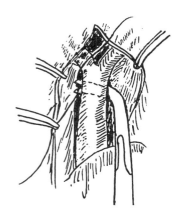

图 6-2-8 经血管后侧引线

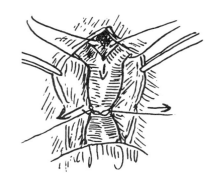

图 6-2-9 放松肺牵引后结扎

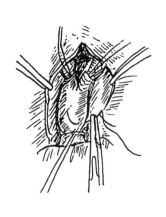

图 6-2-10　结扎线以远缝扎

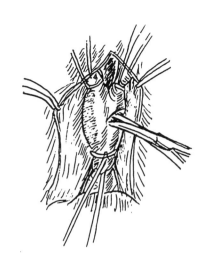

图 6-2-11　靠近远侧切断血管

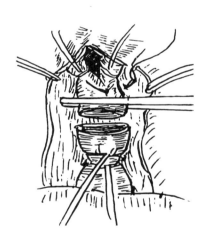

图 6-2-12　远端分离不够时钳夹切断后缝扎

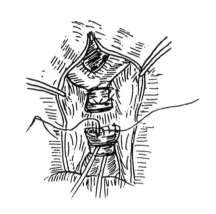

图 6-2-13　近端太短时，宜加连续缝合

四、支气管的处理

分离支气管前，可先将支气管附近的淋巴结摘除，以利于暴露，如属肺癌手术，则应将肺门淋巴结清除干净。然后在手指触摸引导下，用纱布球和长弯钳推开肺组织，分离准备切断的支气管1 cm 以上（图 6-2-14），支气管后壁膜部有两支比较明显的支气管动脉，上、下缘各 1 支，均应以缝扎。缝扎部位应紧贴支气管准备切断的部位（平面），使支气管残端有足够的血供以利愈合（图6-2-15），如不能看清支气管动脉，只能在切断支气管时发现出血点后立即钳夹止血，再做结扎、缝扎。

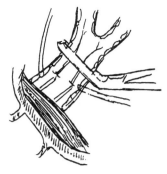

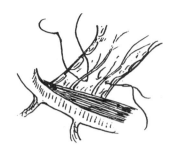

图 6-2-14 用小纱布球和长弯钳分离支气管　　　图 6-2-15 缝扎支气管动脉

切断支气管平面应贴近邻支气管分叉处，如做全肺切除则应贴近隆突，使支气管残端尽量缩短，术后不至于有分泌物积存于残端内而引起感染。在肺叶或肺段切除时，可以充气扩肺，如准备切除部分肺脏不能扩张而其余的能扩张，证明选择的支气管没有错误，即可夹紧支气管。在分叉近侧的上、下 0.5 cm 处各缝 1 针牵引线，有助于拉紧（图 6-2-16），然后在支气管钳与牵引线之间切断支气管（图 6-2-17）。为了避免支气管残端漏气较多，影响呼吸，可边切边做间断缝合，拉紧缝线，最后逐一结扎，也可一次性切断迅速缝合，如支气管较粗，软骨环张力过大影响结扎线扎紧，可在残端的上、下缘将软骨环纵向切断以减轻张力（图 6-2-18）。

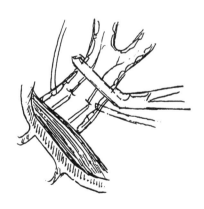

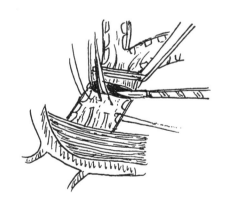

图 6-2-16 夹紧支气管钳在近端上、下缘缝牵引线　　　图 6-2-17 切断支气管，边切边缝合

如支气管的分离满意，而病肺可膨胀不能萎缩，影响对支气管的操作时，可钳夹切断支气管，摘除病肺（图 6-2-19）。然后在近端支气管做第 2 次切断后缝合（图 6-2-20）。如支气管因淋巴结或肺实质阻挡，不能进行较长的分离，而病肺又不能萎缩，影响视野，摘除病肺后，再修复近端支气管（图 6-2-21）。

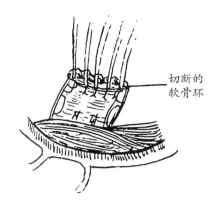

图 6-2-18　切断软骨环上、下缘，以减少张力

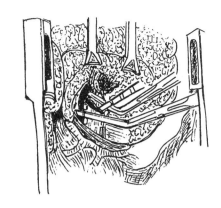

图 6-2-19　在两把支气管钳间剪（切）断，摘除病肺

缝合支气管残端的方法除做间断缝合外，还有两种方法：一是黏膜外缝合法，即分离去除 1 ~ 2 个软骨环，使黏膜游离（图 6-2-22），然后将黏膜外的管壁软组织间断缝合，使黏膜内翻（图 6-2-23）。二是将支气管残端用粗丝线单独结扎，加做 4—0 线缝扎（图 6-2-24）。这两种方法只能应用于较细的支气管，而对较粗的支气管不宜采用。

缝合支气管残端后，应利用周围肺组织或结缔组织覆盖固定。覆盖物应与支气管残端紧贴，可以加固残端闭拢以促进愈合。

安放引流管：全肺切除后可在第 8 或第 9 肋间、腋后线与腋中线间放置一根引流管，先不引流，如胸腔内渗液较多，术侧胸膜腔内压升高，将纵隔淋巴结推向健侧，以致影响呼吸时，可间断放出部分积液以调节胸内压力。上叶切除后，除应在第 8 或第 9 肋间安放引流管外，还可以在第 2 肋间锁骨中线另外安放一根细引流管，以排除肺内积气，有利于肺扩张。中、下肺叶或肺段切除后只需在第 8 肋间引流。

冲洗胸腔，根据胸腔积血情况，用温盐水冲洗 1 ~ 3 次，缝合胸壁。

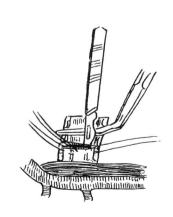

图 6-2-20　再次切断，修复残端后缝合

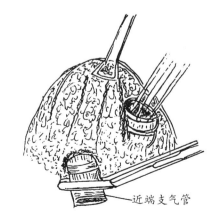

图 6-2-21　病肺不能萎缩，支气管分离不满意时，可边切边夹远端支气管，切肺后再修整近端

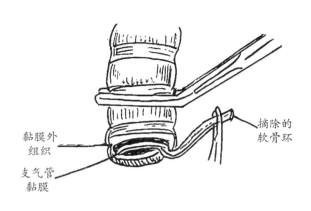

图 6-2-22　摘除 1 ~ 2 个软骨环，游离黏膜

黏膜外
组织

支气管
黏膜

摘除的
软骨环

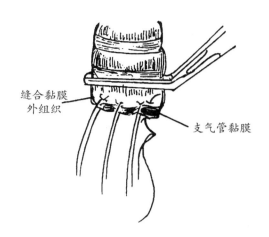

缝合黏膜
外组织

支气管黏膜

图 6-2-23　缝合黏膜外软组织，使黏膜内翻

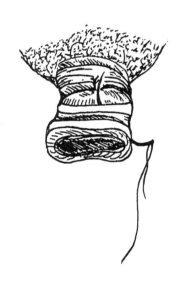

图 6-2-24　支气管残端单纯结扎加缝扎

【术中注意事项】

（1）及时改变切肺的范围：切肺的范围在手术前应根据胸部的摄片、肺功能测定和对肺内病灶部位的估计来判断，但最后决定往往需在手术中经过详细检查后才能作出。

（2）剥离粘连胸膜病灶：病灶离肺脏表面很近，尤其有炎症改变时，局部的胸膜粘连可以特别紧密，在分离粘连时就应该特别小心，对肺结核、肺脓肿和肺癌病人，必要时可做胸膜外分离，以免分破病灶，污染胸腔。万一在分离粘连时分破病灶，应立即以大圆针粗丝线将破口做褥式或"8"字形缝合。如破口大且脆弱，很易撕开，可垫以小纱布缝合，最后与病肺一并切除（图 6-2-25）。

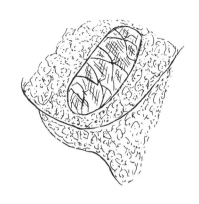

图 6-2-25　病变撕破，垫小纱布覆盖缝合

（3）出血：肺动、静脉及胸内其他大血管损伤，可引起致命性出血。万一发生出血，术者一定要沉着冷静，立即用手指止血，先将胸腔内积血吸净。根据病情采取输血等抢救措施，尽量清除出血点周围物品，以免影响显露和手术操作。暂时放开压迫，以了解损伤的情况，并继续清除积血，如血管侧壁损伤，应在血管上下分离血管，安放无损伤血管钳，或用粗丝线环绕、收紧，压迫止血，再用无损伤的细针线将裂口做连续缝合（图 6-2-26 ～图 6-2-27）。如出血来源于结扎线滑脱，再重新结扎加缝扎（图 6-2-28 ～图 6-2-29）。

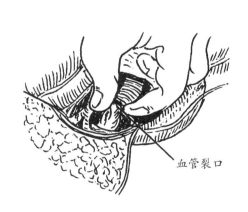

图 6-2-26　手指压迫止血

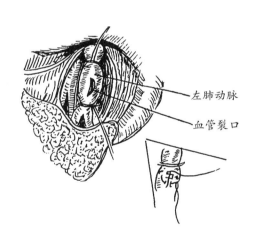

图 6-2-27　血管侧壁裂口修复

（4）心包外分离困难：如果靠近心包的组织粘连很紧，肺血管太短，不能在心包外结扎；或肺癌病人癌肿已侵袭心包；或肺血管在贴近心包处受伤出血，可做心包内结扎。在膈神经后方或前方切开心包，即可显露肺动脉及肺静脉，并做结扎后在心包外切断；或在心包内切断后，将围绕的心包一并切除。

（5）缺氧：常见的缺氧原因是气管和支气管内有分泌物或血液堵塞，如肺化脓症，术前就有大量脓痰，不能用药物或体位引流控制，而不得已勉强做手术者，除有条件可在俯卧位手术外，宜应用双腔插管麻醉。及时吸引气管支气管，清除积存的填塞物。手术过程中，如病情恶化，而支气管和支气管动、静脉尚未切断，即使肺动、静脉已被切断，中止手术后，肺脏也不至于坏死。可在术后短期内，经过抢救，待病情好转后再次开胸，完成切肺手术，绝不能勉强一次完成。

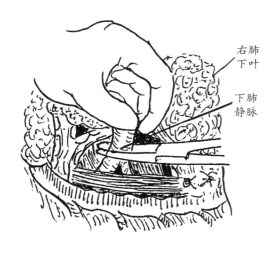

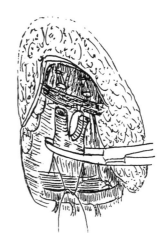

图 6-2-28 手指压迫止血后再上止血钳　　　　图 6-2-29 重新结扎破口处并再缝扎可靠

五、术后处理

（1）体位、呼吸运动和咳痰：病人应取平卧位至完全清醒和生命体征平稳（一般多在术后 6 小时以上）才能采取半卧位。麻醉清醒后，应鼓励病人做深呼吸运动和咯痰；医务人员可用手压迫切口部位，帮助病人做深呼吸和咯痰，每日 3 ~ 6 次，将支气管内的积痰和可能存留的积血咯出，以利于肺扩张和胸腔引流，必要时用纤维支气管镜检查吸痰，以避免肺内继发感染。如痰多黏稠，不易咯出，可做雾化吸入并口服祛痰剂。

（2）氧气吸入问题：肺切除后如病人无缺氧现象，可不必给氧。但对于肺功能差的病人可调低流量经鼻导管给氧。给氧时导管应插到鼻咽部，使氧气能被有效吸入。

（3）胸腔渗液的处理：肺切除后，一般在 24 小时内胸腔有 200 ~ 400 ml 的渗血和渗液经引流管引出，引流液的血色应逐渐变深。正常情况下 72 小时后积液可排尽，引流管可拔除（图 6-2-30）。如引流液量很多，血色不变深，而且脉搏快、血压低，就应警惕有活动性出血。因此，术后除应观察呼吸、脉搏、血压外，还应注意引流管内的液平面是否随呼吸波动，是否高出瓶内水平面。如管内液面不波动，说明引流管已被填塞，应立即检查管道是否曲折挤压在病人身体下面。如无异常，可夹闭引流管后用手向上挤压，将管内可能堵塞的凝血块挤进胸腔内，解除堵塞。如仍不通畅，就应考虑到引流管内口被膈肌、胸壁或余肺压迫堵塞的可能性，可将引流管口稍加旋转，使管口离开堵塞物，使其重新通畅。如仍然不通畅，则只得拔除，根据前一段时间引出量的多少和胸部透视情况，考虑另放引流管，或改做胸腔穿刺抽液。如胸腔引流量多，循环血中的血红蛋白逐渐下降，而引流液中的血红蛋白反而逐渐上升或维持不变，即可能有活动性出血，应当机立断开胸止血。

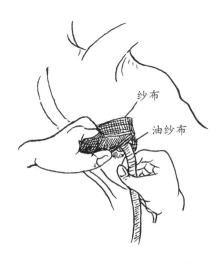

纱布

油纱布

图 6-2-30　拔除胸腔引流管的操作

（4）余肺扩张与残腔的处理：肺部分切除后，胸腔内的残腔将被过度扩张（即代偿性气肿）的余肺所充填。但如余肺有炎症后纤维化时就不宜过度扩张以致残腔不能消灭；而残腔内的空气则将逐渐被胸膜吸收，形成很高的负压，使胸膜不断渗液，为支气管胸膜瘘的形成进而继发脓胸形成不良条件。这种情况在肺结核病人中尤其多见。因此，术中在余肺的表面有增厚的胸膜应予剥脱。如术中情况允许时，可行肺切除和胸廓成形术或胸腔顶部胸膜剥脱术，使剥下的壁层胸膜覆盖余肺，形成胸膜外间隙，以免使病人经受两次痛苦。

（5）术后肺不张：下肺切除后，尤其在左下叶肺切除术后，如病人取端坐位，上叶余肺偶尔会下坠而造成支气管扭曲，引起上叶肺不张。这时病人又出现气急、大汗、缺氧、反复大量咯痰，气管移向健侧及术侧呼吸音消失（或呈管性）等现象，经胸部透视即可确诊，一旦出现肺不张，应立即将半坐位放低，甚至平卧或向健侧卧，鼓励病人用力咯痰，必要时拉出舌尖，在吸气的过程中经鼻孔将一导管插入气管以刺激咯痰。如不能将分泌物排出时，即应及时做支气管镜检查并吸痰。

（6）脓胸的处理：脓胸发生的原因大多由手术中分破病灶，或在切断支气管时有分泌物外溢，污染胸腔后引起。术后因支气管残端愈合不佳，发生支气管胸膜瘘；胸腔积液未排净为细菌繁殖提供了条件也是发生脓胸的常见原因。一旦抽出浑浊的液体或脓液，确诊脓胸后，即应重新进行胸腔闭式引流，待中毒症状好转后，根据病情选择进一步的治疗方案包括胸廓成形术。

（7）支气管胸膜瘘的处理：发生支气管胸膜瘘的常见原因有两种。第一种是支气管残端本身的原因：①支气管残端术前已有炎症未被发现；②术后残端太长，分泌物积存不能排出而造成感染；③手术操作不当，缝线间距不均匀，接受张力不平均，或缝针太浅以致缝线脱落；④缝线太粗，支气管分泌物沿缝线针孔引流到残端外面而造成感染；⑤残端分离过于彻底，支气管动脉结扎过高（远），以致残端血运不足，使愈合不佳。第二种是胸腔污染造成脓胸，又未及时引流，使支气管残端感染而不愈合，造成支气管胸膜瘘。早期可咯出陈旧性血性胸腔积液，晚期脓胸已形成后则咯出脓液。一旦发现应立即做胸腔引流，再择期行胸廓成形术，消灭无效腔，必要时早期可加做瘘孔缝合术。

（8）切口感染：手术中污染了切口，已发生切口感染。尤其是术后取仰卧位时，切口上端压迫在肩胛骨内缘上，更易发生红肿、化脓，有时甚至在肩胛骨下形成脓肿。一旦发生感染，除应用抗生素外，应立即拆线引流。如肩胛骨下有脓肿形成，长期不愈，可将肩胛骨下角大部分切除，以利引流，促进愈合。

六、各部位肺切除术主要步骤

1. 右侧全肺切除术

手术主要步骤见图 6-2-31 ～图 6-2-33。

完全分离胸膜粘连后，将肺门前、后段上缘的纵隔胸膜完全剪开，将肺向下后方牵引，在肺门上方可见到迷走神经分向肺门的神经丛及伴随的小血管，应予全部切除、结扎。再分离奇静脉与上腔静脉汇合处下方的纵隔结缔组织，即能显露右肺动脉主干及其上叶尖前动脉支。

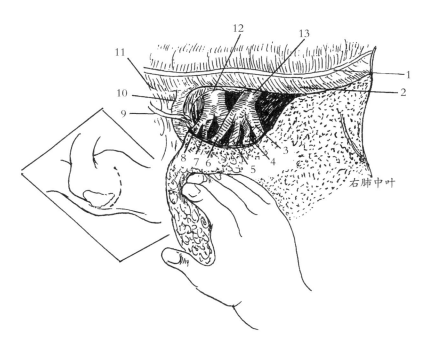

1. 膈神经；2. 心包；3. 中叶肺静脉；4. 上叶后段静脉；5. 上叶前段静脉；6. 上叶尖前段静脉；7. 上叶尖前段动脉；8. 上叶尖段动脉；9. 迷走神经；10. 奇静脉；11. 上腔静脉；12. 右肺动脉主干；13. 右上肺静脉

图 6-2-31　切开纵隔胸膜、切断结扎迷走神经分支，显露右肺动脉主干及右上肺静脉各支

2. 左侧全肺切除术

切开肺门前、后段及上缘迷走神经分支及伴随的小血管，在主动脉弓下和膈神经后侧，显露左肺动脉主干。肺血管及支气管解剖游离完后，对其逐一进行处理，处理的顺序是先肺动脉，然后肺静脉，最后断支气管，但并非一成不变，应根据实际情况确定，原则上应将最难处理的放在最后处理，必要时切开心包，在心包内外联合起来解剖和游离，可增加的肺血管游离的长度，使肺血管的处理更

加安全可靠。

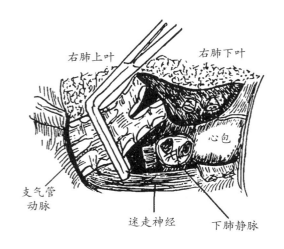

右肺上叶　　右肺下叶

心包

支气管动脉

迷走神经　　下肺静脉

图 6-2-32　切断右肺下叶肺静脉，夹支气管钳缝扎支气管动脉

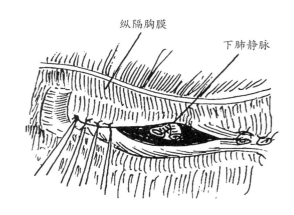

纵隔胸膜

下肺静脉

图 6-2-33　缝合纵隔胸膜，覆盖残端。完成右全肺切除示意图

手术主要步骤见图 6-2-34 ~ 图 6-2-37。

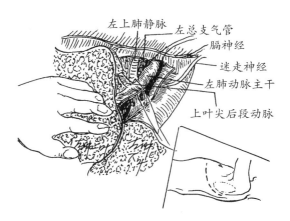

左上肺静脉　　左总支气管

膈神经

迷走神经

左肺动脉主干

上叶尖后段动脉

图 6-2-34　切开纵隔胸膜，切断结扎迷走神经分支，显露左肺动脉主干

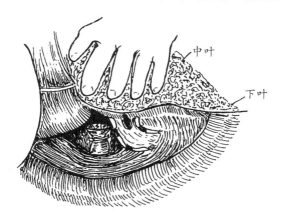

中叶

下叶

图 6-2-35　结扎、切断左下肺静脉

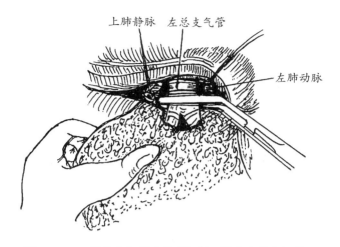

图 6-2-36 缝扎支气管动脉后切断，缝合左总支气管

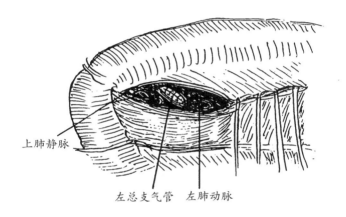

图 6-2-37 检查无漏气、出血后，缝合纵隔胸膜并覆盖残端

3. 右上叶切除术

手术主要步骤见图 6-2-38 ～图 6-2-41。

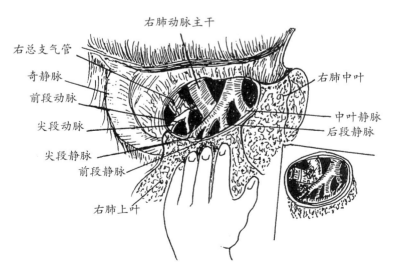

图 6-2-38 切开纵隔胸膜，显露右肺动脉主干后，再解剖出上叶尖、前段分支，结扎，切断尖、前段动脉

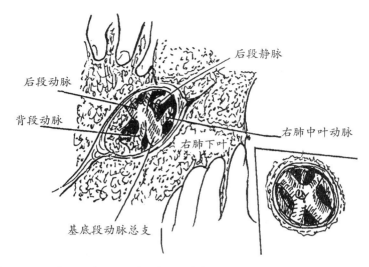

图 6-2-39　在上、中、下叶间裂切开胸膜，显露、结扎、切断上叶后段动脉

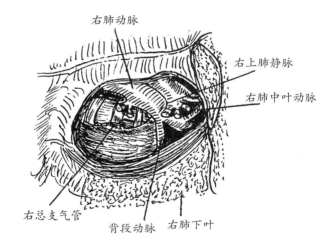

图 6-2-40　用奇静脉周围组织覆盖残端

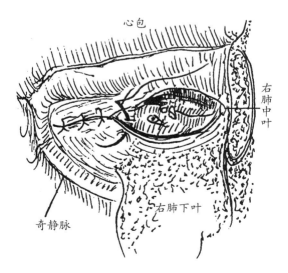

图 6-2-41　检查无漏气、无出血后，用纵隔胸膜或奇静脉周围组织覆盖缝合

4. 右中肺叶切除术

手术主要步骤见图 6-2-42 ～图 6-2-45。

分离胸膜粘连及不全肺裂，在斜裂与水平裂交界处，将上叶向上牵引，中、下叶向下牵引。切开叶间胸膜，找到肺动脉主干。在上叶后段动脉以下的前侧，可发现右中叶动脉分出一支或两支进入中叶，这一动脉一般和下叶背段动脉在同一平面，少数则在下叶背段以下才分出。分离完成后即可进行中叶切除的操作。

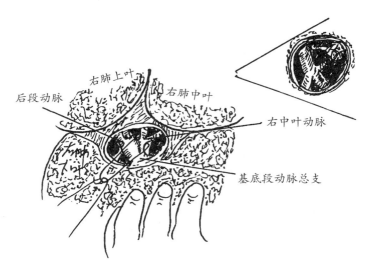

图 6-2-42　在斜裂和水平裂交界处切开叶间胸膜，显露、结扎，切断、右中叶动脉

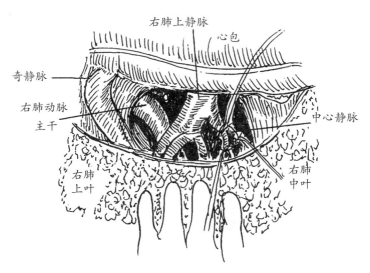

图 6-2-43　在肺门前侧显露、结扎、切断右肺上静脉中叶支

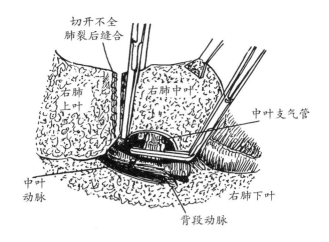

图 6-2-44　钳夹离断中叶支气管

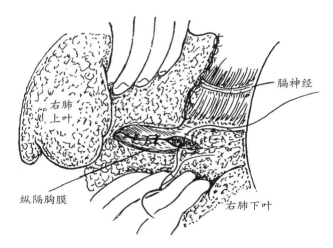

图 6-2-45　上、下叶间胸膜覆盖支气管残端及右肺动、静脉，右中肺叶切除完成

5. 右肺下叶切除术

手术主要步骤见图 6-2-46 ～图 6-2-49。

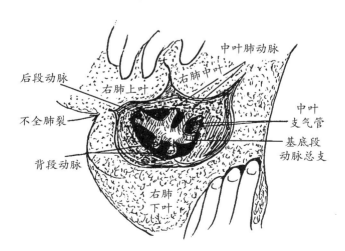

图 6-2-46　分开上、中、下叶间裂后，切开中、下叶间胸膜，分别显露、结扎，切断下叶背段和其基底段动脉总支

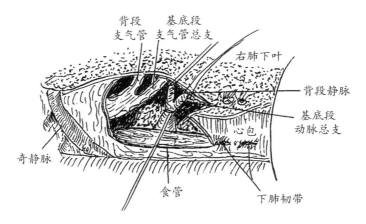

图 6-2-47　从肺门的前侧、后侧和下缘显露右下肺静脉，钳夹、切断，显露下肺韧带后结扎、切断右下肺静脉

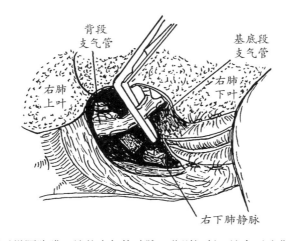

图 6-2-48　切开后纵隔胸膜，缝扎支气管动脉，分别切断、缝合下叶背段和基底段支气管

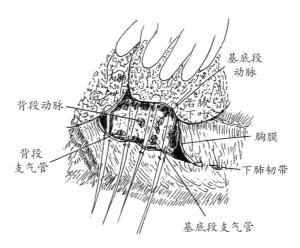

图 6-2-49　右下肺叶切除后，缝合纵隔胸膜以覆盖残端

6. 左上叶肺叶切除术

手术主要步骤见图 6-2-50 ～ 图 6-2-54。

该手术进胸后将左上叶向下后方牵引，切开肺门的上部前、后侧及上缘纵隔胸膜，切断、结扎肺门上部的迷走神经分支及伴随的小血管。在主动脉弓下、肺门上内方显露左肺动脉主干和上叶前段或尖后段动脉，将其结扎加缝扎后切断。然后继续常规的操作。

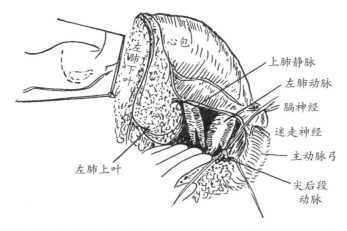

图 6-2-50　切开肺门上缘纵隔胸膜，显露结扎、切断迷走神经分支及左肺动脉上叶尖后段分支

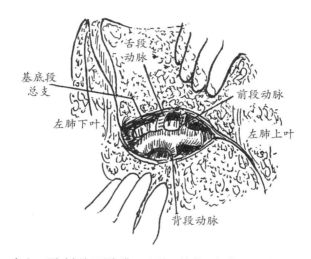

图 6-2-51　在上、下叶间切开胸膜，显露、结扎、切断上叶前段、舌段动脉分支

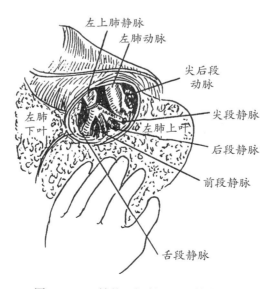

图 6-2-52　结扎、切断左上肺静脉

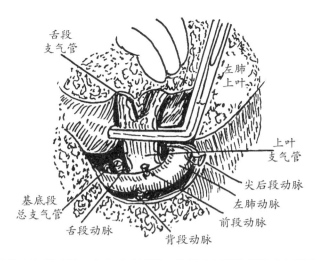

图 6-2-53 缝扎支气管动脉，在上叶尖后段、前段支气管和舌段支气管分叉处切断缝合

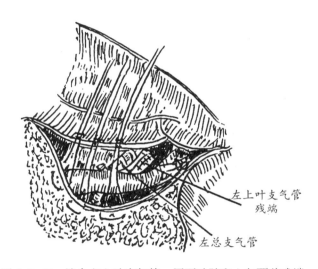

图 6-2-54 缝合左上叶支气管，用下叶肺和心包覆盖残端

7. 左下肺叶切除术

手术主要步骤见图 6-2-55 ~ 图 6-2-58。

术者分开叶间胸膜，在舌段动脉平面上、下可见下叶背段动脉，其下为基底段动脉。将背段和其基底段动脉分别分离、结扎加缝扎后切断。注意保护舌段动脉。将下半部前、后纵隔胸膜切开，显露左下肺静脉，分离静脉主干，结扎加缝扎后切断。清除下叶支气管周围组织，在下叶背段以上缝扎支气管动脉后，切断并间断缝合支气管残端。如果发现下叶背段支气管与上叶支气管距离很近，则应分别切断背段及基底段支气管，以免损伤上叶支气管。检查残端无漏气后，用纵隔胸膜、心包或主动脉前胸膜瓣覆盖缝合。

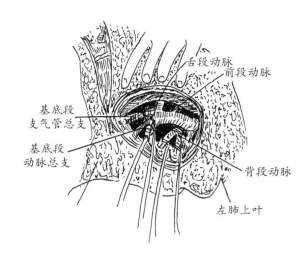

图 6-2-55　切开上、下叶间胸膜，显露结扎，切断下叶背段和基底段动脉总支

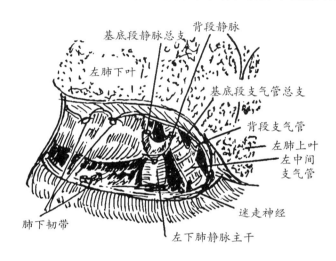

图 6-2-56　结扎、切断肺下韧带，显露结扎、切断左下肺静脉主干

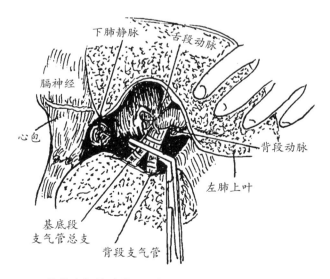

图 6-2-57　缝扎支气管动脉后切断、钳夹左下叶支气管，切断后缝扎

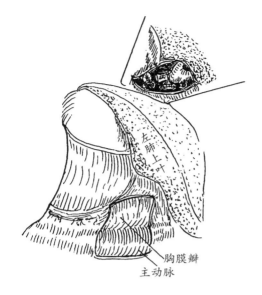

图 6-2-58　用胸膜覆盖支气管残端

8.肺段切除术

手术主要步骤见图 6-2-59 ～图 6-2-65。

各肺段都有独特的支气管、动脉以及邻段共有的段间静脉，如按其解剖部位切除，可不至于损伤其他肺段。因此，对某些局限性的良性病变进行肺段切除可以保存尽可能多的正常肺组织。肺段切除术最常用的适应证是支气管扩张症；既往曾多用于肺结核，但因术后发生段面小支气管瘘和病灶复发的比率很高，近些年已严格控制此种手术，较少用于结核病。关于肺段切除术，其各个肺段切除的步骤基本相同。

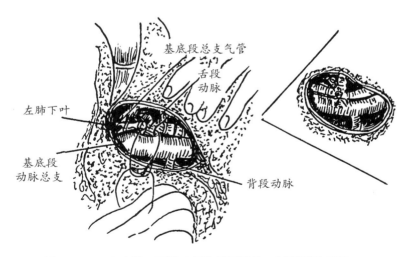

图 6-2-59　在上肺、下肺叶间胸膜下结扎、切断舌段动脉

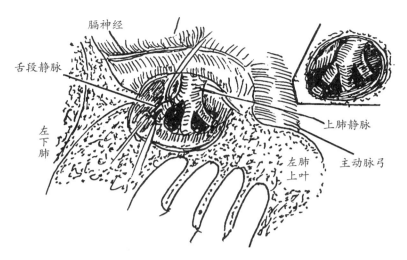

图 6-2-60　结扎、切断舌段静脉

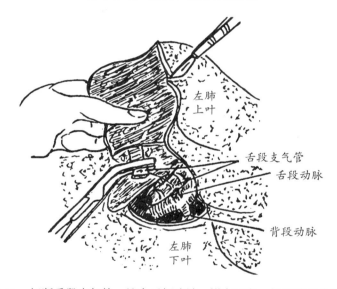

图 6-2-61　切断舌段支气管，缝合近侧残端，钳夹远段，切开肺段分界线胸膜

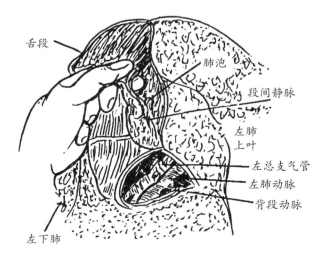

图 6-2-62　鼓肺健侧、显露肺段分界线后挤开段间隙，结扎段面小支气管，摘除病肺，显露段间静脉，左肺上叶舌段切除术完成

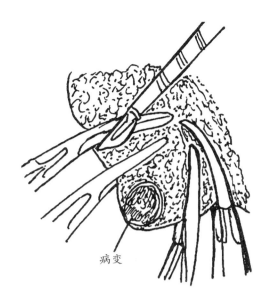

病变

图 6-2-63　楔形钳夹病变肺组织

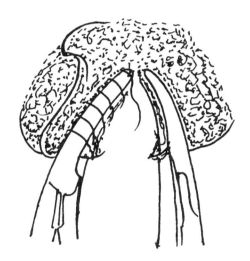

图 6-2-64　切除病肺并连续绕止血钳做第 1 层缝合

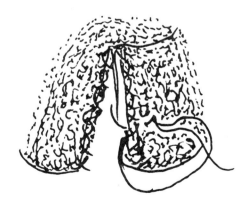

图 6-2-65　去除止血钳，收紧第 1 层缝线，返回做第 2 层缝合，肺楔形切除术完成

第七章

食管手术

第一节　食管应用解剖

食管起自于第 6 颈椎平面，上连咽部，经胸腔，下在相当于第 10 胸椎平面，穿过膈肌进入腹腔，与贲门相连。全长约 25 cm，门齿距食管开始处约 15 cm，至贲门约为 40 cm。在解剖学上食管分为三部分：颈部食管位于颈椎之前，气管之后；胸部食管的后方为胸椎，前方有自上而下的气管、主动脉弓、左总支气管及心包；腹部食管长 2～3 cm。食管在主动脉弓以上偏右，在气管分叉以下稍斜向左，因此食管中、上部手术经过右侧胸腔显露较好，而中、下部手术则经过左侧胸腔为宜。临床上可将食管分上、中、下三段：上段自食管入口至主动脉弓上缘；中段自主动脉弓上缘至下肺静脉平面；下段自下肺静脉平面至贲门。

食管有 3 个生理缩窄部，即起始部、主动脉弓与气管交叉的后方和膈肌裂孔处。这 3 处为各种病变如癌肿、憩室和瘢痕狭窄等好发部位（图 7-1-1 ～图 7-1-2）。

食管除了腹部一段外没有浆膜层；肌层脆弱，大部分为纵形纤维、环形纤维薄；黏膜较厚，为鳞状上皮细胞组成；外面是黏膜下层，内有结缔组织和黏液腺。因此，手术缝合宜穿过较厚的黏膜下层。

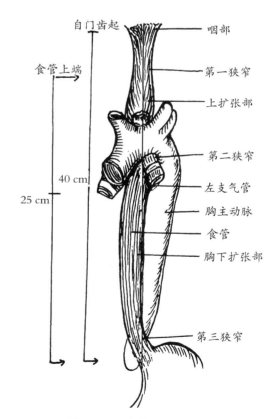

图 7-1-1　食管狭窄部

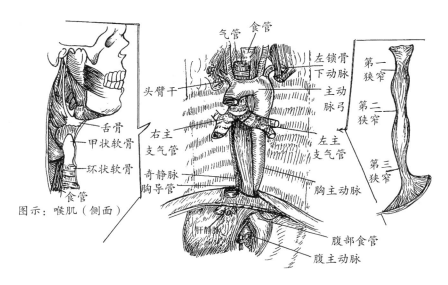

图 7-1-2 食管位置段三个狭窄

食管的血运是分段供应的，上段来自甲状腺下动脉分支；中段来自支气管动脉、肋间动脉和降主动脉的分支；而下段则由胃左动脉和膈下动脉分支所供应（图 7-1-3）。

淋巴循环在食管壁内分布成丛，沿途流入相邻的淋巴结，部分直接流入胸导管。一般情况下，从肺门区以上，食管的淋巴向上流向食管旁淋巴结和主动脉旁淋巴结，然后流至颈部深淋巴结群；从肺门区以下，食管的淋巴向下流向食管旁淋巴结或腹上淋巴结群；肺门区的食管淋巴向上或向下流向各淋巴群（图 7-1-4）。

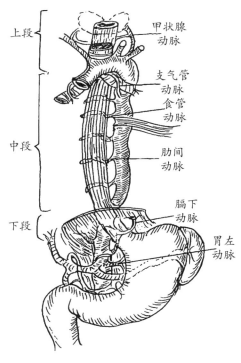

图 7-1-3 食管的动脉

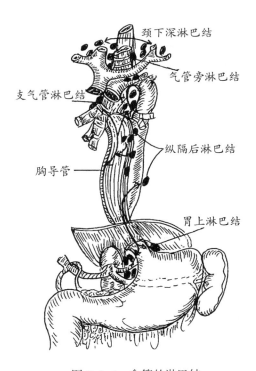

图 7-1-4 食管的淋巴结

第二节 食管癌切除术

经确诊为早期的食管癌或贲门癌，及部分三期食管下段癌，病变长度在 5 cm 以内，一般情况尚好，无远处转移，无心、肺、肝、1 肾功能严重损害或其他的手术禁忌证者，应积极地争取手术治疗。对于 70 岁以上的高龄者，应严格地评估和选择。

1.经左胸食管癌切除胸内主动脉弓上食管胃肠吻合

手术主要步骤 7-2-1 ~ 图 7-2-26。

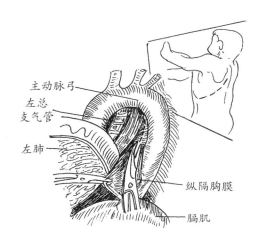

图 7-2-1　如肿瘤有一定活动度，则纵向切开纵隔胸膜，分开下肺韧带

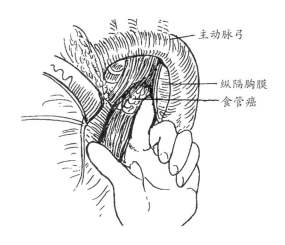

图 7-2-2　手指伸入纵隔切口内肿瘤旁，试将其挑起，探查食管周围，如肿瘤随指头活动，并可在肺门与主动脉之间滑动，表示肿瘤尚未外侵，即可切除

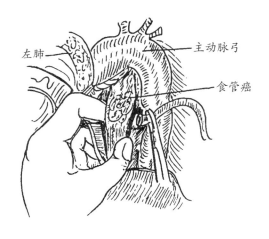

图 7-2-3　绕细软胶管牵引

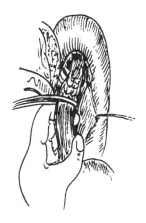

图 7-2-4　手指探查肿瘤与周围器官间的关系

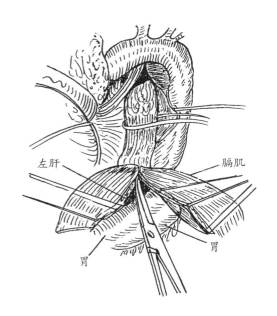

左肝

膈肌

胃

胃

图 7-2-5　切开膈肌、缝扎膈肌下血管

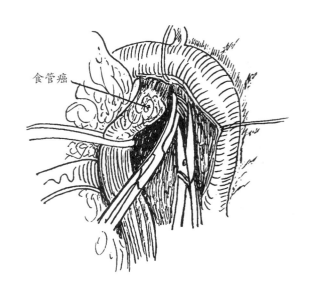

食管癌

图 7-2-6　分离主动脉弓的下部食管

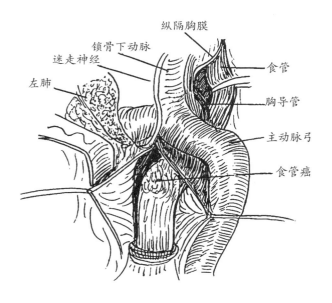

纵隔胸膜

锁骨下动脉

迷走神经

左肺

食管

胸导管

主动脉弓

食管癌

图 7-2-7　切开主动脉弓上纵隔胸膜分离食管

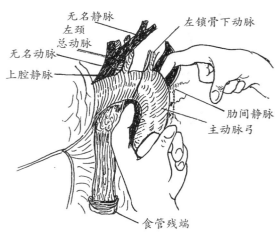

无名静脉

左颈
总动脉

无名动脉

上腔静脉

左锁骨下动脉

肋间静脉

主动脉弓

食管残端

图 7-2-8　在主动脉弓上，胸导管由侧面向前跨过食管进入颈部，分离时注意勿损伤。用右食指从主动脉弓之上向下，左食指从主动脉弓下向上，在主动脉弓后方轻微的分离食管。在主动脉弓后方分离时，必须紧靠管壁分离，以免损伤深部的胸导管和喉返神经等

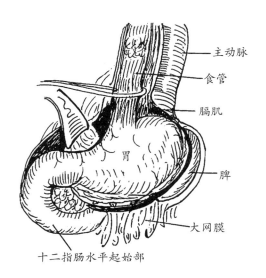

图 7-2-8　在胃网膜动脉的血管弓下面分离胃结肠韧带，在两钳之间剪断各网膜支及胃网膜左动脉，保留胃网膜左动脉

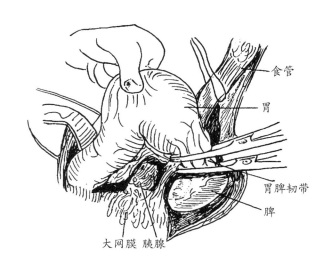

图 7-2-10　大弯侧分离完成

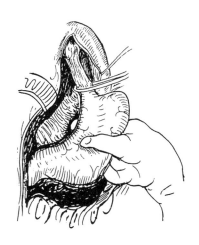

图 7-2-11　分离小网膜及肝胃韧带、保留胃小血管弓

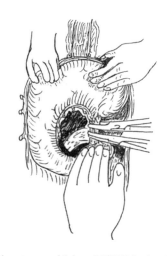

图 7-2-12　钳夹、切断胃左动、静脉

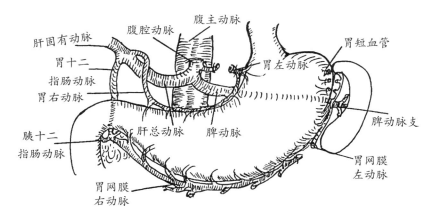

图 7-2-13　分离胃部的大小弯后胃的血液供应

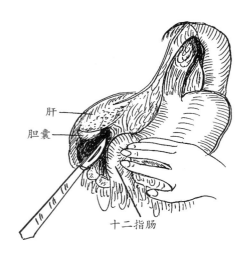

图 7-2-14 分开十二指肠降部外侧腹膜（Kocher
切口），分离十二指肠后壁

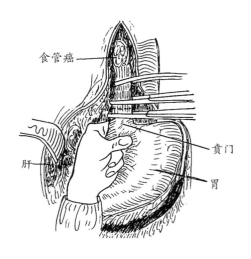

图 7-2-15 在贲门部安置两把带齿的止血钳并在
两钳之间切断

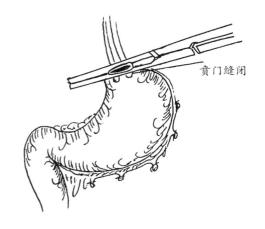

图 7-2-16 行贲门断端褥式缝合

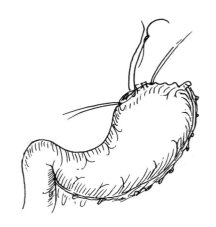

图 7-2-17 再加内翻缝合

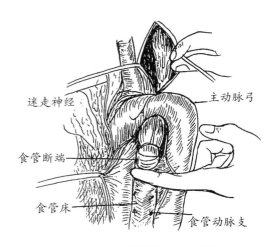

图 7-2-18 将食管断端经主动脉弓后上提

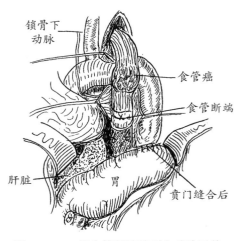

图 7-2-19 将食管断端移到主动脉弓前

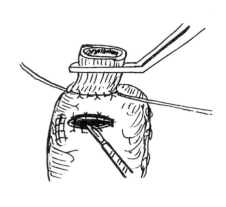

图 7-2-20　准备食管胃肠吻合

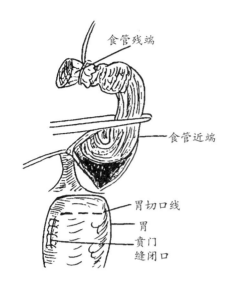

食管残端

食管近端

胃切口线
胃
贲门
缝闭口

图 7-2-21　切开胃底切口的黏膜

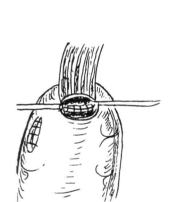

图 7-2-22　后壁内层全层间断缝合

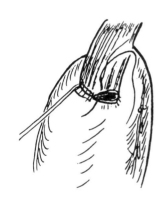

图 7-2-23　前壁内层全层间断缝合

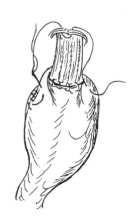

图 7-2-24　缝合吻合口内侧胃壁同时穿过食管纵隔
　　　　　胸膜

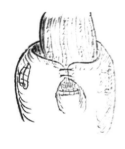

图 7-2-25　胃体沿小弯折叠缝缩成管形（食管胃
　　　　　肠吻合，包埋缝合术）

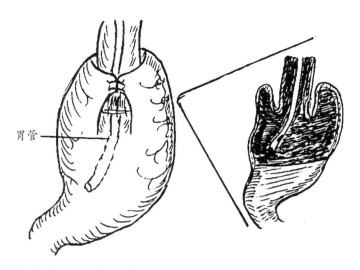

胃管

图 7-2-26　胃体沿胃小弯折叠缝合缩成管形后，吻合口的纵切面示吻合部的食管、胃壁有防止反流的瓣膜作用

2. 食管下段及贲门癌的切除胸内主动脉弓下胃肠吻合

在剑突与脐之间做左腹直肌口进入腹腔探查。一般先探查左、肝右叶及肝门部有无转移；其次观察大、小网膜和胃肠表面，再探查腹主动脉旁及盆腔扪诊有无结节，然后再探查肿瘤的大小、范围和活动度以及向浆膜表面、胃底胃小弯有无扩散情况。膈肌下和脾门有无转移和肿大的淋巴结。最后检查脾胃韧带、胃左动脉根部及十二指肠周围有无转移，并在胃大弯处剪开大网膜进入小腹腔，提起胃，沿胃后壁胰腺上缘扪到胃左动脉根部，探查有无肿大的淋巴结，是否侵犯胰腺和腹主动脉等。如决定切除肿瘤，可将腹部切口向上、向后延长（胸腹联合切口），沿第 7 或第 8 肋间进入胸腔（肋骨可不切断）。从肋缘放射状切开膈肌直达食管裂孔，缝扎各出血点后充分扩张切口，使术野显露满意。

贲门癌根治切除术一般要求包括胃上部（距肿瘤边缘 5 cm 以上），以及附着的大网膜、食管下部（下肺静脉以下）、膈肌的食管裂孔、附近的小网膜、胃左动脉根部及下肺韧带内的淋巴结，必要时还包括脾脏及胰腺的远段整块一并切除（图 7-2-27）。

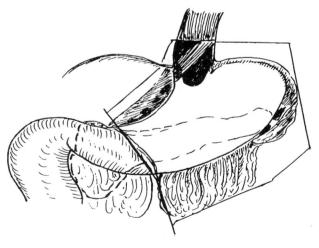

图 7-2-27　贲门癌的切除范围

手术主要步骤见图 7-2-28 ~ 图 7-2-35。

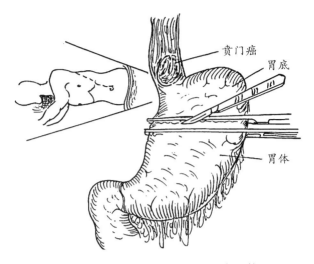

图 7-2-28　在肿瘤下 5 cm 处切断胃体

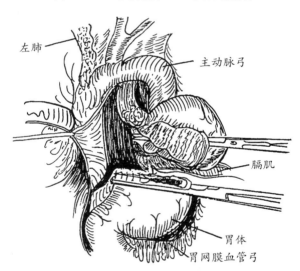

图 7-2-29　大弯侧留 3 cm 左右，在肠钳上两层间断缝合胃断面全层

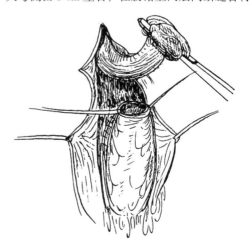

图 7-2-30　褥式缝合再加肌层间断缝合，残胃呈管形

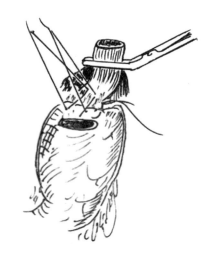

图 7-2-31 食管残端与胃切口壁做第 1 层缝合

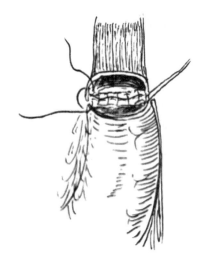

图 7-2-32 后壁内层全层间断缝合

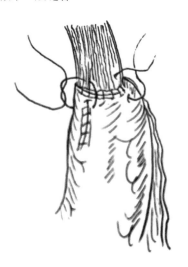

图 7-2-33 前壁全层间断褥式缝合

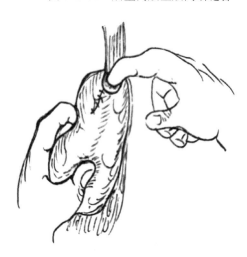

图 7-2-34 用食指将吻合口推入胃内

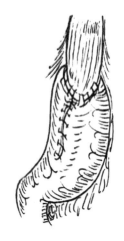

图 7-2-35 食管套入胃内 3 ~ 5 cm，做间断缝合固定。食管下段及贲门癌切除，食管胃端侧吻合术完毕

【术中注意事项】

（1）食管癌切除术能否成功与手术中对肿瘤的评估直接相关。错误地把能切除的肿瘤当作不能切除而放弃，或把不能切除的肿瘤当作可以切除而勉强手术，不仅不能挽救病人的生命，反而增加病人的负担。

（2）吻合口以上食管的分离一般在 5 cm 之内，其肌层要光滑、干净、无裂伤。不可以损伤胃大弯的血管弓，以免血运不足而影响吻合口的愈合。食管与胃的吻合最好采用套入和包埋法，缝合内层都要把两边的黏膜对拢，并用间断缝合，以免发生吻合口狭窄。各层缝合线不可过紧、过密，注意不要撕裂食管，这些都是预防吻合口瘘的主要措施。

（3）在分离食管后壁、切断食管纵隔组织时均应注意勿损伤胸导管，如发现损伤应及时结扎。如对侧纵隔胸膜破裂应及时修补。不能修补时关胸前应放对侧闭式引流管。

（4）分离食管尽可能用锐器操作，并做必要的结扎止血，将周围淋巴结连同肿瘤一并切除。手指钝性分离不仅难以彻底切除肿瘤组织，而且易撕破肿瘤及其周围组织。

（5）在食管胃空肠吻合完毕，缝合膈肌时应注意不要缩窄上提到胸腔的胃体；膈肌与胃壁间的缝针不可太疏，在肋膈角部位也应缝严密，以免发生膈疝。

（6）在切除肿瘤后，对不能使用胃残端与食管吻合的情况，用空肠与食管残端吻合为好。

术后吻合口瘘是食管手术后严重的并发症，也是病人死亡的主要原因。吻合口瘘常发生在术后 3～5 天，个别可发生在 10 天以后，发生越早，愈合越差。一旦发生吻合口瘘应尽早做胸腔闭式引流、应用大量抗生素、补充蛋白及其他营养等。可经胃管或做空肠造瘘给肠道营养支持，瘘口可能自行愈合。如早期行瘘口修补很难成功。应经过一段时间观察，如瘘口不愈合，可先行食管外置，待病人一般情况好转后再考虑行胸骨后空肠或结肠代食管手术。

3. 吻合器的吻合

松开食管近端的支气管钳，食管向上回缩，用钝性细齿钳提起食管壁，断缘沿食管全层等距离留置 5～6 针缝线，针眼距食管断端 1 cm，留置缝线从外膜进针，从腔内穿出，显露黏膜，以备吻合。如食管有梗阻或扩张，可用生理盐水冲洗残留的分泌物。留置线向外牵拉撑开食管腔，将 EEA 筛选器插入食管内，测量所需的吻合器的大小。一般采用以下标准判断所选圆形吻合器的型号：一般直径都在 25～31 mm。如果能安全的插入食管腔内，最好用大号吻合器，因为小号吻合器吻合口狭窄的发生率高。

选择好吻合器的型号后，食管断端周围用坚固的丝线做一荷包缝合，拉紧留置牵引线，保证荷包缝合时贯穿食管全层，不附带周围组织。在管形胃中央前壁用电刀切 2 cm 的切口，用 Babcock 钳撑开切口，将不套有抵钉砧座的吻合器杆身插入胃内，使中央的锥形导头在管形胃靠近顶端的胃底背面穿出，避开血管及线形吻合器的吻合线。一旦杆身的锥形导管穿出胃壁与抵钉砧座中心杆的套管安全对合后，撑开牵引线，将抵钉砧座插入食管腔内，为方便插入，可先通过食管前缘而后过食管后缘，交替牵拉食管前层及后层牵引线，使食管容易套入抵钉砧座，并可防止撕裂食管壁。有时气管与椎体间空间小，抵钉砧座可先过食管后壁，而后再过食管前壁，这样较容易操作。将抵钉砧座完全进入食管腔后，拉紧荷包缝合，在中心杆周围关闭食管腔并进行结扎。荷包缝合打结时，放松留置的牵引线，打结后去掉牵引线。

抵钉砧座中心杆的套管套入吻合器杆身锥形导头前，将食管向下、向外牵拉，以防夹带气管壁，同时要检查胃壁，保证吻合到浆肌层。旋紧螺旋栓对合抵钉砧座与杆身良好后，打开保险栓，击发完成切割。退出吻合器时，可先从吻合口环后唇退出并取出吻合切割环，检查是否完全。从外部及胃内伸入小拉钩从内部检查吻合口是否完全。将胃管插入胃内，连续缝合关闭胃前壁的切口。

总之，如果操作得当且熟练，吻合器与手工吻合在吻合口瘘的方面效果相当。但长期随访显示，使用吻合器的吻合口发生的狭窄次数比手工吻合法多。其主要步骤除上述外参见以下手术示意图（图7-2-36～图7-2-43）。

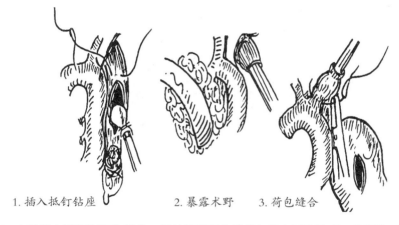

1. 插入抵钉钻座　　2. 暴露术野　3. 荷包缝合

图7-2-36　在肿瘤上缘预定切除部位，用丝线围绕食管荷包缝合切除肿瘤，将胃拉至胸腔吻合

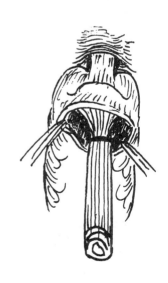

图7-2-37　胃底与食管残端靠拢，将中心杆插至吻合器主体内

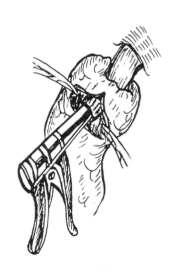

图7-2-38　进行食管胃钉合

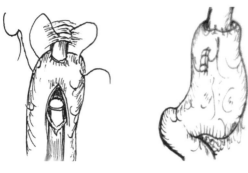

图 7-2-39　吻合完成

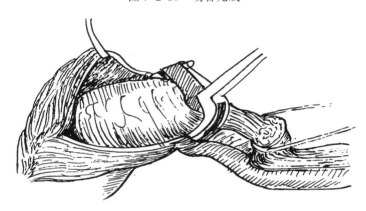

图 7-2-40　上缝合钉吻合器

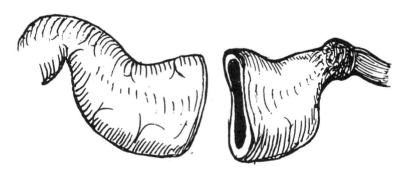

图 7-2-41　两排钉间切断胃

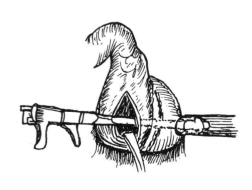

图 7-2-42　食管残端固定于抵钉钻座的中心杆上

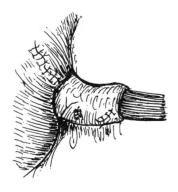

图 7-2-43　吻合器膈肌上胸内食管胃吻合完成

第三节 先天性食管闭锁不全的手术

先天性食管闭锁和气管食管瘘分为五型（图7-3-1）。第Ⅰ型，食管上、下段均闭锁，无食管气管瘘，两端距离甚远。第Ⅱ型，食管上段有瘘管与气管相通，食管下段闭锁，且发育不良，两端距离亦很远。第Ⅲ型，食管上段闭锁，下段有瘘管与气管相通。此类型临床上较常见，占85%以上。第Ⅳ型，食管上下段均与气管相通。第Ⅴ型，食管无闭锁，但食管与气管之间瘘管相通，呈"H"形。临床上Ⅳ型和Ⅴ型罕见。本节主要叙述第Ⅲ型。

手术主要步骤见图7-3-2 ~图7-3-6。

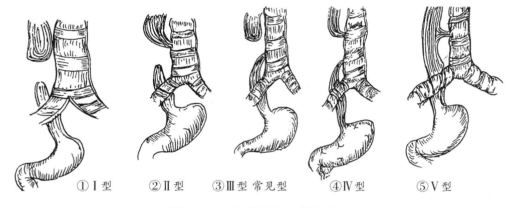

①Ⅰ型　　②Ⅱ型　　③Ⅲ型 常见型　　④Ⅳ型　　⑤Ⅴ型

图7-3-1　先天性食管闭锁的分类

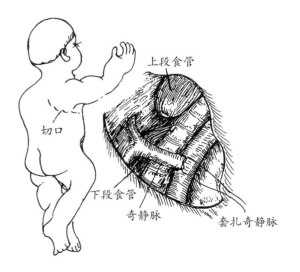

图7-3-2　游离结扎奇静脉

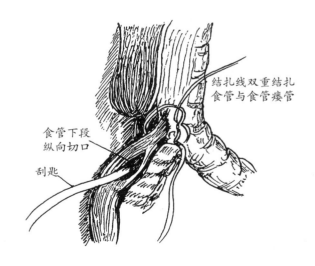

图7-3-3　结扎食管瘘管，切开食管壁，插入小刮匙轻轻刮瘘管

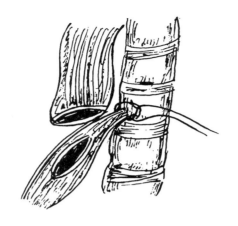

图 7-3-4　结扎瘘管

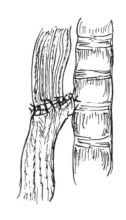

图 7-3-5　食管端端吻合

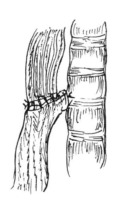

图 7-3-6　吻合完毕，检查食管吻合口通畅与否

【术中注意事项】

（1）经胸膜外入路较简单、安全，减少术中对肺组织的直接挤压，减少对呼吸循环的影响。如不慎损伤应及时修补。

（2）要严格区分食管闭锁的类型。吻合时应减少吻合口的张力，预防吻合口感染裂开、吻合口瘘及狭窄的并发症。

（3）食管的下段血供来自主动脉。广泛游离易破坏主动脉到食管的血供，导致食管壁缺血坏死。最终结果是吻合口感染、裂开，纵隔脓肿，甚至向胸膜穿破而形成难治性脓腔、纵隔及皮肤贯通的吻合口瘘。

（4）一次食管全层吻合术，保持针距 0.3 cm，避免吻合口边缘内翻过多，用 5-0 无创伤可吸收缝线缝合，吻合口瘘的发生率明显降低。注意术后的呼吸管理，保温护理等。

第四节 食管憩室的手术

食管壁的一层或全层从食管壁向外突出，形成囊状突起，称为食管憩室。典型的发生部位有三处（图7-4-1）。位于咽、食管连接部的咽食管憩室（Zenker憩室）；位于气管分叉附近的憩室即食管中段憩室；位于食管下段的膈上憩室。由于吞咽的压力作用及分泌物和食物滞留，憩室逐渐增大导致呼吸困难，少数憩室还可以发生恶变。因此，憩室确诊后均应手术治疗。

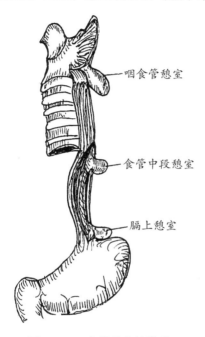

图7-4-1 食管憩室的类型

手术主要步骤见图7-4-2~图7-4-5。

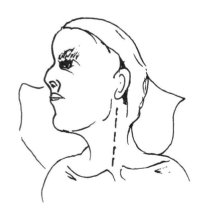

图7-4-2 手术切口

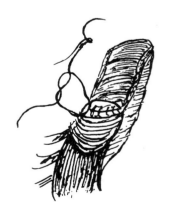

图7-4-3 憩室切除，间断缝合憩室颈部（切除法完成手术）

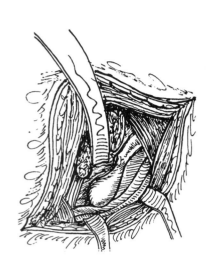

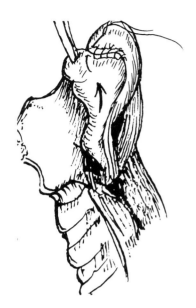

图 7-4-4　结扎甲状腺下血管，牵开甲状腺和颈动脉鞘，在食管后方显露憩室

图 7-4-5　将憩室翻转向上缝合于咽后壁，完成手术

【术中注意事项】

（1）将胃管插入憩室内有助于憩室定位。牵拉甲状软骨，钳夹憩室底部可清楚地显示食管连接部及憩室颈部，仔细解剖颈部，直视下钳夹横断。

（2）注意勿将食管的正常黏膜拉出使之成为憩室的一部分，以免术后引起狭窄。

（3）食管中段憩室需要剖胸手术，一般经右胸后外切口第 5 肋间或肋床进胸，在肺门后方解剖纵隔胸膜，显露食管。憩室常靠近一侧主支气管（位于气管分叉处）。

（4）膈上憩室出现症状者多合并有裂孔疝、贲门痉挛等食管功能异常。单纯的憩室切除术后复发率很高，因此，应强调合并症治疗，故以左胸径路为宜，以便行裂孔疝修补术及肌层切开术。如憩室小可将囊内翻入食管腔，不论翻入或切除，关键是不能损伤食管壁。

讨　论

咽食管憩室手术效果满意。Payne 及 King 分析了 888 例咽食管憩室病人，施行一期切除死亡率为 1.2%，瘘管形成为 1.8%，声带麻痹为 3.2%，复发率为 3.6%。但有些术后无症状的病人在 X 线检查时发现复发。食管中段憩室与膈上憩室一样，仅 1/4 或更少的病人有明确的症状需要手术，因此术前应做彻底检查以便评估。更需要确定在处理憩室时是否要同时做肌层切开术或裂孔修补术。膈上 10 cm 以下的憩室如病人年龄较大，心肺功能欠佳或全身情况欠佳者，可剖腹经食管裂孔做憩室切除和肌层切开术，但术毕需加做部分胃折叠术以防止反流。也可在腹腔镜下经食管裂孔做憩室切除。其优点是创伤小，术后恢复快。

Eudanks 等认为咽、食管憩室手术治疗结果与剖胸手术相近，也许是治疗的主要方向。颈部的咽食管憩室在内镜下治疗的价值仍有一些争论，但颈部手术本身创伤小，效果确切，对老年病人、全身情况差者，仍不失为一种很好的治疗选择。

第八章

纵隔手术

第一节　纵隔切开引流术

纵隔气肿切开引流术适用于：①单纯纵隔气肿引起急性呼吸和循环功能障碍者；②由气管、支气管或食管破裂所致的纵隔气肿，应立即开胸进行损伤器官修复术的患者；③由张力性气胸所致的纵隔气肿，应立即做胸腔闭式引流术者。

手术主要步骤见图 8-1-1 ~ 图 8-1-2。

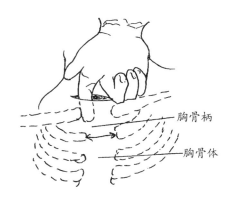

图中文字：胸骨柄　胸骨体

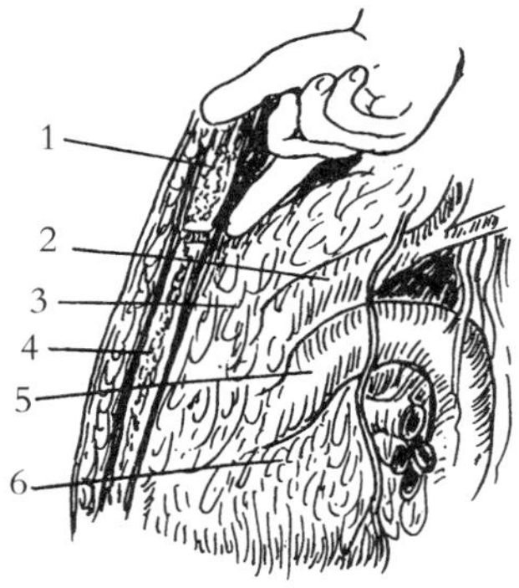

1.胸骨柄；2.无名静脉；3.疏松结缔组织；4.胸骨体；5.主动脉；6.心脏

图 8-1-1　纵隔气肿切开引流术的胸骨切迹上横切口

图 8-1-2　食指沿胸骨后分离

【术中注意事项】

（1）纵隔气肿切开引流术的关键在于气管前筋膜是否能够切开，如分离困难，又无气体溢出，多因气管前筋膜没有切开。

（2）胸骨后分离的宽度与深度以达到引流减压的目的为度，不可广泛分离，以免损伤胸膜。分离时以紧贴胸骨为宜。

（3）避免用锐器如手术刀或组织剪伸入胸骨后进行剪切或分离，以免损伤造成出血。

术后要保持引流通畅，及时更换敷料。如24小时内引流不通畅，术者可再次将食指伸入胸骨后分离，以保持引流效果。

第二节　纵隔肿瘤切除术

纵隔肿瘤，有上纵隔和下纵隔肿瘤之分，后者又有前、中和后纵隔肿瘤之分。中纵隔和后纵隔肿瘤，需经左胸或右胸切口手术，没有较特殊的操作方法，不予讨论。本节只涉及前纵隔肿瘤，并以胸腺瘤手术为主进行描述。

该手术适用于诊断纵隔肿瘤，并能排除恶性淋巴瘤者。重症肌无力病人可考虑做胸腺切除及颈部和纵隔脂肪组织的清除术。

纵隔分区：四分法最为常用，以胸骨角至第4胸椎体下缘的平面为界，将纵隔分为上纵隔和下纵隔。下纵隔又以心包的前后壁为界，分为前、中、后纵隔。胸骨与心包前壁之间为前纵隔，心包后壁与脊柱之间为后纵隔，心包出入心脏大血管和心脏所占据的区域为中纵隔（图8-2-1）。

手术主要步骤见图8-2-2 ～图8-2-5。

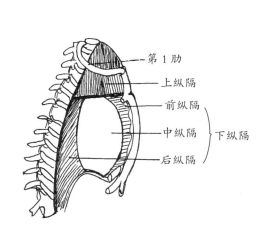

图8-2-1　纵隔的分区

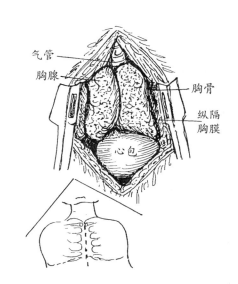

图8-2-2　纵隔肿瘤切除术，胸骨正中纵切口显露胸腺

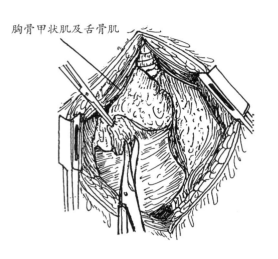

图 8-2-3 从两叶胸腺下角开始分离

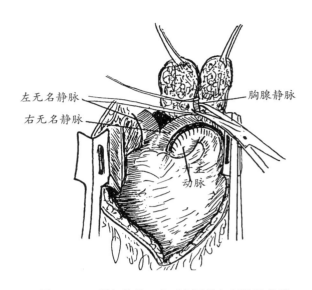

图 8-2-4 提起胸腺，在后侧结扎切断胸腺静脉

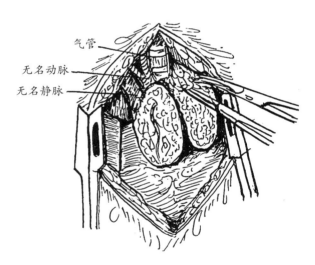

图 8-2-5 分离胸腺两叶上角，切除胸腺

【术中注意事项】

（1）彻底止血，除胸腺瘤部位要彻底止血外，还要注意到胸骨前后方骨膜的出血点及胸骨断面的止血。最后要检查钢丝穿过的部位是否有出血，如有出血用电凝器通过钢丝止其周围出血，常可达到止血的效果。

（2）避免损伤胸膜，如有损伤及排气，应缝合闭锁破口，如缝闭不满意，应放患侧胸腔闭式引流。

（3）保护好无名静脉和上腔静脉。

（4）引流管的最低一个侧孔应放于前纵隔的最低部位。

（5）如胸膜被切除一部分，无法修补，则改做胸腔闭式引流，并将胸膜的切口充分扩大，以利引流。

（6）如系重症肌无力者，手术时除切除胸腺或胸腺组织外，尚应切除自颈部到膈肌所有的脂肪组织，包括肺门的脂肪组织。有研究证明这些组织尚可能存在胸腺瘤或增生的胸腺组织。

重症肌无力的病人，术后要确认呼吸功能是否恢复正常，包括咽喉肌肉功能恢复正常，才能拔除气管插管，以免发生呼吸停止等并发症。

第九章

膈肌手术

第一节　膈疝修补术

【应用解剖】

膈肌主要由起源于腹腔底部四周的几组肌肉和筋膜组成。每侧的肌肉组织分为三部分，即胸骨部分、肋骨部分及腰椎部分（包括膈肌脚），汇合于中心腱（图9-1-1）。各部分肌肉紧密相连，被胸膜覆盖。在三部分肌肉相连的部位，往往由于发育不正常而形成缺损或薄弱点，成为先天性膈疝的解剖基础。胸骨部与肋骨部之间的缺损或弱点叫作胸骨旁裂孔（图9-1-2）。经过孔的疝称为胸骨旁疝。肋骨部与腰椎间的缺损或弱点叫作胸腹膜裂孔（图9-1-3）。经此孔的疝，在先天性膈疝中较为多见，临床上称之为胸腹膜裂孔疝。部分膈肌发育不全或缺损，及胸腹膜未完全闭合，遗留的大小不等的缺损，多发生在左侧，导致胃、结肠或脾经此疝入胸腔，称为先天性膈疝（图9-1-4）。由于膈肌发育不良，由胸腹闭合性拉伤或开放性损伤，造成膈肌破裂，可引起损伤性膈疝。

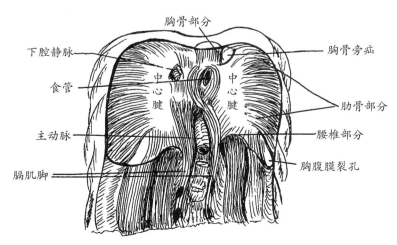

图9-1-1　膈肌的解剖（腹面观）

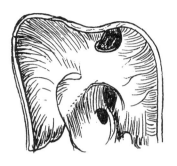

图 9-1-2 胸骨旁裂孔

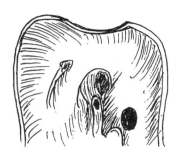

图 9-1-3 胸腹膜裂孔

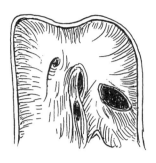

图 9-1-4 先天性膈缺损

手术主要步骤见图 9-1-5 ~ 图 9-1-11。

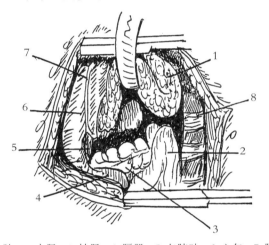

1.肺；2.小肠；3.结肠；4.膈肌；5.左肺叶；6.心包；7.膈神经；8.肋骨

图 9-1-5 腹腔脏器疝入胸腔

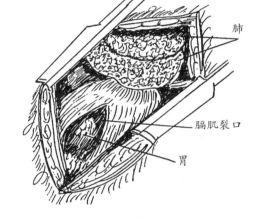

图 9-1-6 腹腔脏器返纳入腹腔后，显露膈肌裂口

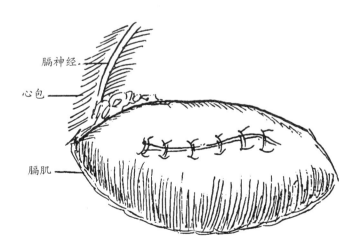

图 9-1-7 损伤性膈疝经胸缝合膈肌修补术

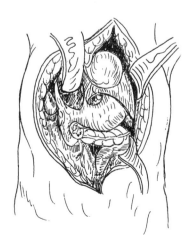

图 9-1-8 胃、脾、小肠及结肠疝入胸腔

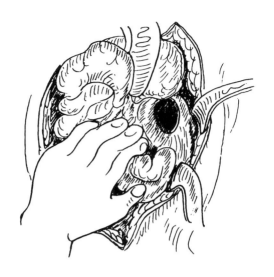

图 9-1-9　疝内容物返纳入腹腔，证实为胸腹膜裂孔疝，裂孔充分显露

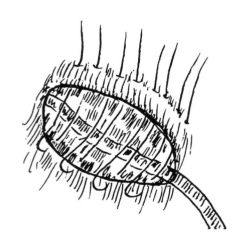

图 9-1-10　第一层做多根褥式缝线，置临时排气管
排出胸内气体

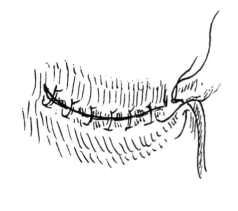

图 9-1-11　做第二层缝线折叠修补

【术中注意事项】

（1）开胸后注意辨认疝入的脏器，仔细分离，注意避免损伤，如有损伤应在修补后回纳腹腔，防止出血及空腔脏器裂伤引起的腹膜炎。

（2）如膈肌缺损较大，直接缝合有张力，应用补片修补缺损。

（3）先天性膈疝及陈旧性损伤膈疝修补时，应将缺损的边缘切除一薄层，然后再缝合修补以利愈合。

（4）疝入的脏器如有穿孔应先修补穿孔，如有绞窄坏死者，应切除坏死部分做修补术或吻合。此种情况污染较重，反复冲洗胸腔及疝入的腹腔脏器，然后再返纳腹腔，防止腹腔内感染。胸腔、腹腔均安置引流物。

近年笔者抢救 1 例左侧膈疝（两孔），各疝入胃、结肠、空肠，左肝外叶入胸腔致空肠绞窄坏死、结肠破孔，行结肠修补。空肠坏死部分约 40 cm 切除吻合后，其余脏器充血水肿。反复冲洗胸腔干净后返纳回腹腔。膈肌裂孔两处均以补片修复。安置胸腔闭式引流及腹腔引流。该病例经胸部切口（左胸后外侧切口）完成手术。术后恢复良好，3 个月及 6 个月随访情况良好。

第二节　食管裂孔修补术

【应用解剖】

食管下段的纤维结缔组织和腹膜反折，形成膈食管韧带，食管裂孔由膈肌脚的纤维在其周围环绕并于后方相交叉，这两种解剖结构，在正常状态下对食管下端及贲门起相对固定作用。由于发育不良或长期腹内压力增高，使食管裂孔扩大，膈食管韧带随之松弛，由于贲门及胃上部在平卧位即可通过扩大的食管裂孔滑入纵隔，形成滑动型食管裂孔疝（图 9-2-1）。如食管裂孔扩大，在胃前面及右侧或左侧的腹膜形成一个疝囊突入胸腔，胃的前部经过如此形成的疝囊，在食管下段的前侧疝入胸腔，形成食管旁裂孔疝（图 9-2-2）。这两种类型的食管裂孔疝都是经过食管裂孔，胃部分疝入胸腔而不是经过膈肌缺损。在滑动型食管裂孔疝中，腹膜被上移的贲门及胃底带向上方，未能形成完全的疝尖。食管旁裂孔疝则有完整的疝囊，只有胃体前壁疝入胸腔而贲门仍处于正常部位。食管裂孔疝中滑动型常见，占 90% 以上，食管旁裂孔疝较少见。

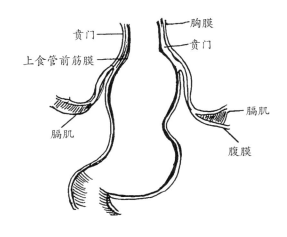

图 9-2-1　滑动型食管裂孔疝

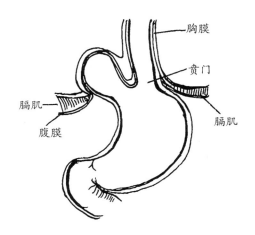

图 9-2-2　食管旁裂孔疝

手术主要步骤见图 9-2-3 ~ 图 9-2-5。

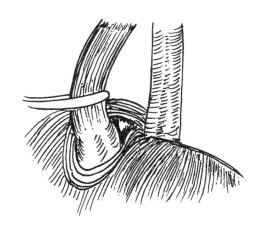

图 9-2-3　分离食管下段及贲门，分清食管裂孔边缘

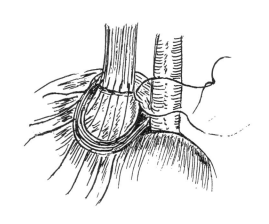

图 9-2-4　经食管贲门交界部，加多根褥式缝线，缝线
两端穿过食管裂孔周围的肌筋膜

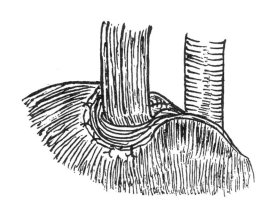

图 9-2-5　修补术完成后示意图

【术中注意事项】

（1）切断膈食管韧带时，注意勿伤及疝入的胃体，如有损伤应仔细缝合修补。

（2）胸主动脉在食管的下端左前方，分离食管及缝缩膈肌脚时，注意勿损伤胸主动脉，以免引起大出血。

（3）在紧邻食管后缘处，加一缝线于右膈肌脚，为以后缝缩裂孔定点标记。

（4）依次结扎褥式缝线，将食管贲门交界部固定于食管裂孔，并在其后部加数针以缝缩裂孔的过宽部分，注意不可缝合过紧。

（5）靠近食管裂孔时，缝缩膈肌脚要适当，使新建的裂孔能容纳一指大小，过大容易复发，过小可引起食管狭窄梗阻。

第十章

心包切除和心脏穿透伤缝合术

第一节　心包切除术

　　心包切除术适用于缩窄性心包炎，一旦确诊应尽早做心包切除术，即使早期尚未有明显缩窄、心包还有部分心包腔内积脓积液、纤维板未完全形成，只要缩窄已经影响了心脏功能，及早手术为好。术前要做充分术前准备。

　　手术主要步骤见图 10-1-1 ～图 10-1-6。

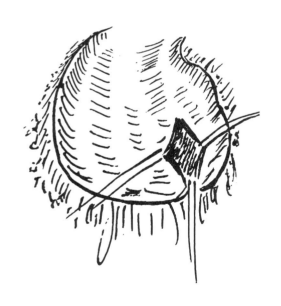

图 10-1-1　在左心室前行心包牵引缝线后切开增厚心包

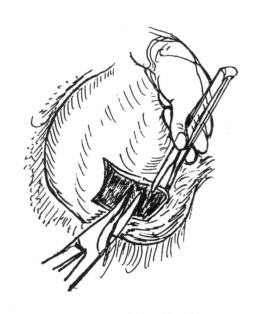

图 10-1-2　锐性剥离心包

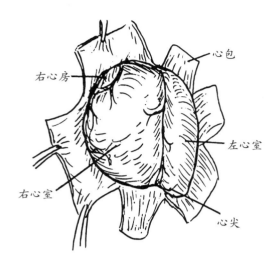

图 10-1-3　扩大心包剥离面积

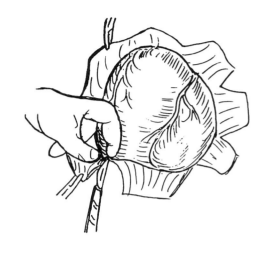

图 10-1-4　切断纤维环，松解下腔静脉

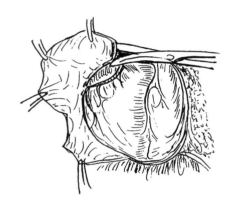

图 10-1-5　切除已剥离的心包，心包切除术完成

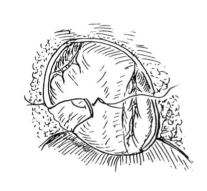

图 10-1-6　万一有出血，用心包片覆盖缝合止血

【术中注意事项】

（1）麻醉诱导期易发生心脏骤停，要求平稳，避免缺氧宜迅速插管，并做好麻醉的管理，术中保证不发生低氧血症。

（2）剥离心包时难免压迫心脏，应避免过长时间压迫，如出现期前收缩，应暂停操作，以免发生严重心律失常。

（3）心包钙化严重，剥离困难时，可采用多个"井"形切口，只切除可能切除的部分，让不能剥离部分呈块状留在心脏上，切忌盲目追求彻底剥除。

（4）如发现心包腔有积脓时，或有未机化的肉芽组织，应清除脓液坏死物及尽可能耐心剥掉肉芽组织，以免日后肉芽组织机化形成新的缩窄。

（5）房室沟应充分松解，如不能完全剥除，应做间断松解，以免房室间隔通过受阻，但要仔细操作，避免损伤冠状血管。上、下腔静脉入口处不做常规剥离，如证实有压迫方可进行，但上腔静脉罕见有压迫，而下腔静脉入口处的纤维环，可用手指探入纤维环内保护下腔静脉后，将纤维环锐性剥离，将其切断，以松解下腔静脉的压迫，无须切除纤维板。

（6）术中需适量补充血容量（补充失血），同时避免过量，导致左心功能衰竭。

第二节 心脏贯穿伤缝合术

心脏损伤可分为非贯穿性和贯穿性损伤。前者多见于交通事故中的胸部挤压伤或爆炸伤，后者多见于战伤、锐器伤或医源性损伤。心脏贯穿伤病人60% ~ 90% 到医院之前已死亡，或到手术室前已死亡。到手术室后的抢救成活率可达80%。心脏贯穿伤病例以右心室为多见，占50%，左心室占30%，右心房及左心房各占15% 和 5%。

心脏损伤的修补术适用于：①急性心包填塞伴有呼吸急促、脉搏细数、休克等表现；②心房及心室破裂者；③心室间隔破裂者。应紧急准备在体外循环下进行修补。

如急诊室无紧急的手术条件，应尽快送进手术室，建立2 ~ 3条静脉通道并监测中心静脉压（CVP）。

手术主要步骤见图10-2-1 ~ 图10-2-4。

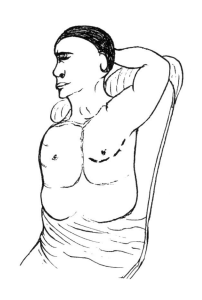

图 10-2-1 左胸前壁第 4 或第 5 肋间切口

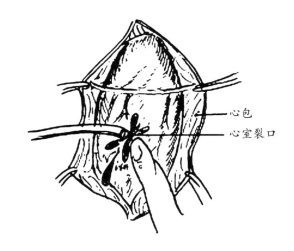

图 10-2-2 切开心包后迅速吸净积血。找到裂口，用手指压迫止血

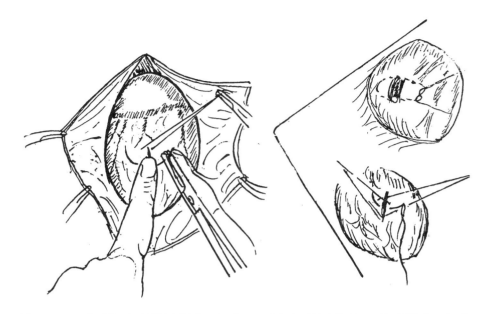

图 10-2-3　在手指下间断褥式缝合心肌裂口，或在牵引线牵拉止血后间断缝合心肌裂口

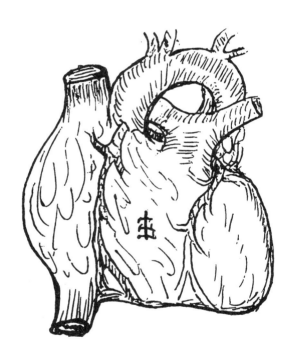

图 10-2-4　心脏右心室穿透伤缝合完毕

【术中注意事项】

（1）心脏缝合术中，往往出血量大，并且出血很快，施术者要沉着冷静，操作娴熟，且动作要快要敏捷、正确，不可慌乱。

（2）一般沿心包裂口方向剪开心包，即可找到心肌破口，手指压迫破口处，缝合止血。

（3）如破口在冠状动脉附近，应做冠状动脉下褥式缝合，以免结扎冠状动脉而使心肌缺血。有时也可采用在裂口两侧各缝一针牵引线，将两线交叉牵引暂时止血，然后间断缝合心肌裂口，参见图10-2-3。

（4）心脏破口缝合满意无出血后，冲洗心包腔，在膈神经后下部电凝后切一小口，或切2～3个小口，以利渗液流出心包，必要时心包腔内放置橡皮引流管，以充分引流，避免心包填塞症状再次出现。缝合心包破口不宜太密。置放胸腔闭式引流管。

（5）如心脏破口过大，裂口处组织挫损，不能行满意的直接缝合者，先用手指压住裂口，仔细设法修补，如有条件，应迅速建立体外循环后再行修补。

讨　论

心脏穿透伤的心肌损伤是极为严重的损伤，多由大量出血而导致死亡。少数病人因心脏破口小，喷射的血液流入心包腔，从心包流出的血液进入胸腔。而心包内的凝血块可导致威胁生命的心包填塞。如能及时运送、抢救，尚可挽救病人的生命。

心脏贯穿性损伤，病人表现为全身冷汗、口唇发绀、呼吸急促、颈动静脉怒张、脉搏细速和奇脉、烦躁不安、血压下降、心音遥远等失血性休克症状的贝克三联征（Beck's traid）。

心脏损伤时以下两种情况易导致误诊或漏诊：①严重的胸部外伤时，易将注意力集中在多发性肋骨骨折，反常呼吸、血胸及气胸等易发现的损伤上，而忽略了最重要的即可致命的心脏损伤；②与上述情况正好相反的是胸部及胸壁弹性好的年轻病人，急性少量的出血也能造成严重的心室填塞。经X线及CT等诊断的价值不大，但可了解有无胸骨、肋骨骨折，X线胸透可了解心脏搏动情况。

笔者近些年抢救10余例心脏贯穿性损伤，手术均获成功。均为病人受伤后到医院急诊科，笔者紧急查看病人的受伤部位及贝克三联征的出现后，直接将病人送手术室，有序的完成手术。术后恢复良好。心脏彩超检查无特殊情况，心电图等检查均正常。

第十一章

肝脏手术

第一节　应用解剖

手术主要步骤见图 11-1-1 ～ 图 11-1-8。表 11-1-1。

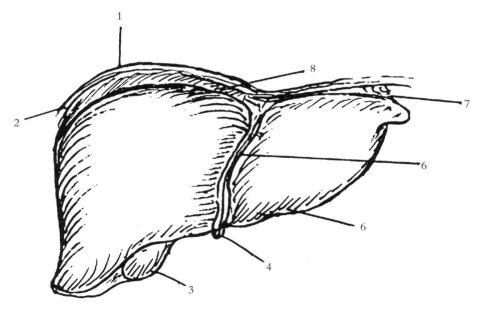

1.膈肌；2.右三角韧带；3.胆囊；4.肝圆韧带；5.肝前缘；6.镰状韧带；7.左三角韧带；8.冠状韧带

图 11-1-1　肝脏的膈面观

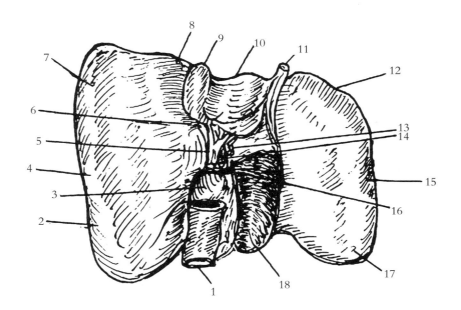

1. 下腔静脉；2. 右后叶上段；3. 尾状窦；4. 右段间裂；5. 胆总管；6. 右切迹；7. 右后叶下段；8. 右前叶；9. 胆囊；10. 左内叶；
11. 肝圆韧带；12. 左外叶下段；13. 门静脉；14. 肝动脉；15. 左段间裂；16. 门静脉韧带；17. 左外叶上段；18. 尾状叶

图 11-1-2 肝脏脏面结构

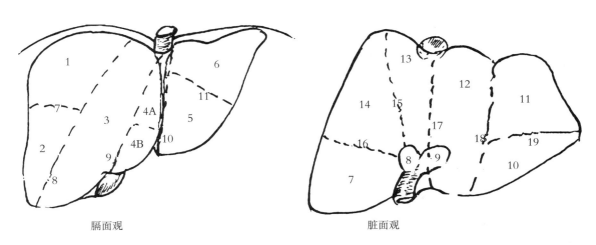

膈面观 脏面观

膈面观：
1. 右后叶上段；2. 右后叶下段；3. 右前叶；4. 左内叶（4A 段、4B 段）；5. 左外叶下段；6. 左外叶上段；7. 右段间裂；8. 右叶间裂；
9. 正中裂；10. 左叶间裂；11. 左段间裂
脏面观：
7. 右后叶上段；8. 尾状叶右段；9. 尾状叶左段；10. 右外叶上段；11. 左外叶下段；12. 左内叶；13. 右前叶；14. 右后叶下段；15. 右
叶间裂；16. 右段间裂；17. 正中裂；18. 左叶间裂；19. 左段间裂

图 11-1-3 肝脏五叶四段划分法

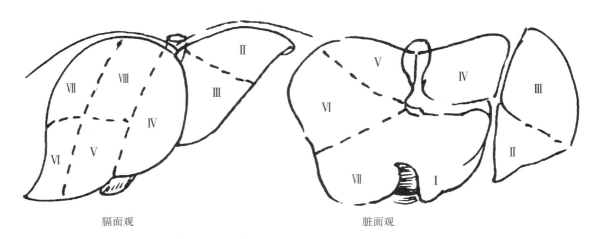

膈面观　　　　　　　　　　　脏面观

图 11-1-4　肝脏背扇区

表 11-1-1　肝脏分叶与肝切除术的名称关系

肝脏分叶	右后叶			右叶间裂	左前叶	正中裂	左内叶	左叶间裂	左外叶		
	上段	右段间裂	下段						上段	左段间裂	下段
肝切除术的名称	右后叶上段切除术		右后叶下段切除术	右前叶切除术			左内叶切除术（肝方叶切除术）		左外叶上段切除术	左外叶下段切除术	
	右后叶切除术								左外叶切除术		
	右半肝切除术						左半肝切除术				
	右后叶切除术			左三叶切除术							
	右三叶切除术								左外叶切除术		
	右后叶切除术			中肝叶切除术					左外叶切除术		

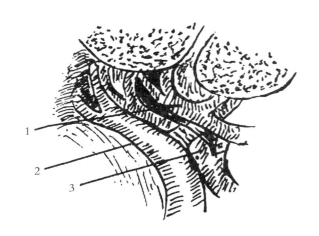

1.胆管；2.门静脉；3.肝动脉

图 11-1-5　右半肝的肝门解剖

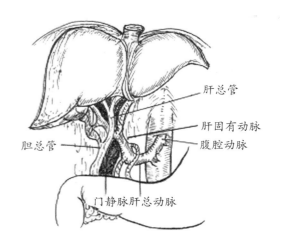

肝总管
肝固有动脉
腹腔动脉
胆总管
门静脉肝总动脉

图 11-1-6　第一肝门解剖

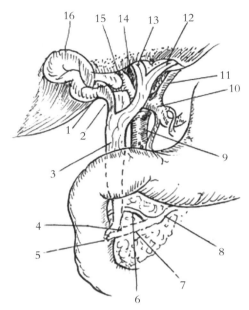

1. 胆囊颈；2. 胆囊管；3. 胆总管；4.Vater 壶腹；5. 十二指肠乳头；6. 副胰管；7. 主胰管；8. 胰管；9. 门静脉主干；10. 肝固有动脉；11. 左肝动脉支；12. 左肝管；13. 右肝管；14. 右门静脉支；15. 肝右动脉支；16. 胆囊

图 11-1-7 胆管系统解剖关系

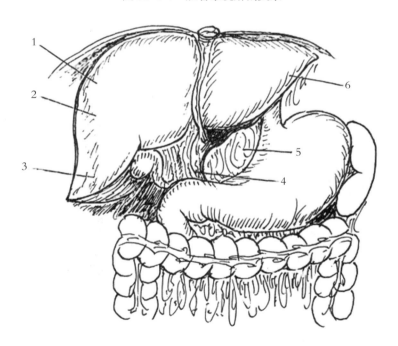

1. 右后肝上间隙；2. 右前肝上间隙；3. 右肝下间隙；4. 左后肝下间隙；5. 左前肝下间隙；6. 左肝上间隙

图 11-1-8 膈下间隙

国际肝胆胰学会（IHPBA）于 2000 年通过了新的术语命名法。肝脏分为两部分：主肝和尾叶状（Couinaud，又称背扇区）。主肝分为三级结构：半肝（或肝）、区、段。将对应传统名称统一为：左外区、左内区、右前区、右后区。

第二节　肝脓肿手术

手术主要步骤见图 11-2-1 ~ 图 11-2-6。

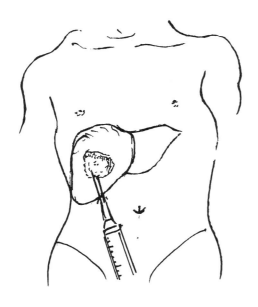

图 11-2-1　在 B 超引导下，确定皮肤与脓肿间的路径。如脓腔大，应置管引流

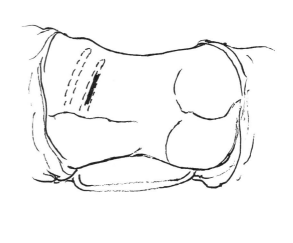

图 11-2-2　左侧卧位，沿第 12 肋骨偏外侧做一切口（后侧肝脓肿切开引流术）

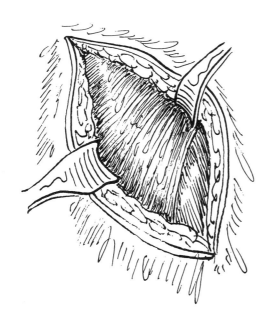

图 11-2-3　切开皮肤皮下组织，显露背阔肌和部分腹外斜肌

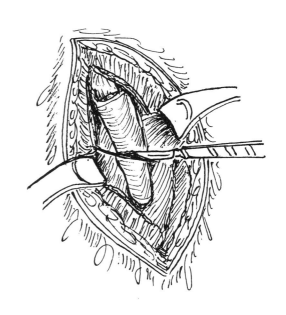

图 11-2-4　在第 1 腰椎的肋骨床区做一横切口，显露膈肌，只有切开膈肌才能达到肾后脂肪区

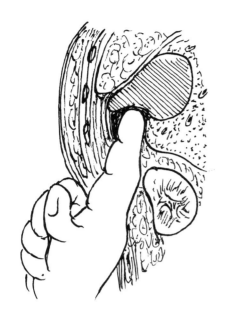
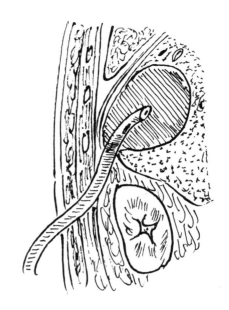

图 11-2-5　用穿刺针沿手指刺入脓腔抽得脓液后，再用　　　图 11-2-6　伸入吸引器吸净脓液，放入多孔橡皮引流
手指沿穿刺针方向强行插入脓腔扩大引流以排出脓液　　　管，切口部分缝合

【术中注意事项】

（1）穿刺时保持病人呼吸平稳。

（2）改换穿刺方向时，应将穿刺针退至皮下后再行穿刺。有侧孔的引流管，侧孔应全部置入脓腔内，以免污染腹腔。

（3）手指分离脓腔内间隔纤维组织时，如遇条索状物不要强行将其撕破，以免损伤肝内血管，另因肝脏破坏严重、肝组织脆弱，也易发生出血，故操作一定要轻柔小心。

（4）由胆道结石、狭窄引起的肝脓肿，在脓肿切开引流的同时，还应探查胆总管，解除胆道内的原发病，并同时做胆总管"T"形管引流。

（5）若肝脓肿已向胸腔突破，必须同时行胸腔闭式引流。

（6）如脓肿为多发性，应行术中 B 超检查，以免遗漏未引流的脓肿。

讨　论

　　常见的肝脓肿有细菌性肝脓肿和阿米巴性肝脓肿两种。而细菌性肝脓肿常呈多发性的小脓肿，也有多个小脓肿融合为较大脓肿。阿米巴性肝脓肿多为单发性。肝脓肿的治疗原则以药物治疗和病灶的引流为主。而病灶的引流方式应根据脓肿的不同时期和类型加以选择。

　　肝脓肿的外科治疗原则包括肝脓肿的穿刺引流术、穿刺置管引流术、肝脓肿切开引流术和肝切除术。近些年来随着检查手段的提高，多倾向于经皮穿刺引流或经皮穿刺置管引流，其方法简便，避免了手术麻醉的危险，不污染腹腔，病人易接受，对某些病人疗效较好、恢复快。但有学者认为穿刺置管引流选择脓肿的部位很重要，脓肿在右肝前后叶下段，需在 B 超引导下更安全，置管到位的准确性更大，引流更彻底。

第三节　肝囊肿手术

一、肝囊肿开窗术

手术主要步骤见图 11-3-1 ~ 图 11-3-2。

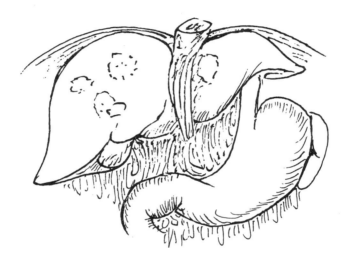

图 11-3-1　多发性肝囊肿

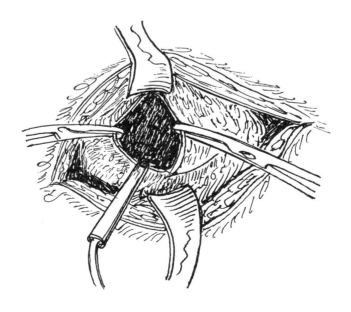

图 11-3-2　肝囊肿开窗术

【术中注意事项】

（1）术中应注意开窗必须够大，一般情况下至少应在囊肿直径的 1/3 以上。

（2）切缘应仔细缝扎止血。

（3）对存在有并发症的囊肿，应先处理并发症。当囊液混有胆汁时，在囊壁部分切除后，应注意寻找胆管开口，并予以妥善缝扎，必要时行胆管切开 T 形管引流术，以利胆瘘的闭合。

（4）多房性肝囊肿的房间隔常有较多的血管支，有的较粗大；由于囊内压力高致使血管腔萎缩，常不易辨认，如不慎损伤则出血量较大，故在处理房间隔时必须在医生直视下进行。

（5）合并囊内感染或脓肿，可在囊内放置引流管引流出腹外。待感染控制后可经引流管放入硬化剂使残腔闭合。

（6）尽量避免囊肿—空肠吻合术，以免引流不充分而发生感染。

讨 论

肝囊肿开窗术简单、创伤小，适用于多发性肝囊肿（多囊肝）和无并发症的孤立性的单纯性肝囊肿的减压引流，一般效果较好，但有时因开窗处"窗口"为腹腔内脏器粘连阻塞致囊肿复发。手术方法是切除突出至肝表面处的一块囊壁和肝包膜。

该术式主要适于有明显临床症状的突向肝表面的巨大单发囊肿或单发多房性囊肿。如为多发性肝囊肿，其中一处或几处囊肿大且引起症状者，可行主要病灶的开窗术。根据囊肿的位置选择适宜的腹部切口。探查全肝情况，明确囊肿数量和部位。切开时应选择囊肿壁菲薄处，用尖刀切开囊壁放出囊液。囊壁与肝组织交界处切缘可能有活动性出血，应予缝扎止血。剪下的囊壁应送病理检查。

术中应注意开窗必须够大。部分疗效不满意的病例，通常是因开窗较小，引流口与周围组织粘连而封闭，致使囊液又积蓄在囊腔内，因此开窗应尽可能将无肝组织的囊壁切除，使开口尽量扩大，并可减少残留囊液的分泌量。尽量避免使用囊肿空肠吻合术，以免引流量不充分而发生感染。如果确有需要做，仅用于合并胆瘘的孤立性巨大囊肿，禁用于多囊肝，以免感染波及邻近的囊肿导致无法控制的严重后果。行囊肿空肠吻合时，应最大限度地切除囊壁，并做低位引流。

关于巨大多发性（多房性）肝囊肿，笔者 10 多年前曾遇到 1 例 60 余岁的女性病人，因囊肿被大网膜覆盖，膈肌上移，致使病人出现心率快、心律失常，心律 110 次 / 分左右，并有呼吸困难、行走困难。经术前充分评估，手术开窗大，缓慢放出混浊囊液，1 小时达 3 000 ml，将囊腔的房间隔剥离开形成多个通道后整个肝脏缩小，囊腔放置引流管于囊腔左右两边的通道内，另行切口引出。术中补充血容量，术后维持水电解质平稳及保肝治疗。1 周后拔出引流管，出院时心肺功能明显改善，行走如常。术后 3 个月随访，心肺、肝、肾功能正常。

二、腹腔镜肝囊肿开窗术

手术主要步骤见图 11-3-3 ~ 图 11-3-6。

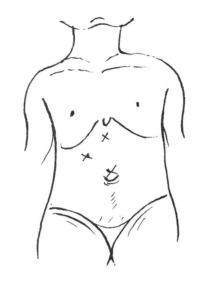

图 11-3-3　囊肿位于右肝的穿刺部位

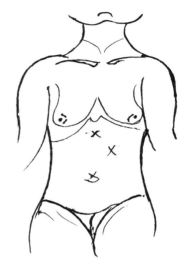

图 11-3-4　囊肿位于左肝下缘的穿刺部位

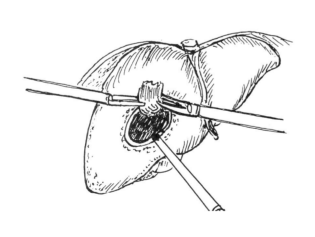

图 11-3-5　切除没有肝组织覆盖的囊肿顶部

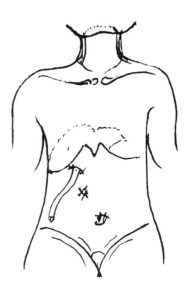

图 11-3-6　囊腔内放置引流管

【术中注意事项】

（1）连接气腹针使腹腔内压（成人）为 13 ～ 15 mmHg*。

（2）如囊肿位于右肝膈面，则可将腋前线及锁骨中线的套管针在第 8 ～ 9 肋间穿刺，一般避免在第 7 肋间穿刺以免误入胸腔。

（3）探查定位时，应观察囊肿的部位、大小、数目等。

（4）在囊肿开窗时，应将肝脏轻轻下压，以显露囊肿的最佳位置，在囊肿最薄处用电凝灼烧开放，囊液溢出吸净后，用腹腔镜伸入囊腔上方或进入腔内观察囊腔的情况。

（5）较大的囊腔应置放引流管于腔内，原则上没有引流液后拔出。

（6）应避免血管钳在囊腔内操作及吸引器在囊腔内吸引，以免出血及胆汁外漏。

讨 论

腹腔镜囊肿开窗术与传统的开腹手术比较，它具有创伤小、手术效果满意、恢复快、住院时间短等优点。该手术适用于单发或单发多房性、有症状的肝囊肿，且囊肿位置比较浅，距肝组织表面的厚度不超过 1.5 cm 为宜。如腹腔镜胆囊切除时发现的肝囊肿也应同时处理。

肝囊肿是一种常见的肝脏良性疾病，国外报告腹部 B 超检查发现率为 1.74%（90/5 185），上海长海医院 CT 检查中发现 320/2 679 例。肝脏 B 超、CT 或 MRI 检查是不可缺少的主要检查项目，可明确囊肿表面肝组织的厚度，囊肿与肝内血管、胆管的关系及体表定位。

近年，笔者曾遇一位经验不够丰富的医生给一位病人行腹腔镜囊肿开窗术，吸囊液后用直角钳夹纱球在囊腔内擦拭，突然出血较多，在中转开腹同时请笔者上手术台，笔者立即采用阻断第一肝门（Pringle）法，出血减少后，直视下探查囊腔，原因为较深囊壁血管出血并有胆汁渗出。行囊壁一周连续扣锁缝合，出血、渗胆液停止，放置引流管并固定。术后恢复良好，7 天后引流管无液体引出，拔除引流管。出院后 3 个月随访病人情况良好。介于此，行腹腔镜肝囊肿开窗术时，术前应做充分评估，术中应避免械物在囊腔内搅动。术后应注意引流的情况以及复查腹部 B 超或 CT 等。

---

* 1 mmHg = 0.133 kPa。

第四节　肝海绵状血管瘤手术

一、肝海绵状血管瘤缝扎术

手术主要步骤见图 11-4-1。

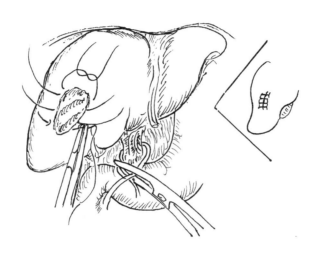

图 11-4-1　肝脏游离完后，用乳胶管束紧肝十二指肠韧带，阻断第一肝门（Pringle 法），
数分钟后瘤体变软、缩小、用大号缝肝针 10 号丝线缝合结扎

【术中注意事项】

（1）切忌在血管瘤体上进针缝扎，以免引起不可控制的大出血。

（2）进针深度适当，特别是临近肝门处，进针更要慎重，多需在左手指引导下触摸瘤体基底部，然后刺入，以免造成重要管道误缝扎，造成严重不良后果。

（3）如针眼处渗血经压迫、缝合等方法无法止血时，可行第一肝门阻断后再行缝合止血，如用上述方法仍不能止血时，可行瘤体所属肝动脉支结扎，多可止血。

（4）一般在血管瘤缝扎术后不必放置腹腔引流管；如血管瘤大、肝周围分离面大、渗血多时，可在膈下放置双套管，术后 2 ~ 3 天拔除。

讨论

肝海绵状血管瘤以手术切除为主，但对于直径在 10 cm 以下，且瘤体位于肝中心的部位者，可行血管瘤缝扎；其手术的方法简单、可靠，且不需要切除大量的正常肝组织，缝扎术后血管瘤可软化缩小，控制其发展。

术前应进行常规检查如腹部 B 超和 CT，了解病变的部位、范围与大血管的关系，以供术中参考和相应处理。根据肿瘤的大小和手术的难度做好术前备血，以备术中用血。术后注意观察腹部体征和生命体征的变化，以及时发现可能的术后腹腔出血。

二、巨大海绵状血管瘤切除术

手术主要步骤见图 11-4-2 ～图 11-4-8。

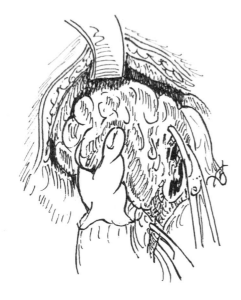

图 11-4-2 距瘤体 1 cm 处做切线，钝性分开肝实质，沿瘤体内侧缘逐一切断结扎血管及胆管

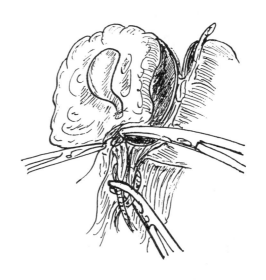

图 11-4-3 在确认为右肝门后距门静脉、肝总管 1.5 cm 处钳夹、切断、缝扎

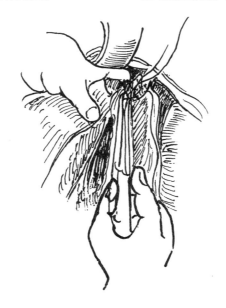

图 11-4-4 中肝静脉常与肝左静脉汇合后进入下腔静脉，因此，应尽可能远离汇合部，先缝扎再双重钳夹后切断

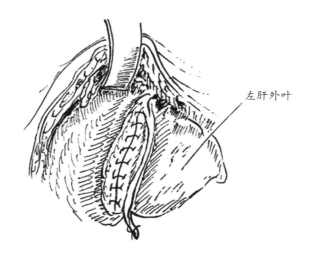

图 11-4-5　肝断面在肝门阻断松解后仔细检查出血及胆瘘，缝扎要特别仔细，不要损伤肝门部管道

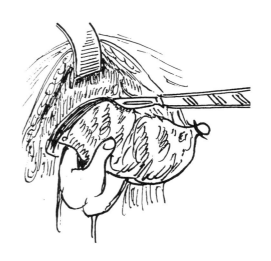

图 11-4-6　左手伸入瘤体后方托住瘤体，切开肝实质，用刀柄钝性分离进入瘤内的小血管切断结扎

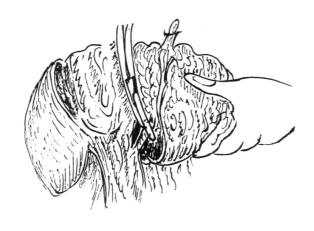

图 11-4-7　分离到肝十二指肠左侧相当于左纵沟部位，将左门静脉、左肝管、左肝动脉一并切断缝扎

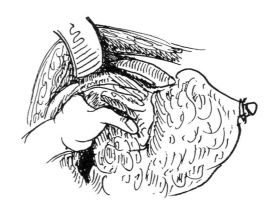

图 11-4-8　在术者的手指引导下用 7 号丝线缝扎左、中肝静脉，再双重钳夹切断结扎，瘤体完全切除

【术中注意事项】

（1）术中大出血：多为探查时强行分离粘连使瘤体撕裂或手法不当直接损伤了瘤体所致。如有粘连则应在肝动脉处结扎，待粘连分离后再进行血管瘤切除。

（2）分离韧带时损伤瘤体：瘤周有多条韧带又都紧贴瘤体时需分离，必须在肝动脉结扎后，瘤体变软缩小后再进行血管瘤切除；冠状韧带较高，应在其他韧带及粘连分离后能将瘤体向下推移，充分显露瘤体的情况下进行血管瘤切除。

（3）推破肝短静脉：这是发生大出血的常见原因之一，预防的关键是处理每一根静脉必须在直视下进行分离。

（4）肝静脉损伤：在第2肝门分离瘤体时可能发生肝静脉破裂，如不能及时控制，出血较多，严重者危及生命，因此第2肝门的处理必须在第3肝门处理完毕，瘤体大部切除后进行。术者左手于瘤体后紧贴第2肝门，拇指在前，如有出血可用手指及拇指推按裂口控制出血，如为患侧肝静脉撕裂，则在手指引导下用7号丝线缝扎静脉根部。如为健侧肝静脉撕裂，则左手手指向上顶住血管以减低渗血速度，看清裂口用5-0无损伤缝线缝合。

（5）肝门血管受阻：均由肝门血管损伤以及肝切面对拢缝合压迫肝门血管所致。因此，手术中不能损伤主要血管。

如肝脏的海绵状血管瘤紧贴腔静脉，最好先解剖第3肝门，使瘤体与腔静脉分离，然后在肝门阻断下切肝，这是保证切肝时既不损伤腔静脉，又能有效的控制第2肝门的手术方法。本法主要适于肝右三叶及左三叶的切除。

（1）病人全身情况良好，肝功能及凝血机制正常，无黄疸、无腹水者。

（2）血管瘤紧贴腔静脉或跨于腔静脉上均可考虑手术切除。但瘤体已侵犯三根肝静脉或左右肝门时切除要慎重。

（3）术前要做好肝肾功能、心肺功能、凝血机制检查，肝脏影像学检查，以了解瘤体与肝门的关系，做出充分的评估。决定手术后行保肝治疗及维生素的应用。备血可根据瘤体的大小、部位，有无经导管肝动脉栓塞术（TAE）及肝动脉结扎等治疗来决定备血量。

第五节　肝切除术

自1888年Langenbuch为肝肿瘤病人试行肝左外叶切除后，Liike和Keen等相继于1891年成功完成了肝左外叶切除术。至今肝脏外科已有100多年历史。但由于肝脏结构复杂、血运丰富，手术时极易发生大出血，术后并发症多、手术病死率较高，因而在过去很长一段时间内肝脏外科发展非常缓慢。直到20世纪40年代以后，随着抗生素的问世、输血技术的应用、麻醉技术的改进，特别是对肝脏解剖系统的研究，大大推动了肝脏外科的发展。至50年代以后不仅能施行局部肝切除，而且国外发达的国家还能进行复杂的肝右三叶切除术，甚至肝移植术。

在我国肝脏外科起步比较晚，20世纪50年代尚无肝切除的报道，至1962年，全国仅施行197例，20世纪70年代我国肝脏外科得到快速发展。目前，我国肝脏外科已居世界先进水平，不仅肝切除数量世界第一，且总病死率降到5%以下，其中肝切术最多的单位是上海第二军医大学东方肝胆外科医院，至2001年已超过10 000例，手术病死率仅0.62%。

一、简述

1. 适应证

目前，肝切除术的主要对象是肝脏恶性肿瘤，其次为肝脏良性肿瘤，两者约占肝切除的80%。其他的适应证尚包括肝内胆管结石、肝外伤、肝脓肿、肝囊肿、肝包虫病等。

（1）原发性肝癌：原发性肝癌是我国最常见的恶性肿瘤之一。到目前为止，肝切除术仍然是原发性肝癌的首选方法，特别是早期肝癌，手术切除的远期疗效较其他方法都好。因此，肝切除术在原发性肝癌的治疗中占有主要的地位。原发性肝癌多合并有慢性肝炎或肝硬化，使肝切除的范围受到了很大的限制，因此，并非所有原发性肝癌的病人都适宜做肝切除术。原发性肝癌病人行肝切除应注意以下几点：①全身情况良好，无严重的心肺功能及肾等主要脏器的病变；②肝功能正常或基本正常经保肝治疗后恢复正常者（如黄疸、腹水消退，凝血功能恢复到正常，白、球蛋白的比例不倒置等）；③肿瘤比较局限、无远处转移，肿瘤未侵犯到第1～3肝门者均可考虑手术。此外，对合并有严重肝硬化者，应考虑到术后肝功能是否还能代偿。一般这种情况切除肝的范围不应超过全肝的50%。不能切除的大肿瘤，经肝动脉结扎或栓塞、介入疗法、导向等治疗后，癌肿明显缩小亦可行手术切除肿瘤。有学者报道这类二期术者术后1、3、5年的生存率分别为87%、71%和61.5%，说明二期手术切除不仅扩大了手术适应证，亦为大肿瘤的手术治疗开辟了一条新的途径。

（2）继发性肝癌：肝脏是较易发生转移癌肿的器官，其中尤以结肠癌、直肠癌、胃癌、胰腺癌等肝转移最为常见；转移性肝癌早期无明显症状，待出现肝区疼痛时多已是晚期。继发性肝癌行肝切除术时，一般应有两个条件：①原发性肿瘤能够切除或根治；②转移性肝癌为单发或局限在肝的一叶，能施行较彻底的肝切除术。对于肝内多发性转移灶或尚有其他脏器转移者，多提示原发性肿瘤的恶性程度较高，扩大手术范围不能提高生存期，且增加了手术病死率，应采用非手术治疗。

（3）肝脏良性肿瘤：肝脏良性肿瘤中以肝海绵状血管瘤最为常见，其次为肝腺瘤，肝脏局灶性结节增生（FNH）、肝脂肪瘤、肝纤维瘤和肝囊肿等。肝脏的良性病变是肝切除术最好的适应证，肝切除术后并发症少，预后良好。

（4）肝内胆管结石：肝内胆管结石是我国最常见的胆道疾病，主要以胆红素为主的色素性混合结石（泥沙样结石）。肝内胆管结石由于反复的胆道感染，可以使病变部位的肝组织变性、坏死、纤维化或发生肝脓肿和胆道大出血等。因此，外科手术是治疗肝内胆管结石的重要手段，手术治疗的基本目的是解除梗阻、清除病灶、通畅引流。肝内胆管结石的手术方法很多，肝切除术是其中的一种，它不仅可以清除结石，还可以清除感染病灶，减少结石再发机会。因此，肝内胆管结石在肝叶切除术中占有一定的地位，但应严格掌握其适应证：①局限于半肝以内的病变；②某一侧半肝以内的肝胆管结石并发肝内胆管狭窄，难以用其他方法清除结石和纠正狭窄者；③结石无法取净的左肝外叶并发硬化、狭窄及脓肿者；④一侧肝胆管结石并发多发性肝脓肿、肝胆管外瘘者；⑤一侧胆管结石并发肝内胆管大出血，用其他方法不能止血者。根据病情不同，肝切除术可以与胆肠吻合同时施行，以利于术后胆汁引流，减少结石复发的可能性。

（5）肝外伤：肝外伤一般无大血管及胆管断裂可采用缝合止血，不必行肝切除术，但在下列情况可考虑肝切除术：①严重肝外伤致肝大块组织离断或破碎，失去生机者；②肝内较大血管破裂无法修补者；③大块的肝组织破损不能修补或修补后仍不能控制出血者；④深部肝损伤并有肝内大血管损伤，出血无法控制或巨大血肿，需行切肝术以控制出血者。

（6）慢性肝脓肿和肝包虫病，用其他方法治疗无效的病人均可考虑选择手术方式治疗。

2. 术前准备和术前检查

（1）除详细询问病史和对病人全面系统的检查外，还应了解病人的心、肺、胃功能情况以及肝脏病变的性质、范围、大小及整个肝脏的质量等。

（2）肝功能的好坏对肝脏手术病人具有极其重要的意义。肝功能的好坏直接影响病人手术后的效果。

（3）对肝功能检查结果和病人体征情况进行全面的评估，进行积极有针对性的处理。

（4）术前检查主要目的是明确病变的性质及有无切除的可能性。故术前影像学检查有助于了解血管的分布及异常血管的分布，有利于手术的进行。①肝血管造影：并非所有的肝脏切除都需要肝血管造影；②超声检查：可以动态观察肿瘤的大小和范围以及与其比邻管道结构的关系，对于位于肝门区的胆管癌更为有用；③CT 血管造影（CTA）：是一项有价值的检查，可用于证实肝周围病变，肝门及下腔静脉是否有侵犯，这样可避免其他如下腔静脉造影等项检查；其他检查如 X 线胸片、MRI，必要时可做 ERCP 检查。除肝门受侵、肝管癌栓之外，肝内广泛转移也可引起黄疸，均提示无肝切除的可能性。

3. 切除可能性评估

手术前应对每一个病例的肝肿瘤做出有无切除可能性的评估。在详细检查的基础上，只要肝肿瘤与大血管有一定距离，且无肝外转移者，虽然开腹后发现肝门部有淋巴转移，但仍有切除的可能性。另一方面，如肝肿瘤为多发性，并有远处转移，则无手术指征。以下两种情况术者要慎重考虑：①肿瘤紧贴肝门的主要血管和胆管，明显压迫或侵犯下腔静脉，术前很难判断有切除的可能性。实际上即使侵犯肝门的主要结构如胆管、门静脉分支或明显侵犯下腔静脉，也并不认为绝对没有切除的可能性。②巨大的肝肿瘤将主要管道结构向另一侧推移，但生长甚慢，难以确定其界限，此种压迫性移位在影像学上类似侵犯征象，也不能轻易决定不能切除。术前肝功能恢复，化疗栓塞后肿瘤缩小再行手术也取决于影像学检查资料的证实，但对巨大肿瘤而言手术可能甚少。目前手术切除仍是治疗原发性肝癌的唯一方法，因此，术前检查对于判断肿瘤的可切除性极为重要。

巨大肿瘤以及影像学检查显示第 1 或第 2 肝门受侵者，并不是手术探查的禁忌证，此观点尤其适于患有巨大肿瘤不伴有肝硬化的青年病人。如 AFP 为阴性时，应考虑到肝脏板层癌，需进一步检查血浆神经紧张素及维生素 B_{12} 结合力有无升高，因该手术切除后有良好的预后。另有一些原发性肝细胞癌病人合并胆管内癌栓引起梗阻性黄疸，可经 B 超检查或经皮胆管造影及逆行胰胆管造影检查证实诊断，对此类病人也不能排除肝切除的可能性。至于对侵犯门静脉位于胆管汇合部和肝门区胆管癌，有文献报道有 20% ~ 60% 的切除率，故亦应争取手术治疗。

4. 术后并发症

肝切除术后常见的并发症有出血、肝功能衰竭、膈下感染、胆汁瘘、胸腔积液等。对这些并发症的预防和正确的处理，是降低手术病死率和提高手术疗效的关键。由于肝脏解剖复杂，血供丰富，组织脆弱，并且有产生各种凝血因子的重要功能，手术时和术后极易发生出血。出血是肝脏手术的最严重和危急的并发症，也是肝切除手术死亡的主要原因之一。

术中意外损伤的大血管：在处理第 1 肝门和第 2 肝门处门静脉和肝静脉的过程中，容易损伤这些大血管，在处理肝短静脉时，也容易损伤小血管和下腔静脉。这是手术操作中最容易发生的意外，如处理不及时会导致大出血。①肝左静脉损伤出血：行肝左外叶、左半肝的切除时，如手术野暴露欠佳或过度牵拉肝脏，特别是当左后上缘静脉撕裂出血或血管结扎不牢，线结脱落，血管断端回缩时可发生大出血。以左手手指压住血管破口，吸净积血，用大弯针在血管破口连同部分肝组织一并缝合结扎，可达到止血的目的。②肝右静脉损伤出血：该静脉较粗短、壁薄、走行变异多，又深埋于肝组织中，右半肝切除时若盲目钳夹穿破静脉，或结扎不牢或结扎线滑脱，均可引起大出血。应先以手指压住控制出血，吸净积血，使视线清晰，认清血管破口后，行贯穿肝组织缝扎止血。③肝短静脉和下腔静脉损伤出血：在行左半肝或右三叶切除时极易损伤发生出血。如下腔静脉损伤可用辛式钳夹破口后修补止血。④右肾上腺静脉破裂：在行右半肝或右三叶切除时，由于分离肝裸区上内侧后腹膜及牵拉肝组织，易损伤发生出血。该处出血时难以看清出血处，需尽快做肝切除术以获得满意的止血视野。⑤主干及一级门静脉支损伤：当病变紧靠第 1 肝门或在规则性肝叶切除术中，肝叶分离结扎门静脉支时，因其位置高而深，易损伤致大出血。此时应立即阻断肝十二指韧带（Pringle 法），控制出血后，修补损伤的静脉，注意不可误断健侧门静脉干或盲目缝扎而导致胆管损伤、狭窄等严重并发症。

5. 肝功能不全和肝功能衰竭

这是肝切除术后常见的严重并发症，常发生于右半肝或左半肝以上的肝切除术，并且合并明显肝硬化者，即使手术经过较顺利，术后也常有轻微的黄疸、血浆蛋白的降低、血清转氨酶等变化，在余肝能够代偿的情况下，这些变化一般从术后的 1 周起即能逐渐恢复正常。术后肝功能衰竭可分为急性和慢性两类；急性期术后 1 ～ 2 天出现，术后 48 小时后死亡；慢性期可在术后数日或数周内出现。肝衰竭的病人无论是急性期还是慢性期，尸体解剖发现主要是肝坏死。

肝功能衰竭另一种临床表现是肝切除后血不凝。肝脏是合成多种凝血因子的场所，如肝细胞受到损害，势必影响到凝血功能，容易发生出血。

术后胆瘘、膈下感染、胸腔积液应积极处理。总之，肝切除术后的并发症发生率较高，有些严重并发症可危及生命。因此，要牢牢把握手术适应证和术式的选择，熟悉解剖，术中精细操作，术后充分引流，加强保肝治疗，同时对各种并发症的发生情况有充分的警惕，并要有一定的处理经验，可大大提高肝切除术的安全性，提高肝脏疾病外科治疗的效果。

二、肝切除出血的控制

肝脏有极丰富的血流，手术时容易出血，控制肝血流防止肝出血是肝切除术成功的关键。术者必须根据具体情况处理好各种不同情况下发生的肝出血。

（1）肝脏褥式缝合法：其方法用 7 号丝线大圆针在离肝切口边缘 2 ~ 2.5 cm 处做一排贯穿肝组织全层的间断交锁褥式缝合，切除肝组织后，肝切面的较大血管和管道用丝线结扎，最后将切面靠拢缝合（图 11-5-1），或不靠拢用大网膜覆盖肝切面。也可用明胶海绵或大网膜等在结扎线下填入打结。

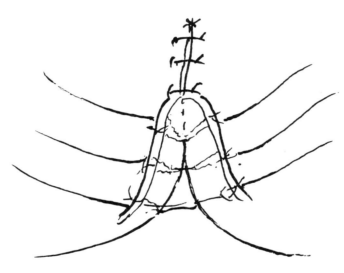

图 11-5-1　肝褥式缝合

（2）入肝血流阻断法：即在第 1 肝门处控制入肝血流而达到止血目的。常用的有肝门血管结扎法、常温下间歇阻断肝门血流法。肝门血管结扎法（图 11-5-2）适合于各种肝叶切除术，是肝切除术中比较合理的处理方法。

（3）肝门血流阻断法：常温下肝门血流阻断法是一种简单而能有效地控制肝血流的方法，适用于各种类型的肝切除术，是目前临床上常见的肝切除中控制肝出血的方法（图 11-5-3）。其方法是用乳胶管扎紧肝十二指肠韧带（包括肝动脉和门静脉），使肝脏处于缺血状态然后切肝。一般常温下阻断时间为一次 20 分钟左右。如未能切除病肝放松 3 ~ 5 分钟再次阻断切肝。

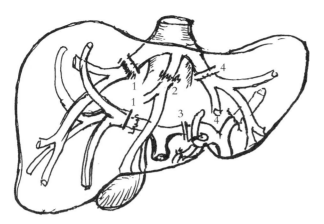

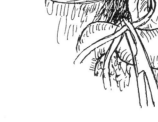

1.右半肝切除；2.右三叶切除；3.左半肝切除；4.左外叶切除

图 11-5-2　各种肝叶切除的血管结扎 　　　　　图 11-5-3　肝门血流阻断法（Pringle 法）

（4）常温下无血切肝术：由 Heaney 等 1966 首先提出，1978 年 Huguet 等报道此法切除了 14 例用常规方法难以切除的肝肿瘤，效果满意。切肝按以下顺序阻断血管：腹主动脉—肝十二指肠韧带（内含门静脉、肝动脉和胆管）—肝下的下腔静脉—肝上的下腔静脉（图 11-5-4）。当阻断和开放时都可引起暂时性的血压波动，但很快恢复正常。术后生理凝血功能改变小以及对肝胃功能影响小的优点。

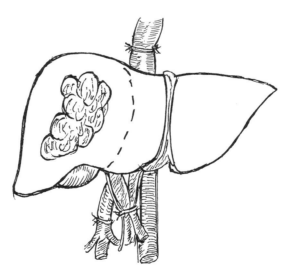

图 11-5-4　常温下无血切肝示意图

近年来对常温下无血切肝术进行了改进，简化了操作方法，对血流动力学影响更小，并发症减少。主要改进有：①不阻断腹主动脉，简化了操作，减少了血流动力学的改变；②不用开胸阻断肝上、下腔静脉，在膈下分离出下腔静脉进行阻断，减少了因开胸所带来的并发症；③先阻断肝十二指肠韧带下切肝，待切到紧靠下腔静脉或第 2 肝门处再进行阻断肝上、肝下的下腔静脉，在全肝无血状态下，切除病变肝及处理下腔静脉，这样操作更简便化，阻断血流时间更短，安全性更大，术后并发症少。

关于"全肝血流的阻断"，有国内外学者认为，如肝上下腔静脉游离困难，可"经腹经心包全肝血流阻断切肝"，操作距肝上下腔静脉前壁膈肌 4 ~ 4.5 cm 向下垂直切开 3 cm 呈倒 T 字形，注意避开心脏及膈静脉，用分离钳钝性分离心包内下腔静脉预置阻断带，术毕时留 2 ~ 3 cm 开窗引流口，以防止心包腔内积液。

三、肝脏切除的主要步骤与术中注意事项

按照肝内血管分布的规律所做的肝叶切除称肝叶切除术，其方法是沿肝裂切除肝组织。是目前常用的肝叶切除术。如左外叶切除术、左半肝切除术、左三叶切除术、中肝叶切除术、右后叶切除术、右半肝切除术和右三叶切除术等。除此之外，还有切除范围较小的肝段切除术或不规则的肝叶切除术（图 11-5-5）。

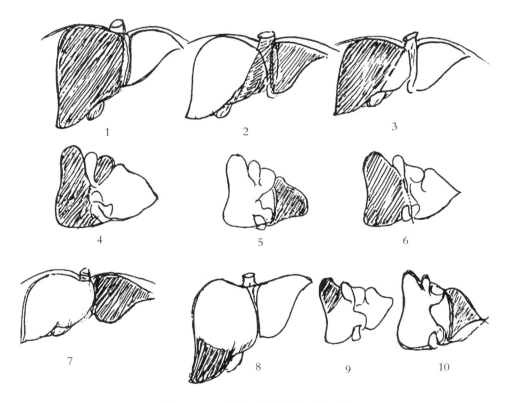

图 11-5-5　各类型肝叶切除术的术式

1. 肝楔形切除术和肝部分切除术

（1）肝楔形切除术：肝边缘比较薄，肝边缘部位的较小病变或做肝组织活检时，均适宜做肝楔形切除术（图 11-5-6 ~ 图 11-5-8）。

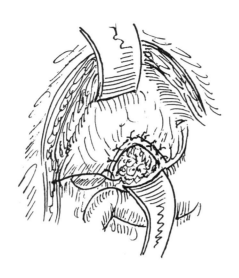

图 11-5-6　在预定切线 1.5 cm 处做全层间断交锁褥式缝合，逐个打结

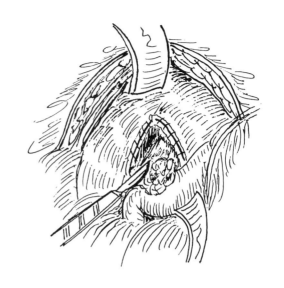

图 11-5-7　在预定的肝切线上切除肝病变组织，肝切面较大血管和胆管用丝线结扎

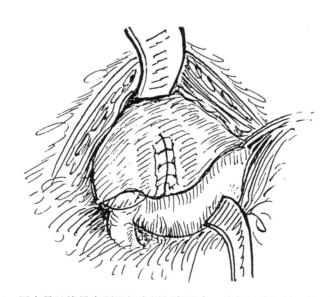

图 11-5-8　用中号丝线贯穿肝组织全层间断缝合，收紧缝线打结，使双侧面对合

（2）肝部分切除术：肝部分切除术又称局部肝切除术，它不涉及肝门、大血管和胆管，只是将通向病变部位的血管分支和胆管切断结扎。该手术常用于病变较小而又不需要做肝叶切除或半肝切除的手术，特别对病变小而又合并有严重肝硬化者，最适宜这种手术方法的治疗。如右肝下部局限性肿瘤常做肝部分切除术（图 11-5-9 ~ 图 11-5-12）。

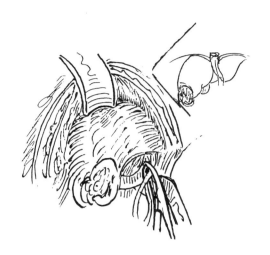

图 11-5-9　分离右三角韧带及部分冠状韧带和肝肾韧带、肝结肠韧带，使右肝下部局限性肿瘤充分游离

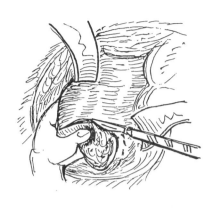

图 11-5-10　阻断肝门血流后，术者左手托住病变部位，右手用手术刀在距离病变 2 cm 处切开肝包膜和浅层肝实质

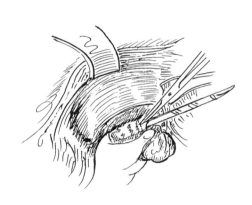

图 11-5-11　用手指或刀柄分离肝实质，遇有胆管用血管钳钳夹切断结扎

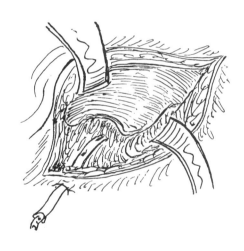

图 11-5-12　肿瘤切除后放开肝门阻断带，仔细观察肝切面的出血点和胆汁漏，用丝线"8"字缝扎。在肝切面放置引流管，另行切口引出，适当缝合固定

讨　论

结肠直肠癌术后，应在 3 个月检查一次癌胚抗原（CEA），如提示持续增高，提示肿瘤可能复发并有肝脏转移，可考虑肝脏的局部切除，如转移灶大无法局部切除可考虑肝叶切除。对复发肿瘤的放射免疫检测有助于发现其他检查难以发现的证据。肝脏的恶性病变 3 cm 左右都可考虑肝部分切除，但切除缘应距肿瘤 1.5 ~ 2 cm 为宜，良性肿瘤根据其大小及部位可选择肝局部或部分以及不规则的

肝脏切除术。然而通过 CT、MRI、PET、腹部彩超及肝功能检查，有肺转移、骨转移以及腹腔内广泛转移的肿瘤侵犯多为手术的禁忌证。

2. 肝左外叶切除术

手术主要步骤见图 11-5-13 ～ 图 11-5-18。

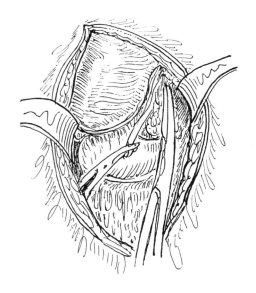

图 11-5-13　用血管钳夹住肝圆韧带，把肝脏轻轻向下拉，显露镰状韧带，靠近腹前壁剪开镰状韧带

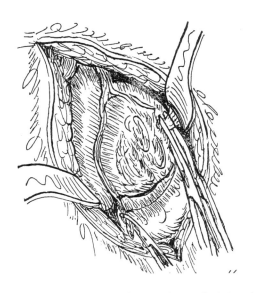

图 11-5-14　分离至肝顶部处，将肝左外叶向下轻推，在靠近肝面切开冠状韧带，结扎左三角韧带

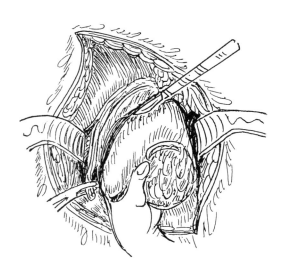

图 11-5-15　在镰状韧带左侧 0.5 ～ 1 cm 处切开肝外膜，钝性分开肝实质，遇血管、胆管逐一钳夹切断结扎

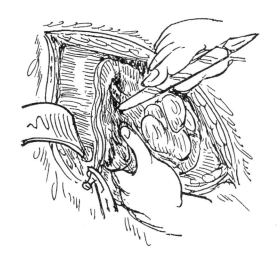

图 11-5-16　在肝后上方推开肝实质，在左冠状韧带起始部深面 2 ～ 3 cm 处，离开上缘 3 ～ 4 cm 处可见到肝左静脉，用刀柄沿肝左静脉推开肝实质

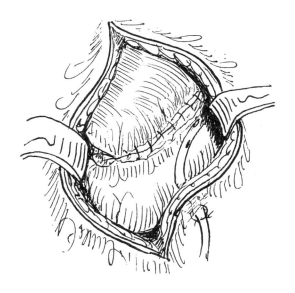

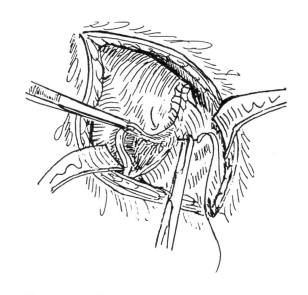

图 11-5-17　肝左叶切除后如发现断面有出血或胆汁外漏，即"8"字缝扎止血，清洗创面，将镰状韧带向下翻转覆盖肝创面，并用丝线缝合固定

图 11-5-18　检查无出血后，于膈下放置一根引流管，腹壁另行切口引出固定

【术中注意事项】

（1）在左三角韧带内往往有血管存在，切断后应做缝合结扎，结扎要牢靠，以免术后结扎线脱落发生出血，在分离结扎左三角韧带时，还应注意勿损伤胃贲门部。

（2）在处理左外叶门静脉支时，要认清这些门静脉支的解剖关系，切记不要将肝门横沟内门静脉左干或门静脉矢状部结扎，否则，可能引起左内叶的缺血坏死。如果在处理过程中不慎分破血管引起出血，不要急于用血管钳乱夹，以免损伤门静脉左干，可立即用手指捏住肝十二指肠韧带，控制出血，吸净积血，认清解剖关系再止血。

（3）肝左静脉常与肝中静脉合干进入下腔静脉。为避免损伤肝中静脉，应在肝左静脉汇入干中静脉之前给予结扎。肝左静脉壁较薄易破裂，在处理肝左静脉时，万一发生破裂大出血，术者立即用左手食指握住出血点，吸净血液，用大弯圆针做深入肝组织的"8"字缝合，即可止血。

（4）在肝左叶切除时，可以在肝门阻断下切肝，这样出血少，操作简便，时间短。笔者做左肝外叶切除时，预置好肝门阻断带而不阻断，用手控法直接切肝，效果满意。如为初学者，应在肝门阻断下切肝较为安全。

（5）用镰状韧带或大网膜覆盖肝断面时，务必紧贴肝断面，以免术后覆盖物与肝断面之间遗留无效腔而引起血肿或感染等并发症。

3. 左半肝切除术

左半肝包括左外叶和左内叶，即称为肝的Ⅱ、Ⅲ段和Ⅳ段，以正中裂为界。左半肝切除是将这两个肝叶一并切除。左半肝的界面标志是膈面从下腔静脉到胆囊切迹的连线，脏面以胆囊左壁为界，达横沟上缘时转向左侧至左纵沟，位于左外叶之间，凡病变侵及镰状韧带者，均需做左半肝切除术。

手术主要步骤见图 11-5-19 ~ 图 11-5-26。

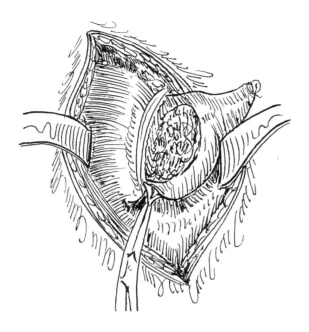

图 11-5-19　进腹探查后先切断肝圆韧带、镰状韧带、左冠状韧带、左三角韧带、肝胃韧带和一部分右冠状韧带，充分游离左半肝

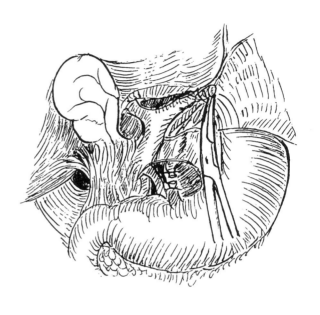

图 11-5-20　右肝门横沟左侧剪开 Glisson 鞘，分离出左肝管，行双重结扎后切断

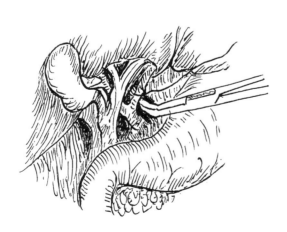

图 11-5-21　游离左肝动脉，用 4 号丝线双重结扎后切断

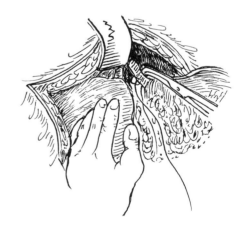

图 11-5-22　将肝脏推向下方，显露第 2 肝门，在下腔静脉左侧壁切开肝包膜，用刀柄分离肝实质，显露出肝左静脉及肝中静脉的根部，游离出肝左静脉，将其结扎，暂不切断，注意切不可结扎肝中静脉

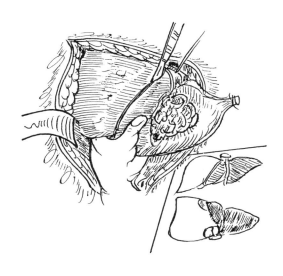

图 11-5-23 如分界线不明显，也可直接沿正中裂左侧 1 cm 处切开肝包膜，钝性分开肝实质，所遇管道均在肝内结扎

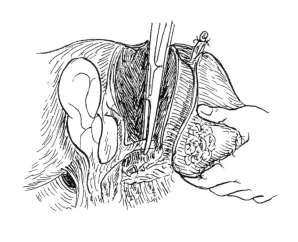

图 11-5-24 将肝脏向上翻起，再切开胆囊左侧的肝包膜和肝实质，分离时肝切面应斜向横沟左侧，到左纵沟与横沟交界处，将已结扎的左肝门静脉横部和左肝管用血管钳夹后切断结扎

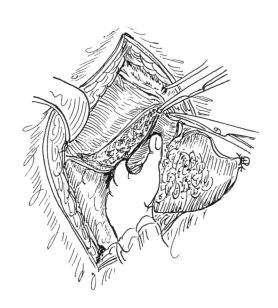

图 11-5-25 将已结扎的肝左静脉连同肝组织用血管钳夹住切断、结扎，使左半肝充分离断

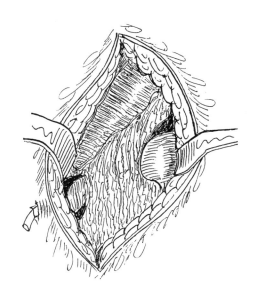

图 11-5-26 左半肝切断仔细止血后，用一片肝上缘部分带蒂的大网膜覆盖肝切面，并用丝线缝合固定，小网膜孔（Winson 孔）放置引流管，另行切口引出固定

【术中注意事项】

（1）分离左半肝和左门静脉横部时，应尽量靠近左纵沟，离门静脉分叉部越远越好，以免损伤起源于左门静脉横部的尾状叶左支和右前叶门静脉支（右前叶门静脉支直接起源于门静脉主干或门静脉左干横部占 26% 左右）。

（2）由于肝中静脉走行于肝正中裂内，在分离肝实质时，应尽量避免损伤肝中静脉。

（3）对左半肝的巨大肿瘤，或肝门处显露困难或该处粘连重者，结扎左半肝胆管、血管比较困难，此时，可先游离左半肝的所有韧带及周围组织，在常温下间歇阻断肝门切肝。其方法是在肝门阻断后，沿正中裂左侧 1 cm 处切开肝包膜，钝性分离肝实质，各种管道在肝内逐一结扎、切断，直到左半肝完全切除。

（4）在处理第 1 和第 2 肝门时，必须认清解剖关系，确定是进入或来自左半肝的血管和胆道后，方可给予结扎、切断。

（5）目前，临床上多采用肝门阻断下做左半肝切除术，操作简便，出血少，手术时间短，效果好，此类方法要求术者熟悉肝内血管分布和熟练操作技巧。

4. 右半肝切除术

右半肝切除术包括右前叶、右后叶和尾状叶右段，亦称肝的 V、Ⅵ、Ⅶ、Ⅷ 段和尾状叶右段，膈面以下腔静脉和胆囊切迹之间的连线为界，脏面以下腔静脉右壁为界。右半肝切除就是将右前叶、右后叶和尾状叶右段切除。右半肝要比左半肝大，凡病变侵犯右前叶和右后叶者，均应做右半肝切除术。

手术主要步骤见图 11-5-27 ~ 图 11-5-34。

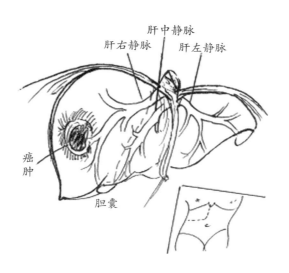

图 11-5-27 手术切口及肝肿瘤的部位

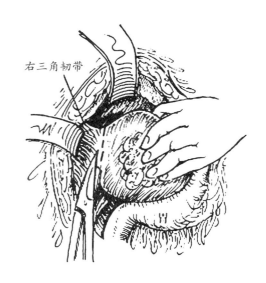

图 11-5-28 切断右三角韧带

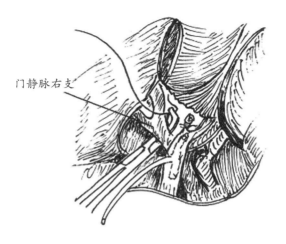

门静脉右支

图 11-5-29 结扎，切断肝右动脉、右肝管及门静脉右支，并切开胆总管放置 T 形管引流

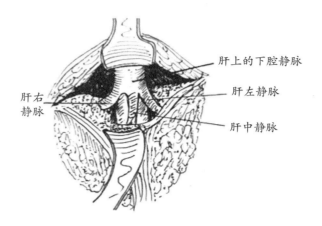

肝上的下腔静脉

肝右静脉

肝左静脉

肝中静脉

图 11-5-30 第 2 肝门，显露肝右静脉

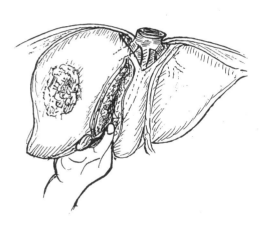

图 11-5-31 用手指钝性分离

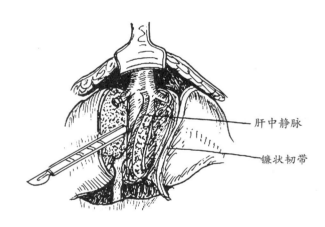

肝中静脉

镰状韧带

图 11-5-32 结扎，切断肝右静脉，离断右半肝

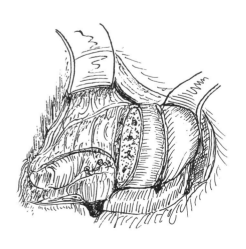

图 11-5-33 右半肝切除术毕示意图

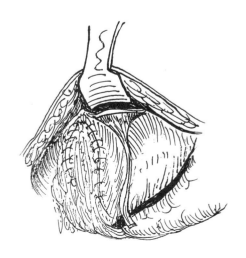

图 11-5-34 大网膜覆盖肝断面、缝合、固定

【术中注意事项】

（1）分离右冠状韧带时，应紧靠肝面剪开，轻轻推开疏松组织，显露肝上的下腔静脉，此时应注意勿损伤下腔静脉，以及右后上缘静脉（肝右静脉分支）。因为这些血管位于膈顶部的右冠状韧带前后叶之间。

（2）分离肝裸区时，需将右半肝轻轻向左上方翻转，以利显露肝裸区，同时靠近肝面轻轻钝性分离，注意勿损伤下腔静脉和右肾上腺及其血管。在肝的下缘后面，常有一支比较粗大的右后侧肝静脉（为右副肝右静脉，占 20% ~ 24%，如行Ⅶ、Ⅷ段切除时，须有此静脉，否则会发生Ⅴ、Ⅵ段的血流障碍），分离时切不可将其损伤，应妥善将其分离、结扎、切断、以免引起大出血。

（3）右半肝切除时，应靠近正中裂右侧 0.5 ~ 1 cm 处，以免损伤走行在正中裂中的肝中静脉。

（4）在分离和结扎肝右静脉时，应妥善结扎两遍，以免滑脱。如肝右静脉损伤或结扎线滑脱而引起大出血时，可立即用左食指压住出血处。如开胸时，食指立即伸入胸腔横膈处后面，向前压住下腔静脉，拇指压住肝右静脉断端，即可止血，然后吸净血液，看清肝右静脉断裂处，用丝线缝扎。

（5）肝短静脉除右后静脉较粗大外，其余均很细小，数目多少不等，且容易撕破，故不宜在肝外逐个分离结扎，一般是在切肝时用血管钳将肝组织一并夹住后切断结扎比较安全。

（6）右半肝切除后，后腹壁的粗糙面应仔细止血，以免术后发生出血。

5. 肝右三叶切除术

肝右三叶切除术是将右半肝和肝左内叶全部切除，又称右侧极量肝切除术或右肝大部切除术（含肝的Ⅳ、Ⅴ、Ⅵ、Ⅶ、Ⅷ段），切除右三叶肝必须是肝左叶有代偿性增大或足以能维持正常的肝功能，否则容易发生肝功能衰竭等严重的并发症。特别是对合并有严重的肝硬化而肝左叶又无代偿性增大者更不宜做肝右三叶切除术（是右肝极限切除的禁忌证）。只对病变累及右半肝和左内叶肝但无明显肝硬化，而左肝外叶有明显代偿性增大者，才可考虑做肝右三叶切除术。

手术主要步骤见图 11-5-35 ～图 11-5-39。

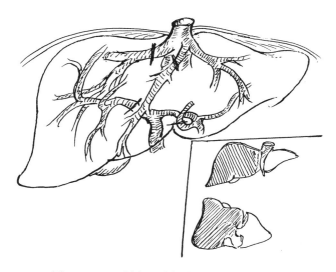

图 11-5-35　肝右三叶切除术离断面的解剖图

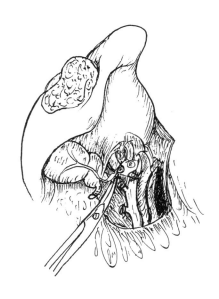

图 11-5-36　显露第 1 肝门，结扎右肝管、左内叶胆管、肝右动脉及门静脉分支

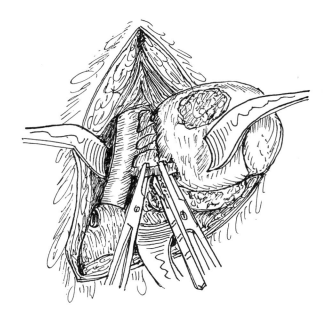

图 11-5-37　显露第 2 肝门（将肝右叶向左翻起）结扎、离断肝中静脉及第 2 肝门血管支

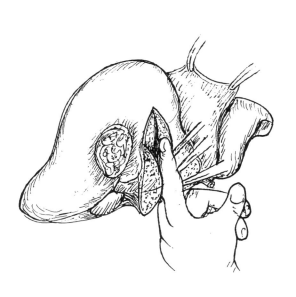

图 11-5-38　分离肝实质、结扎切断管系结构

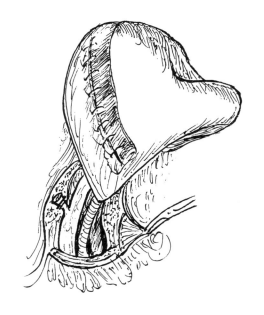

图 11-5-39　将镰状韧带覆盖肝断面并缝合固定

【术中注意事项】

（1）在分离左内叶的管道时，应特别注意解剖关系，切不可将门静脉的横部、矢状部或囊部结扎，否则会导致左肝外叶肝组织结扎。一般可在左门静脉的横部上缘及矢状部和囊部内侧缘分开肝组织，确定属左内叶静脉支后，才能结扎。同时还应特别注意左肝管的走向，只能结扎左内叶肝管，切不可损伤左外叶的肝胆管。

（2）处理右半肝门静脉支和肝胆管时，应远离门静脉和肝胆管分叉的左侧，避免损伤左门静脉干和左肝管。

（3）处理肝中静脉时，注意不可损伤肝左静脉。在结扎肝中静脉前应认清肝左、肝中静脉合干部位，然后将肝中静脉分出一段，远离肝左静脉处结扎，这样才不会损伤肝左静脉。

（4）肝中静脉壁比较薄，分离时容易撕破。为了避免撕破后发生大出血和空气栓塞，可在肝实质内显露该静脉后缝扎。

（5）右三叶切除的肝切面应从膈面斜向左侧脏面以达到下腔静脉右侧壁为妥。

6. 肝中叶切除术

肝中叶是左内叶和右前叶的总称（含肝的Ⅳ、Ⅴ、Ⅷ段），将这两个肝叶切除称为肝中叶切除术，它适用于肝中叶的肿瘤或胆囊癌合并肝转移者，肝中叶的左界为左叶间裂，右界为右叶间裂。它的脏面为肝门所在部位，膈顶部为肝静脉进入下腔静脉处。肝中叶的背面紧贴下腔静脉。肝中叶的血供来自左、右门静脉干的左内叶支及前叶支，以及来自肝左、肝右动脉的左内叶和右前叶动脉。它的胆汁引流是经过左内叶肝管和右前叶肝管分别汇入左右肝管。它的血液回流是经过居于正中裂的肝中静脉入下腔静脉。

手术主要步骤见图 11-5-40 ~ 图 11-5-47。

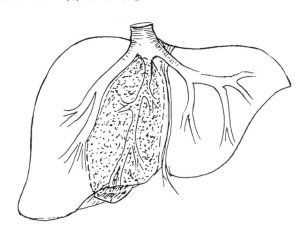

图 11-5-40　肝中叶切除的范围

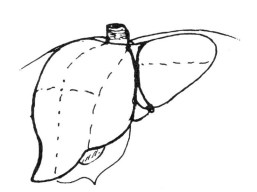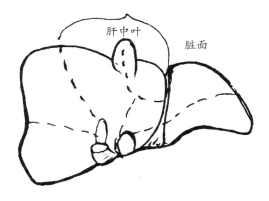

图 11-5-41　肝中叶切除示意图

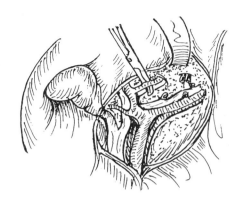

图 11-5-42 将右侧内叶肝动脉、门静脉及胆管支
逐一结扎切断

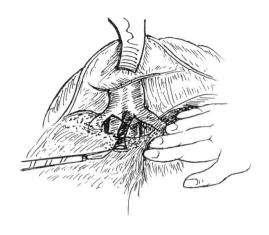

图 11-5-43 第 2 肝门处结扎肝中静脉

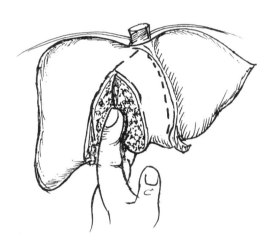

图 11-5-44 切除肝中叶

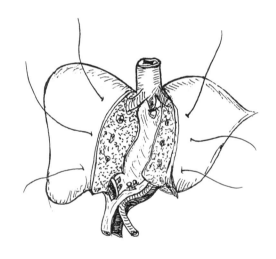

图 11-5-45 肝中叶切除后，形成楔状残腔

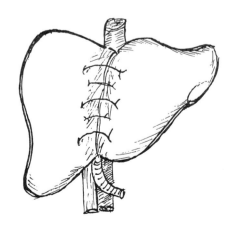

图 11-5-46 两侧肝断面并拢间断缝合法

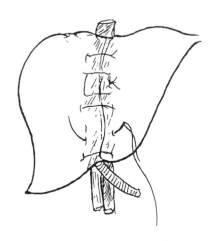

图 11-5-47 间断加褥式缝合法

【术中注意事项】

（1）肝中叶切除（规则性肝中叶切除术）要注意的是肝中叶所处于肝脏的中央部位，第 1 肝门的门静脉主干和胆总管，第 2 肝门的肝静脉以及背侧的下腔静脉均与它紧密相连。因此，在肝中叶切除时，必须熟悉解剖关系，注意勿损伤主要血管和胆管。

（2）肝中叶的左侧肝切面，应当在左叶间裂和左纵沟右侧 1 cm 处切开肝组织，这样做不会损伤肝左静脉的间叶支和门静脉左干的矢状部和囊部。如肝左静脉的间叶支损伤出血，可将其结扎，但门静脉左干的矢状部或囊部切不可将其结扎，尽可能做修补，以保证左外叶的血供。

（3）肝中叶的右侧切面，应在右叶间裂的左侧 1 cm 处切开肝组织，这样可避开肝右静脉的主干，分离肝右切迹时，只能将右前叶的管道钳夹结扎，切不可损伤右后叶的门静脉支、动脉支和胆管。

（4）在处理第 1 肝门时，应在横沟上缘 Glisson 鞘外切开肝包膜，推开肝组织，避免损伤门静脉左、右干和左右肝管。当显露出下腔静脉时，应细心的沿下腔静脉前壁分开肝组织，所遇小血管均应钳夹结扎、切断。待到第 2 肝门处将肝中静脉结扎、切断。此时不要损伤肝左和肝右静脉。

（5）肝中叶切除时，其两侧切面应从肝的膈面斜向下腔静脉，于下腔静脉前壁会师，使整个标本呈一楔形，即膈面宽，脏面窄的一个变态的肝中叶切除标本。

7. 肝左三叶切除术

肝左三叶切除包括左半肝和前叶（亦称肝的 Ⅱ、Ⅲ、Ⅳ、Ⅴ、Ⅷ段）膈面与左叶间裂为界，肝脏与肝门右切迹右端延伸至右肝下缘，向左沿肝门横沟上缘至左纵沟。左三叶切除就是将左半肝和右前叶全部切除，又称左侧肝极量切除术。凡病变位于左半肝区侵犯右前叶者，可做左三叶切除术。但左三叶的切除术必须是右后叶有足够维持正常的肝功能，若合并有严重的肝硬化者，不宜做左三叶切除术，也是肝左三叶切除的禁忌证。

手术主要步骤见图 11-5-48 ～图 11-5-53。

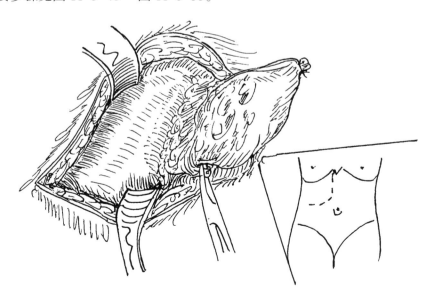

图 11-5-48　切断肝圆韧带、镰状韧带、左右三角韧带、肝胃韧带、肝结肠和肝肾韧带，充分游离肝脏

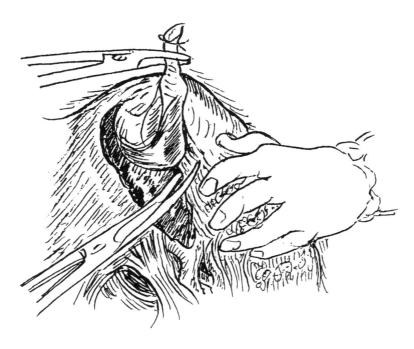

图 11-5-49　切除胆囊、显露肝门右切迹

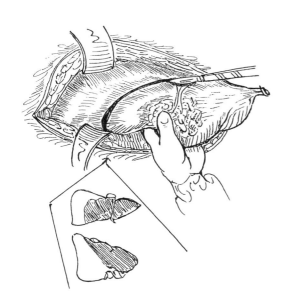

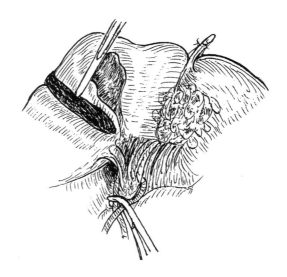

图 11-5-50　Pringle 法，控制肝门出血后，立即沿右叶间裂左侧 1 cm 处切开肝包膜，即在膈顶部绕过第 2 肝门达到下腔静脉左壁，钝性分开肝实质，肝切面应斜向左后方达下腔静脉左壁，注意勿损伤肝右静脉，只能将肝右静脉的左侧支结扎切断

图 11-5-51　将肝脏轻轻向上翻转，在右肝下缘斜向肝门右切迹切开肝实质在右门静脉干、右肝管和肝右动脉上方的肝实质内将右前叶的门静脉支、胆管和动脉支结扎、切断

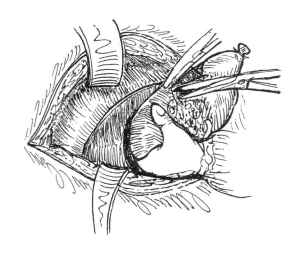

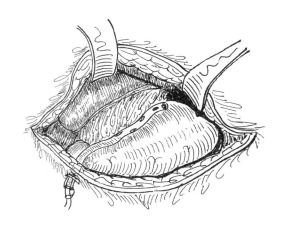

图 11-5-52 将左三叶轻轻提起，沿下腔静脉前壁钝性分离肝组织，所有胆道逐一结扎、切断，勿损伤下腔静脉，达第 2 肝门时用血管钳将肝中和肝左静脉连同肝组织分别钳夹住，切断结扎，注意勿损伤下腔静脉和肝右静脉，结扎两遍以免滑脱发生大出血致命危险

图 11-5-53 左三叶切除后，松开阻断带，肝断面的出血点做 "8" 字缝合止血，检查无出血和胆汁外漏后，可游离一片大网膜覆盖肝断面，用丝线缝合固定左膈放置一根双管引流，并另做切口引出腹腔

【术中注意事项】

（1）左三叶切除必须保留肝右静脉，右后叶门静脉、动脉和右后叶肝管，否则会影响右后叶的血管供血和胆汁引流造成严重的后果。

（2）在分离肝门区时应当在肝门横沟上缘 Glisson 鞘外和下腔静脉壁前方进行，以免损伤门静脉、肝总管的分叉部以及下腔静脉。

（3）左三叶切除在膈面是沿右叶间裂偏向左侧切开肝组织，但右叶间裂在肝表面无明显标志。确定的方法是先在肝门右切迹向右延长线与右肝下缘交叉点作为肝下缘的标点，从这一点向第 2 肝门下腔静脉左壁的连线作为肝膈面的切线，这样既容易掌握肝的切面，又能避开肝右静脉主干受损伤。

（4）一般情况下行肝左三叶切除术不包括尾状叶。

8. 右后叶肝切除术

右后叶肝切除术适用于肿瘤位于肝右后叶者。肝右后叶位于右叶间裂的右侧，分为上下两段，亦称为肝的Ⅵ和Ⅶ段。

【手术主要步骤】

用肝门阻断带阻断肝十二指肠韧带（Pringle 法），控制肝血流后，立即沿右叶间裂部位切开肝包膜，分开肝实质，将通向右后叶的血管和胆管逐一结扎、切断（图 11-5-54 ~ 图 11-5-55）。

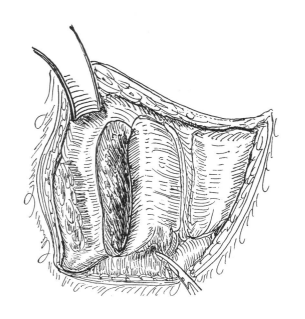 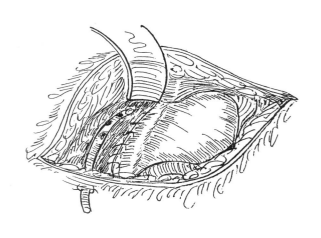

图 11-5-54 肝切面斜向下腔静脉，在近下腔静脉 的右侧时，用血管钳将肝组织连同肝短静脉一并夹 住，切断，结扎。此时应避免损伤下腔静脉。肝右 静脉依据具体情况只结扎，切断其右侧旁支或将肝 右静脉结扎，切断之

图 11-5-55 按层关腹，右膈下放置引流管一根， 另行切口引出固定

【术中注意事项】

（1）右后叶膈面小而脏面大，右叶间裂的平面与水平面交成 30°～50°，角的开口向右侧。因 此，右后叶切除时，肝切面也应从膈面斜向内侧达下腔静脉。

（2）右后叶是肝肿瘤的好发部位，特别是第Ⅶ段靠近下腔静脉，此部位切除时应谨慎小心，以 免损伤下腔静脉或肝右静脉。

（3）右后叶肿瘤往往与横膈有粘连，在分离粘连和肝裸区时，注意勿撕破横膈，此处的横膈很 薄，以免撕破后发生气胸，一旦破裂发生气胸，应立即缝闭，必要时胸腔内放一根引流管。

（4）右后叶肿瘤切除后，如肝切口呈唇形，可将肝的切口对拢后间断缝合。

9. 肝尾叶切除术（Ⅰ段切除术）

肝尾叶因其特殊的解剖部位及结构，使其手术的难度高、风险大，是肝脏外科的难点。

（1）肝尾叶的外科解剖：肝尾叶位于第 1 肝门与下腔静脉（IVC）之间，左侧为静脉韧带， 右侧与肝右后叶相连，头侧与中肝静脉比邻。尾叶状可分为左尾叶和右尾叶，前者又称 Spigels 叶 （SL），后者又可分为尾状窦（CP）和腔静脉旁部（PP）。

SL 位于 IVC 左侧缘，为小网膜所覆盖；CP 位于门静脉主干、门静脉右支和 IVC 之间向脏面突 出，其右缘与肝右后叶相融合，CP 和 SL 与静脉韧带和 Glisson 鞘右后支为分界标志；PP 则是尾叶 的剩余部分，位于 IVC 之前，紧邻中肝静脉和右肝静脉平面下方，并向头侧延伸至肝静脉主干根部 （图 11-5-56 ～图 11-5-57）。

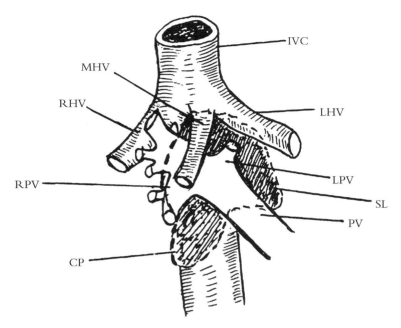

MHV：肝中静脉；RHV：肝右静脉；LHV：肝左静脉；RPV：门静脉右支；LPV：门静脉左支；
IVC：下腔静脉；SL：左尾叶；PV：肝门静脉；CP：尾状窦

图 11-5-56　尾状叶与肝内血管的关系

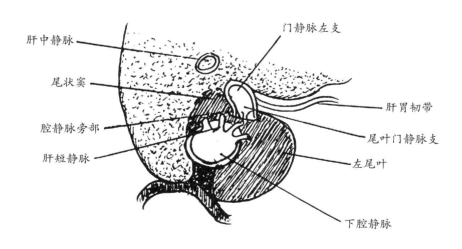

图 11-5-57　肝尾叶的剖面

手术主要步骤见图 11-5-58 ～图 11-5-71。

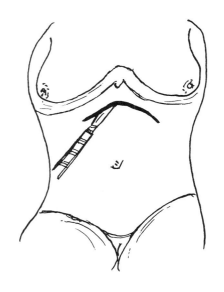

图 11-5-58 做左右肋缘下"人"字形切口进腹，用悬吊拉钩牵开切口，探查肿瘤部位大小及与肝门的关系

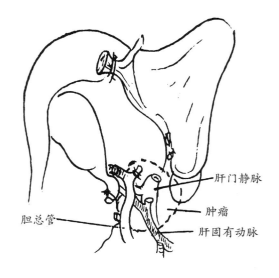

图 11-5-59 游离肝脏，切断肝圆韧带、镰状韧带、左冠状韧带及左三角韧带，游离肝左叶，切断肝胃韧带显露，切断右三角韧带、右冠状韧带、肝结肠韧带和肝胃韧带，游离肝裸区至下腔静脉右侧缘，使整个肝脏得到充分游离

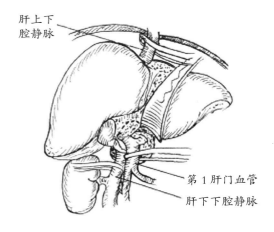

图 11-5-60 腹膜于右肾静脉上缘分离出肝下下腔静脉，预置阻断带，分离第 2 肝门将肝左外叶翻向右侧，显露出腔静脉左侧壁，剪开后腹膜，分离出肝上腔静脉，并预置阻断带，以防止分离过程中出血

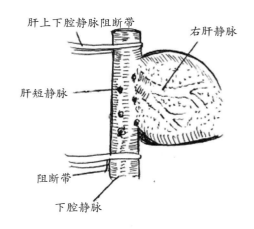

图 11-5-61 将肝脏向左上方翻起，显露出下腔静脉，逐一分离结扎，切断肝短静脉，右后下叶支较粗大，应缝扎

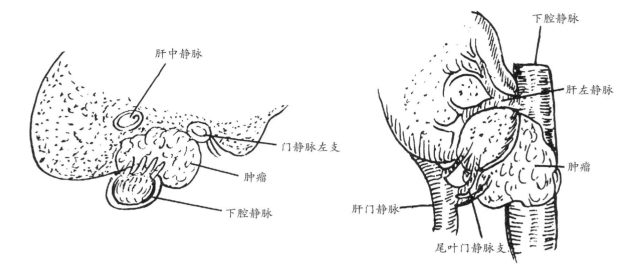

图 11-5-62　当左尾叶血管显露困难时,也可采用"左向右"原则,即将左叶肝脏向右上方翻起,离断左尾叶与腔静脉之间的韧带附着,分离结扎腔静脉左侧的肝左静脉

图 11-5-63　分离结扎尾叶门静脉三联,显露出第1肝门,分离解剖门静脉主干及左右分支,在沿门静脉左干向门静脉右干上缘分离结扎切断进入尾叶的血管,将尾叶的血管与第1肝门分离

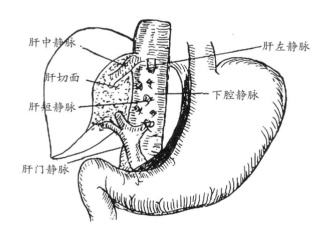

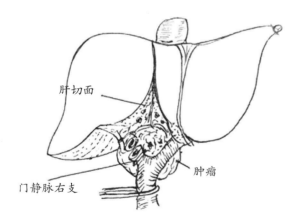

图 11-5-64　尾叶加左半肝切除时采用左侧入路,尾叶加右半肝切除时采用右侧入路,单独尾叶切除时采用前方或中央入路。此图为尾叶加左半肝切除示意图

图 11-5-65　右侧入路:沿正裂中肝静脉右侧切开肝实质,直达尾叶腹侧面,离断结扎右肝门静脉,切断缝扎肝右静脉,在沿肝中静脉后缘与尾叶之间向左分离,直达静脉韧带,向上分离至肝中静脉与左肝静脉汇合,离断左外叶与腔静脉的韧带附着处,将尾状叶联合半肝切除

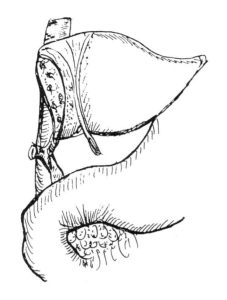

图 11-5-66　尾叶与右半肝联合切除术示意图

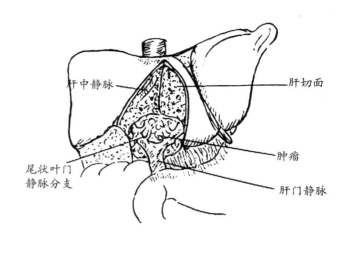

图 11-5-67　沿前方入路：沿正中裂切开肝实质，两侧创面小血管给予结扎，至中肝静脉左侧缘完全暴露，并显露出尾叶肿瘤包膜

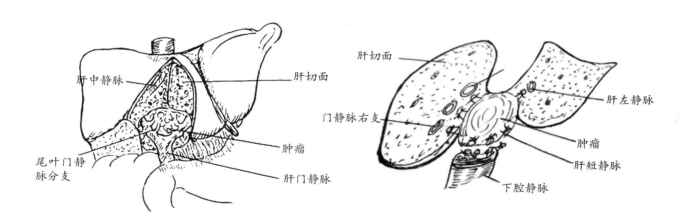

图 11-5-68　沿肿瘤包膜向左侧分离，结扎，切断肿瘤与肝脏之间小血管，至静脉韧带，显露尾叶腹面，从而完成尾叶半肝的离断

图 11-5-69　于腔静脉旁右侧缘切开肝组织，将肝脏右叶向左上方翻转，沿 Glisson 鞘右后支分离尾叶背面，离断进入尾状窦的分支，直至右肝静脉后缘充分显露

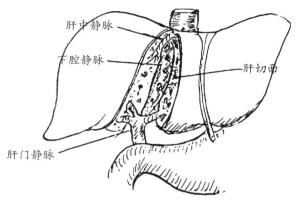

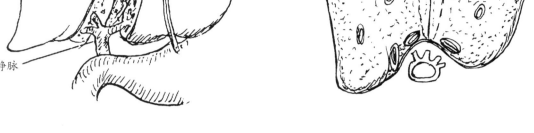

图 11-5-70　肝中静脉、下腔静脉、肝门静脉均显露于肝切面上

图 11-5-71　切开的正中裂肝创面可对拢缝合，注意不可缝扎至肝中及肝右静脉，近腔静脉处无法缝合时，止血应彻底

【术中注意事项】

（1）采用从右向左，从下向上的分离原则，肝短静脉容易显露，较粗大的血管应缝扎，防止结扎线脱落。

（2）当肿瘤与下腔静脉粘连较紧密，或瘤体部分侵犯腔静脉壁时，应预置肝上、肝下下腔静脉阻断带，一旦出血立即行全肝血流阻断，切除肿瘤即部分腔静脉壁，同时行腔静脉壁修补。

（3）左尾叶有时包绕下腔静脉至左后壁，从右向左分离时不易显露，此时可从左向右分离，即将左尾叶翻向右上方，沿腔静脉左侧壁自下而上，逐一结扎切断肝短静脉。

（4）在分离到第二肝门主肝静脉吻合口时，应注意避免损伤主肝静脉的根部，如果静脉位置深，或肿瘤挤压推移造成分离困难，不必将主肝静脉分离出来，而待切肝时在肝内处理静脉与肿瘤间的粘连。

（5）尾叶肿瘤往往将第 1 肝门推向前上方，瘤体挤压门静脉三联交叉处，在分离结扎尾叶血管时应仔细识别瘤体分界，沿瘤体包膜分离结扎进入尾叶的分支，尤其要注意避免损伤肝叶的胆管。如果肿瘤压迫紧密，可采用先切肝脏及肿瘤，然后沿肿瘤与肝门血管之间分离，注意推开保留肝叶的门静脉三联，将肿瘤与肝叶一并切除。

（6）经正中裂切开肝实质后在沿肿瘤与肝静脉之间分离时一定注意不要损伤肝静脉的后壁，如向左分离时应将左肝静脉根部推开，向右分离时应在中肝静脉及右肝静脉后方分离，仔细结扎进入瘤体内细小的静脉，将肝静脉主干推开，以免撕裂，因一旦撕裂，由于显露不佳，修补困难，同时影响肝脏血液回流。

另外，选择不同的切径应根据肿瘤的部位来进行。如肿瘤主要位于左尾叶时可采用左侧入路，联合切除左半肝及左尾叶；肿瘤主要位于尾状突或腔静脉旁时，可采右侧入路，联合切除右叶下段或右半肝及尾叶肿瘤。施行全尾叶切除多采用左半肝加全尾叶切除，此方法安全简便，单独全尾叶切除创面大，操作复杂，技术要求高。

讨 论

肝切除术的适应证目前主要是肝脏肿瘤，包括良性和恶性，主要对象是恶性肿瘤，其两者约占80%，其他为肝内胆管结石、肝外伤、肝脓肿、肝囊肿、肝包虫病等。对于肝囊肿开窗引流即可。但对于肝左叶或肝脏边缘的囊肿可行肝叶或局部肝切除，对肝囊肿疑有恶变者应行肝叶切除术。

肝脏手术不但影响肝脏本身的正常生理功能，同时还影响到病人全身的各个器官正常运转，特别对肝切除量大（肝右三叶切除），合并有明显肝硬化者，术前做好充分准备尤为重要。肝功能的好坏对肝脏手术病人具有极其重要的意义。肝功能的好坏直接影响到病人术后效果，尤其注意血清白蛋白的含量、血清胆红素、凝血功能以及各酶学的检测。

术前辅助检查主要行：①血管造影；②超声检查；③ CT 及增强 CT 检查；④其他检查：如胸部CTA 和骨扫描用于排出肝外转移，但有梗阻性黄疸则需做 MRI 检查，至于经内镜逆行胰胆管造影术（ERCP）由于并发症较多，一般不采用。

切除可能性的评估：根据术前检查结果和对病人全身情况及肝功能检查的全面估价，积极进行有针对性的处理，手术前应对每一例病人的肿瘤做出有无切除可能性的评估。在详细的术前探查基础上，只要肝肿瘤与大血管有一定的距离，且无肝外转移者，虽然开腹后发现肝门部分有淋巴结转移，但仍有切除的可能。

目前手术切除仍是治疗原发肝癌的唯一治疗方法，因此，术前检查对于判断肿瘤切除性极为重要。一旦确定手术探查，在麻醉的选择上以硬膜外腔麻醉加气管内插管麻醉为佳。选择好手术体位（图11-5-72），有利于手术操作。术后按手术的大小及麻醉后处理外，应密切注意观察心、肺、肝、肾等主要脏器功能情况。

肝切除术后最常见的并发症有出血、肝功能衰竭、膈下感染、胆汁瘘及胸腔积液等，对这些并发症的预防和术中注意操作的要点以及根据病变的大小、部位做出充分的评估，并要选择好切肝的方式和方法，是降低手术病死率和提高手术疗效的重要一步，尽管对肝脏切除术已逐渐成熟，但仍不能有丝毫疏忽。

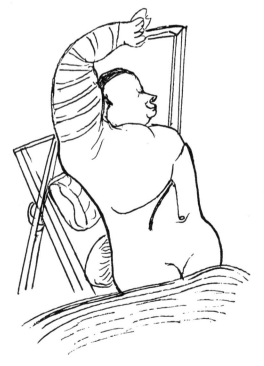

图 11-5-72　右肝切除术的体位

第十二章

胆道手术

第一节　胆道应用解剖

胆道系统始于肝内毛细胆管，向下止于乏特（Vater）壶腹，包括输胆管道和胆囊两部分。前者可分为肝内胆管和肝外胆管。临床上将左、右肝管称为一级肝胆管，肝叶胆管称为二级肝胆管，肝段及区域胆管称为三级肝胆管（图 12-1-1 ～图 12-1-2）。

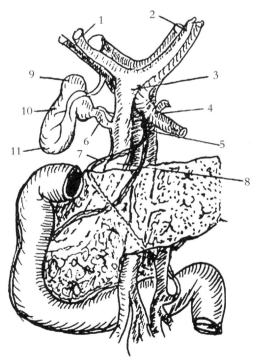

1. 右肝管；2. 左肝管；3. 肝总管；4. 肝动脉；5. 胃十二指肠动脉；6. 胆囊管；7. 十二指肠后动脉；
8. 胆总管；9. 胆囊颈；10. 胆囊体；11. 胆囊底

图 12-1-1　肝外胆管前面观

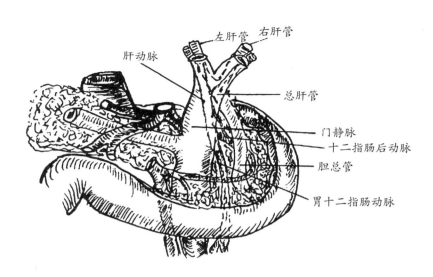

图 12-1-2　胆道后面观

一、肝管

　　肝内微胆管逐渐汇合成小叶间胆管，再逐级汇合成肝段胆管，各肝段胆管合成肝叶胆管即左、右肝管，左右肝管汇合成肝总管，其在肝门部汇合的水平因人而异，大多数人左、右肝管出肝后其汇合点位于肝门平面以下，因此，从解剖学角度，左、右肝管应归居于肝外胆管系统。然而，在临床上通常以左、右肝管开口为肝内、外胆道系统的分界点，即左、右肝管开口以上归肝内胆道系统，开口以下部分归于肝外胆道系统。

　　肝内胆管的走行与肝动脉、门静脉的走行一致，三者由结缔组织构成（Glisson 鞘）的系统，包裹胆管通常位于门静脉的上方，而肝动脉的分支位于门静脉的下方。肝内胆管以其所在的肝段肝叶而命名。即：左、右肝管（一级肝胆管）；左内叶、左外叶胆管；右前叶及右后叶胆管（二级肝胆管）；肝段胆管（三级肝胆管）包括：左内上、左内下、左外上、左外下胆管；右前上、右前下、右后上、右后下胆管。

二、左肝管

　　左肝管位于肝门横沟左侧，长约 1.6 cm，直径平均 0.34 cm，最大直径 0.5 cm，它由左内叶肝管和左外叶肝管汇合而成。左外叶肝管又由左外叶上、下段肝管汇合而成。左肝管与右肝管汇合前还接受Ⅰ段或 2 支尾状叶左段的小肝管。左肝管主要引流左半肝（Ⅱ、Ⅲ、Ⅳ段）和尾状叶左段的胆汁（图 12-1-3）。由于左内叶胆管的数目和汇入部位以及有无左外叶胆管的不同而使左外肝管的汇合有各种类型，引流范围也不恒定。有时右前叶或右后叶肝管亦开口于左肝管。无左肝管者少见。手术前阅读胆道造影片时不应忽视这些变化。左外叶上段肝管走向较直，而左外叶下段肝管常有与肝左叶下缘一致的弧形弯曲，这些解剖特征可做肝左外叶切除或同时需行胆肠吻合时的参考依据。值得注意的是在需要切开左肝管清除左胆管内结石时，应注意勿损伤门静脉，因为脐状沟处的门静脉左矢状部绕过左肝管的前方，如果忽视这一点，容易导致切开左肝管时同时切破门静脉而引起出血（图 12-1-4）。

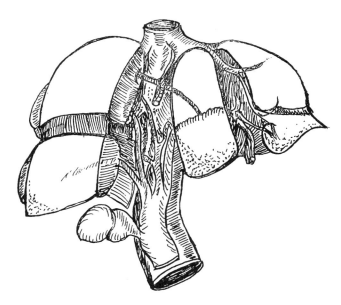

图 12-1-3　左右半肝胆管引流，左肝管引流左半肝及尾状叶左段胆汁

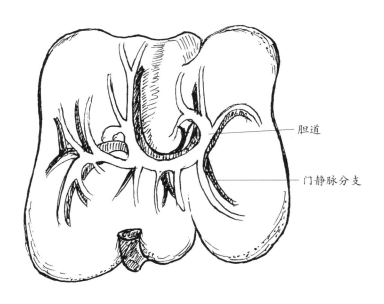

图 12-1-4　肝脏脏面观

三、右肝管和尾叶胆管

1. 右肝管

右肝管引流肝脏 Ⅴ、Ⅵ、Ⅶ 和 Ⅷ 段的胆汁。它比左肝管粗而短，长 0.8 ~ 1.0 cm，平均直径 0.28 cm，右肝管由右前叶和右后叶肝管汇合而成，两者在肝右切迹内门静脉右干的深部汇合。右肝管还接受来自尾状叶右段及尾状窦的小胆管。右肝管与肝总管间构成的角度比左肝管与肝总管所构成的角度要大，可能是左肝管结石的发病多于右侧的解剖学因素。而且经胆总管切开取石时由于左、右肝管角度的差异，右前肝管结石较左侧肝管结石容易掏取。在胆道造影片上，右后叶肝管较右前叶肝管长，且位置高，多呈弧形向后上方凸起。

右侧胆管的变异较左侧多见，文献报道 75% 的病人有右肝管，其中有各类型的变异组合，这主要取决于右前叶胆管及右前、后叶上、下段胆管的汇入部位。约 24% 的人无右肝管。熟悉右肝管的这些变异，有助于术中更准确的处理病变。手术中有时可能遇到副肝管，这是肝右叶或肝段胆管在左右肝管的肝外汇合，由于左肝管在肝内结合的位置较高，故在左侧少见。

2. 尾叶肝管

尾叶 Ⅰ 段包括两部分，即尾叶及尾叶突，前者分为左、右段。根据 Heatey 和 Schroy 的意见由三个单独的胆管引流尾叶左、右段和尾叶突的占 44%，而 26% 在尾叶右段和尾叶突之间有一个总管，汇流这两个部分肝叶的胆汁，另有一个独立的胆管引流尾叶右段。尾叶的胆管细小，多数是分别注入左右肝管（78%），也可一并汇入左肝管（15%）或右肝管（7%）。

四、肝总管、胆囊管和胆囊三角

1. 肝总管

左、右肝管出肝后汇成肝总管，其汇合点大多在肝门的右侧门静脉分叉点的前上方偏右处，相当于门静脉右支的起点之上肝门板（Hiear Plate）在左内叶的后面将左、右肝管的汇合处与左内叶分开。肝门板是包绕胆道和血管成分的结缔组织及其 Glisson 鞘的联合（图 12-1-5），肝门板没有血管参与，当显露左右肝管汇合部及左肝管时可在左内叶下缘切开组成肝门板的结缔组织（图 12-1-6），将 Glisson 鞘切开后，向上牵拉肝左内叶（肝方叶），即可显露肝管分叉及左肝管（图 12-1-7），沿脐裂和胆囊窝之间切开，这个切口线可使左内叶得以广泛游离（图 12-1-8）。尤其对高位胆管狭窄和在肝萎缩或肝肥大的情况下显露肝门部胆管具有持续意义。到时切开 Glisson 鞘后即可达到胆道系统（图 12-1-9）。肝总管的长度主要取决于胆囊管汇入点的高低，多数为 1.5 ~ 3.5 cm，直径 0.4 ~ 0.6 cm，位于肝十二指肠韧带右缘，其下端与胆囊管汇合成胆总管。左、右肝管汇合成肝总管的位置可高可低，但以高位汇合者居多，有时会认为肝内汇合。如果胆囊管在左、右肝管汇合处汇入则可认为是肝总管缺如（图 12-1-10）。

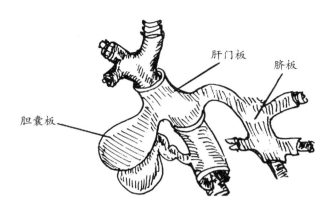

图 12-1-5　肝门板解剖

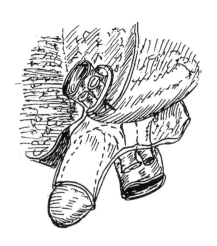

图 12-1-6　胆管分叉与左内叶后方之间的关系
（肝门板即箭头所指；由包绕血管、血管成分的结
缔组织及 Glisson 鞘所组成）

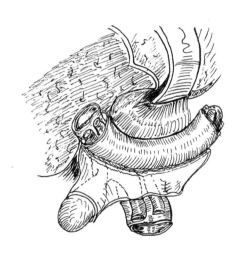

图 12-1-7　左肝管的显露（切开 Glisson 鞘后上
方，牵拉肝左内叶显露肝管及左肝管）

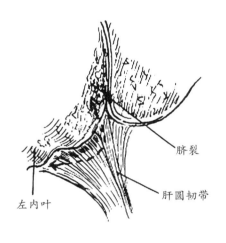

图 12-1-8　虚线示游离左内叶的切口线

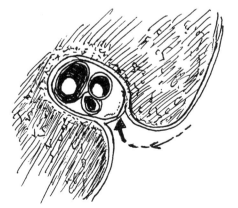

图 12-1-9　切开 Glisson 鞘以显露胆道系统（箭头）

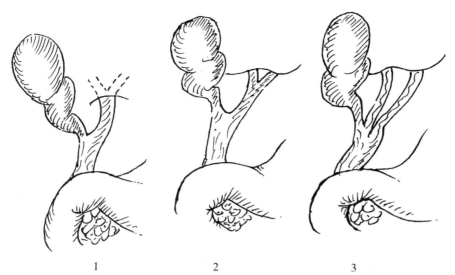

1. 左右肝管在肝内汇合；2. 通常左右肝管在肝外汇合；3. 左右肝管在肝管远端汇合造成肝总管缺如，可能被认为是右副肝管（多数副肝管汇入到胆囊管上）

图 12-1-10　肝总管的变化

2. 胆囊管

由于胆囊管与肝总管汇合部位不同，其长度变化较大，一般长 2.5 ~ 4.0 cm，直径 0.2 ~ 0.3 cm。文献记载 Sakandalakis 在 250 例尸检中证实其长度为 0.4 ~ 6.5 cm，直径为 0.3 ~ 0.9 cm。在处理胆囊管时这个数字可供参考。如果外科医生对短的胆囊管缺乏思想准备，特别是当遇到炎症水肿时局部解剖不清可能意外地进入胆总管或使其受到损伤；同样，如果低估了胆囊管的长度，可能残留太长，术后发生胆囊管残端综合征，胆囊管有螺旋状黏膜皱襞，称为 Aeister 瓣。胆囊管汇入胆总管可呈角形，平行形或螺旋形（图 12-1-11），最常见的是以胆总管右侧汇入，约占 75%，且几乎都呈锐角，其余 25% 以各种形式汇合。

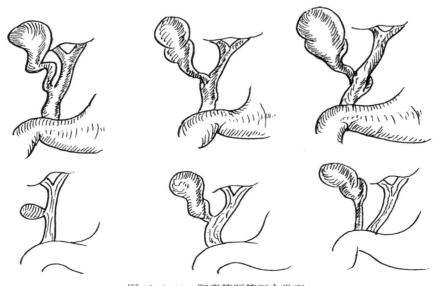

图 12-1-11　胆囊管肝管汇合类型

3. 胆囊三角

由于胆囊管、肝总管和其上方的肝右叶边缘共同形成的一个三角区，称为胆囊三角（Calot），正常情况下胆囊动脉在此三角内通过。而 Calot 三角为胆囊动脉与胆囊管，肝总管组成的三角区，胆囊动脉为该三角的上界（图 12-1-12）。然而，现在临床医师习惯所称的 Calot 三角实际上已把肝右叶边缘视为三角的上界，这样肝胆囊三角就与 Calot 三角相一致。Calot 三角内主要的血管，在胆道外科中，特别是在胆囊切除时具有重要的临床意义（图 12-1-13）。

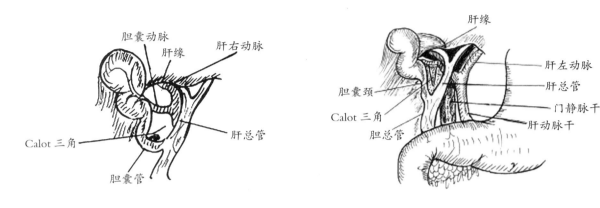

图 12-1-12　Calot 三角　　　　　　　　　图 12-1-13　肝胆囊三角

注：局部解剖学认为由于胆囊动脉常有变异，故临床上称为胆囊三角。

（1）肝右动脉：绝大多数的肝右动脉从肝总管后面进入三角区，Moosman 在临床中发现约有 20% 的肝右动脉位于胆囊管 1 cm 范围内，易被误认为胆囊动脉，如果手术时在 Calot 三角区发现直径超过 3 mm 的血管多半不是胆囊动脉，可能是肝右动脉，而这些异常的肝右动脉是肝右叶唯一的血供血管，如果手术时误将其认为胆囊动脉结扎后，可能带来不应有的结果。

（2）胆囊动脉：通常胆囊动脉来自肝右动脉，但有时也来自 Calot 三角区内异常的肝右动脉，Moosman 在他研究的 482 具尸检中，90% 的胆囊动脉是在 Calot 三角内，其中 74% 是在 Calot 三角区内发出，22% 发自 Calot 三角区以外，然而经过 Calot 三角区而达胆囊。高亚丽等观察 100 例胆囊动脉的起源，指出了肝右动脉及其分支者占 78%；起于肝中动脉占 9.3%；起于肝左动脉占 2.7%；起于其他动脉占 6%。胆囊动脉起始的位置为起于 Calot 三角内占 40.7%，起于肝总管左侧占 24.7%；起于胆总管或胆囊管右侧占 22%，起于胆囊颈或体深面占 10.7%；起于胆总管右侧占 1.3%，起于左右肝管之间占 0.7%。有关胆囊动脉的数目，以单支型多于多支型。高丽亚等报道单支型胆囊动脉占 51%，双支型占 48%；3 支型占 1%；Daseler 报道 500 例胆囊标本中，双支型胆囊动脉占 14%。在胆囊切除时要注意多支胆囊动脉的可能性。此外，有的胆囊动脉来自肝总动脉或十二指肠动脉，这时的胆囊动脉从下面进入三角区，这些起自肝右动脉以外的胆囊动脉约占 10%，胆囊动脉的这些起源部位，临床肝胆外科医生更要熟知（图 12-1-14）。

在实行胆囊切除时，通常先切开 Calot 三角区的腹膜，从 Calot 三角区分离出腹膜，从三角区内分离出胆囊动脉并双重结扎。有时胆囊前干易显露而后干不易显露，因此在 Calot 三角区内结扎一支动脉后不应过度牵拉，以免损伤另一支动脉的分叉而导致出血。对于胆囊动脉过早分出前后支者，时有误将前支当成胆囊动脉的主干而忽略了后支的处理的情况，特别是在腹腔镜胆囊切除时尤应注意，遇到这种情况胆囊动脉的前后支应分别用钛夹钳夹后再切断。

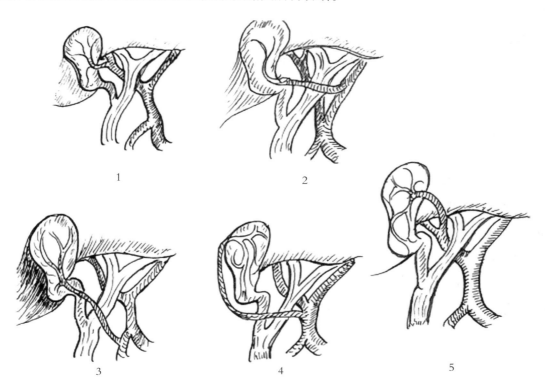

1

2

3

4

5

1. 来自右侧的正常或异常的肝动脉；2. 起自肝总动脉或其分支或肝左动脉并在肝总管前面经过（20%）；3. 起自胃十二指肠动脉（2.5%），其余的有各种各样的来源；4、5. 为少见的胆囊动脉在胆囊底或体部到达胆囊（回返胆囊动脉）

图 12-1-14 胆囊动脉起源的变异

（3）异常副肝管：在少数情况下，除左右肝管外，另有一肝管走行位于肝十二指肠韧带内，并与肝外胆道的不同部分汇合，这种额外的肝管称为副肝管，占 8.5%。副肝管多为一条，双副肝管罕见。所谓副肝管实际上是肝内胆管树的一部分，它引流一定区域的胆汁因副肝管与其他肝管之间无吻合，故一旦术中误扎副肝管时，就可引起相应部位的肝脏胆汁引流障碍。副肝管的注入部位范围广泛，它可注入肝外胆管的任何部位，以注入肝总管居多。副肝管几乎都位于 Calot 三角区内。Moosman 在他调查的 250 个病人中，16% 的人在 Colot 三角区内发现有异常的副肝管，直径为 2 ～ 3 mm 的细肝管，或进入肝总管或进入胆囊管。国内文献报道，93.8% 的右副肝管位于 Calot 三角区内，并指出右副肝管与胆道其他部分关系密切，它可位于胆囊或胆囊管的深面，而且副肝管与肝总管或右肝管之间常有通往肝脏或胆囊的动脉存在，或与胆囊动脉伴行，也可与其相交叉，这些解剖特点使胆囊切除时有可能被误扎或切断；由于这些副肝管细小，术中损伤常易忽略，一旦遗漏处理，将引起胆汁漏入腹腔导致胆汁性腹膜炎。

五、胆囊和胆总管

1. 胆囊

胆囊位于左、右肝界面前缘的胆囊窝内，胆囊与肝脏之间有胆囊板使其分开。胆囊板是 Glisson 鞘和与其延长的肝门板有密切关系的结缔组织组成。胆囊窝是肝中裂的前面的标志。胆囊一般长 7 ~ 10 cm，宽 3 ~ 5 cm，容量 30 ~ 60 ml。胆囊内压 30 cmH₂O*，它具有储存、浓缩胆汁及调节胆道压力的作用。胆囊也可深陷于胆囊窝内，甚至完全被肝组织包埋，即所谓"肝内胆囊"。胆囊分为底、体及颈部。胆囊底完全被腹膜覆盖，并贴近前腹壁。胆囊底逐渐向左移行的膨胀大部分为胆囊体部，也全部被腹膜所覆盖，仅有 4% 左右的病人发现有胆囊系膜，此种胆囊易发生扭转。膨大的胆囊体逐渐变细，在近肝门处成为胆囊颈，颈部在胆囊窝的最深处，常呈 S 形弯曲，其腔内比较狭窄，黏膜皱襞呈螺旋状，颈部逐渐变细移行为胆囊管，颈部与胆囊管连接处有一囊状膨大，称为 Hartmann 袋，是胆囊结石嵌顿的好发部位，并使术中显露胆囊管时遇到困难和容易造成副损伤。胆囊淋巴结位于肝总管和胆囊管汇合处（称哨兵淋巴结），它收集胆囊的淋巴注入肝淋巴结，最后注入腹腔淋巴结。

2. 胆总管

胆总管由肝总管与胆囊管汇合而成，其长度取决于胆囊管汇入部位的高低，汇合部位越低则胆总管长度越短，通常为 6 ~ 8 cm，直径 0.6 ~ 0.8 cm。走行于肝固有动脉右侧，门静脉的右前方，这三者均位于肝十二指肠内。胆总管经十二指肠球部后方与胰管汇合开口于十二指肠乳头，汇合后膨大而构成 Vater 壶腹，此处有括约肌，由意大利解剖学家 Oddi 于 1887 年首先提出，故命名为 Oddi 括约肌，它包括胆总管括约肌、胰管括约肌和胆胰壶腹括约肌（图 12-1-15）。

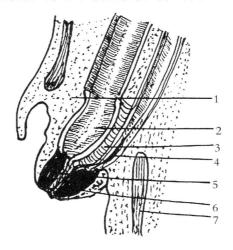

1. 切迹；2. 胆管括约肌；3. 胆胰壶腹括约肌；4. 胰管括约肌；5. Boyden 黏膜隔；6. 总括约肌；7. 十二指肠壁平滑肌

图 12-1-15　Oddi 括约肌

胆总管一般分成 4 个部分（图 12-1-16）。

（1）十二指肠上段（第 1 段）：是肝总管直接向下延续部分直至十二指肠球部上缘，平均长

---

* 1 cmH₂O = 0.1 kPa。

度 2 cm。该段胆管位于肝十二指肠两叶之间，其左为肝动脉，后为门静脉，肝十二指肠韧带后方为 Winslow 孔（小网膜孔），这是胆道手术时重要的解剖标志。这段胆管是胆道手术时最常触及的部位。

（2）十二指肠后段（第 2 段）：位于十二指肠第 1 段上缘和胰头上缘之间，紧贴在十二指肠球后方，距幽门 2.5 cm。该段胆管长度约 1.5 cm，它的后方为下腔静脉，左侧为门静脉和胃十二指肠动脉。

（3）胰腺段（第 3 段）：平均长度 3 cm，它的大部分被胰腺头部所覆盖，约有 1/3 胆总管完全行走在胰腺实质胆总管沟内。

（4）十二指肠壁内段（第 4 段）：该段平均长度约 1.1 cm，通常与主胰管一起斜穿十二指肠降部后内侧壁，进入十二指肠后管径变细。胆总管进入十二指肠的部位称胆总管连接，插入的裂隙称为胆管窗。在十二指肠壁内，环绕胆总管末端和胰管周围的平滑肌组织为 Oddi 括约肌，此肌由三部分组成：①胆总管括约肌；②胰管括约肌；③胆胰壶腹括约肌（图 12-1-17）。胆总管括约肌也称为 Boyden 括约肌，胰管括约肌称 Wirsung 括约肌。

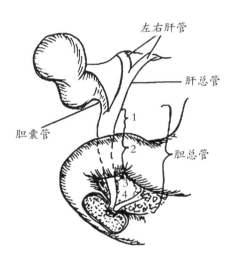

1. 十二指肠上段；2. 十二指肠后段；3. 胰腺段；4. 十二指肠壁段

图 12-1-16　肝外胆管和胆总管的 4 个部分

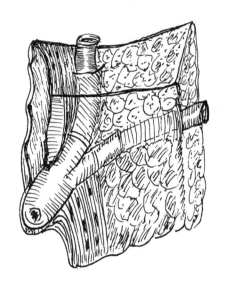

图 12-1-17　括约肌和切面显示十二指肠乳头、胆总管括约肌、胰管括约肌及胆胰壶腹括约肌之间的关系

胆总管开口于十二指肠第 2 段内后侧壁上的乳头。乳头开口直径约 2.1 mm，而最窄的部位是胰、胆管汇合处，其直径约 2 mm，结石易嵌顿在此处。

胆总管和胰管开口常见以下几种类型：

（1）胆总管远侧端 1/3 与胰管末端汇合，在肠壁内形成壶腹（Vater 壶腹），开口在十二指肠乳头，60% 的人壶腹的长度为 0.3 ~ 0.6 cm。

（2）胆总管和胰管分别开口于十二指肠乳头或分别开口于各自的乳头。各自开口的有乳头但无壶腹。

胆总管壁含有大量的强力纤维，故可以高度扩张，当灌注压力升高时，其管壁可比正常状态下大 2.5 倍，一旦压力消除后，管腔的扩张可以复原。因而胆总管正常值与测量方法有关。胆总管的正常直径与年龄有关，据统计，65 岁以上的人胆总管腔径比年轻人大 1 ~ 3 mm。单纯以胆总管直径和大小来确定有无胆管扩张的方法各学者意见不一，有的认为胆总管直径 > 10 mm 即为扩张，而有人指出＞ 12 或 15 mm 才算有扩张，Leslie 认为当胆总管直径＜ 9 mm 时，远端胆管无疾病，而当＞ 17 mm 时，几乎表明远端总是有病变存在，他认为胆总管直径在 9 ～ 17 mm 时，其远端应怀疑有病变；当胆总管直径为 10.2 mm 时胆总管有病变的可能性为 50%，而直径在 14 mm 以上时，远端有病变的可能性大大增加，因此，他认为胆总管直径＞ 14 mm 时，多需切开胆总管探查，并认为直径＞ 17 mm 有探查的绝对指征。

胆总管胰管的异常汇合是一种罕见的畸形，近年来随着胆道造影技术的发展，了解到胰胆管共同通道异常（AJPBD）与某些胆道疾病的发生有关。Babbitt 指出，由于胰胆管汇合部在十二指肠壁外的共同通道异常而导致胰液反流入胆管是引起先天性胆管囊肿的主要原因，估计在先天性胆管囊肿的病人中，约 68% 存在 AJPBD，由于胰液反流的刺激，可使囊肿的癌变率增高。

六、胆道的血供和淋巴引流

1. 胆道的血液供应

胆道的血供来自肝右动脉、胆囊动脉、肝动脉、十二指肠上动脉、胃十二指肠动脉、胰十二指肠动脉等的细小分支，由这些小分支血管分别供应相应部位的胆道，肝外胆管的血供可分为三部分。

（1）肝门部：左右肝管的血供来自左右动脉发出的分支，其中主要是肝右动脉，包括胆囊动脉及其分支，这些细小的动脉分支在胆管的表面形成丰富的血管网（丛），并与其下方的胆管周围血管相连成网，这部分血供基本上是轴向的（图 12-1-18）。

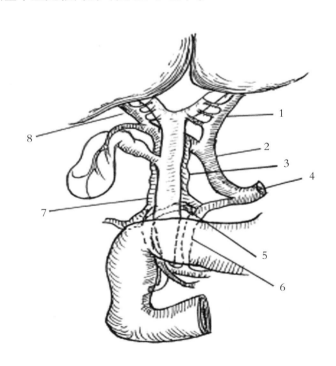

1. 肝左动脉支；2. 肝动脉；3. 3 点钟动脉；4. 肝总动脉；5. 十二指肠后动脉；6. 胃十二指肠动脉；7. 9 点钟动脉；8. 肝动脉后支

图 12-1-18　胆道的血供

（2）十二指肠上部：该部包括胆总管及胆管上段，其血供主要来自肝右动脉和十二指肠后动脉的分支，还有胃十二指肠动脉和门后动脉，仅 2% 来自肝总动脉，这些血管沿胆管两侧走行，行成两条与胆总管纵轴平行的胆道边缘吻合动脉，这两条血管被命名为 3 点钟和 9 点钟动脉（见图 12-1-18）。这两条血管在胆道外科有重要意义。因这两条血管边缘动脉是该胆管的唯一血供来源，血管细小而其行程位置显露，手术中极易损伤。供应肝总管及胆总管上段的另一条主要血管为门后动脉，它发自腹腔动脉或肠系膜上动脉的起始部，然后向右行经门静脉后方及胰头背侧抵达十二指肠上部胆管的下端，有一部分分支与十二指肠后动脉汇合后发出细小分支进入胆总管中上段，另一部分沿胆管后方上行与肝右动脉汇合，沿途发生小分支形成胆管周围的血管丛。

（3）胰部胆管血供：这一段指胆总管下段，血供来自十二指肠后动脉和胰十二指肠后上动脉，在整个肝外胆道中，该段胆道血供最为丰富。十二指肠上胆道在术中易受损伤，由于胆壁缺血又使该段胆管成为术后狭窄的好发部位，如见于胆肠吻合后很快形成狭窄。因此应强调除非绝对必要，不应过多的做胆管周围的解剖，尤其应避免解剖胆管的两侧，如果必须解剖，一般不要超过 3 cm，以免引起胆管缺血。

（4）胆道的静脉回流：胆管壁上的静脉丛可作为识别胆总管的重要标志。胆管壁上的静脉丛血流汇入与 3 点钟、9 点钟动脉伴行的胆管旁静脉，而上方的胆管旁静脉直接入肝或进入门静脉左支。胆囊静脉位于胆囊和肝脏之间的疏松结缔组织内，来自胆囊表面的血液流经胆囊床进入肝Ⅳ段，开口于肝静脉，少数直接汇入门静脉（图 12-1-19）。

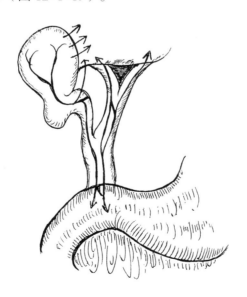

↑ 表示胆道静脉回流的方向

图 12-1-19　胆道静脉回流

2. 胆道的淋巴引流

胆囊及胆囊管的黏膜下和浆膜下淋巴丛汇合成许多淋巴管，胆囊的淋巴管分为深浅二层，浅层淋巴管位于浆膜下层，深层淋巴管位于黏膜层和肌层，胆囊淋巴管连同肝管、胆总管上段的淋巴管分别与肝脏淋巴管存在着吻合，并共同注入肝淋巴结，胆囊淋巴结（位于胆囊管和肝总管汇合处），网膜孔淋巴结和胰十二指肠淋巴结，在经腹腔淋巴结、肠淋巴结干及乳糜池而后注入胸导管。一般认为胆囊淋巴结和网膜孔淋巴结是恒定的，胆囊淋巴结通常接纳来自胆囊体左半部的淋巴结回流，而网膜孔淋巴结接纳来自胆囊体右半部的淋巴回流。胆总管下段的淋巴管注入胰、脾淋巴结，包括胰十二指肠后淋巴结和胰十二指肠上淋巴结。胆道的淋巴回流途径（图 12-1-20）。肝门部集合淋巴很丰富，一般有 15 条之多，当肝硬化时肝脏多发生淋巴增多，这些集合淋巴管明显扩张。故术中肝门部离断的组织应予结扎，以防止术后淋巴瘘产生腹水。在施行胰十二指肠切除时当见到胆管旁有较粗的淋巴管离断时应予结扎，以避免术后淋巴液漏。

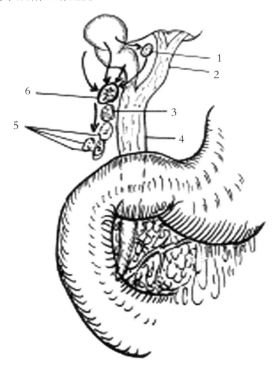

1.胆囊淋巴结；2.肝总管；3、5.胰十二指肠淋巴结；4.胆总管；6.网膜孔淋巴结

图 12-1-20　胆道淋巴回流

第二节　胆道手术麻醉和术前准备

一、胆道手术的麻醉

胆道手术的特点是急诊手术多、病情急危重、病人常伴有高热、黄疸甚至处于感染性休克状态；即使是择期手术病人，也有长期反复发作或梗阻性黄疸，全身状况差，甚至伴有肝肾功能不同程度的损害，或有多次手术史，这些都对麻醉提出了特殊要求。

深度阻塞性黄疸病人，迷走神经处于兴奋状态，胆道部位手术操作可刺激腹腔神经丛，引起胆—心—迷走反射，血压下降，心率变慢，严重者处于休克或低血压状态下的病人更容易发生。

肥胖病人或既往有多次胆道手术史的病人，应有良好的肌肉松弛，以便于深部的显露和操作。

麻醉的选择：

（1）全身麻醉：全麻可完成胆道外科中任何一类手术，它更适合于高龄、高危及伴有心肺功能不全或手术难度极大、操作困难的复杂手术病人。

（2）持续硬膜外麻醉：持续硬膜外麻醉是胆道外科手术最常用的方法。有良好的肌肉松弛，有利显露术野和手术操作。

（3）硬膜外麻醉外加气管内插管麻醉：此方法发挥两者各自的优点。硬膜外麻醉可获得良好的肌肉松弛状态，但病人发生低血压对扩容及升压药反应不明显，较难纠正。因此，对老年高危、心肺功能受损等病人不宜选用硬膜外麻醉，而气管插管便于术中呼吸管理及意外术中情况的处理。此法以硬膜外麻醉为主，仅以少量的辅助药维持气管内麻醉，即可避免使用大量的麻醉药和肌松剂的蓄积作用，以获得更大的麻醉管理灵活性，从而保证病人的安全和满意的麻醉效果。这种方法更适合手术时间漫长而复杂的胆道大手术。

二、胆道手术的术前准备

胆道手术前的准备应包括：

（1）详细询问病史。

（2）全面系统的体格检查。

（3）实验室检查除常规项目外，应有血清胆红素，丙氨酸氨基转移酶（ACT）、天冬氨酸氨基转移酶（AST），碱性磷酸酶，血浆蛋白，应用维生素 K 前后的凝血酶原时间及活动度，乙肝表面抗原（HBsAg），甲胎蛋白（AFP），血清钾、钠、氯、肌酐、尿素氮、血糖等项目的测定。

（4）心、肺、肝、肾等重要脏器功能的评估。

（5）全面系统的检查各项影像诊断资料，以明确病变部位、性质、范围，为手术方案的设计提供依据。

（6）预防性的使用抗生素适用于：①急症手术；②老年病人；③完全阻塞性黄疸，术中需探查胆道；④胆道的恶性肿瘤；⑤伴有其他感染性疾病或糖尿病病人。

（7）有伴随病的胆道术前准备：①伴有肝功能障碍的胆道疾病；术前应对病人肝功能进行分析和评估，衡定肝脏有无受损的可靠指标有血浆蛋白、血清转氨酶、凝血酶原时间及活动度、血清胆红素、有无腹水。一般认为较安全的术前最低指标为：血浆白蛋白不低于 35 g/L，凝血酶活动度不低于 60%；血清胆红素在 170 μmol/L 以下，无腹水或仅有少量腹水。对这类病人术前应给予相应处理。②伴有肝硬化的胆道术前准备：肝硬化者增加了胆道手术的危险性，术前应特别注意对肝脏储备功能及代偿能力的评价，包括病人的营养情况、肝功能情况（特别是凝血酶时间的活动度）；有无食管静脉曲张、腹水情况等，临床经验表明，肝硬化的有无及严重程度的不同，直接影响到手术的效果。Aranha 指出伴有肝硬化的胆囊切除术比无肝硬化的病死率高 10 倍。Glenn 报道择期手术切除胆囊病死率为 0.3% ~ 1%，而有肝硬化者胆道手术病死率为 7% ~ 26%。死亡原因多为出血、感染和多器官衰竭。手术前准备工作重点是严格掌握好手术适应证，应尽量避免急诊手术。需行急诊手术者，可采用胆囊切开取石或胆囊大部切除，保留胆囊后壁或胆囊造瘘，这些设想应在手术前设定，以免术中不适宜的将手术做大，给手术后续带来麻烦。有明显肝硬化或门静脉高压而又必须做择期胆道手术时，术前应配好足量的鲜血并给予维生素 K；血浆白蛋白低的病人术前应给予补充，血小板低的病人应输入血小板。Schwartz 指出，对肝硬化，肝功能及一般情况尚好的病人，又无消化道出血、无急性感染及黄疸，病情又不是很重的病人，主张施行一期手术。肝硬化病人胆道手术的出血，输血量及术后并发症的发生率与肝功能的 Chied 分级有密切关系，一般认为 Chied A、B 级有明显症状的胆结石病人可以考虑手术；C 级仅有急症手术指征，这类病人应经过严格充分的术前准备，使 C 级变为 A 或 B 级再考虑择期手术。对无症状的胆囊结石原则上不考虑即不主张手术。③伴有高血压者，术前使舒张压控制在 110 mmHg 以下再行择期手术。以往主张高血压病人手术前一周停用降压药，但由于停药后麻醉或术中易激发高血压现象，常使处理更困难。故目前一致认为应继续用药至术前，如果一直配合含服用利尿剂则术前应停用，因利尿剂引起的低钾可能导致严重的心律失常和心肌收缩力下降。④伴有糖尿病的胆道手术病人：麻醉，手术创伤和感染等因素，术后可使糖尿病加重，术前必须控制血糖。一般认为无并发症的糖尿病病人血糖的水平在 8 ~ 10 mmol/L，如同时有肾脏损害或闭塞性血管疾病，特别是老年人术后出现并发症将会增加，这类病人的血糖不能太低，否则将使组织的葡萄糖下降，可对生命器官造成损害。空腹血糖在 6.66 mmol/L 以下时，可输入 10% 葡萄糖液以防低血糖。血糖在 8 ~ 13.88 mmol/L 应使用胰岛素，糖与胰岛素的比例 8：1 或 6：1，血糖超过 13.88 mmol/L 可按 4：1 给予。合并糖尿病的病人，全身及局部抵抗力下降，手术感染机会较高，术前应常规给予预防性抗生素。

第三节　胆囊手术

胆囊切除术是胆道外科最常见的手术，大多数情况下手术比较规范，手术后远期效果较满意。然而由于局部解剖结构特点及可能存在的变异或复杂病变，手术本身有一定的危险性，临床可见到由于手术操作的失误给病人带来的严重后果，因此不应忽视胆囊切除术的各方面细节。

一、顺行式胆囊切除术

本术式为自胆囊管开始的胆囊切除术。适用于炎症不重，胆囊颈及 Calot 三角无明显炎症水肿，局部解剖清楚者。优点为先处理胆囊动脉，分离和切除的过程中出血少。

手术主要步骤见图 12-3-1 ~ 图 12-3-5。

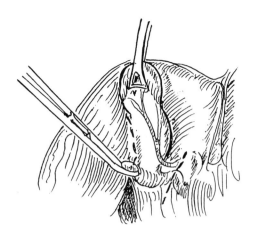

图 12-3-1　用无损钳夹 Hartmavn 袋，向下牵拉，以免损伤肝十二指肠韧带和 Winstow 孔，在肝十二指肠右缘沿图中虚线切开肝总管与胆总管前腹膜

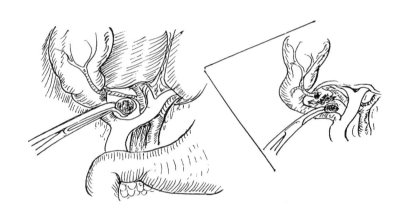

图 12-3-2　钝性剥离胆囊管两侧，如先见到胆总管后再找胆囊管后分离更好，在这个过程中有可能撕破胆囊动脉而发生出血，应在直视下可靠止血

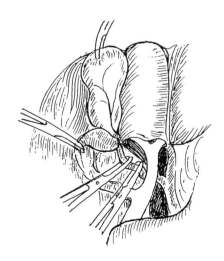

图 12-3-3　在确认胆囊动脉进入胆囊壁后，靠近胆囊壁钳夹切断胆囊动脉，其近端双重结扎或缝扎

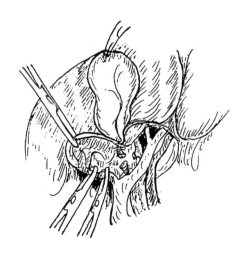

图 12-3-4　距胆总管 0.5 cm 处用两把血管钳夹切断后近端胆囊管，双重结扎或贯穿缝扎

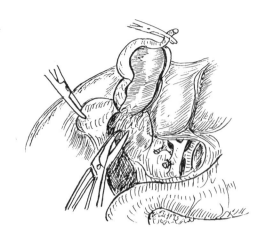

图 12-3-5　自胆囊颈部向胆囊底方向游离，在游离过程中从胆囊到肝实质的胆管
应逐一结扎、切断。胆囊床可用丝线缝合，如张力大用电凝止血，可不缝合

二、逆行式胆囊切除术

逆行式胆囊切除术主要适用于：①急性炎症因其颈部高度充血水肿，反复急性发作的慢性胆囊炎形成粘连；②萎缩性胆囊炎使胆囊三角解剖关系不清；③胆囊颈部有巨大的结石嵌顿，并无法认清胆囊管与胆总管的关系，为避免损伤，可选用逆行式胆囊切除，即从胆囊底开始解剖分离至胆囊颈部，处理胆囊管及胆囊动脉，切除胆囊。

手术主要步骤见图 12-3-6 ~ 图 12-3-8。

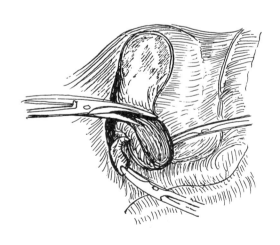

图 12-3-6　从胆囊底部向胆囊颈方向游离胆囊，肝床与胆囊之间的疏松组织用组织剪及电凝、切割，其间所遇管道应钳夹结扎

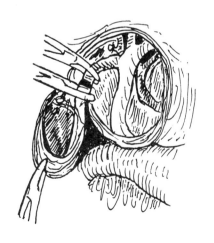

图 12-3-7　当术者游离到胆囊颈时，将胆囊向下方牵引寻找胆囊动脉，确认该动脉是进入胆囊底后钳夹、切断、双重结扎

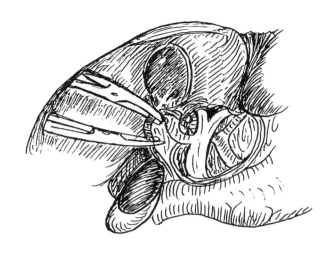

图 12-3-8　显露胆囊管在胆总管交汇处，距胆总管 0.5 ～ 1.0 cm 处钳夹切断后，近端结扎后加缝扎，残留的胆床可间断缝合

【术中注意事项】

（1）在处理胆囊动脉时，术中可能由于血管钳的松脱，牵拉用力过度造成断裂，打结时助手者配合不当导致滑脱而致出血。一旦胆囊动脉出血，因位置深在，手术视野被血液掩盖，而且此时的胆囊动脉近端多收缩在肝总管旁或其后方，难以看到明显的出血点，此时切不可钳夹止血，可用少量纱布压迫，待吸净积血清理术野后移开纱布压迫的部位，同时用吸引器对准出血部位，直视下钳夹。如出血凶猛时，术者可用左手拇指、食指控制肝十二指肠韧带，吸净周围积血后，直视下看清楚出血部位予以止血。

（2）在顺行法切除胆囊时，有学者认为先结扎胆囊动脉处理胆囊管，因有少数病人胆囊管为弯曲型，在游离并牵拉胆囊管时有撕破胆囊动脉的可能，因此，最好先结扎胆囊动脉后处理胆囊管。但有些病人如先处理胆囊动脉并不容易，反而在切断胆囊管后寻找胆囊动脉更方便，所以遇到这种情况时应灵活掌握，不能绝对化，应依据当时的解剖情况而定。

（3）肝胆三角区除胆囊动脉外，还可能有肝右动脉、门静脉右支及右肝管，在行胆囊切除的过程中，除胆囊动脉外，这三支管道绝对不能损伤，为避免之，凡在肝总管右侧部确认进入胆囊壁的胆囊动脉外，不能切断任何穿过三角区内的管道。

（4）在分离胆囊的过程中，应注意勿深入到胆囊肝板，将肝面组织撕伤，一旦肝面有撕裂出血，用纱布压迫，小的出血点用电凝止血，大的出血面可缝扎止血或缝合、压迫止血。由于肝与胆囊之间常有交通管道或副肝管开口在胆囊，故在分离过中遇有硬韧的管道系统时应予结扎。胆囊移除后应检查肝面有无胆汁溢出，必要时应缝扎。

（5）术中胆囊管与胆总管的关系不清时，如条件许可，可行胆囊管术中造影或用胆道镜置入胆总管探查，但条件是胆囊管足够粗能置入胆道镜者。如遇到完全萎缩的胆囊颈包绕结石而深陷于肝床内，此时应毫不犹豫的采用大部切除法完成胆囊切除。

（6）医源性的胆管损伤是胆囊切除术的严重并发症。国内学者杜宋诚等曾报道过发生率为0.3%。Moossa等报道美国每年有2 250例医源性胆管损伤，由胆囊切除术导致的占5%。其发生的原因多与以下因素有关：①切口过小显露不充分；② Calot 三角区解剖不充分；③术中出血盲目的钳夹或缝扎；④医生经验不足或助手不力；⑤病人肥胖，操作困难或术中未行胆道造影。为避免胆管损伤，术者最关键的是要认真正规的操作，熟悉肝外胆道解剖和变异，尤其是肝胆三角的结构及特点。无论顺切或逆切胆囊，在切断胆囊管之前，必须确认胆囊管开口上、下方的肝总管和胆总管（图12-3-9 ～图12-3-10）。这是避免胆道损伤的可循原则。

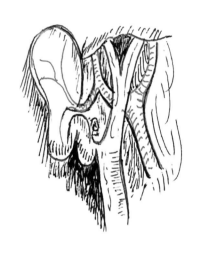

图 12-3-9　肝外胆管及胆囊管汇合的关系

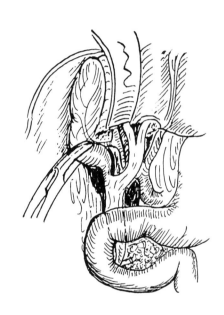

图 12-3-10　胆囊动脉、肝总管、胆总管和胆囊在分离时的显露情况

讨　论

胆囊切除术是胆道外科最常见的手术，也是成熟的手术，手术后的远期疗效满意，然而由于解剖结构的特点，变异多，时有手术的错误给病人带来严重的后果。所以，切记不能忽视胆囊切除术的各方面细节。

（1）该手术适用于发病72小时以内的有明确手术指征的急性胆囊炎，包括化脓性、坏疽性、梗阻性胆囊炎。有明显症状的胆囊炎经全面检查可除外类似症状的其他上腹部疼痛。B超提示胆囊壁增厚或胆囊证实已无功能，有症状的胆囊结石，胆囊部急性病变，直径在1 cm以上的胆囊息肉和胆囊癌。胆囊内外瘘，特别是胆囊造口术后的黏液性瘘，还有胆囊外伤性破裂、修复不满意者均可考虑手术。

（2）逆行法胆囊切除术优点在于对那些因炎症水肿至胆囊三角区解剖关系不清的病例，可减少医源性的损伤。操作中手法应轻柔，胆囊多发的小结石，可能由于操作中的挤压，使胆囊内的小结石进入胆总管，故胆囊切除后应仔细检查胆总管，如胆总管内确有结石，应探查胆总管。

（3）顺逆结合法胆囊切除术适用于 Calot 三角区内偶尔有变异的胆管、肝管和血管走行，或有严重的粘连至 Calot 三角区组织增厚，在解剖胆囊三角及胆囊管时，难以判断肝总管、胆囊管、胆总管的解剖关系，勉强分离有误伤胆管可能时，可采用顺逆结合法切除胆囊，这不仅有利于防止术中胆管损伤，还可防止胆囊内小结石因术中操作被挤压入胆总管的弊端。

（4）胆囊部切除及粘连灼烧：由于萎缩胆囊因胆囊壁增厚致粘连致密，Calot 三角区瘢痕变或有结石嵌顿在壶腹部致胆囊积液、积脓，与周围组织致密粘连呈团块，使胆囊切除时有损伤胆管及血管的危险，肝硬化门脉高压，因肝门区有丰富的血管侧支形成，分离胆囊管和胆囊时可因门静脉肝侧分支破裂出血。在这种情况时，术中不要分离 Calot 三角区。行胆囊部分切除因失去了残留的胆囊黏膜与胆道系统的连接，因此可避免结石复发，不仅避免了施行胆囊切除造成的胆管损伤或出血，又可免去了单纯的胆囊造口，术后不得不将面临较困难的二期手术。对于难以切除的胆囊不失为一种有效而实用的手术方法。

（5）关于胆囊造口术的问题：由于现代医学临床医生的技术水平不断提高，单纯的胆囊造口术已明显减少，而被胆囊穿刺置管引流所替代。但对一些急危重的病例，全身情况极差，无法完成胆囊切除术而病情又不允许继续非手术治疗，加之又无 B 超引导穿刺胆囊引流的条件时，胆囊造口术仍不失为有价值的治疗方法，它可使病人较为安全的渡过危险阶段，为二期根治手术创造条件。如认为胆囊造口术是小手术的观点是片面或者是错误的。临床经验表明，它有可能是很危急或很困难的手术，特别是并有休克、肥胖等的病例，将使外科医生处于困难的境地，多数情况下不应把胆囊造口术视为简单的小手术。

第四节　腹腔镜胆囊切除术

腹腔镜外科的开展有赖于仪器的研制成功和投入使用，因而腹腔镜手术操作与仪器设备有密切关系，现在全世界有很多型号的腹腔镜器械，并且更新的速度很快。随着腹腔镜外科的发展，腹腔镜手术器械的种类将会越来越多。

手术主要步骤见图 12-4-1 ～图 12-4-9。

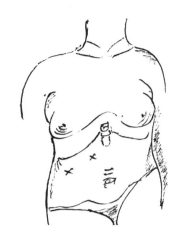

图 12-4-1　手术打孔

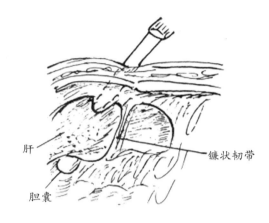

图 12-4-2　探查腹腔肝脏、胃、结肠、肝曲

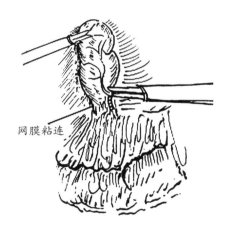

图 12-4-3　分离胆囊粘连

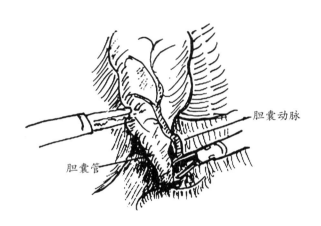

图 12-4-4　分离胆囊三角区

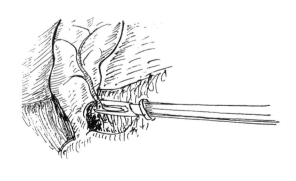

图 12-4-5　钳夹闭胆囊动脉（用可吸收夹）

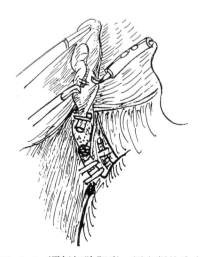

图 12-4-6　顺行切除胆囊，用电凝钩为主要器械

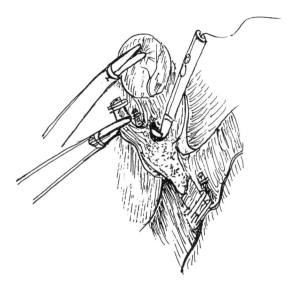

图 12-4-7　钳夹胆囊管残端上提,以便剥离胆囊

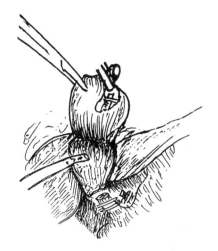

图 12-4-8　用吸引器吸刮剥离胆囊

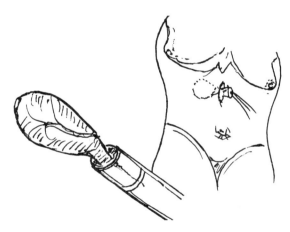

图 12-4-9　取出胆囊,手术完毕

【术中注意事项】

（1）制造气腹,对肥胖的病人进行腹壁穿刺时,可将装盐水的注射器连接在气腹针,盐水自然流入腹腔,说明穿刺针进入腹腔。充气时压力不要超过 15 mmHg,充气时腹部均匀隆起,肝浊音界消失。

（2）在使用高频电刀时,误伤胆总管和肠管是常见的,应引起足够的重视。

（3）解剖 Calot 三角区时,主要防止胆总管损伤,在解剖时不能使用电凝以防止损伤胆管,最好用电凝钩或分离钳细心解剖。在 Calot 三角区致密粘连分辨不清时,应及时中转开腹直视下手术。

（4）处理胆囊管时应注意,处理胆囊管不妥是造成胆瘘的原因之一,胆囊管较短、粗,钛夹夹闭不全。应尽量把胆总管侧的钛夹夹好,把胆囊侧开放,吸净胆汁,胆囊管断端应有足够的长度,以防滑脱。这种较短粗的胆囊管应用大号钛夹较好。

（5）当取出胆囊时，如胆囊内的结石较大，先将胆囊颈拖出腹外，打开胆囊把胆汁吸净，用取石钳把胆汁吸净后的结石取出，避免落入腹腔，否则应如数从腹腔取出，避免造成腹腔感染和粘连。

讨 论

腹腔镜胆囊切除术是成熟的腔镜手术。腹腔镜胆囊切除外科技术已达到较高水平，腹腔镜手术的并发症已降到开腹手术胆囊切除并发症相同的比例。

（1）腹腔镜胆囊切除术导致的胆管损伤是严重的并发症之一，胆管损伤和胆瘘发生率据文献报道是1%，但笔者及有关学者认为可能不止，主要原因是有些年轻的医生基本技能还不成熟就开始做腔镜胆囊切除的手术操作。腔镜方面的手术应在传统手术比较熟练的基础上进行，在解剖熟悉的情况下施行腔镜手术，必然会有更大的进步。

（2）血管损伤，特别是肝门部解剖不清或因胆囊动脉出血误钳夹肝右动脉或肝固有动脉，也有在解剖时将门静脉损伤的报道。曾有误夹肝右动脉而引起右肝坏死的报道。

（3）肠管的损伤，多为电凝误伤，主要是电凝钩没有在电视画面中而不被发现，术后出现严重腹膜炎。打孔时的损伤多数情况当时就能发现，可以及时得到修复。

（4）术后腹腔内出血，多为损伤胆囊附近的血管如肝动脉、门静脉，病人表现为失血性休克。应立即开腹止血。

（5）其他的如皮下气肿，是气腹针没有穿透腹壁，高压的二氧化碳进入皮下，一般不用特殊处理。

另有切口疝、切口感染和腹腔脓肿。

现在多数的胆囊切除都未置引流管。当手术结束时应全腹检查清理。医生根据术毕时检查的情况确定可放置引流管还是不放置引流管时的困惑。笔者的经验，在有这种困惑时，应果断决定放置引流管为宜，以及因为侥幸不放引流管，就增加术后并发症的隐蔽性，如果术后不严密地观察就会拖延未置放引流管带来的病情。国外学者 Lawson Tait 有句名言：When in doubt drain？ Please drain！

第五节　经腹腔镜保胆取石术

经腹腔镜胆囊切开取石术的主要适应证同腹腔镜胆囊切除术，但有明确的禁忌证：如合并腹膜炎、小肠梗阻、胆总管下段狭窄、凝血机制障碍以及大的膈疝等。但随着医生经验的积累，其相对禁忌证也在逐渐减少，包括肝硬化既往开腹手术所致的腹腔粘连等。

手术主要步骤见图 12-5-1 ～图 12-5-9。

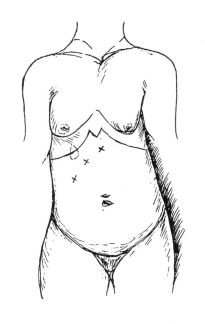

图 12-5-1　腹腔镜打孔部位（脐部下缘 10 mm 镜孔）

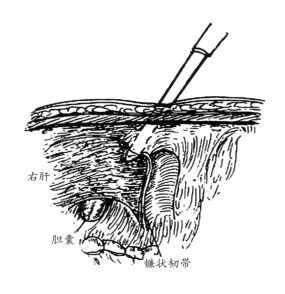

图 12-5-2　第 2 个 10 mm 的穿刺器于上腹部剑突下 5 cm 处，使其刚好于镰状韧带的右侧穿入腹腔。然后放置 2 个较小的 5 mm 的穿刺器

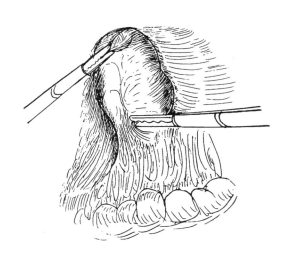

图 12-5-3　经腹壁外侧的套管伸入止血钳、有齿钳夹住胆囊底的顶部将胆囊和肝脏向上提起，分离主要的粘连，较充分地显露胆囊

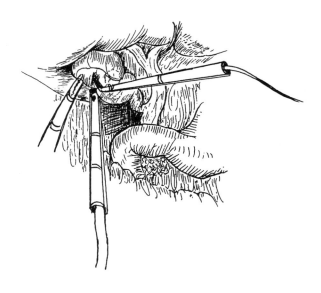

图 12-5-4　用电凝钩在胆囊底部与体部间的下部切开胆囊 1.5 ～ 2 cm 切口，吸净胆汁

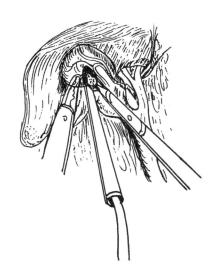

图 12-5-5 取净结石，冲洗胆囊腔

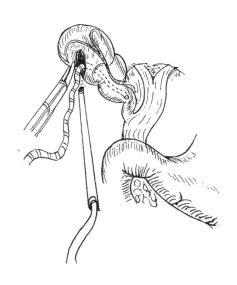

图 12-5-6 胆道镜从取石处进入胆囊腔达胆囊颈处探查有无残留细小结石等

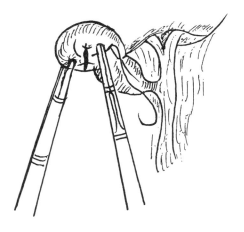

图 12-5-7 间断或连续缝合胆囊切口

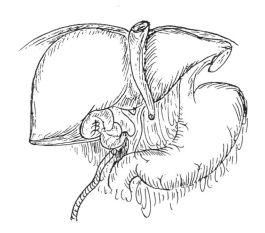

图 12-5-8 胆囊切口修复后，于温式孔处置放引流管

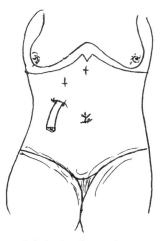

图 12-5-9 温氏孔处引流管经右侧操作孔引出固定

【术中注意事项】

（1）分离粘连时，勿损伤胆囊壁及邻近脏器。

（2）切开胆囊的部位一般在胆囊底下方与胆囊体交界处无血管区，如结石嵌于哈氏袋，应在此处切开，切开胆囊壁的大小及方向可根据结石的大小选择，切口出血应可靠止血。

（3）用大弯血管钳夹结石，配合吸引器的应用，助手可用直角钳或大弯血管钳从胆囊颈处向胆囊体轻轻推送，以利较小的结石取出，也可用吸引器伸入胆囊腔。胆囊颈部用直角钳轻轻夹住以免冲洗时细小结石进入胆囊管至胆总管内，证实胆囊腔内无残留的结石后可缝闭胆囊切口。

（4）如条件许可，取石后用胆道镜从胆囊切口处伸入胆囊腔内探查，检查胆囊颈管有无残留的细小结石嵌于胆囊管以及胆囊颈管处有无其他病变等。

（5）对取石、胆囊腔的冲洗及胆道镜的检查时间不要太长，以免增加术后创伤性胆囊炎的发生。

（6）缝合胆囊切口尽可能用不吸收缝线间断或连续全层缝合为宜。

术后处理同胆囊切除术，术后 1 天可进流质，观察病人有无腹痛情况及小网膜孔引流管有无胆汁样物流出，一般情况下术后第 2 天即可拔除引流管。

讨　论

关于保胆取石术，即保留胆囊取出结石的手术。直到目前也有不同的观点。20 多年前曾有胆囊区小切口进腹切开胆囊取石，甚至有常规开腹手术胆总管切开探查取石，T 形管引流术附胆囊切开保胆取石术，争论的焦点是保胆取石术后结石再发需要再次手术。笔者同意有关学者的观点，认为结石再发多与结石未取净而残留于胆囊颈管内及胆囊管的解剖变异或慢性炎症有关。

经腹腔镜保胆取石术要严格的掌握手术指征和适应证：①青壮年的胆囊结石病人；②胆囊结石为数不多且症状不严重者；③病人要求保胆取石术者。以上情况均可选用腹腔镜胆囊取石术，再配胆道镜探查胆囊腔，以确定胆囊内有无残留结石，这是目前最为理想的保胆取石术。但术前需告知病人及家属，在保胆取石遇到特殊情况时，应行常规的胆囊切除。术后结石再发是不能排除的，家属及病人认可后方可从容地进行手术。经验不足的医生要严格掌握手术指征和适应证，而有经验的施术者可适当放宽保胆取石的手术适应证。

胆道的主要生理功能是通过吸收分泌和运动而发挥浓缩储存胆汁，和通过胆囊平滑肌收缩和Oddi 括约肌来实现，受神经和体液因素（胃肠道激素和代谢产物、药物等）的调节。有学者经资料统计认为，胆囊切除术后胆总管结石的生长可达 4 倍，而结肠癌、直肠癌的发病率比未切胆囊的病人高，因此保护胆囊的存在是有研究价值的。

2007 年全国首届内镜微创保胆取石大会在广州召开。有很多的顶级学者参会，裘法祖院士在大会上祝贺，并在锦旗上题词：①重视胆囊的功能；②发挥胆囊的作用；③保护胆囊的存在。

第六节　胆总管手术

一、胆道探查术

胆总管可分为自胆囊管开口至十二指肠上缘的十二指肠上段；位于十二指肠第一段后方的十二指肠后段；位于胰腺头背面胆管沟内的胆总管胰腺段和十二指肠壁内段，大多与胰管相汇合，共同经十二指肠乳头开口于十二指肠降段中部的后侧壁。在病理情况下，胆总管的解剖关系由于肝十二指肠韧带的炎性粘连，肝内胆管梗阻至不同肝叶的萎缩、肥大，使肝门明显移位（图 12-6-1），以致显露胆管十分困难，若有不慎，容易损伤肝门部大血管。

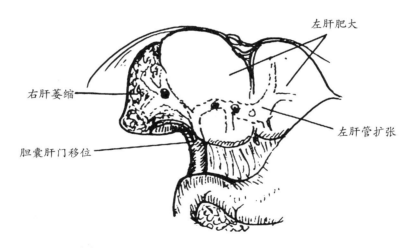

图 12-6-1　右肝萎缩致胆囊肝门移位，左肝代偿性肥大

胆总管手术既深及胆总管下段病变、Oddi 括约肌及胰腺病变，又深及肝门胆管、肝内胆管病变的诊断及治疗性手术，如缺乏认真细致、全面正规的胆管探查及手术，可遗留胆管下端病变的残留结石，肝内胆管病变、肝脏病变、肝内胆管狭窄及结石等。临床上"胆囊切除术后缝合征"主要指遗留胆管下段病变未能发现和解除所致，所以，有经验的胆道外科医生，会将胆总管的探查切口向上延长高位切开，在直视下显露出左、右肝管开口及尾叶胆管开口，从而进行相应的手术处理（图 12-6-2）。全面的胆总管探查术为：①术中胆道探查；②胆总管切开探查术；③术中胆道造影术。

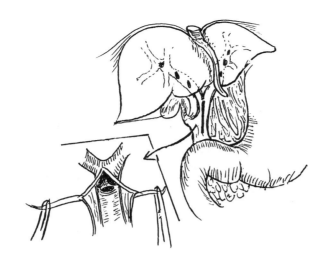

图 12-6-2 经胆总管高位切开，直视下显露肝胆管开口，以利于探查肝内外胆管

1. 探查肝脏

手术主要步骤见图 12-6-3 ~ 图 12-6-7。

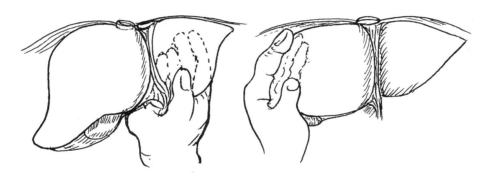

图 12-6-3 从肝脏的膈面、脏面、肝右叶至肝左叶逐叶逐段的全面探查；探查肝左叶应在肝镰状韧带左侧进行，探查右叶时用右手拇指及其余四指分别在肝膈面及肝面进行

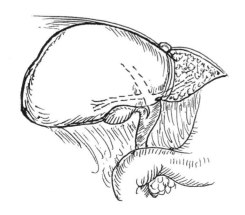

图 12-6-4 肝左叶萎缩，肝右叶肥大，肝门向左移位

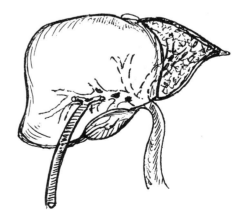

图 12-6-5 肝左叶萎缩的结果致肝门向内上挤压肝门胆管，引起高位胆管梗阻，右前叶代偿性肥大，右前叶胆管向前下方扩张延长，从肝门引流胆管十分困难，此时经肝引流右前叶胆管下段支，可获得良好的效果

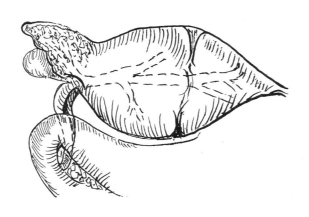

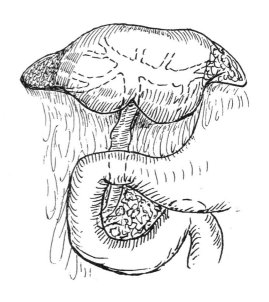

图 12-6-6 右侧肝管长期阻塞及感染，可引起右半肝严重纤维化及萎缩，肝门变位，门脉、肝动脉移向胆管前方

图 12-6-7 肝右叶萎缩、左外叶萎缩，肝呈球形肿大，肝门胆管上移。在肝胆管多处狭窄的病人，肝叶肝段多处纤维化、萎缩和相应肝叶段代偿性肥大，肝脏完全失去正常形态，因而肝总管、左右肝管的显露，切开、整形、胆道与肠道的重建手术很困难，有时难以完成

2. 探查肝外胆道

手术主要步骤见图 12-6-8 ～ 图 12-6-9。

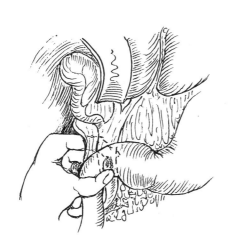

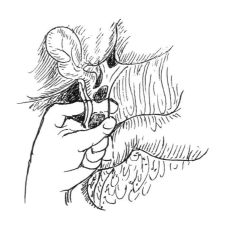

图 12-6-8 探查胆总管下段胰头部

图 12-6-9 探查胆总管上段

注：充分游离并暴露胆总管的下段时，必须游离十二指肠第 2 ～ 3 段及胰腺头部，使结肠肝曲向下分离；在十二指肠旁侧的腹膜，行 Kochre 切口，向十二指肠第 2 ～ 3 段连同胰头部向内侧分

离，直达下腔静脉前壁。充分游离并显露胆总管上段和下段后，术者以左手拇指在前，其余手指在后，自肝门依次从上到下扪摸探查，直达十二指肠上方胆总管，明确胆管的厚度、宽度，胆管内有无结石、异物、肿块以及胆总管前方有无静脉曲张，周围淋巴结肿大及硬度等；在十二指肠及胰腺头后方扪摸探查十二指肠后段及胰腺段胆管直达壶腹部。

二、胆总管探查造口术

根据术前影像检查资料，结合术中对肝脏及肝外胆管探查及术中造影。对胆道的情况已有了较为全面的了解，决定手术的方式还将最终决定于胆道的切开探查情况。通过临床实践说明有些病人的胆道切开探查是不全面的，而有的病人的胆道切开探查是不必要的，后者延长了手术和住院的时间外，少数病人尤其是胆管较细的病例，术后可能导致胆管狭窄，因此胆总管切开探查应掌握一定的指征和适应证。

该手术主要适用于：①有胆绞痛及黄疸史；②胆囊多发性小结石；③有黄疸、发热等化脓性胆管炎症状，或术中胆管抽出混浊感染的胆汁者；④有寄生虫者；⑤存在肝内胆管结石或胆管明显增粗疑有胆管结石者；⑥胆囊多个结石；⑦胰腺炎的病史，临床上有胰腺炎症，术中见胰头肿大者；⑧有上消化道出血等胆道出血情况；⑨一侧肝叶有纤维化，硬结或纤维萎缩者；⑩原发肝癌伴黄疸行手术探查者须探查胆道。

手术主要步骤见图 12-6-10 ~ 图 12-6-20。

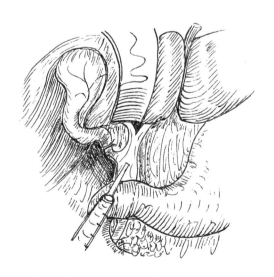

图 12-6-10　行胆总管试穿，根据周围的解剖结构仔细判断以确定胆总管

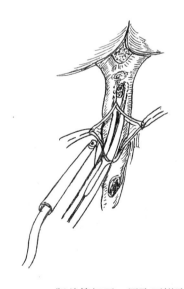

图 12-6-11　胆总管切开，用取石钳取石

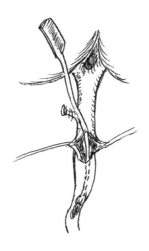

图 12-6-12　用刮石钳取石

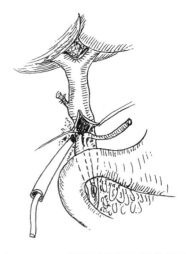

图 12-6-13　用导尿管探查胆总管下段

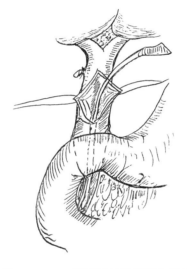

图 12-6-14　用胆道扩张器探查胆总管下段

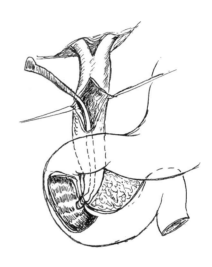

图 12-6-15　用胆道扩张器扩张胆总管下端

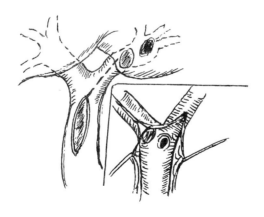

图 12-6-16　切开左肝管狭窄处探查左肝管

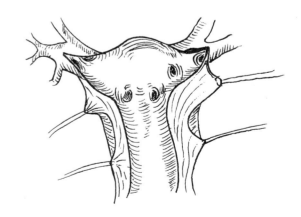

图 12-6-17　胆管高位切开以显露肝内胆管有利探查取石部

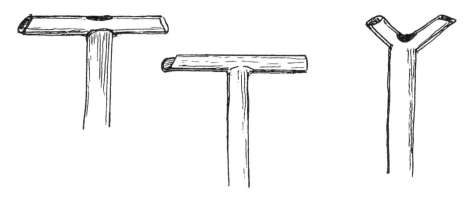

图 12-6-18 T 形管及 Y 形管

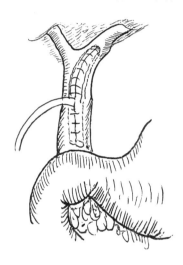

图 12-6-19 T 形管一侧端置入左肝管内

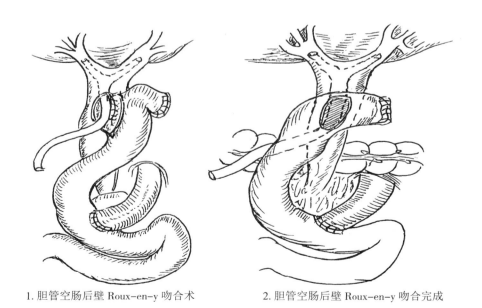

1. 胆管空肠后壁 Roux-en-y 吻合术　　　　2. 胆管空肠后壁 Roux-en-y 吻合完成

图 12-6-20　选择适当的 Y 形管置入左右肝管，长臂从吻合口引出

【术中注意事项】

（1）肝十二指肠韧带有炎症粘连、胆管解剖不清的病人，如穿刺针抽出血液，可能为穿刺过深穿透胆管后方刺入门静脉，应立即拔出针头后再次试行穿刺。

（2）重点探查胆总管有无结石、胆总管下段有无狭窄等。

（3）肝胆管结石病人胆道探查，其切口应向上延长，以能显露左右肝管开口及尾状叶胆管开口。

（4）如肝总管狭窄或左肝管开口处狭窄时，必须先将狭窄的肝管切开，才能取出结石进一步进行肝内胆管探查及取石。

（5）在左肝管狭窄及结石的病人，行左肝管取石或左肝管狭窄切开取石后，在引流胆总管同时引流左肝管，T形管短臂一侧略长，对侧略短，长侧的短臂置于左肝管内，短臂一侧置于胆总管内，长臂从胆总管引出；为了从胆总管引出双侧的肝内胆管，则可用Y形管或将T形管做成Y形，将其短臂分别置入左、右肝管内，长臂从胆总管引出；在施行肝胆管空肠吻合时，则上述Y形管长臂从吻合口的空肠端引出。

（6）胆管缝合完毕应注意观察T形管是否通畅、缝合是否严密，否则，应加以调试。

讨 论

胆总管探查术是胆道外科最基本、最常见的手术，该手术既是诊断性手术，又是重要的治疗性手术；既涉及肝外胆道尤其是胆管下端病变，又涉及肝内胆管病变的诊断与处理。因此，如不全面的胆道探查术常常遗留胆管病变（如结石或狭窄）或肝内胆管病变，影响手术疗效和预后。

1. 胆管下端的病变

（1）胆管下端狭窄的判定：有引起胆管下端狭窄的原因即原发病和病史者，如胆囊有多发性的小结石、慢性复发性胰腺炎。胆道造影显示胆道有扩张，术中可见胆总管增粗，用F8～10号尿管及4号以下的探条（扩张器）均难以顺利通过胆管下段，则可确定胆管下端狭窄。

（2）胆管下端括约肌松弛：可见于原发性胆管结石及复发性胆管炎的病人，胆道造影显示胆管明显扩张，肝内胆管积气。术中见胆管扩张达到2 cm以上，括约肌松弛，6号探条容易进入十二指肠；这类病人多因复发性胆管炎反复胆道排石，导致括约肌功能障碍，胆管扩张或反复发生胆管炎。

（3）胆管结石下段嵌顿：常为胆囊结石所继发，如是细小的胆管下端结石，探查时易遗漏，故细小的胆道探子或细小的尿管易从结石旁边滑过，胆管下端是术后残留结石的最常见部位。要注意的是胆管下端较大的嵌顿结石有时会误认为是胆管癌或胰头癌而错误的行胰十二指肠切除。

2. 肝动脉变异的处理

有时行胆总管切开探查术，取石时可见异位肝右动脉从肝总管或胆总管前方横过（图12-6-21）。在右肝胆管结石伴肝总管狭窄或左肝管狭窄的病人，为解除胆道梗阻和取出结石，常须向上延长胆总管探查切口并切开狭窄处。如右肝实质损害不重，左肝无明显变化且肝实质较好，则可结扎切断该横跨的肝右动脉，对右肝血流将无严重损害（图 12-6-22），如左肝明显纤维化萎缩，右肝代偿性肥大，肝右动脉明显增粗，切断肝右动脉后将严重影响右肝循环，有经验的医生采取的方法是充分游离肝固有动脉，将后者牵向左上方，将异位肝右动脉下方行胆总管切开及取石手术。还有学者认为如肝十二指肠炎症不重，可在异位肝动脉下方横断胆总管，缝闭远侧端胆总管，将近端胆管提出并横跨于肝动脉的前方，将肝总管断端狭窄处切开取石后，行近侧胆管与空肠吻合术重建胆道。

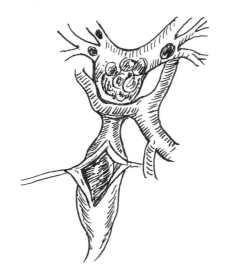
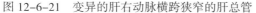
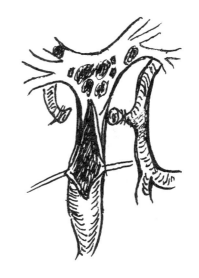

图 12-6-21　变异的肝右动脉横跨狭窄的肝总管　　　　图 12-6-22　结扎、切断肝右动脉横跨过狭窄的肝总管，以利切开狭窄的肝总管

3. 主要并发症

（1）上消化道出血：复杂的胆道术后的危重病人可发生急性胃十二指肠黏膜病变、胃底和食管下段曲张静脉破裂出血、肝内胆管溃疡出血以及胆肠吻合口出血等，以急性胃十二指肠黏膜病变出血最常见。一般统称为应急性溃疡，以应激性溃疡处理可达到止血目的。

（2）胆道出血：为胆道术后常见的并发症，大多为少量出血，一般的情况下处理效果良好。

（3）胆汁漏：单纯胆囊切除和胆总管切开引流术后 3～5 天，腹腔引流液可能出现少量胆汁样渗出液，可能由胆囊床处小胆管或极少数副肝管损伤，胆管切开处缝合因水肿愈合不佳等，待一周左右可停止。如引流胆汁量较多，多提示有较粗大的副肝管损伤或胆管损伤，应做相应处理。

（4）术后黄疸：胆道术后发生黄疸，其原因复杂，多由于肝内外胆道的梗阻，肝细胞功能的损害，术中缺氧，严重复杂的手术创伤、休克、大量输入库存血（3 000 ml 左右），以及腹腔的严重感染等因素。不同的手术方式其发生的原因后果不一样。胆囊术后 3～5 天黄疸消退，如果逐渐加重且出现时间更快，多为胆道损伤、胆道梗阻等严重并发症，可伴有胆漏。必须进行严密观察以明确诊断和妥善处理。

4. T 形管引流的处理

T 形管应妥善固定防止扭曲、受压和从胆管内拔除，两周左右情况良好可经 T 形管造影，无特殊时，可行白天夹管夜间开放，如病人无不适，3周后拔除，多数学者认为一般3周拔除比较安全。

另外，对于较复杂的胆道手术或有特殊需要，T形管引流可留置1～3个月或更长时间，如胆胰切除术致胆总管横断损伤，术中行近侧胆总管空肠吻合术的T形管支撑引流（图12-6-23～图12-6-24），T形管须留置6个月或更长时间，如T形管留置时间短，可导致术后胆管狭窄。近些年研究表明，胆肠吻合口内放置支撑导管能抑制吻合口瘢痕增生，如果在支撑6个月以内拔管，支撑管的内压解除，会再次引起吻合口瘢痕增生，如支撑9个月以后，由于成纤维细胞的增殖已受到显著抑制，因此，拔除支撑管后不再引起增生而导致狭窄。

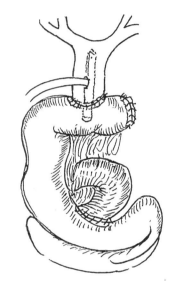

图12-6-23　T形管置于胆管空肠吻合口

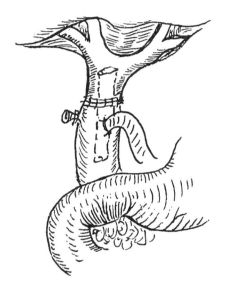

图12-6-24　T形管置于胆总管对端吻合口下方

第七节　胆总管囊肿手术

胆总管囊肿称先天性胆总管扩张症，多见于小儿，亦有一些病人成年期因胆道感染、结石形成、胆道梗阻等因素而出现临床症状。临床观察提示胆总管囊状扩张形成，多伴有胆胰管汇合异常，即胆胰管常在十二指肠壁外汇合，因合流的位置较高，故有胰液反流至胆管内。胆总管囊肿时胆汁的淀粉酶升高，支持胆胰管汇合异常的说法。由于胆总管内胆汁引流不畅，导致炎性病理改变、结石形成、肝脏损伤为随后发生癌变的基础。

胆总管囊肿或胆管囊性病变的手术方法根据囊肿的类型不同而异，一般常将胆管囊性疾病（先天性）分为5型（图12-7-1）。

Ⅰ型：胆总管囊性扩张。临床上常见约90%。

Ⅱ型：憩室样扩张。临床上少见。

Ⅲ型：胆总管开口部囊性脱垂。常可引起胆道梗阻。

Ⅳ型：肝内外胆管扩张：①多发性肝内外胆管囊肿；②多发性肝外胆管囊肿。

Ⅴ型：肝内胆管扩张（Caroli 病）；肝内胆管多发性囊性扩张。致发生溃疡，甚至癌变，其癌变率为 10%，成人接近 20%，较正常人群高出 10 ~ 20 倍，囊性扩张的胆管也可有结石形成，成年人合并胆结石可高达 5%。

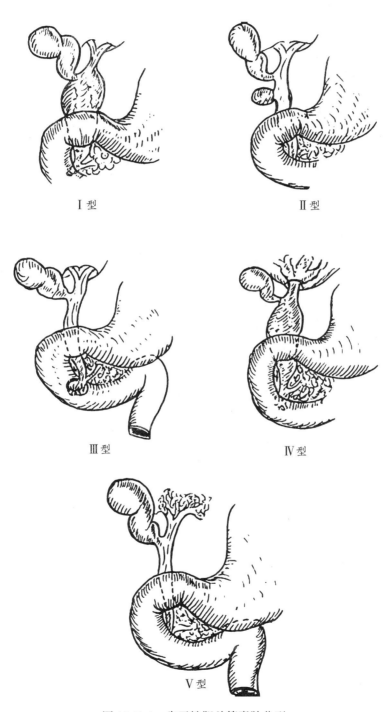

图 12-7-1　先天性胆总管囊肿分型

一、胆总管囊肿十二指肠吻合术

该手术主要用于婴儿期巨大胆总管囊肿作为过渡性手术，缺乏实施胆总管囊肿切除术必要的技术条件或病人不能接受（承受）更复杂的手术者。应注意的是，成人、儿童或婴儿期胆总管囊肿的病人一般情况良好，能承受较复杂的手术者，都应采用囊肿切除术，囊肿合并急性化脓性胆管炎或囊肿穿破者应首先行囊肿引流术（图 12-7-2）。

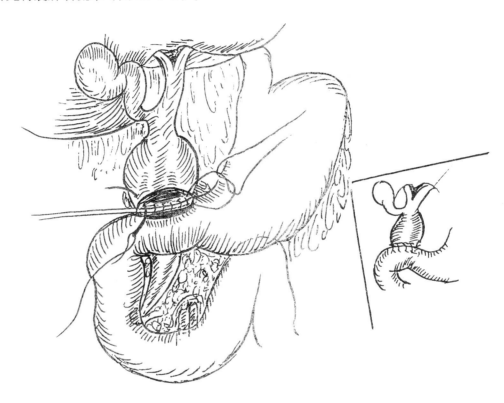

图 12-7-2 胆总管囊肿十二指肠吻合术

注意：①胃肠减压至胃肠功能恢复；②腹腔引流量及性质；③吻合口漏形成十二指肠瘘；④上行性胆管感染；⑤后期吻合口狭窄或闭塞性感染性并发症。

二、胆总管囊肿空肠吻合术

该手术主要用于成人胆总管囊肿因技术原因不能施行囊肿切除术或病人情况难以承受囊肿切除的手术者（图 12-7-3）。

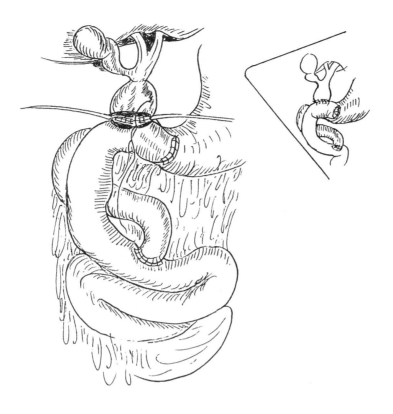

图 12-7-3 胆总管空肠 Roux-en-y 吻合术

【术中注意事项】

（1）在囊肿的低位横向切开囊壁，其长度不应少于 5 cm，因成人胆总管囊肿壁厚，以后因纤维瘢痕收缩时发生吻合口狭窄的机会较大。

（2）如空肠袢在横结肠前方提至囊肿处，注意缝合关闭系膜间的空隙。

（3）若条件许可时，可同时做胆囊切除，因囊肿空肠吻合后胆囊已失去生理功能。

（4）胆总管空肠 Roux-en-y 吻合术原是治疗成人型胆总管囊肿的常用方法，但由于内引流术没有根本的解除此病的病理基础，反而加重胆道的炎症和感染，加之晚期的吻合口狭窄和再次手术率高，特别是囊肿的恶变率高，因而当前一致倾向于采用囊肿切除术而尽量避免用囊肿空肠吻合术，特别是年轻病人。

（5）空肠断端对囊肿的端侧吻合，虽然可以减少一些步骤，但此种方式不能充分引流囊肿，并发症多，在后期可能有囊肿内结石形成和吻合口狭窄，一般可避免使用此方法。另外，吻合口一定要够大而尽量处于低位，必要时可以切除大部分囊肿壁以缩小囊腔。

三、胆总管囊肿切除术

胆总管囊肿切除术适用于囊肿管 Ⅰ、Ⅱ、Ⅲ型，病人情况能承受较复杂的手术，成年人的手术，成年病人在幼年曾行囊肿十二指肠吻合者以及囊肿有癌变而能完成手术切除者（图 12-7-4）。

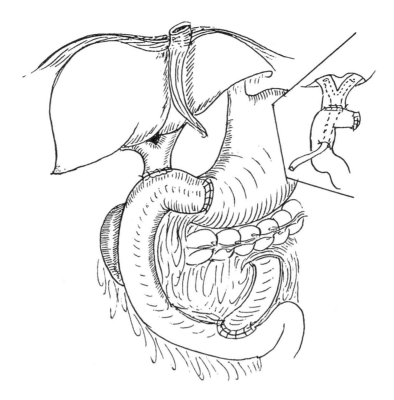

图 12-7-4　胆总管囊肿切除，胆总管空肠 Roux-en-y 吻合术

【术中注意事项】

（1）如曾行内引流术，应将原肠吻合口拆除，取囊壁送病理检查。

（2）将囊肿与肝动脉、门静脉分开，向上至左右肝管汇合下 2 cm 处切断胆管，保留扩大胆管 0.5 cm 的胆管壁以利吻合，并能减少日后吻合口的狭窄机会，一般需同时切除胆囊。

（3）对于炎症较重、周围组织粘连多的病例和再次手术时，完全切除囊肿的困难大，出血多和损伤到肝动脉及门静脉，为了保护门静脉和肝动脉，可保留囊肿后侧的纤维性囊壁，该处囊壁只行黏膜下分离。

（4）T 形管两臂分别放置于左右肝管，长臂经空肠祥引出固定。

（5）最后清理腹腔时，切忌忽略缝合关闭系膜间的空间，以防止术后肠祥疝入引起肠梗阻。

讨 论

胆总管囊肿，胰液向胆道反流，囊肿的胆汁引流不畅，使胰液激活及其对组织的刺激作用、胆盐的分解等，均是导致胆总管囊肿的炎性病理改变、结石形成、肝脏损害和随后发生癌变的基础。文献报道胆管囊肿癌变率为 2.5% ~ 15%，成人型的癌变率可高达 28% 或更高，并且在曾行囊肿十二指肠吻合术的病人中，癌变的潜伏期明显缩短。囊肿肠道内引流并不能消除胆总管囊肿的各种致病因素，反而使其加重，故此手术已逐步被放弃。

胆总管囊肿切除术的要点是避免发生副损伤，因而要注意解剖囊肿的内侧缘和胰腺段，若囊肿经病理切片证实为良性病变时，在解剖困难出血较多的部位，可将其纤维壁层留下，以避免发生不良的后果。

当切除囊肿分离至上段时必须注意留有囊肿的余地，要防止在用力牵引下剪断胆管囊肿，这样可使切缘过高，导致左右肝管部分或全部损伤，造成手术后的高位胆管狭窄，处理十分困难。另外，右肝管与左肝管汇合可以有各种解剖学上变异，时有右肝管为低位开口或分裂型的右肝管，要特别注意右后肝管开口所在，故切除囊肿上段时，应首先切开囊壁，从囊壁内查明各肝管的开口位置，然后在直视下剪出多余的囊壁。

如胆总管囊肿合并有肝内囊肿时，可考虑同时做肝叶切除，尤其是左叶，若肝内囊肿未加处理，仅做单纯的肝外囊肿切除和胆肠吻合术时，手术后往往并发肝内感染，需再次手术处理。如果合并有肝内广泛性的肝胆管囊肿，则手术处理十分困难。这类病人待条件允许时，可考虑行肝移植手术。

第八节　肝外胆管癌的手术

肝外胆管癌包括胆囊癌和肝外胆管癌两大内容，胆囊癌通常来自胆囊底，伴壶腹部和胆囊颈管的癌，实际上来自胆囊管的癌常与肝胆管癌不易区别，因到后期肿瘤侵犯至肝外胆管。肝外胆管癌分为胆管上端癌、胆管中段癌和胆管下端癌，而胆管下端癌常在壶腹周围癌的范畴。肝外胆管癌发病率近些年来有增多的趋向，根治性手术切除是此类病人得以治愈的唯一方法，这方面的进展较大，并得到了重视，特别是高位胆管癌的手术治疗方面，手术切除的成功率提高了，手术病死率普遍下降，然而更进一步地提高手术后病人长期生存率还有待更多的努力。

一、胆囊癌根治性切除术

1. 早期胆囊癌切除术

当胆囊癌侵犯至胆囊壁肌层后，便可早期淋巴转移，最初常见的是发生胆囊颈部淋巴结，然后沿胆总管右侧的淋巴转移，胆囊癌可能发生淋巴转移的情况可参照日本外科学会所制定的胆囊淋巴引流分站（图 12-8-1）。该手术主要适用于：①胆囊息肉样病变胆囊切除术或一般胆囊切除术时发现胆囊腺癌已侵犯肌层；②术前已明确诊断胆囊癌，术中未发现明显的胆囊转移；③术中未发现有明显的胆囊外广泛的转移。

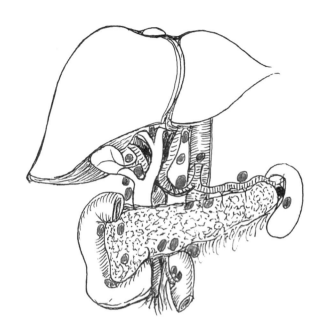

图 12-8-1　胆囊淋巴结的分站

注：①胰头上胆囊颈管上、下为第 1 站；②门静脉旁、肝动脉、腹腔动脉为第 2 站；肠系膜上血管及胰头部为第 3 站；胰体尾、肝门处为第 4 站。

手术主要步骤见图 12-8-2 ~ 图 12-8-5。

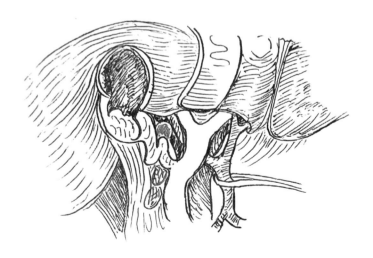

图 12-8-2　在十二指肠上缘切开肝十二指肠的前腹膜，依次分离出肝门部胆道的主干，将其牵开以利解剖肝十二指肠韧带上淋巴、脂肪组织

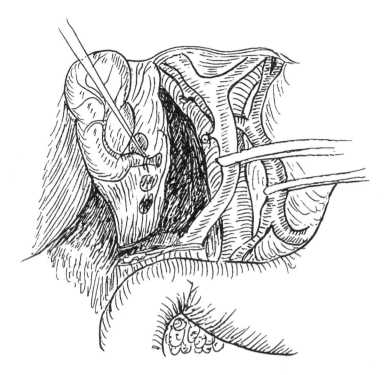

图 12-8-3　分离解剖肝动脉、胆总管、门静脉以外的淋巴、神经和脂肪组织，以达到分叉处肝横沟处，切断胆囊管，沿肝总管分离胆囊三角处淋巴、脂肪组织，切断胆囊动脉，结扎可靠，注意保护肝门主要管道，至此，十二指肠的重要结构与需切除的组织完全分开

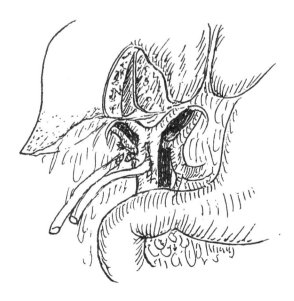

图 12-8-4　楔形切除肝中部的肝组织，连同在位的胆囊及肝十二指肠韧带上的淋巴组织一同整块切除

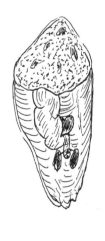

图 12-8-5　切除整块标本

【术中注意事项】

（1）根治性胆囊癌切除术是较为复杂的，手术时间长、手术范围广，术中要注意循环的稳定。

（2）从肝动脉、胆管、门静脉周围分离清除淋巴、脂肪、神经纤维组织是根治性胆囊切除术的关键。应将血管、胆管分别分离出来后再整块切除余下的组织。在清除胆总管旁和十二指肠后方的淋巴结时，应将十二指肠胰头翻转，有利于术者操作，需警惕该处有来自门静脉的分支，避免误伤。清除胰头周围淋巴结时，需将肝动脉鞘剪开，分离肝动脉之后，再将其周围的淋巴结、神经、脂肪组织切除。

（3）如已切开胆总管，因管腔一般较细，必须选择合适的 T 形管行剪裁，不能使胆管壁缝合有张力，否则会引起胆瘘等不良后果。

（4）肝切除可能是失血较多的步骤，肝中部下段楔形切除时，所遇的主要大血管是肝中静脉起始的左支及右支（图 12-8-6）。应注意将其切断结扎。若未注意到，在钝性分离时可能使肝中静脉分叉处撕破，发生难以制止的大出血。此时，应以手指按压出血处止血，然后大圆针 4 号或 7 号丝线缝合结扎止血。

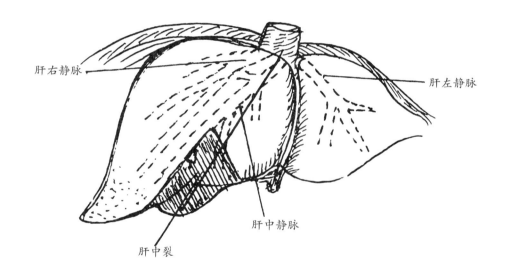

肝右静脉

肝左静脉

肝中静脉

肝中裂

图 12-8-6　早期胆囊癌肝切除范围及其与肝中静脉的关系

2. 晚期胆囊癌根治性切除术

晚期胆囊癌的手术治疗效果很差，许多病人于手术探查时已经不能切除，少数能手术切除者，术后也难已生存到 5 年。虽然有报道对晚期病例采取扩大根治术获得一定的疗效，但这方面的经验较少，多数学者认为，不能作为常规性手术。

该手术可考虑用于：①胆囊癌已有胆囊外侵犯，但常属可以切除的范围；②伴有一侧的肝内转移；③侵犯肝门部胆管（常以右侧为主），发生近端梗阻及黄疸；④肝十二指肠韧带上淋巴结转移，包括胆总管旁、十二指肠后、胰头上缘淋巴结；⑤侵及邻近脏器，常常是横结肠。

手术主要步骤见图 12-8-7 ~图 12-8-13。

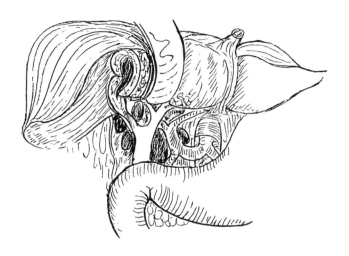

图 12-8-7 在十二指肠上缘切开肝十二指肠韧带的前腹膜，按肝动脉搏动的位置分离出
肝固有动脉，向右侧分离切断与十二指肠连系的组织，直达门静脉面前

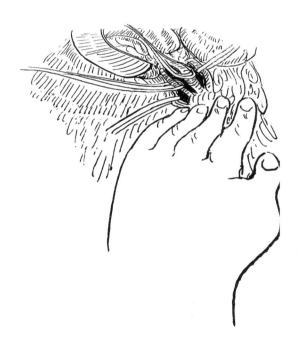

图 12-8-8 胆总管、肝动脉、门静脉分别以牵引带
牵开，以便显露分离和切除其周围淋巴、脂肪等组织

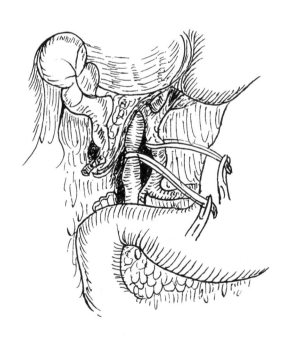

图 12-8-9 切断胆总管下端及切除淋巴组织，因
门静脉已被牵拉开所以无须受到损伤的顾忌，必要
时清除十二指肠后淋巴结

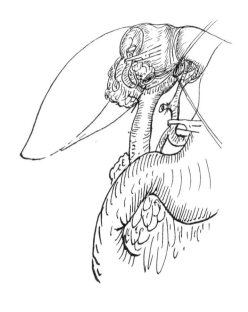

图 12-8-10　认清肝右动脉与左肝动脉，向肝固有动脉的分出部，在胆管的左侧缘部切断肝右动脉支

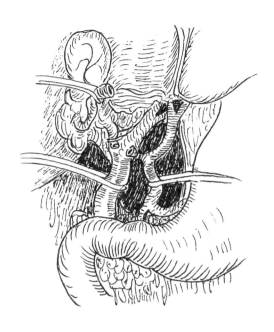

图 12-8-11　切断左肝管横部，向肝门右端分离

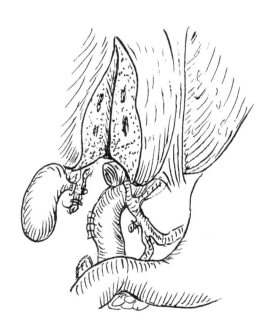

图 12-8-12　在镰状韧带右侧切断肝实质

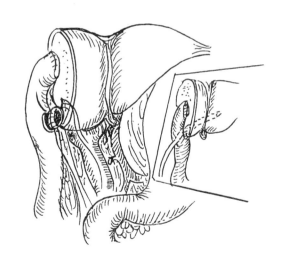

图 12-8-13　空肠左肝管 Roux-en-y 吻合术

【术中注意事项】

（1）切口选用右肋缘下斜切口，或双侧肋缘下斜切口，以适应上腹部广泛手术的需要。

（2）解剖肝门和行肝右叶切除时，需要有自动肋缘牵拉器的帮助，以增进术野显露。

（3）活组织冷冻切片检查以确定需要切除的范围。

（4）按肝动脉搏动的位置分离出肝固有动脉，向右侧分离切断与十二指肠连系的组织，直达门静脉的前面，分离出门静脉干、肝动脉、胆总管，并用牵引带牵引，便于分离解剖。

（5）胆囊癌已侵犯门静脉主干者，一般认为不能行根治手术。

（6）在镰状韧带的右侧，切断从门静脉矢状部到左内叶的分支及其伴行的胆管与血管，亦可以暂时阻断肝门的情况下，在镰状韧带右侧切开肝包膜分离肝实质，钳夹切断所遇到的管道结构直达第一肝门上方。肝左内缘的切缘与左肝管切断处汇合。空肠胆管的吻合，一般用单层缝合最好，最好是用合成的可吸收线，以免日后造成吻合处的缝线肉芽肿。

讨 论

胆囊癌一旦确诊，手术治疗效果通常不理想，尤其是晚期胆囊癌的病人，少有报道生存到 5 年，因此仍然不能作为常规性的根治性胆囊癌切除术，因为这方面的经验不多，且多数学者并不愿意去施行，特别是高龄体弱的病人，不适于做广泛的手术，严重的黄疸（梗阻性）、腹水、肠胃功能不全，手术危险性过高、腹腔内有广泛的淋巴结转移及远处转移者，是晚期胆囊癌根治性切除术的禁忌证。

术前应做好充分的准备，包括肠道准备、麻醉以气管内插管全身麻醉为好。

需要注意的是，有学者附加右肝 3 段切除或称为扩大肝右叶切除术是一复杂而费时的手术，虽然在一定程度上可增加手术的彻底性，但是否能使较多的病人得到手术后 5 年以上的生存率，由于文献上报道的资料尚缺乏大组的病例作为依据，故应在手术前充分评估，手术中以冰冻组织病理切片检查确定肿瘤的恶性程度以及可疑的淋巴结活检，亦有助于决定手术的方案。

当手术中发现门静脉主干或肝固有动脉已被肿瘤包绕时，是否还能行根治性手术，对于胆囊癌来说，此肿瘤的发展快、复发率极高，手术后生存的时间短，姑息性切除亦不可取，此时改做胆管的置管引流或肝内胆管空肠吻合更为合理。笔者近年来遇到晚期胆囊癌致肝内外胆管梗阻，尤其是肝总管尚能解剖分离出 1 cm 胆管，都行置管引流，加胃造口术后行体外胆汁转流，效果满意，从而提高了病人的生活质量。

二、胆管上端癌的手术

1. 简述

胆管上端癌或称肝门部胆管癌是肝外胆管癌的常见部位，由于现代影像学的发展，在影像学的诊断上发现有增多的趋向。胆管上端癌的早期诊断，彻底的手术切除治疗是胆道外科的一项进展。

肝门部的主要胆管癌可以并发胆管炎及肝内胆管结石。有的病人因肝胆管狭窄而施行引流或胆肠吻合术，最后由于再次手术或尸检时才证明为胆管癌。

（1）病理分型：胆管癌在大体病理上一般可分为：①乳头状型；②结节型；③硬化型；④浸润型。胆管上端癌以硬化型为多，起源于胆管分叉部的胆管癌，以其早期出现黄疸和肿瘤发展缓慢的特点，具有一定的临床病理特征。1965 年 Klatskin 报道 13 例此类病人，因此，对来源于肝门部胆管分叉部的癌肿亦被称为 Klatskin 瘤。

胆管上端癌的病情和预后常与该肿瘤的病理学特点有关。①息肉型或乳头型：此类型较为少见，若能早期手术切除，成功率较高，预后亦良好。但此种肿瘤最常在手术时误诊为良性的"乳头状腺瘤"，因而未能得到最彻底的处理而致复发。②结节型：肿瘤呈结节状向管腔内突起，瘤体一般较小，表面不规则，基底部宽，肿瘤可直接侵犯其周围组织和血管并向肝实质扩展，其程度比硬化型轻。此类病人的肿瘤，手术切除成功率高，预后较好。Todorki 曾报道 10 例病人，其中 7 例能根治切除，3 例手术后存活超过 30 个月。③硬化型：肝门部肿瘤属于这种类型者最为常见，国内有学者报告手术切除 17 例中，15 例属于此型。Weinbren 及 Mutum 报道的 23 例胆管上段癌中，22 例属于硬化型癌。硬化型癌沿胆管浸润，使胆管壁增厚，并向管外浸润形成纤维硬块，同时向肝内方浸润，阻塞肝内二级胆管分支，它亦已经侵犯至周围组织和肝组织，所以手术切除时常需做肝叶切除。硬化型癌与正常胆管壁之间的分界较清楚，但时有癌细胞可向黏膜下扩散，以致切下的胆管断端仍可发现有癌细胞。④浸润型：此类型癌肿在肝门部和肝内、外胆管均有广泛的浸润，手术时常难以确定癌起始发生于胆管的部位，一般都不可能手术切除。

（2）临床分型：胆管上端癌是指肿瘤发生在胆囊管开口以上的肝外胆管，可以发生于肝总管，肝管分叉部（Klatskin 瘤），左、右肝管的第一、二级分支。肿瘤来源的部位不同，早期诊断和手术治疗方法也有一定差别。一般根据肿瘤发生的部位分成 4 型，但在一些晚期病例，由于肿瘤浸润的范围较广泛，有时很难确定类型。在我国，由于肝内胆管结石比较常见，有时胆管癌可能发生在胆管结石的基础上，故应加上是否伴有胆管结石这一项内容为好（图 12-8-14）。

（3）影像学检查：在 20 世纪 80 年代前，胆管上端癌被一直认为是一种少见病，诊断困难，许多病人被误认为"传染性肝炎"，甚至剖腹探查时仍然未获得正确的诊断。由于当今的影像学迅速发展，对胆管上端癌的认识才有明显的改变。胆管上端癌的特征主要有：①进行性加重的无痛性梗阻性黄疸；②肝肿大；③胆囊不能触及或空虚；④肝内胆管扩张；⑤胆总管不扩张；⑥肝门部肿块。当有以上情况发现时，胆管上端癌的诊断一般可成立。

关于影像学检查：①首选超声检查，可见肝内胆管扩张或见到胆管肿物；超声检查可了解门静脉及肝动脉有无侵犯；内镜超声探头频率高且能避免肠气的干扰，检查中下段和胆管上端癌的浸润深度的准确性分别到达 82.8% 和 85%，在超声的引导下还能做 PTC 检查，穿刺抽取胆汁作 CEA，CA19-9，胆汁细胞学检查或穿刺肿瘤活检。② ERCP 对下段胆管癌诊断帮助较大，或术前放置内支架引流用。③ CT、MRI 能显示胆管梗阻的部位及病变的性质等，其中三维螺旋 CT 胆道成像和 MRI 胆胰管成像（MRCP）将逐渐代替 PTC 及 ERCP 等侵入性检查。④核素显影扫描、血管造影有助于了解肿瘤与血管的关系。

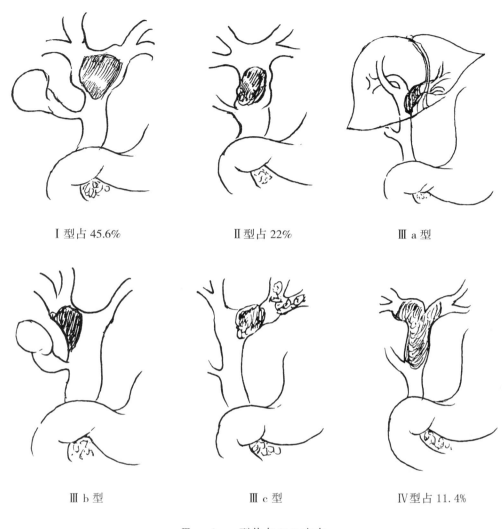

I 型占 45.6%　　　　　II 型占 22%　　　　　III a 型

III b 型　　　　　III c 型　　　　　IV 型占 11.4%

III a、b、c 型共占 21% 左右

图 12-8-14　肝门部胆管癌（Klatskin 瘤）的分型（Bismuth 临床分型）

（4）外科治疗：胆管上端癌生长较缓慢，然而因其处在肝胆管分叉部的关键位置，预后极差，绝大多数病人在 1 年内死亡，而且病人极其痛苦。因此，均应根据实际情况而分析评估是否能行根治性手术，若无可能，是否能做减黄、减轻症状的手术，若无手术条件，是否能做穿刺置管内引流或外引流（PTCD）。如因肿瘤侵犯或压迫十二指肠造成消化道梗阻者，可行胃空肠吻合术恢复消化道通畅，总之，目的是尽量提高病人生存期的生活质量。

①肝门部胆管癌根治性切除的标准是肝胆管的断端和周围软组织不残留癌细胞，假如有残留的癌细胞则只能作为姑息性切除。文献上报道中能达到根治性切除者极低，如 Pinson1988 年报道的 12 例"根治性"切除术中，11 例发现胆管断端仍有癌细胞。故只有早期手术才有可能提高根治性切除率。胆管上端癌的根治性切除是一创伤大、复杂而较为困难的手术，重度黄疸、广泛肝切除、原有胆道感染等均是增加手术病死率的主要因素。

②内引流术：肝内胆管胃肠道内引流术是手术时不能切除的胆管上端癌病人首先选择的手术方案，它可以减少长期置管、大量胆汁流失、胆道感染等给病人带来的痛苦。虽然对此观点仍有学者持不同的意见，施术者应根据自己的经验及条件来慎重地分析实施手术方案。

③置管引流术：肝门部胆管癌可用内置管引流，即将癌肿的阻塞部扩张之后，分别向左右肝管置入导管，导管远端置入胆总管内，缝合胆总管上切口，保存了 Oddi 括约肌。此种手术方法获得了较好的早期疗效，病人的生活质量较好。笔者近年来行胆总管或肝管左右开口以下未侵及的胆管切开扩张，置入适当的 T 形管或 Y 形管尽量放置至左右肝管，加胃造口置管远端到十二指肠降段以远的水平段，术后待肛门排气后 T 形管与胃造口管连接（图 12-8-15）。明显梗阻性黄疸的病人肝功能显著改善，由于取消了引流袋随身携带，行动自由，明显地提高了生活生存质量。

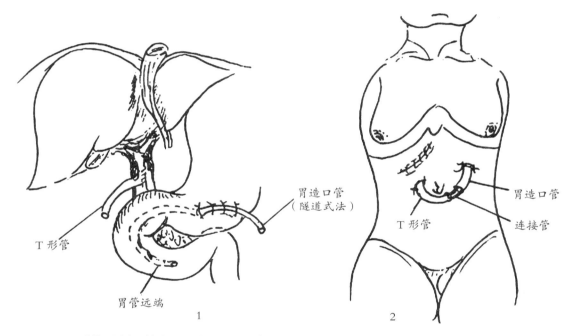

1. T 形管 + 胃造口管（Witzel 法）；2. T 形管与胃造口连接，使胆汁回流至十二指肠乳头的附近

图 12-8-15　经腹体外胆汁转流

2. 胆管上端癌根治性切除术

该手术主要适用于：①临床确诊为胆管上端癌累及肝管的分叉部，如无手术禁忌及病人一般情况能耐受手术，而又有适当的医疗条件时，均可选择根治性切除术。②如有一侧肝内转移或限于肝门部肝十二指肠上淋巴结转移可做手术切除。③有肝叶增大，另一侧萎缩者，可切除萎缩的肝叶侧。④诊断为胆管的乳头状腺瘤、乳头状腺癌、高分化的肝管分叉处癌，若首次未行根治性手术，无手术禁忌证时，可再次行手术切除。

手术主要步骤见图 12-8-16 ～图 12-8-39。

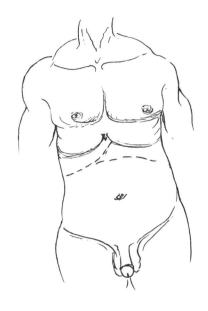

图 12-8-16　采用右肋缘下切口，若肝脏左、右叶明显肿大，可采用"屋脊"形双肋缘下切口，显露更好

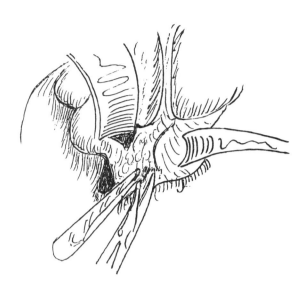

图 12-8-17　当确定实施根治性切除时，首先应在肝十二指肠上缘剪开十二指肠前面的腹膜

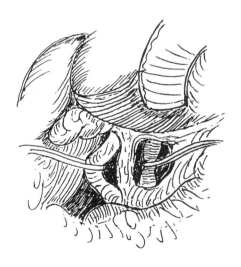

图 12-8-18　牵开肝动脉，清除门静脉周围的淋巴脂肪组织，提起门静脉，分离出胆总管下端将肝十二指肠上的淋巴组织整块切除

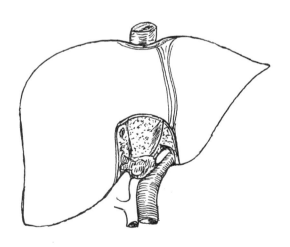

图 12-8-19　若肿瘤在肝门部的位置较深，在处理肝门部之前可先行肝方叶切除，尤其是肝方叶肥大下垂者，以增加手术野的显露

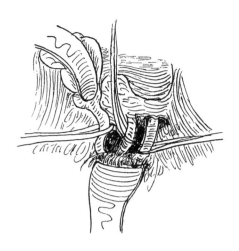

图 12-8-20　分离肝固有动脉、门静脉及胆总管，应注意异位肝右动脉

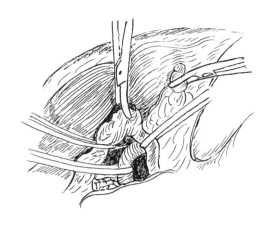

图 12-8-21　切断胆总管向上牵引，远端关闭

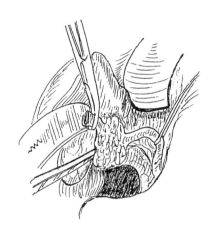

图 12-8-22　从门静脉的前面向上解剖分离

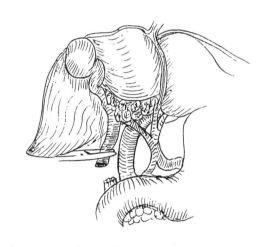

图 12-8-23　将胆总管向下牵引分离肝门横沟前缘

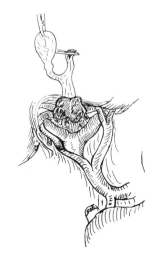

图 12-8-24　向上牵引胆囊胆管将肿瘤与门静脉分开

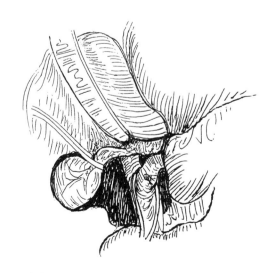

图 12-8-25　显露肝门横沟的左侧端

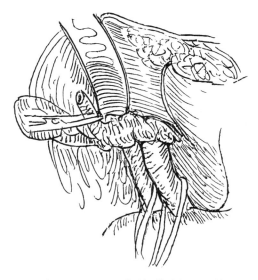

图 12-8-26　显露肝门横沟的左肝管

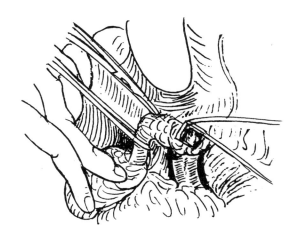

图 12-8-27　左肝管切开后逐步横向剪开其周经，直至将其横断，近端断端缝牵引线作为标记，而远端侧作为牵引线，以利于切除胆管的分叉部

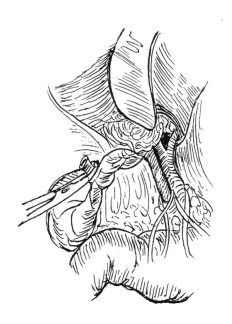

图 12-8-28　以胆总管断端和左肝管断端作为牵引，沿门静脉前壁将门静脉分叉部与胆管肿瘤分开，只做胆管分叉部切除时，门静脉的左右支可以完全保留

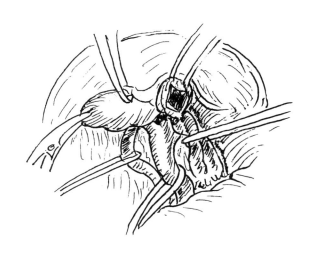

图 12-8-29　切断左侧肝管时，若切断平面较靠近胆管分叉部，肝门的左端可能只有一较大的左肝管开口

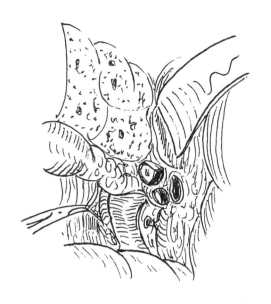

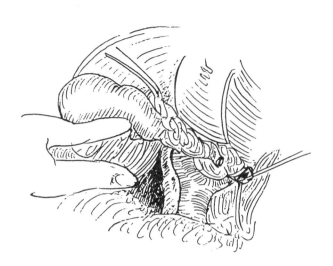

图 12-8-30　若左肝管的切断平面接近左肝裂时，左侧肝内胆管开口则不只是一个，常有 3 或 4 个，包括左内叶、左外叶、尾状叶的开口，有时左外叶上、下段的胆管分别有开口

图 12-8-31　向右侧切除胆管的分叉部肿瘤时，由于尾状叶的肝管及右后叶的肝管结构的原因，需将胆囊、胆总管、左肝管断端，一条向右侧牵引，才能显露胆管分叉部的深面

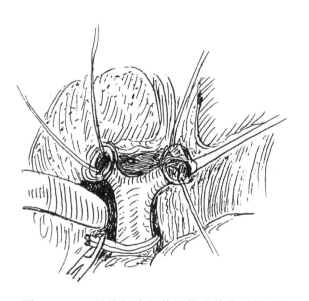

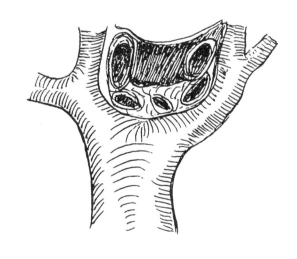

图 12-8-32　整块切除肝外胆管及其分叉部的肿瘤、胆囊、肝十二指肠的淋巴结、脂肪及神经组织等，肝门部留下左、右肝管开口，备重建修复

图 12-8-33　门静脉分叉处以上的肝门横沟内，有大小不一的多个肝内胆管开口，可多至 8 个，与门静脉分支间的关系密切，在手术处理时应注意避免损伤门静脉

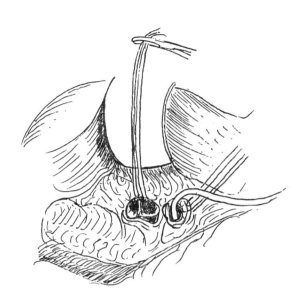

图 12-8-34　待横结肠下方手术处理如切断空肠，关闭系膜间隙等完毕后，将肠祥拉至肝门部备吻合用

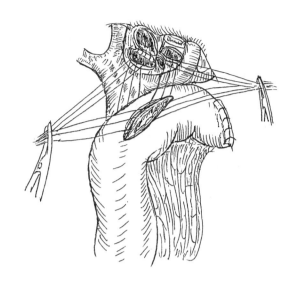

图 12-8-35　将胆管开口作为一个整体与空肠祥 Roux-en-y 吻合

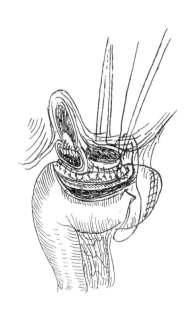

图 12-8-36　将起初缝于肝管开口前壁的缝线取下，逐一从外向内缝过空肠上口的前缘，待全部缝完后逐一打结在肠腔内，肠黏膜自然内翻

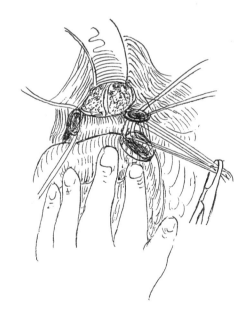

图 12-8-37　当上段胆管癌切除后，肝门部有明显扩张的左、右肝管，两者相距较远不能靠拢，亦分别的肝管行空肠吻合法

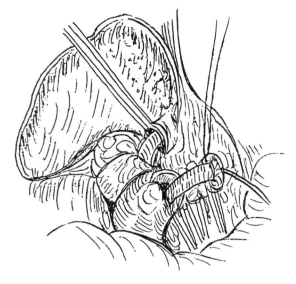
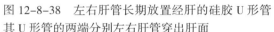

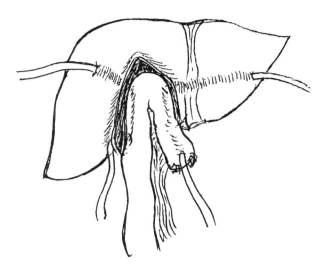

图 12-8-38　左右肝管长期放置经肝的硅胶 U 形管
其 U 形管的两端分别左右肝管穿出肝面

图 12-8-39　U 形管放置完毕，将空肠缝合固定于
肝门处，使其位置应自然，避免成角扭转。上端肿
瘤切除后 U 形管的放置可根据术中发现选择合适的方式

【术中注意事项】

（1）胆管上端癌广泛淋巴结转移较为少见，更为常见的是癌组织向周围浸润，在肝门处形成一硬块，冷冻切片常显示为癌细胞向结缔组织浸润，神经周围淋巴间隙侵犯是常见的，亦是胆管癌局部转移的主要形式。因此，手术探查时常发现肝门处肿块边界不清楚，比较固定，这并不是不能手术切除的标志。确定胆管分叉处癌肿能否切除的主要标志之一是肿瘤与肝门部主要血管的关系。

（2）探查当确定根治术切除时，根据肝动脉搏动的位置分离出肝固有动脉，将肝动脉牵起后向下分离至与胃十二指肠动脉汇合处，清除肝动脉内侧的淋巴、神经、脂肪组织，向上方继续分离。

（3）如肿瘤的位置较深，必要时在处理肝门部之前，可先行肝方叶切除，以增加手术野的显露。

（4）肝动脉的解剖学变异较为常见。其中最常见的变异是肝右动脉的异位起始，通常是来源于肠系膜上动脉，手术时应触扪胆总管的后方有无动脉搏动，如有此变异时，应将肝右动脉从其周围的淋巴结、脂肪组织分离，与胆管整块切除。

（5）肝门横沟右端处管道系统的关系常有变异。常见的有：①门静脉的右后分支过早，位置低，门静脉右干很短；②肝右动脉前后支分支过早；③异位起始的肝右动脉从胆囊颈后方进入右肝门；④若为分裂型右肝管，则无右肝管主干，右后段肝管常从分叉部分出，故在此步骤时难以发现。

（6）在肝门部的管道系统的解剖关系复杂，变异多，难以预知，手术时应用穿刺针抽吸分辨是血管还是胆管，避免发生血管损伤大出血。

（7）由于肝门部胆管与血管壁与门静脉分叉部甚为贴近，故在缝合进针时应清楚的识别，严防缝透门静脉壁以致当即或术后发生出血。

（8）在放置 U 形管的两端，常是经左外叶和右后叶下段的肝面穿出，宜将肝组织围着引流管缝紧，以免术后发生胆漏。

讨 论

（1）胆管上端癌（Klatskin 瘤）根治性切除是腹部外科较为困难而复杂的手术，加之病人常伴有梗阻性黄疸、营养不良，病程长者常合并胆汁性肝硬化，肝功能明显损害。手术时间往往较长，失血量多。因此，施术者在手术过程中应随时注意病人整体情况，要保持足够的尿量，防止发生低血压。如病人的心血管情况不稳定时，应当机立断，修正手术方案以适应于病人的一般情况。

（2）在探查确定手术方案即能否行根治性切除，主要是根据肿瘤沿胆管浸润的范围以及肝门部主要血管是否受到侵犯。术前的胆道造影摄片虽然重要，但是，有经验的医生真正确定胆管切除的平面还是依靠术中探查情况来决策。

（3）胆管上端癌大多是高分化腺癌，转移是向邻近软组织如血管、神经的局部浸润生长，神经纤维周围淋巴间隙转移是其特点，淋巴结转移及远处转移者较少，因而，根治性切除，将肝胆管与门静脉彻底从其周围组织游离，使其"骨骼化"是十分必要的，此措施有利于将胆管上端癌及其周围组织整块切除。

（4）胆肠通道的重建是根治手术的另一关键性步骤，胆管分叉部肿瘤切除后，可留下大小不等的多个开口，最多 8 个，要将这些胆管开口逐一吻合是极为困难的。比较适宜的是将这里开口作为一个总的开口处理，即将空肠黏膜缝于胆管外周的纤维鞘，亦做一肝门空肠吻合，此法既简便又可减少吻合口瘘的机会。

关于是否长期置管支撑还是带管时间不少于 6 个月，可根据全身情况和造影后观察显影情况施术者抉择。

第九节　肝胆管结石的手术

肝胆管结石是原发性胆管结石的组成部分，近年来肝胆管结石病例的治疗有很大的进步，我国肝胆管结石在结石性胆道病中仍有较高的发病率。由于肝胆管结石所处的解剖位置较特殊，病理改变复杂且严重，对肝脏及全身损害较大，因而它是非肿瘤性胆道疾病死亡的主要原因。当前应用胆道镜取石、碎石、溶石等方法，虽能解决一些残留结石的问题，但尚难以达到彻底解决；而且因结石的梗阻与感染所造成的胆道与肝脏的损害，如肝胆管狭窄、胆管扩张、胆流停滞、肝脏纤维化、萎缩等也不会由于结石的取净而有效解除。如何有效地降低肝胆管结石造成的高病死率和再手术率，仍然是胆道外科治疗中的要点。

手术治疗的基本要求是解除梗阻，去除病灶，通畅引流。大多的临床资料统计表明，在各种各样的手术方式中，能满足前述的要求效果就好，否则残石率的复发率较高。上述的三个要求是紧密的关系，相互补充，缺一不可的。而能解除梗阻是手术的关键，去除病灶是解除梗阻的主要手段，用以通畅引流的胆—肠内引流术必须以解除梗阻去除病灶为目标。中西医结合治疗也只有完成上述三个基本要求后方可得以奏效。

一、肝胆管探查术

肝胆管探查术通过肝总管联合胆总管的切开来完成。需要一个高达肝门的肝总管开口，在直视下对各主要肝管和尾状叶肝管开口进行探查并进而探查二级肝管的开口，弄清结石、狭窄等阻塞因素和肝管的病变，有时常要联合其他手术才能达到要求。

手术主要步骤见图 12-9-1 ～ 图 12-9-2。

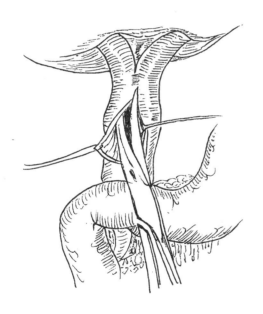 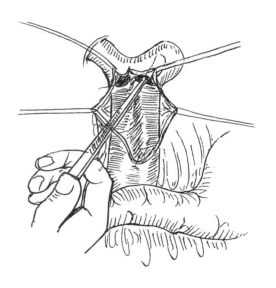

图 12-9-1　通过高达左右肝管分叉的高位胆管切开，直视下可见左右肝管和尾状叶的肝管开口

图 12-9-2　用胆石匙逐一对左右肝管及尾状叶肝管进行探查，结合术前印证的肝胆管结石、狭窄的部位和范围，取出肝管开口或一级分支开口处的结石

二、肝胆管结石清除术

该手术主要用于 1 ～ 2 级胆管内的结石，因急性胆管炎胆管引流术后的结石未予以清除以及以往胆道手术后肝内胆管残留结石或结石再发引起症状者。

手术主要步骤见图 12-9-3 ~ 图 12-9-10。

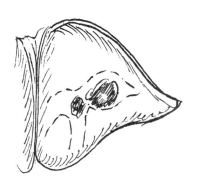

图 12-9-3　肝左外叶结石经肝实质肝管切开取石，游离左肝外叶，并以左手握持将肝内结石定位

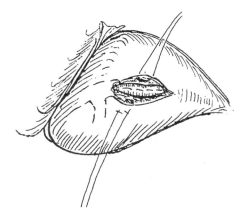

图 12-9-4　沿左肝管走行方向纵向切开肝包膜，以刀柄钝性分离肝实质，扩张胆管显露明显，肝实质小量出血可电凝或缝扎止血

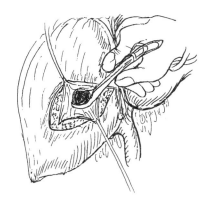

图 12-9-5　用细丝线悬吊牵引左肝管前壁并沿其纵轴切开，以相关器械逐一取净结石，并保证与肝门肝管相通

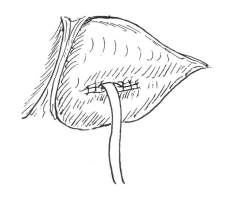

图 12-9-6　向左肝管内置入大小适宜的 T 形管，缝合肝管及组织，并固定肝管引流的 T 形管

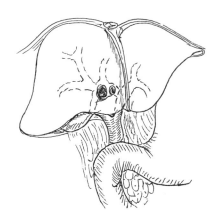

图 12-9-7　位于前叶上段支肝管内的孤立或溶解的结石，往往有肝管汇合口异位存在，常难以有效地取出

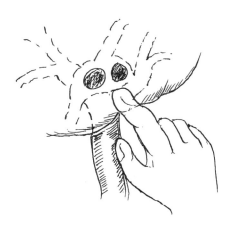

图 12-9-8　如结石距表面较浅，多可扪及定位，并由助手牵引肝圆韧带，以定位结石

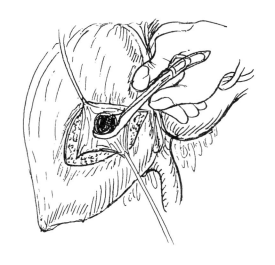
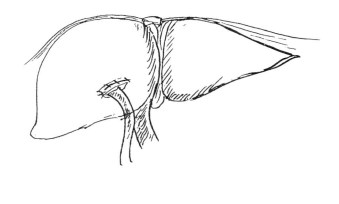

图 12-9-9　切开肝包膜，钝性分离肝实质，抵达右前上支肝管表面，以细丝线作牵引，切开肝管取净结石

图 12-9-10　放置大小合适的 T 形管，对开口于左肝管的狭窄部，可以 T 形管之一臂悬吊牵引。保留一定的长度作为支撑，以避免狭窄加重，再生结石

【术中注意事项】

（1）肝胆管结石的清除要认真、细致和有耐心。尽量完成肝胆管结石的清除，而尽力不把它余留给手术后的器械取石。

（2）胆管结石的清除手法要轻柔，操作要准确，切忌动作粗犷，以避免胆管壁的机械性损伤，甚至造成撕裂出血；还要避免反复加压冲洗。

（3）清除结石时，有时可对病侧肝脏做轻柔按摩，以使肝内小胆管的结石得以松解或下落，利于清除结石。

（4）胆管扩张的病人，在大部分结石清除后，若肝内外胆管扩张，术者可用手指伸入胆管探查，以进一步明确是否有残余结石，以及所在位置，尽力将结石取净。有条件时应用胆道镜进行探查协助取石。

（5）应注意操作要十分轻柔，避免手指过粗及械物损伤胆管。

（6）长时间的机械取石时，切忌对胆道加压冲洗，术中必要时使用广谱抗生素。

讨　论

肝胆管结石、肝胆管狭窄尤其是有重症胆管炎反复发作、长期梗阻性黄疸的病人，局部和全身情况往往都很差，在进行各种检查诊断的同时，应做好充分的术前准备：①如扩充血容量，保持水盐代谢和酸碱平衡，尤其要注意慢性脱水和低钾血症的纠正；②加强营养状况的改善；③检查凝血机制并纠正可能出现的异常；④注意保护肝、肾功能；⑤保护和支持机体的应急能力，有助于平稳渡过手术后创伤性反应；⑥对于戴有外引流管的病人，瘘口局部的皮肤准备要及早进行。

对手术后出现的败血症，由于手术激惹引起。术中宜用抗感染药物，注意术中操作应轻柔，保护器官组织。如术后出现胆汁引流管（腹腔引流管）流出较多的胆汁，必要时在引流管口处另置引流或负压吸引引流。要注意保持引流管的通畅。当管道有填塞，可出现术后胆道感染、胆汁渗漏、梗阻性黄疸等。其发生的原因多为：①肝内残留结石下降的阻塞；②胆管的渗血或出血，血凝块堵塞；③寄生虫（蛔虫钻入）；④细小的结石在引流管内堆积。应及时给予相应的处理。如 12 天后仍有堵塞，可拔除 T 形管，改为相应大小的导尿管置入引流。

三、肝部分切除术

肝部分切除治疗肝胆管结石是 1958 年由黄志强教授首先创用，经多年的临床实践证明，有效地提高了我国肝胆管结石的远期疗效。这一经验已得到了一致的肯定，该手术主要适用于：①局限于一侧或一叶的多发肝胆管结石，难以用一般的技术清除者；②一侧或一叶胆管结石或狭窄，伴有肝组织纤维化、萎缩者；③一侧或一叶胆管结石或狭窄，伴有多发性肝脓肿或肝管积脓，肝内外瘘形成者；④位于一侧或一叶肝内胆管扩张伴结石；⑤局限于一肝段的肝胆管狭窄和结石者，或囊性扩张病伴有癌变者；⑥肝门部胆管结石和狭窄，为了显露、解剖肝门结构，需切除增生、肿大的部分肝左内叶者。

1. 肝左外叶切除术

肝左外叶肝内胆管结石是肝管结石发生率最高的部位，肝左外叶切除也是最常用的肝部分切除手术。在肝外科技术日臻成熟的今天，肝左外叶切除已较少解剖、分离结扎肝门血管，在断肝时可需要短时阻断肝门或不阻断肝门，多数情况下以手法控制左叶间裂即不会有太多出血。

手术主要步骤见图 12-9-11～图 12-9-14。

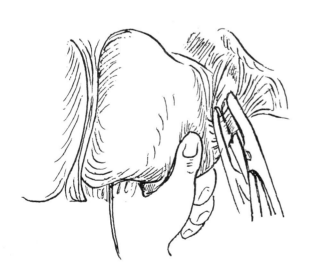

图 12-9-11 分离切断肝圆韧带缝扎止血，向下牵引肝左外叶，显露剪开左冠状韧带，钳夹剪断左冠状韧带并予贯穿缝扎

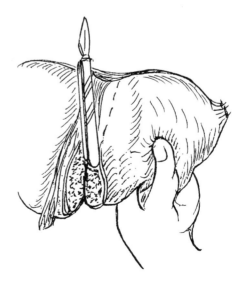

图 12-9-12 在距镰状韧带左侧 1～1.5 cm 处切开肝包膜，由边缘向上钝性分离肝实质，钳夹，切断结扎切面的血管与胆管

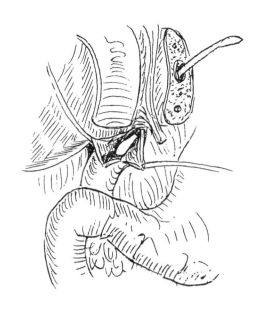

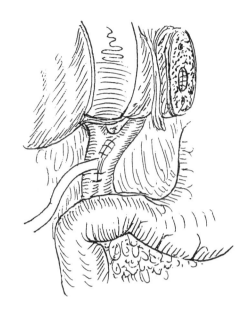

图 12-9-13　清理处理肝断面的出血点，以胆石匙探查左肝管及内侧肝管分支，清除其中的结石

图 12-9-14　如无肝内胆管空肠吻合指征，即将左外叶上下段肝管支断端缝闭，置放 T 形管，引流断面用大网膜覆盖

【术中注意事项】

（1）左三角韧带内含血管，甚至有扩张的胆管分支，切断后应妥善结扎或缝扎。

（2）在操作时应将贲门及食管用纱垫隔开，以免误伤。

（3）应在肝断面处理血管，勿伤及门静脉左干及矢状部。

（4）在肝断面钳夹、切断肝左静脉时，勿损伤汇入的肝中静脉。

（5）伴行于肝管旁之肝动脉，应在直视下单独结扎，以免术后出血。

（6）肝断面的覆盖，如镰状韧带正常者，可分离其韧带包埋缝合肝断面的后缘，显得更圆满，且有一定的压力起压迫止血作用，笔者认为此法优于大网膜覆盖。置放引流管的部位紧贴肝断面为宜。

2. 肝左叶切除术

肝左叶切除即切除左内叶和左外叶（左半肝切除术）。该手术主要用在左肝管开口狭窄或结石嵌顿等长时间的肝管梗阻所致的左半肝纤维化、萎缩。当结石狭窄但未造成肝实质的改变时，一般不采用左半肝切除术。

手术主要步骤见图 12-9-15 ~ 图 12-9-16。

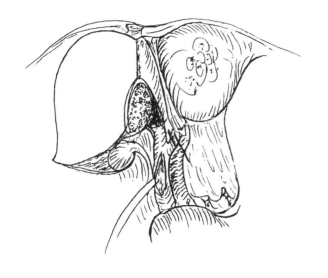
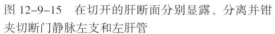

图 12-9-15　在切开的肝断面分别显露、分离并钳夹切断门静脉左支和左肝管

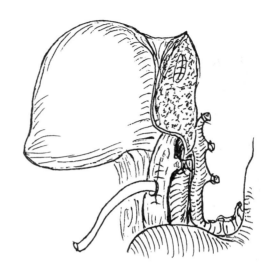

图 12-9-16　在近第 2 肝门的肝切面分离肝左静脉，并将其钳夹切断，而后分离肝组织，缝扎各血管断端，完成肝左叶切除

【术中注意事项】

（1）纤维化萎缩的肝左叶，常与周围组织有较多致密粘连，应细心分离，彻底止血。

（2）胆管周围有致密粘连、增厚的纤维瘢痕组织，使在鞘内分离左肝管及门静脉左干特别困难，此时可分离、显露门静脉干，以备断肝时短时间的阻断用。

（3）在肝横裂的左侧，细心分离左肝管，左门静脉干，并分别结扎。

（4）断肝时，在肝切面上要注意辨认保护肝中静脉主干，只切断其来自肝左叶的分支。

（5）尾状叶的左侧段常增生肿大，并不需一并切除，尾叶左、右支肝管内的结石，可通过肝管探查取石。

3. 肝右叶切除术

处理肝右叶的肝管及其主要分支内结石的肝右叶切除术，具有一定的特点：①因结石阻塞和急性胆管炎反复发作，肝右叶与其相邻的周围组织有广泛而致密的粘连。②长时间的右肝管或其主要分支的梗阻和复发性感染导致右肝大范围损害，门管区纤维化导致相应的肝组织萎缩。③左叶肝组织代偿性增大，使肝失去正常的形态和左右叶间的比例。并逐渐发生以下腔静脉为轴心的顺时针方向旋转变化，从而使有病变的肝右叶被推挤至右后方，使得手术的显露处理很困难。④肝右叶无纤维化及萎缩者，由于肝左叶肥大增厚，加之炎症充血，致手术费时、创伤大、创面宽、出血和渗血多、术后并发症多，因而肝胆管结石行肝右叶切除术时，既要求定位准确，又要求娴熟的手术技术，从多方面衡量，力求手术安全、顺利，以求术后效果近远期都满意。肝右叶胆管结石的发生率比左叶低，因此，应用肝右叶切除的机会相应减少。

手术主要步骤见图 12-9-17 ~ 图 12-9-20。

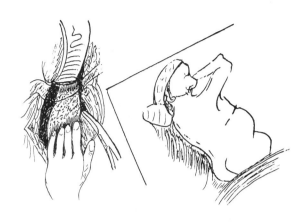

图 12-9-17 取 45° 侧卧位，右肋下由剑突至腋中线长斜切口，切断肝圆及镰状韧带，拉钩牵开右侧肋弓

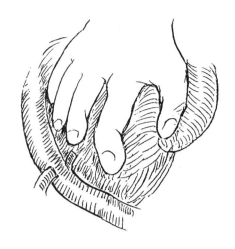

图 12-9-18 分离肝右叶与各组织间的粘连，向肝右方充分游离，其右后上方应抵近肝后下腔静脉之右侧壁

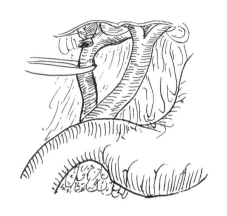

图 12-9-19 控制右肝血流，减少断肝时出血，或用肝十二指肠韧带上间隙阻断全肝入肝血流

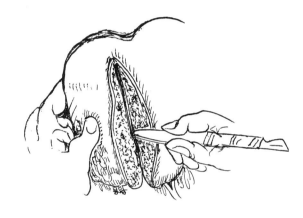

图 12-9-20 纤维化的肝组织常有明显的界限，断肝时应注意保护肝中静脉，只需切断其右后侧分支，接近肝后下腔静脉的结构无须逐一分离，可距下腔静脉 1.5 cm 处断肝

【术中注意事项】

（1）分离右冠状韧带的严重粘连及右后叶肝裸区时，应细心辨认，在牵引或翻转的过程中用力不应太大，以免撕裂肝后下腔静脉。

（2）分离右后叶靠近下腔静脉时，注意勿损伤和撕裂右肾上腺静脉和肝短静脉，应在断肝时连同肝组织一并钳夹，切断，以减少出血的危险。

（3）肝断面应充分止血，大的肝管断端在取净结石后，细心缝闭，以大网膜覆盖肝断面，并放置好引流物。

4. 肝段切除术

肝段切除术一般情况下都采用 Couinaud 的肝段划分法（参见第十一章的肝脏分叶分段）。在肝外科的发展至今已能为去除某一区域肝管内的结石或狭窄梗阻，有针对性地选择进行小范围的肝段切除，既不过多的损失肝组织，又能达到良好的治疗目的。

手术主要步骤见图 12-9-21 ~ 图 12-9-26。

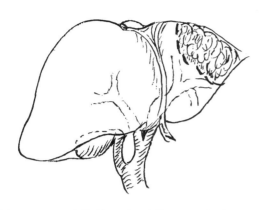

图 12-9-21 在控制左肝血流情况下，切除肝内胆管结石Ⅱ段，肝断面血管胆管可靠

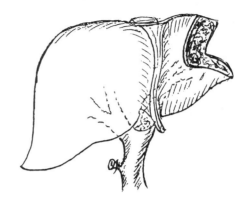

图 12-9-22 Ⅱ段肝切除术后肝左外叶上的断面结扎，创口可不缝合，放置膈下引流

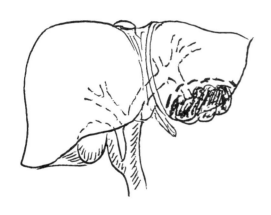

图 12-9-23 Ⅲ段肝内胆管结石

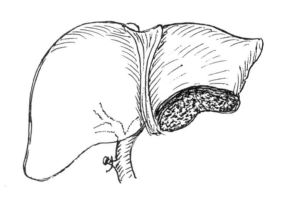

图 12-9-24 左肝肝胆管结石Ⅲ段切除断面，断面的肝管残端缝闭，断面用大网膜覆盖

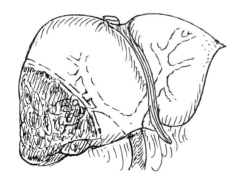

图 12-9-25 肝Ⅵ段切除，切除范围与肝段胆管内结石的关系

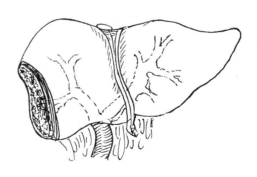

图 12-9-26 肝Ⅵ段切除，其断面管道缝扎并用网膜覆盖

【术中注意事项】

（1）肝段切除术，术者应熟知肝内解剖结构，因肝段是一个小区域的主体解剖概念，仍以门静脉分支为中心，表面均无明确的界限。

（2）一般情况下肝段切除应由浅入深，由下而上的程序，边切开分离，边钳夹，结扎血管充分止血，到达近后部肝后腔静脉时，应将游离的病损肝脏轻轻托起，再细心分离，在下腔静脉的前方结扎、离断。切除时避免用力牵拉致撕裂出血。

（3）Ⅵ段的肝内胆管结石的手术比较困难，因其位置深并且合并有肝后叶的肝管狭窄，切除时应首先切断肝右三角韧带和右冠状韧带，游离肝右叶，在右肝后垫以纱垫，使Ⅵ段能得到较好的显露。

第十节　胆肠内引流术

胆肠内引流术是胆道外科中常用的手术，常用以治疗胆道良性和恶性的梗阻，并且常是一些胆道和胰腺手术的组成部分。我国的原发性胆管结石及胆道感染较为常见，因而胆肠吻合术在胆道外科中应用更为常见。胆肠吻合术包括自肝内胆管、胆囊、胆总管等部位的胆道吻合，而在肠道方面则有应用十二指肠或空肠之分。Oddi 括约肌切开成形术也是胆肠吻合术的一个内容。如何做好胆肠吻合术，在国内，这些年来对不同类型的胆肠吻合术的讨论很活跃，各种新的手术设计方法亦屡见报道。然而评定一种新的胆肠吻合术式的价值常是较困难的，由于胆肠吻合往往是整个手术的一个组成部分，并且手术方法的选择标准因人而异，而长期的观察结果常常受到原发病的影响。当前胆肠吻合术的方法很多，评价不一，下面是有代表性的术式。

一、胆囊空肠吻合术

1. 胆囊空肠 Roux-en-y
【手术主要步骤】

提起横结肠，在小肠系膜根部找到起始部的空肠，在直视下看清空肠上端与 Treitz 韧带的关系，在离 Treitz 韧带约 15 cm 处切断空肠，远端空肠缝合关闭，在横结肠前向上拉至胆囊处。在空肠断端的对系膜侧与胆囊底部的小血管区细丝线间断缝合对拢。一般都行空肠胆囊侧侧吻合，极少用端侧吻合。如胆囊极为肿大膨胀时，位置一般较低，并可位于横结肠和十二指肠的前上方，因而多采用结肠前胆囊空肠吻合。Roux-en-y 术式肠袢的系膜应与横结肠系膜妥善缝合，以关闭两者间的间隙。结肠前吻合对组织的扰乱较少，故有利于二期手术（图 12-10-1）。

当横结肠系膜较长者，从技术上考虑，有时亦用经横结肠系膜途径胆囊空肠吻合（图 12-10-2）。根据术中情况及施术者的经验，必要时可采用胆囊空肠端侧吻合术（图 12-10-3）。

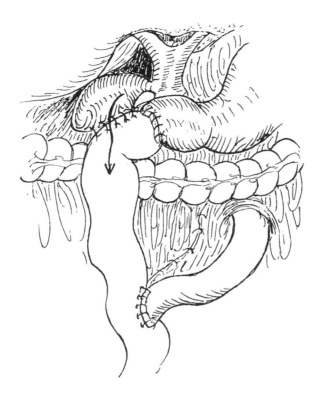

图 12-10-1　结肠前 Roux-en-y 胆囊空肠吻合

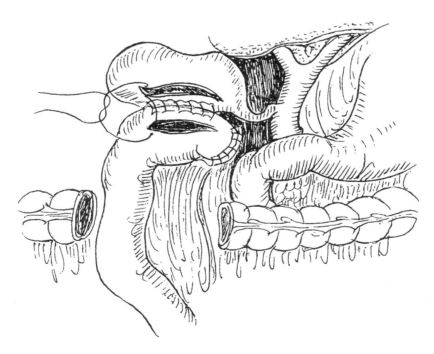

图 12-10-2　经横结肠系膜（结肠后）胆囊空肠吻合

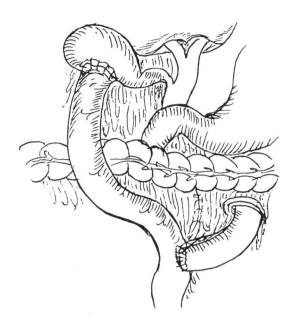

图 12-10-3　结肠前胆囊空肠端侧 Roux-en-y 吻合

2. 胆囊空肠祥式吻合术

【手术主要步骤】

该手术是利用空肠祥作空肠与胆囊的侧—侧吻合，手术方法简单，多用于晚期的胰头癌病人不宜做过多的手术处理时。为防止肠内容物流入胆囊及胆管内引起感染，所以还需要做空肠两端的侧—侧吻合，并将上行之肠祥在靠近侧—侧吻合处结扎或做一套叠瓣（图 12-10-4）。此法虽简便，因为能引起逆行性感染，所以并不常用。胆囊空肠吻合术在晚期并发症常是因胆总管肿瘤的生长发展或长期的慢性炎症改变而致胆囊管堵塞，使引流失效并可致化脓性胆管炎。为了减少晚期并发症的发生，可将胆囊颈部与相邻的扩张的肝总管吻合，使胆囊成为胆管与空肠间的间置物（图 12-10-5）。

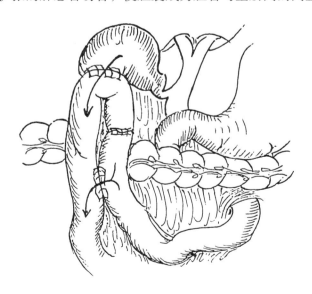

图 12-10-4　祥式胆囊空肠吻合，附加空肠—空肠侧—侧肠吻合，输入端空肠人工套叠

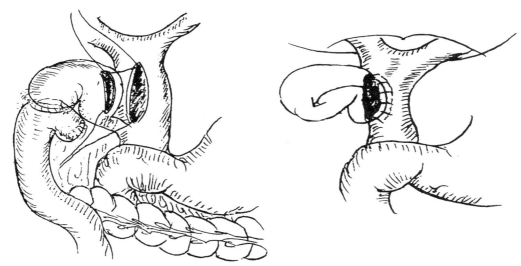

1. 胆囊颈部及相邻的胆总管切开　　　2. 胆囊与胆管吻合，胆汁流入胆囊不经胆囊管

图 12-10-5　胆囊空肠吻合附加胆囊管—肝总管吻合

　　胆囊空肠吻合术在早期多并发于原发病和原发病引起的全身病理性改变有关，如梗阻性黄疸、营养不良、胆汁性肝硬变、腹水等，后期并发症则与胆囊管梗阻、胆道引流不畅、胆道感染以及原发恶性肿瘤的扩展等有关。由于该术式在晚期可能失效，甚至可能需要再次补救手术，因而在可能时应尽量做到胆管空肠吻合，胆囊空肠吻合不适宜治疗胆道的良性疾病，因其引流不够充分，后期可出现胆管系统内大量结石的并发症。

二、胆总管十二指肠吻合术

　　该手术适用于胆总管下端梗阻，复发性胆总管结石，胆总管扩张直径在 1.5 cm 以上，老年体弱者胆总管下端梗阻不能承受更复杂的手术。

【手术主要步骤】

　　一般采用右肋缘下切口，显露较直接，可减少腹腔内的骚扰，其次是采用腹直肌右侧切口，此等手术病人，常有以往胆道手术病史，本次手术时，应参照以往的胆道病变和手术的方式，再根据手术所期待解决的问题，选择相应的切口（图 12-10-6 ~ 图 12-10-7）。

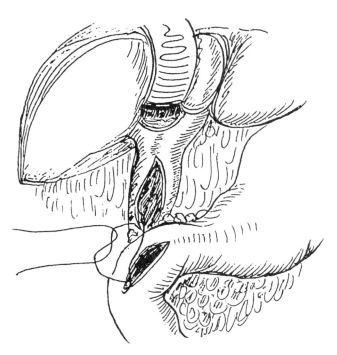

图 12-10-6　胆总管十二指肠吻合，胆总管的低位切口和十二指肠降部上段切口有利于胆汁的内引流

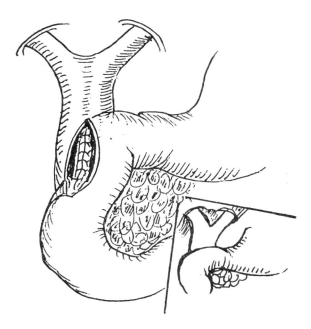

图 12-10-7　胆总管十二指肠吻合完成后的位置

【术中注意事项】

　　胆总管十二指肠吻合术是一较简便易行、创伤小的手术，但需要注意到手术的细节，才能获得较好的效果。

（1）术中仔细探查肝内胆管系统，必要时行胆道镜检查，以明确有无梗阻或梗阻原因。

（2）胆总管十二指肠侧侧吻合术要求吻合口处于低位，不论在胆管（肝总管）或十二指肠（如球部）的开口过高，均能引起较严重的胆汁反流性胆管炎。笔者在 2000 年肝胆外科杂志第 8 卷第 2 期上报道《胆总管与十二指肠降段大口径侧侧吻合术的疗效观察》该术获得较满意疗效（并与 136 例胆管空肠 Roux-en-y 对比观察），今年笔者行胆总管十二指肠低位侧侧吻合一 91 岁高龄病人，获得满意疗效，病人仅有轻微的反流性胆管炎。胆总管低位十二指肠降段大口径（3 cm 左右）侧侧吻合符合解剖生理，而且胆道压力高于十二指肠的压力。

（3）吻合口狭窄及盲端综合征：吻合口狭窄是术后早期再发的主要原因，多与采用此方法技术和评估不当有关。关于盲祥综合征，有时可见于胆总管下端有梗阻，而胆总管十二指肠间隔留得较长的胆总管十二指肠侧侧吻合术有关。预防此并发症发生的方法有：①尽量采用低位大口径侧侧吻合，以缩短胆总管盲祥的长度；②吻合口的下端可缝闭胆总管，使胆总管下端与吻合口隔离；③横断胆总管缝闭胆总管残端，使胆总管十二指肠端侧吻合（图 12-10-8）。此方法较彻底，效果好，但当胆总管周围炎性粘连较重时，横断胆总管比较费时，往往出血较多，且局部缺血可能存在吻合口易愈合不良发生吻合口瘘。且在分离时易损伤门静脉。如确需用胆总管与十二指端侧吻合术，应根据术中情况酌情考虑。

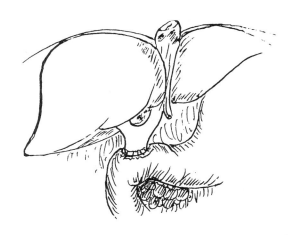

图 12-10-8 横断胆总管下端，胆总管十二指肠端侧吻合术

三、Oddi 括约肌成形术

Oddi 括约肌成形术原是胆道外科中常用的手术，用以治疗胆总管末端的良性狭窄，如合并胆囊结石、胆总管结石时的 Oddi 括约肌狭窄，壶腹部结石嵌顿，原发性狭窄性乳头炎等。Oddi 括约肌狭窄常常是引起胆囊切除术后综合征的主要原因，此外，亦常引起慢性胰腺炎及胰管阻塞。

Oddi 括约肌手术包含两种方式：一是长度较短（一般在 1.5 cm 以内）的乳头部括约肌切开术，即只切开乳头部括约肌，而胆总管下端括约肌仍保存，因而仍有一定的括约肌功能。但由于切开的长度短，故易再发生狭窄使症状复发，此种术式一般称为 Oddi 括约肌切开术。另一种手术是完全切断 Oddi 括约肌，包括胆管下段括约肌，切开之后，胆总管下端便完全失去括约肌控制，实际上相当于低位的胆总管十二指肠吻合内引流术，因而不可避免地发生十二指肠液向胆管内反流。由于手术切开括约肌之后，需将十二指肠黏膜与胆总管黏膜缝合，故此类手术称 Oddi 括约肌成形术。括约肌成形术要求切开长度为 2 ~ 2.5 cm。

手术主要步骤见图 12-10-9 ~ 图 12-10-16。

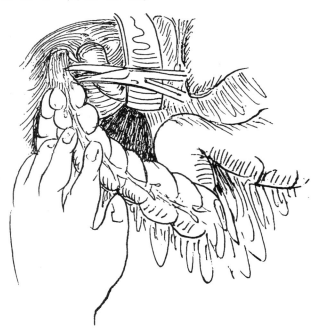

图 12-10-9　分离肝十二指肠韧带，游离小网膜孔，分离结肠肝曲与肝右叶的粘连

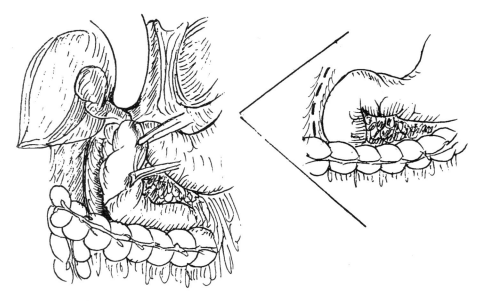

图 12-10-10　向下推开横结肠系膜，剪开十二指肠外侧后腹膜，钝性分离，将十二指肠第 2 ~ 3 段向前分离，直至十二指肠和胰头能提至手术野浅部，以便于直视下操作

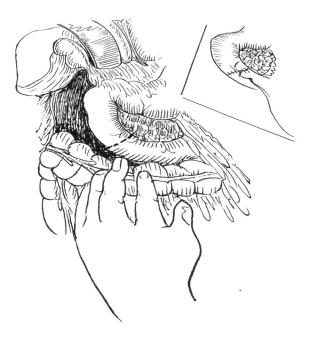

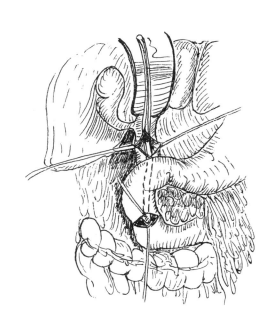

图 12-10-11　根据探头所在位置，在其下方 1～2 cm 处缝两条牵引线，有学者在该处十二指肠外侧壁上做 2 cm 切口，牵开牵引线敞开十二指肠腔，便可发现乳头的所在

图 12-10-12　将探条稍用力，在十二指肠后壁充分游离的情况下，可将十二指肠乳头突出至十二指肠切口外

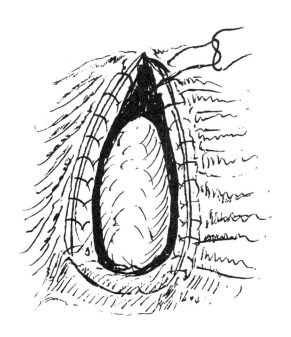

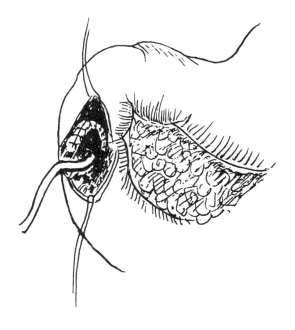

图 12-10-13　在乳头开口的上方约 11 点钟处切开，即用文氏钳夹住两侧，从两钳夹间切开，每次钳夹 1～2 mm，用 3-0 线缝合十二指肠黏膜及胆管黏膜 2～2.5 cm 的距离，该处正达胆总管下端的胆管壁，严密的缝合切开的顶端

图 12-10-14　胰管开口一般位于乳头开口的内下方，常在 3 点钟处，并可见胰液流出，可以用细的导管置入胰管内，检查有无狭窄或阻塞，注意胰管开口时有变异，必须确定胰管开口未被缝合堵塞

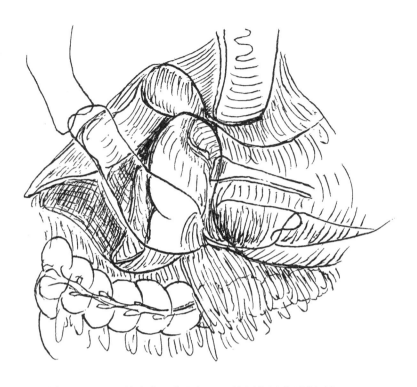

图 12-10-15　缝合十二指肠切口，并用大网膜覆盖固定

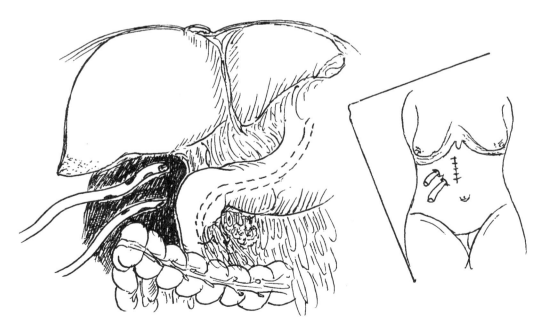

图 12-10-16　肝下区及 Winslow 置放引流管，另行切口引出固定

【术中注意事项】

（1）一般选择右肋缘下切口，如已经有右腹直肌切口愈后良好者，可经原切口进腹，根据探查情况选择合适的手术方案，必要时用胆道镜配合使用。

（2）将十二指肠的第 2、3 段向前分离，直至十二指肠胰头能提至手术野浅面便于操作。

（3）切开胆总管，取出胆管内结石，向上探查确定肝内无遗留结石及主要肝管无狭窄，向下探查确定狭窄的部位和十二指肠乳头的位置。

（4）Oddi 括约肌成形术时，应同时切除炎性胆囊，并在胆总管内放置 T 形管引流，但长臂不宜放进十二指肠内，以防堵塞胰管。

（5）在胰管汇合区手术是很细致的手术，应尽量减少局部的创伤，因局部的创伤、炎症水肿可使胰管开口受阻，发生急性胰腺炎。而且局部的炎症可导致再狭窄。

（6）必须彻底止血，妥善缝合胆管壁与十二指肠壁切开的顶部，以防发生腹膜后十二指肠瘘。

讨 论

Oddi 括约肌成形术是一种在技术上要求很高及有相当难度的手术，如肥胖的病人，胰腺头部肿大和再次手术时，并且有一定的病死率和严重并发症；如早期上消化道出血，十二指肠瘘急性腹膜炎、急性胰腺炎，腹膜后感染、脓肿、急性胆管炎，后期切开部再狭窄等。

自从纤维十二指肠镜的应用和开展内镜外科之后，大部分的 Oddi 括约肌切开手术已为内镜下括约肌切开所取代。其操作比较简单，创伤小，效果满意。但是在复杂的情况下，如并有乳头旁十二指肠憩室，乳头的炎症改变插管困难等，仍需要手术来解决。内镜下括约肌切开亦可能发生像出血、十二指肠穿孔、乳头部再狭窄等并发症。

总之，胆总管下段壶腹部结石嵌顿或合并有狭窄，选择内镜下行乳头部括约肌切开术（一般称 Oddi 括约肌切开术）还是采用 Oddi 括约肌成形术，应根据术前完善的检查，结合影像报告及病人全身情况以及施术者的经验，作出充分的评估。

四、胆管空肠 Roux-en-y 吻合术

Roux-en-y 吻合术的设计者是 1893 年 Cesar Roux 最初用于临床胃肠吻合，以后被广泛用于胆道、胰腺手术及胆道与消化道的吻合手术。由于 Roux-en-y 空肠袢具有完全的血管供应，有足够的长度可行远距离转移，且与胆管吻合的肠段为顺蠕动，有利于防止反流，基于这些特点，胆管空肠 Roux-en-y 吻合术成为胆道外科中常用手术。

手术主要步骤见图 12-10-17 ~ 图 12-10-28。

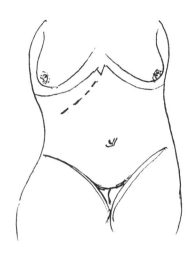

图 12-10-17　右肋缘下切口，其优点是大部分操作主要在横结肠及其系膜以上进行，术后小肠很少发生粘连性梗阻，对高龄病人，切口裂开的机会少

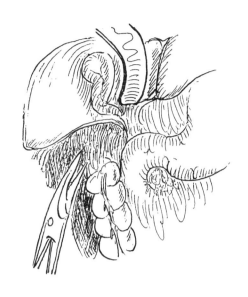

图 12-10-18　仔细分离肝脏面与结肠肝曲的粘连

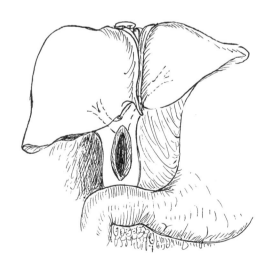

图 12-10-19　胆管空肠 Roux-en-y 侧侧吻合的准备，游离胆总管近端，剪开左右肝管开口部，远端切开至十二指肠上缘

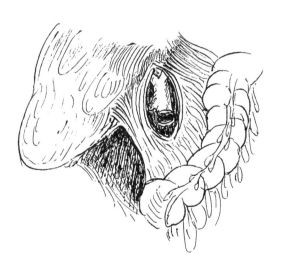

图 12-10-20　胆管空肠 Roux-en-y 端侧吻合的准备，游离胆总管至十二指肠上缘，胆总管周围粘连轻时钝性分离，用血管钳穿过后壁横向切断胆总管；如粘连重，边分离边行胆管横向剪断

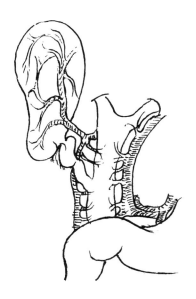

图 12-10-21　胆总管的血供特点为动脉血管走行主要遁 3 点钟、9 点钟与胆管平行走向，血流至十二指肠端向肝门端上行，止血必须彻底，周围不做过多的分离，以免影响胆总管血供

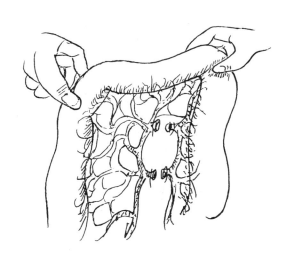

图 12-10-22　Roux-en-y 空肠袢准备，距十二指肠空肠曲 15 cm 左右，选空肠系膜血管血供良好的部位，切断空肠，其远端缝线做牵引，检查断端血供良好，色泽正常

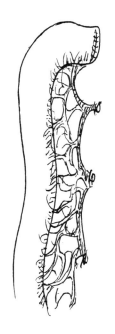

图 12-10-23　近端空肠在距离空肠袢的 50 cm 处行空肠空肠横轴半周端端吻合

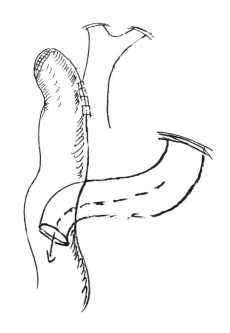

图 12-10-24　空肠空肠壁之间缝合使成 Y 形，近侧空肠内容物经吻合口进入下行远侧空肠并顺肠蠕动向下远行，从而避免上行感染

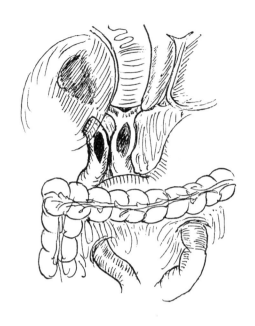

图 12-10-25 胆管空肠侧侧吻合在空肠距末端 5 cm 处的系膜对侧做切口，长度与胆管开口相当

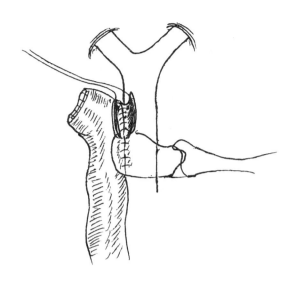

图 12-10-26 全层间断缝合，间距 0.3 cm，用 4-0 合成可吸收线单层缝合或 3-0 整形线缝合

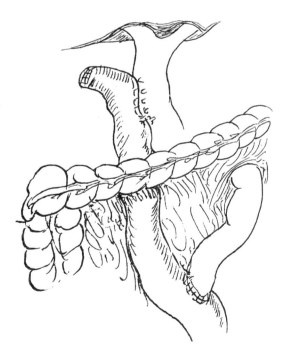

图 12-10-27 结肠后胆管空肠侧侧 Roux-en-y 吻合完毕

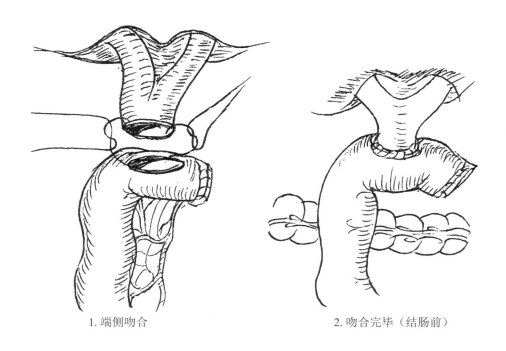

1. 端侧吻合　　　　　　　　　　　　　　2. 吻合完毕（结肠前）

图 12-10-28　胆管空肠结肠前 Roux-en-y 吻合完毕

【术中注意事项】

（1）在胆总管周围分离时止血要彻底，视野清楚，防止损伤邻近的胆管和肠道。

（2）胆总管空肠吻合单层吻合确切时，必须加缝浆肌层缝合，以保证吻合口要够大，亦不形成内翻阻塞为宜。单层缝合后半圈线结扎在肠腔内可用 4-0 合成可吸收线，前半圈线结打在腔外可用 3-0 整形线或 1 号丝线缝合。注意吻合技巧，多可达到无吻合口渗漏。

（3）手术确定方式后，游离空肠袢确定旷置肠袢长度后，即可完成空肠空肠间吻合及关闭空肠系膜孔隙，以减少横结肠及其系膜以下腹腔的操作，以预防小肠粘连。

（4）Roux-en-y 空肠袢一般置于结肠后为好，但有经验的术者常常根据术中情况来选择，结肠与空肠间的空隙必须缝闭，以防内疝形成。胆肠吻合是否放置 T 形管应视病变情况而定，如炎症、管腔细小，应放置支撑管引流。

（5）胆肠吻合口后方应常规放置引流，口径 1 cm 粗细乳胶管引流效果亦满意，当发现有胆汁渗漏时，可在腔内插入 0.3 cm 塑料管行双管吸引，2 ～ 3 周渗漏处愈合没有胆汁时可拔除。

讨 论

胆管空肠 Roux-en-y 吻合术的技术要点是要保证胆管空肠吻合口通畅，以避免吻合口狭窄。使 Roux-en-y 空肠袢具有一定的长度，这样即可防止肠内容物逆流又不使旷置空肠袢过长。

为了保证上述要求，首先要显露出足够长度的胆总管，以便在阻塞以上胆管有一个大的开口。胆总管下端梗阻时上端多有扩张，分离显露够长的胆总管一般无困难。主要在于胆总管与空肠吻合的方式，临床上常用的 4 种模式：①侧侧吻合；②侧端吻合；③端侧吻合；④端端吻合。多数学者认为大口径的胆管空肠侧侧吻合优于其他几种吻合方式，利用胆总管侧壁的吻合受胆总管管腔大小的限制较小，因胆管上的切口可以自左右肝管汇合处开始可直达十二指肠上肝外胆管的全长，这样的大吻合口有利于胆汁引流，胆石排出，减少形成再狭窄的机会，只要吻合口大、位置低，胆总管下端存留结石或食物残渣引起的"漏斗综合征"的可能性不大。

胆总管和空肠端侧吻合，在肝外胆管损伤，胆管连续破坏时仍然需要应用。有两点要注意：①在分离胆总管时勿损伤胆管断端的血液供应，否则由于组织缺血，手术后胆管狭窄的可能大；②增大胆管端的吻合口径，以避免吻合口再次狭窄。在扩张不很满意的胆管时，在横断胆管时，可将胆管前壁从中剪开直达左右肝管汇合处或前壁呈 V 形剪开均做成一个较大的吻合口。在胆管空肠吻合时，一般不主张用胆管侧壁与空肠端做吻合，此种方法易导致手术后期吻合口狭窄。

为了预防 Roux-en-y 空肠吻合时肠内容物排至吻合口上方，应注意空肠袢的长度，早年长度在 25 cm 左右，但实际上长度在 50 ~ 60 cm 仍然有逆流发生，而旷置过长的空肠段也会发生一系列的病理生理改变。多数学者采用 40 ~ 60 cm 的空肠袢与肝门部胆管吻合。

第十三章

胰腺手术

第一节　胰腺的解剖

一、胰腺与比邻结构的解剖关系

胰腺为腹膜后脏器，呈长条形，横位于后腹壁上部，长 12.5 ~ 15 cm，宽 3 ~ 4 cm，厚 1.5 ~ 2.5 cm，重 60 ~ 100 g。老年时，胰腺的体积缩小，重量减轻。胰腺分头、颈、体、尾和钩突部 5 部分，通常颈部较薄，常是外科手术切断胰腺的选择部位（图 13-1-1）。

胰头位于十二指肠环内，三面为十二指肠包绕，相当于第 2、3 腰椎水平面。胆总管从胰头后面通过并进入十二指肠。当胆总管扩张时，可在胰头后面扪到一凹的沟，称为胆总管沟。胆总管与胰腺的关系：约有 84% 胆总管穿过胰腺组织，16% 在胆总管沟内为一层薄的纤维组织所覆盖（图 13-1-2）。在胆总管进入十二指肠前，常有一段 15 ~ 22 mm 长度与十二指肠壁并行，其间仅为结缔组织并无胰腺组织。

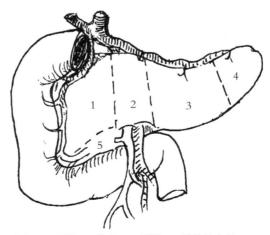

1.头部；2.颈部；3.体部；4.尾部；5.胰腺钩突部
图 13-1-1　胰腺的分区

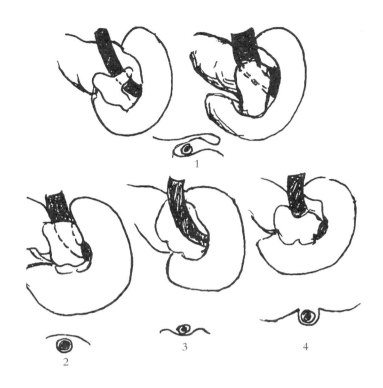

1.胆总管为一薄层胰腺组织覆盖,占44%;2.胆总管穿过胰腺组织,占30%;3.胆总管在胰腺外,占16.5%;4.胆总管部分为胰腺包绕,占9%

图 13-1-2 胆总管下端与胰腺的关系

胰腺钩突部是胰头下部左侧突出而形成,有时钩突部较小而不明显,但也有较发达的钩突部可突至肠系膜上血管的后方,从3个方面包绕肠系膜上血管(图13-1-3)。

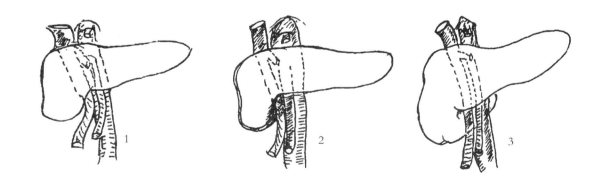

1.钩突不发达;2.常见的关系;3.钩突包绕肠系膜上血管

图 13-1-3 胰腺钩突部与肠系膜上血管的关系

胰腺钩突部是胰十二指肠切除术的关键部位,有时发生于胰腺钩突部的胰腺癌,因其包绕肠系膜血管,以致手术难度极大或无法进行切除(图13-1-4 ~ 图13-1-6)。

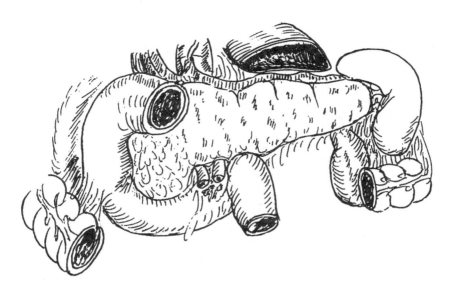

图 13-1-4　胰腺与十二指肠比邻关系

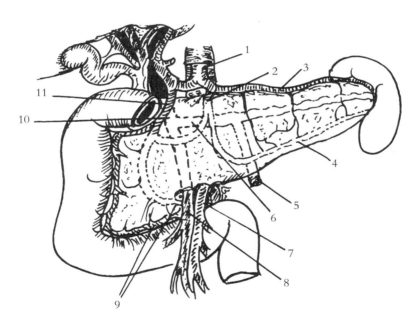

1.腹腔动脉；2.胰背动脉；3.脾动脉；4.胰横动脉；5.肠系膜下静脉；6.脾静脉；7.肠系膜上动脉；8.肠系膜上静脉；9.胰十二指肠前后下动脉；10.门静脉；11.胃十二指肠动脉

图 13-1-5　胰十二指肠血供及静脉引流

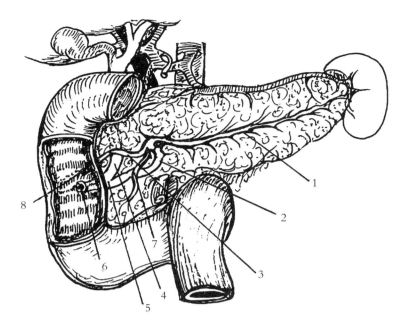

1. 胰管；2. 主胰管；3. 副胰管；4. 胆总管胰腺段；5. 胆总管和主胰管汇合处（壶腹部）；6. 十二指肠大乳头；7. 小胰管；8. 十二指肠副乳头

图 13-1-6　胰十二指肠、胰管、胆管汇合进十二指肠降部内上侧大乳头

二、胰腺的血管和胰管的解剖

1. 胰腺的血管

胰腺的动脉血供主要来源于：①胃十二指肠动脉；②肠系膜上动脉；③脾动脉。胃十二指肠动脉发出胰十二指肠上动脉和胰十二指肠后上动脉。分别组成胰十二指肠的前后动脉弓，与相应的胰十二指肠后下动脉吻合。胰十二指肠下动脉一般来源于肠系膜上动脉，亦可与第 1 空肠动脉共干分为前支与后支。胰头十二指肠区的血液非常丰富（图 13-1-5）。

脾动脉发出的胰腺动脉有：①胰背动脉（胰上动脉）；②胰横动脉（胰下动脉）；③胰大动脉；④分界动脉；⑤胰尾动脉。

胰腺的静脉回流主要是：肠系膜下静脉汇入到脾静脉，肠系膜上静脉汇入脾静脉即为门静脉主干。胰头及胰颈部的静脉血汇入胰十二指肠上静脉、下静脉及肠系膜上静脉，胰体尾部的静脉血通过多支小静脉回流至脾静脉（图 13-1-5）。

2. 胰管的解剖

胰腺的主胰管（Wirsung）位于胰尾部，走行于胰腺实质中，贯穿胰腺的全长，在胰腺内的位置有一定变化，体部胰腺管多靠中央而偏厚，这对胰腺切除时寻找和处理有一定重要性。主胰管从左到右，通常是在第 1 腰椎平面横过。胰腺内的小胰管呈直角汇入主胰管。主胰管的管腔变宽，管径一般为 2 ~ 3 mm，在胰头部，可为 3 ~ 4 mm，年轻时的主胰管较细，且均匀平滑，老年时胰腺体积有所减小，主胰管有增宽、扭曲。正常时的主胰管包饶可容纳 2 ~ 3 ml 的液体，因此，ERCP 逆行造影时的造影剂应控制在 3 ml 内，如注入过多，可发生血清淀粉酶升高和急性胰腺炎。

主胰管达到胰腺头部后，转向下及向后与胆总管末端交接，穿入十二指肠壁开口于大乳头（图 13-1-6）。主胰管的末端有胰管括约肌，它是 Oddi 括约肌的组成部分。

第二节　环状胰腺手术

环状胰腺引起十二指肠第 2 段的狭窄及梗阻，表现为高位肠梗阻症状者。做好术前准备，行胃肠减压减少胃潴留和减轻胃和十二指肠第 1 段的充血、水肿。纠正脱水和电解质紊乱及营养的补充。

手术主要步骤见图 13-2-1 ～图 13-2-2。

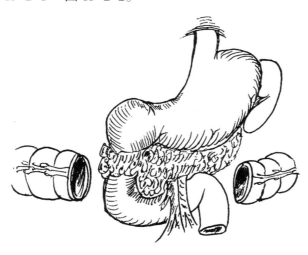

图 13-2-1　手术探查时可发现胃扩张，胃壁肥厚，十二指肠第 1 段呈明显扩张，十二指肠第 2 段为环状胰腺围绕，管腔狭窄

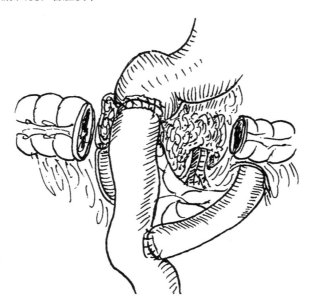

图 13-2-2　十二指肠第 1 段与空肠 Roux-en-y 吻合

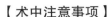

【术中注意事项】

（1）环状胰腺有胰管，应避免试行分离及切断环状胰腺，以致发生胰瘘。

（2）环状胰腺部位的十二指肠壁多有增厚并狭窄，切断环状胰腺并不能解除梗阻。

（3）胃空肠吻合术虽然可以引流胃内容物，但术后胃内容物仍然经幽门进入十二指肠，使症状不能缓解，故引流手术应做在幽门以下的十二指肠第1段。

第三节　胰腺外伤

胰腺外伤有较高的病死率，除了伤情严重和合并伤外，一个重要的原因是诊断困难而导致延误治疗，不单在手术前诊断困难，手术中亦可能遗漏。胰腺外伤的诊断除了根据致伤方式、部位、腹部的体征外，血清淀粉酶升高，亦是诊断胰腺外伤的证据。Jones曾对过去35年中500例胰腺外伤的淀粉酶进行分析，发现穿透性胰腺损伤362例，仅有17%有血清淀粉酶升高；138例闭合性损伤者有61%血清淀粉酶活性升高，胰腺横断者亦有65%升高，并且血清淀粉酶升高的程度并不与伤情成正比，故临床上并不能以单项血清淀粉酶升高与否作为手术探查的依据，而是要根据临床上的全面探查，血清淀粉酶正常并不能排除胰腺外伤的可能。腹部B超、CT探查可以较好地诊断腹内脏器的损伤，包括胰腺外伤，但亦可有假象。手术前B超CT探查为阴性者，手术中仍应对胰腺探查，特别是一些肝脾外伤的病人中行胰腺探查有可能遗漏，在临床上仍有发生的情况。

胰腺损伤的手术方法很多，尚无一种手术能适用于所有的情况，故手术方式应根据具体情况选择，从最简单的呈放引流到复杂的胰十二指肠切除术。由于胰腺损伤在临床上并不常见，所以难以通过大量的临床实践以评定各种不同的手术方法的价值，有些手术方法可能只适用于少数病例。

临床上胰腺外伤手术治疗的目标仍然是降低病死率和手术并发症的发生率。胰腺外伤的轻重程度不一，文献资料尚难对不同手术做出恰当的比较。有的资料因伤情较轻，治疗效果较好，而一些闭合性胰腺伤占多数的病历资料，因病情多较重，病死率亦较高。还有的是胰腺损伤的病历资料（临床资料）总结，大多数是包括多年来积累的病例，其结果并不能反映当前的情况，希望年轻的学者们以后可用既往和近年的临床资料对比分析，以得出比较实际的当今的治疗效果。

一、胰腺裂伤和断裂伤的手术

1.胰腺裂伤缝合修复术

该手术适用于胰腺表浅性裂伤和无主胰管破裂者（图13-3-1）。

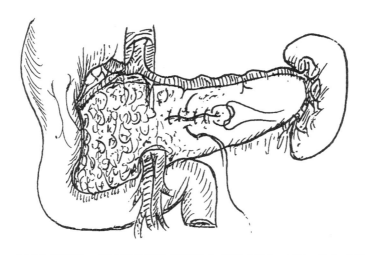

图 13-3-1　在裂伤的两缘，以不吸收线作间断缝合或褥式缝合，再加"8"字缝合，以达到止血和控制胰液渗漏的目的

2. 胰腺左侧断裂伤切除术

胰腺体部位于脊柱前方，临床上常遇到发生在肠系膜上血管左方的胰腺断裂伤。此处的损伤可根据伤情切除损伤的胰腺，不可修复，保存胰腺的内外分泌功能，还可直接修复破裂的胰管。但采用此方法的不多。不过术中情况稳定、胰管显露明显且有扩张者不妨应用。

该手术主要适用于：①胰尾部伤合并脾破裂；②胰腺左侧断裂伤；③合并有空腔脏器穿孔，伤情重，不允许做细致的手术者；④胰腺体部的伤情重，不可修复者。

手术主要步骤见图 13-3-2 ～图 13-3-3。

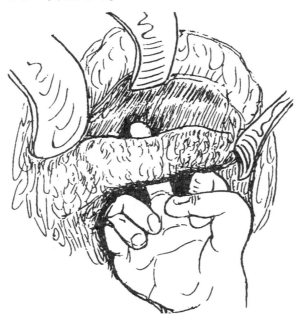

图 13-3-2　切开胰腺下缘与腹膜，钝性分离胰腺背面的腹膜后间隙，即将胰体部游离并向前提起

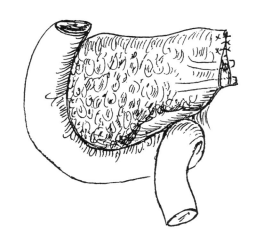

图 13-3-3　在距胰腺断端 1 ~ 1.5 cm 处用不吸收丝线间断褥式缝合，再做丝线 "8" 字
　　　　　缝合断端，以网膜覆盖

二、胰头部伤和胰十二指肠联合伤手术

1. 胰头损伤的手术

手术主要步骤见图 13-3-4 ~ 图 13-3-6。

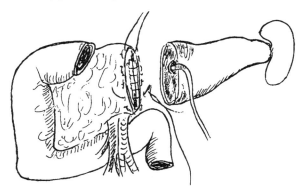

图 13-3-4　缝合胰腺断裂的近端，远侧端胰管内放入一导管

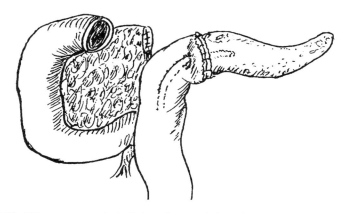

图 13-3-5　胰腺远端 Roux-en-y 空肠吻合：将空肠端套入胰腺远端套入式双层吻合。胰管内
　　　　　的导管可剪短放置于空肠内，待日后自行排出，也可用于长的导管经空肠祥引出，3 ~ 4 周拔除

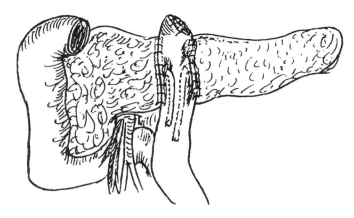

图 13-3-6　插入式胰腺 Roux-en-y 空肠吻合术：即胰腺断端远端、近端分别以 Roux-en-y 空肠祥吻合，在胰管内分别放置支撑引流管。此方法较为复杂费时，无明显的优点，故一般不采用

2. 胰十二指肠损伤的修复处理

手术主要步骤见图 13-3-7 ～图 13-3-13。

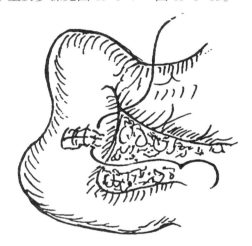

图 13-3-7　十二指肠降段单纯损伤间断缝合修补术

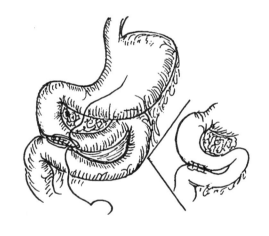

图 13-3-8　十二指肠与空肠侧侧吻合

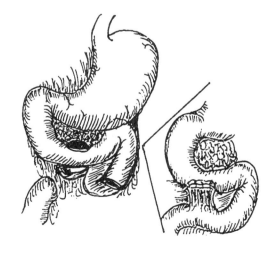

图 13-3-9　带蒂空肠片的制作修补十二指肠缺损

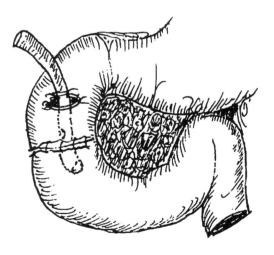

图 13-3-10　十二指肠造口减压

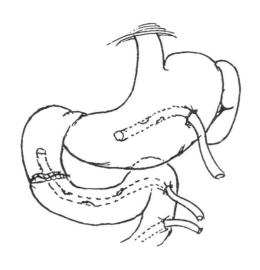

图 13-3-11　图示"三管法"胃造瘘、空腹造瘘减
压和空肠营养性造瘘

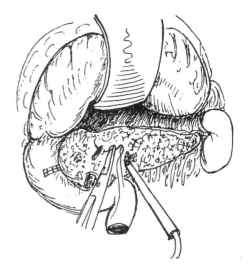

图 13-3-12　胰腺并十二指肠损伤的修复术（缝
扎、止血及电凝止血，十二指肠损伤清创修复）

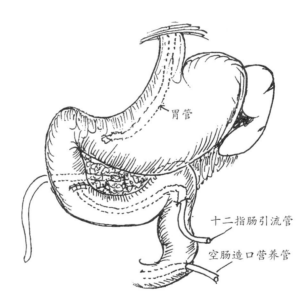

图 13-3-13　引流管经十二指肠后置入到胰腺处引流

3. 十二指肠第 2 段严重损伤的重建手术

十二指肠的第 2 段与胰头紧密相连，严重创伤时累及胰头及壶腹部、末段的胆管和胰管等重要结构，是十二指肠和胰腺创伤中处理最困难的一种类型。近年来，腹部创伤外科的发展趋势之一，就是凭借复苏和麻醉技术的进步，对此类创伤行比较细致的修复重建手术，尽量避免可能影响日后生活质量的胰头十二指肠切除术。病人一般情况稳定，Ⅲ、Ⅳ级损伤，能耐受较长时间手术者。

手术主要步骤见图 13-3-14 ～图 13-3-32。

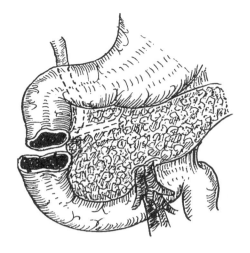

图 13-3-14　壶腹紧贴十二指肠断裂上缘

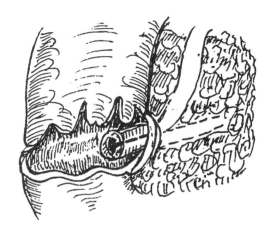

图 13-3-15　虚线示乳头切开

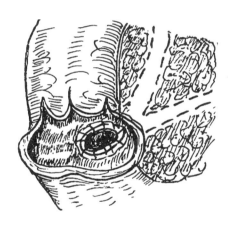

图 13-3-16　乳头成形术

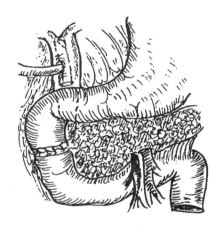

图 13-3-17　十二指肠端端吻合

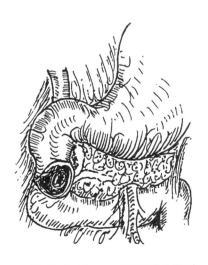

图 13-3-18　十二指肠乳头撕脱

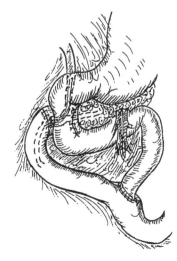

图 13-3-19　十二指肠裂口缝合、乳头空肠行 Roux-en-y 吻合术

注：严重的损伤，若胆管、胰管未断裂，可以修补十二指肠裂口，将乳头插入上提的空肠行 Roux-en-y 吻合术。

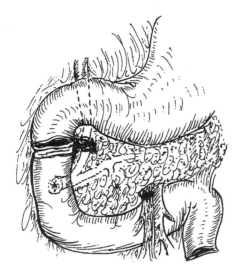

图 13-3-20　十二指肠胰头断裂并胆总管断裂伤

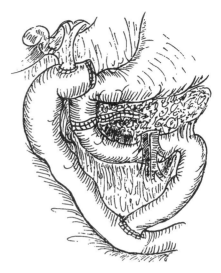

图 13-3-21　修补十二指肠和胰头，另行胆总管空肠 Roux-en-y 吻合

注：十二指肠和胰头并下段断裂者，但胰管又未受累，可修补十二指肠和胰头再行胆总管置入空肠行 Roux-en-y 吻合。

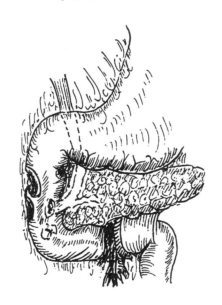

图 13-3-22　十二指肠第 2 段多处破裂但未累及乳头

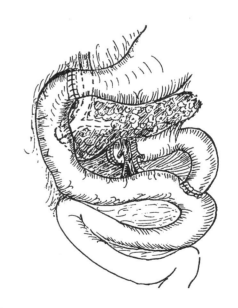

图 13-3-23　切除破裂的肠断后行十二指肠（或胃）空肠 Roux-en-y 吻合

注：当遇十二指肠多处破裂，又无法缝合但乳头区完好者，可切除该段十二指肠保留乳头，上提一段空肠与十二指肠（或胃）空肠 Roux-en-y 式端端吻合，并将乳头置入该段空肠。

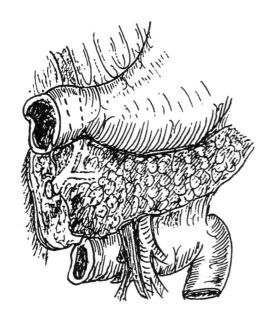

图 13-3-24 十二指肠第 2 段受损

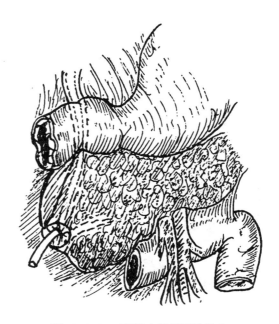

图 13-3-25 环绕支撑管再造乳头

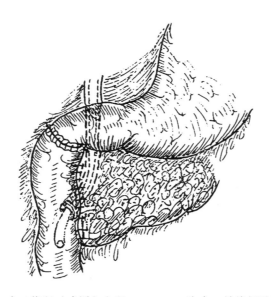

图 13-3-26 十二指肠（或胃）空肠 Roux-en-y 吻合，并将新乳头植入空肠

注：胰头脱离十二指肠但本身尚完整者，切开胆总管探查，找到下段开口确认胰管无损伤后，将壶腹断端环线支撑管间断缝合于周围胰头的组织上，以形成"新的乳头"，切除严重毁损的十二指肠，上提一段空肠与十二指肠第一段（或胃）做端端 Roux-en-y 吻合，并在该段空肠壁上戳孔，将"新乳头"连同支撑管插入肠腔，周围缝合固定。

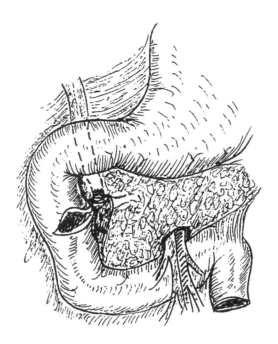

图 13-3-27　十二指肠和胰头从前方破裂累及壶腹部

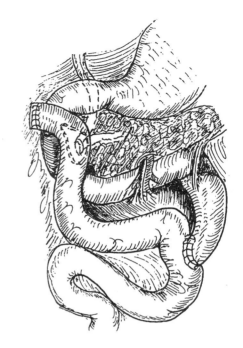

图 13-3-28　空肠侧面与裂口"盖板式"吻合

注：当十二指肠第 2 段和胰头从前方破裂，累及壶腹及末端胆管、胰管，局部无法修复，但后侧壁尚未穿破者，可利用一段空肠的断端或侧面开口，与破口周围缝合，做成"盖板式"的 Roux-en-y 吻合。

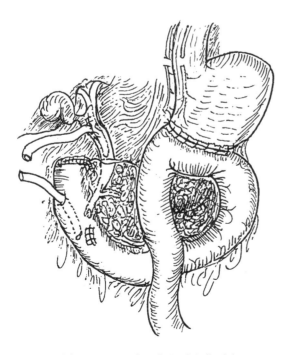

图 13-3-29　十二指肠憩室化手术

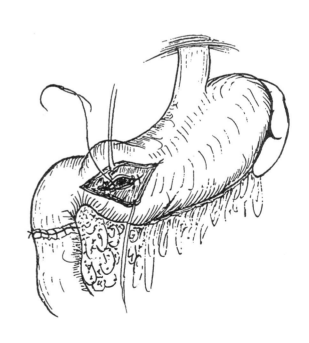

图 13-3-30　经胃窦部切开缝闭幽门

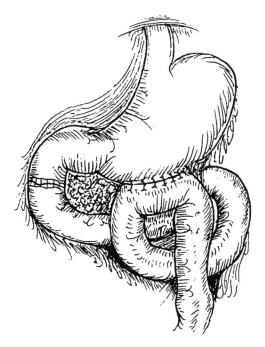

图 13-3-31　胃窦部切口胃空肠侧侧吻合

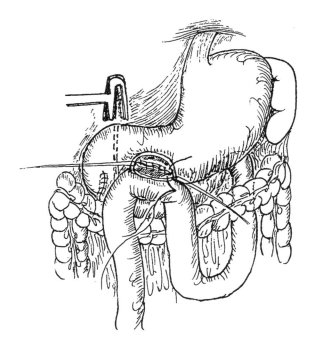

图 13-3-32　用吻合器将幽门钉合

讨 论

　　十二指肠第 2 段严重损伤重建手术后，发生缝合处或吻合口破裂的概率很大，对肠管减压要求高。为减少发生胰瘘机会，保证愈合，必要时附加肠道改道手术。选用最多的是十二指肠憩室化手术（Divertculization）。其内容包括胃部分切除，迷走神经切断，胃肠吻合，十二指肠残端及胆总管造瘘。

　　国内外多数学者认为十二指肠憩室化效果肯定，但代价是高昂的，不仅操作烦琐、创伤大，而且永久性改道不适合生理而影响日后的生活质量。近年来不少的学者主张用幽门阻断术即"幽门旷置术"（Pyloric exclusion）代替憩室化手术，认为其效果相当，且简便易行，创伤很小。方法是将胃窦部切一小口，显露幽门后将幽门连续缝合或荷包缝合将其闭锁，然后利用胃窦部切口行胃空肠吻合。也有学者将幽门游离后用胃肠缝合器做订书机式封闭。经临床观察与研究发现，无论用可吸收缝线、不吸收缝线或金属钉夹封闭，幽门都会在 3 周左右重新开放，恢复食物正常走行。因此，有些作者主张无须做胃空肠吻合，以减少冗长的手术步骤，避免存在两个排出道造成运行障碍。这方面的经验不多，仍需要进一步观察研讨。

选择好手术指征（根据术中损伤的情况），注意术后并发症，常见的并发症为肠瘘、腹腔内感染、继发性出血及应激性溃疡，严密观察术后的动态及术后处理等。

第四节　急性坏死性胰腺炎的手术

急性坏死性胰腺炎的手术时机：①早期手术，指发病后72小时内；②近期手术，发病后4～14天手术；③后期手术，发病14天后。诊断不能确定，是认识上比较一致的早期手术指征。早期和近期手术选择什么手术，达到什么目的，所有文献资料大多基于个人回顾性分析，可能对比性不强。对后期手术的适应证认识上很少分歧，手术方式易于为大多数医生所接受。

无论采取何种手术方法，术中都必须安置冲洗引流管。全面的探查腹膜后间隙和给予静脉营养支持。急性坏死性胰腺炎的手术方式可归纳为3大类：

1. 引流术

1925年Mognihan提出早期胰腺炎引流治疗急性胰腺炎，以后引流术被广泛应用。

2. 胰腺切除术

1963年Watts首先报道全胰切除治疗急性暴发性胰腺炎获得成功。在欧洲的外科医生投入了极大的热情。认为胰腺坏死超过50%则有胰腺部分切除或全胰切除的手术指征。经历20多年的实施，死亡率明显增加，胰尾切除病死率为35%。胰十二指肠切除病死率为65%。在20世纪中期80年代美国已很少做了，国内20世纪90年代也越来越做得少了。

早期胰腺切除还有一个关键问题是术中如何对胰腺坏死范围和深度作出准确的判断，直到现在也难解决这一问题，往往可能出现：①将胰腺被膜的广泛坏死误认为胰腺实质的坏死，切除的标本探查显示并无坏死；②胰腺被膜外观似无坏死，而实质上已广泛坏死未能发现，手术不但达不到预期目的，反而加重了感染机会，加重了病情；③病变为多灶性，正常和坏死交替存在，难以确定切除的界线。以上几点情况使得外科医生进退两难。病人术后增加了感染出血、胃肠道病变以及多器官系统衰竭等严重的并发症的发生率。为进一步处理残留或隐蔽的胰腺坏死、感染病灶而需要或多次手术。

3. 胰腺坏死组织清除加广泛引流术

该术式治疗急性坏死性胰腺炎的观点是：①尽量把手术推迟到两周后进行；而早期手术除非必要时应考虑。② Beger等采用胰腺坏死组织清除术附加术后广泛引流和灌洗。取代规则性的胰腺切除术，病死率由24%降至8%。该手术损伤小、手术易行、并发症少、病死率低的优点得到推崇。如有再次手术指征时，胰腺坏死组织清除术还可以重复地施行。

Prey 1979年的观点，急性出血坏死性胰腺炎，内科治疗病死率达100%，认为外科手术治疗才是积极的态度。10年后这一观点已得到修正。综合文献报道，内科治疗急性出血坏死性胰腺炎的病死率为25%～50%。

手术主要步骤见图 13-4-1 ～图 13-4-10。

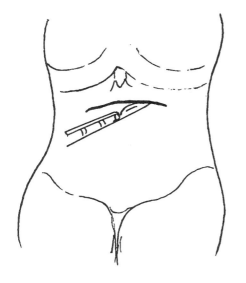

图 13-4-1　两肋缘下横切口

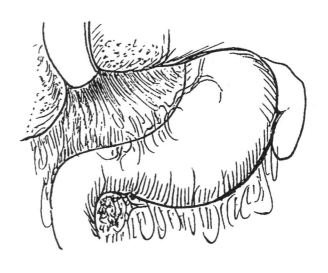

图 13-4-2　吸净渗液，分离胃结肠及十二指肠结肠韧带，显露胰腺

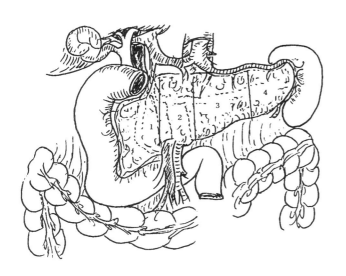

图 13-4-3　显示胰腺及周围关系

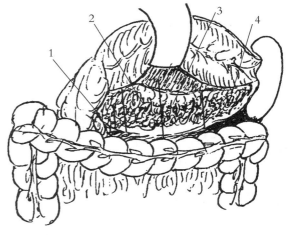

1.胰头；2.胰颈；3.胰体；4.胰尾

图 13-4-4　显露出胰腺组织坏死的部位及与比邻关系

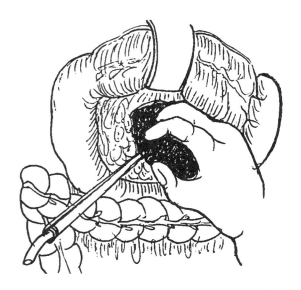

图 13-4-5　用手指捏住清除坏死组织，用吸引器吸出，保护大体上看起来的正常组织，无须十分彻底的清除，应注意不伤及肠系膜上血管，以免发生致命性危险

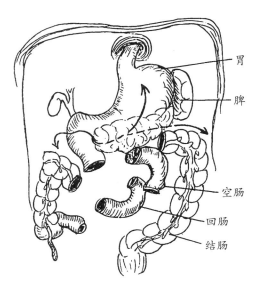

图 13-4-6　胰腺坏死后渗出液的流向（箭头所示）

胃
脾
空肠
回肠
结肠

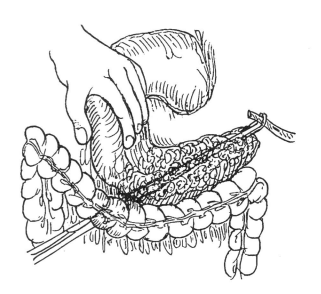

图 13-4-7　无论胰腺坏死清除或规则性切除手术都必须安置引流，通过胰尾部放置

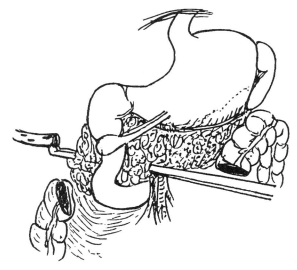

图 13-4-8　通过胰头部安置导管引流

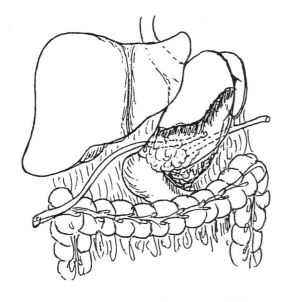

图 13-4-9 双套引流管安置在小网膜孔

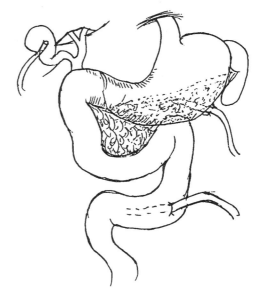

图 13-4-10 三造口术，即胆囊、胃和空肠三造口

近年来由于静脉营养的质量不断提高，加之三造口术在病变剧烈进展期难以达到预期的目的，反而有增加并发症的危险。故主张选择性的应用。

【术中注意事项】

（1）胰腺坏死组织清除术的关键问题是有效的清除胰腺内、胰周和腹膜后间隙的坏死组织及感染病灶。尽量用手指做钝性分离，保护有活力的胰腺组织，坏死腔内主要血管周围，肠系膜根部周围的坏死组织无须分离，如果圆满地追求坏死组织的彻底清除，将导致术中或术后大出血，一旦发生出血，必须彻底止血，结扎主要血管。若为肠系膜根部血管受累，只有保护防止血管破裂。

（2）选择引流管质地应柔软，以避免长期应用形成瘘。安置引流管的位置应特别注意，不能忽视"栽葱"引流，如有严重腹膜炎时，应腹腔灌洗 1 ~ 3 天。腹膜后间隙坏死、感染严重时应做充分有效的引流。

（3）如过度对血管周围或肠系膜根部的坏死组织进行清除，即便术中未出血，术后可能合并大出血。病人病死率约 40%。坏死病变反复清除或伤口开放也可并发术后肠瘘，约 10% 的病人发生肠瘘，8% 的发生胰瘘。

（4）手术清除的坏死物质可称湿重并做记录以判断坏死范围，更重要的是立即送细菌学检查，革兰染色涂片及需氧、厌氧菌的培养，并将标本做病理探查，进一步判断胰腺的坏死程度。

（5）关于胆囊、胃和空肠三造口术，由于急性坏死性胰腺炎病人伴有肠梗阻、肠麻痹，特别是十二指肠空肠曲近端的胃肠潴留，胃液、胆汁和十二指肠液淤积，而且胃肠道梗阻往往持续数周至数月，故主张做三造口。笔者认为，如胆囊内无结石，胆管有不同程度的扩张，胆总管下段又有结石，应切开胆总管取石后放置 T 形管引流比置于胆囊内更好，且术后待胃功能稍恢复后，将 T 形管连接在胃造口或空肠造口管上亦称"体外胆汁转流"，使得每天引出胆汁回纳到十二指肠或小肠，有利于病人短期康复（图 13-4-11）。如胃肠出现明显胀气，又可取开连接管减压等。

（6）术后加强抗生素和药敏的选择。对主要脏器功能状况进行严密监测，及时治疗心、肺、肾循环功能不全及脑功能不全。加强肠道外营养支持，一旦肠功能恢复，即注重肠内营养支持。

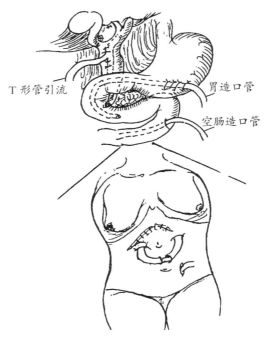

图 13-4-11　胆总管、胃管、空肠三造口术

第五节　胰腺假性囊肿手术

胰腺假性囊肿最为常见，可发生急性胰腺炎、胰腺损伤、胰腺手术后。胰腺假性囊肿有时真正原因不明确。胰腺的囊肿有先天性、肿瘤性、寄生虫性、炎症性、创伤性等原因；根据囊肿的内壁是否存在上皮细胞层，分为上皮覆衬的真性囊肿和无上皮细胞覆衬的假性囊肿两类。真性囊肿为肿瘤性囊肿，需行手术切除囊肿及部分胰腺。

胰腺假性囊肿的发病过程可分为急性期和慢性期，急性期常表现为小网膜囊内积液，可用 B 超探查确定。急性期囊内积液可被吸收，囊肿消失；若囊肿与胰管连通囊肿呈进行性肿大，压力增高，囊壁薄者，有可能自行性穿破至游离腹膜腔内，亦可破溃至肠腔内。假性囊肿合并感染后形成胰腺脓肿，使病情急剧恶化。假性囊肿的急性期手术主要是外引流或袋形缝合，以治疗囊肿的穿破或感染。

慢性的胰腺假性囊肿有一纤维囊壁，囊内液体可为墨绿色、褐色或淡黄色，若囊腔与胰管连通，囊肿体积可逐渐增大，囊液的淀粉含量很高。据记载，囊液最多可达数千毫升。一般认为当囊肿形成超过 6 周便可形成较完善的纤维性囊壁，故囊肿内引流术一般需维持 6 周以上。

巨大的胰腺假性囊肿与腹腔内脏器的关系见图 13-5-1。慢性假性囊肿的治疗方法根据囊肿的体积、位置而定，较小的胰腺体尾部实质内的囊肿，可将胰腺体尾部连同囊肿及脾脏一并切除；大的小网膜内的囊肿则用内引流术，可行囊肿空肠 Roux-en-y 吻合术或囊肿空肠袢式吻合术以及囊肿胃吻合术。如为胰头部的囊肿可做囊肿十二指肠吻合术（图 13-5-2 ~ 图 13-5-5）。

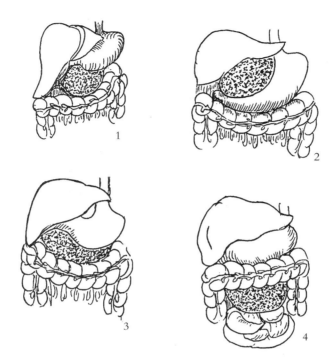

1.胃结肠间；2.肝胃之间；3.胃结肠间；4.结肠下小肠之间

图 13-5-1　胰腺假性囊肿与邻近器官的关系（正面观）

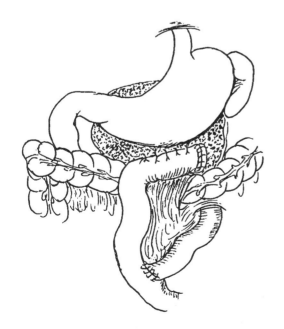

图 13-5-2　胰腺假性囊肿与空肠 Roux-en-y 吻合术

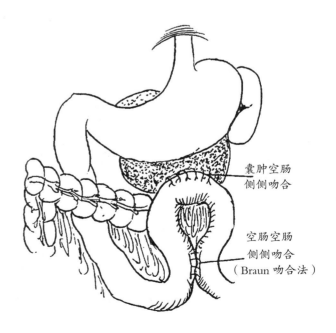

囊肿空肠
侧侧吻合

空肠空肠
侧侧吻合
（Braun 吻合法）

图 13-5-3　胰腺假性囊肿与空肠袢式吻合，附加
Braun 吻合法

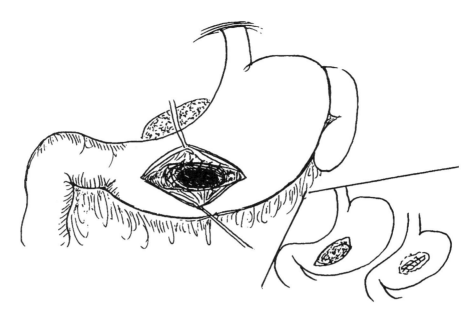

图 13-5-4　胰腺假性囊肿胃后壁吻合术

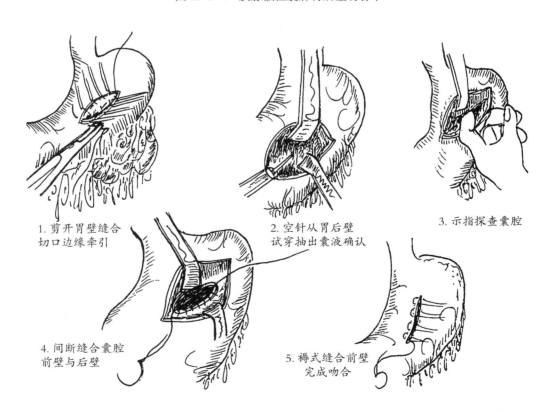

1. 剪开胃壁缝合
切口边缘牵引

2. 空针从胃后壁
试穿抽出囊液确认

3. 示指探查囊腔

4. 间断缝合囊腔
前壁与后壁

5. 褥式缝合前壁
完成吻合

图 13-5-5　胃后壁胰腺囊肿吻合完成

　　该手术主要用于胃小弯突出的小网膜囊、胰腺假性囊肿。胃后壁是囊肿壁的一部分，囊肿不向胃结肠韧带或横结肠系膜突出，并且该处可能因粘连解剖不清。该术式一般情况尽量不采用，因进食物有部分食物尚可进入囊腔填塞使排出不畅，可能导致囊腔继发感染及胰腺炎并发症。

第六节　胰管引流术

慢性胰腺炎所致的胰管阻塞、胰管结石、顽固性疼痛、胰腺内外分泌功能障碍，常伴有胰管的全程扩张，慢性胰腺炎病人施行手术的目的多是为了能解除持续性的顽固性疼痛，而非解决糖尿病或胰外分泌缺乏问题。慢性胰腺炎的疼痛机制尚未完全清楚，研究认为胰管高压可能是重要的原因。ERCP探查测定胰管的压力，正常人平均压力约 16 cmH$_2$O，而慢性胰腺炎病人平均为 33 cmH$_2$O。用细针经皮穿刺测定慢性胰腺炎胰腺组织压力，Ebben 等发现有疼痛症状者比无痛症状者显著升高，升高的程度与胰管病理表现间无明显关系，胰腺内组织液压力在不同的部位可能有差别。当行胰管空肠吻合减压后，胰腺组织内压力有降低。关于胰管内高压是疼痛原因的理论，对胰管扩张的病人采用胰管空肠吻合术效果良好。目前胰管引流术仍是治疗慢性胰腺炎疼痛伴有胰管扩张的首选手术方法。

1. 胰管纵形空肠吻合术

手术主要步骤见图 13-6-1。

该手术主要适用于：①胰头部胰管梗阻胰腺管全程扩张；②胰管扩张直径 > 0.5 cm；③胰管内结石；④顽固性疼痛难以用药物缓解。

如胰管的扩张、胰腺有钙化者、慢性胰腺炎病人、胰腺有损伤以及病人不能耐受手术者均不考虑手术。

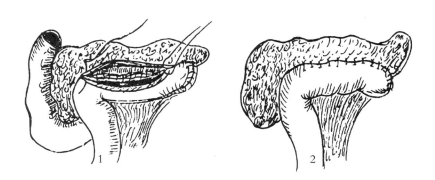

1. 取一段 Roux-en-y 空肠袢断端缝合关闭。横结肠系膜上拉至小网膜腔，根据胰管切开的长度，切开空肠系膜对侧缘，以 3-0 丝线将空肠与胰管黏膜侧侧吻合；2. 胰管空肠侧侧吻合，空肠壁浆肌层缝合于胰腺包膜上

图 13-6-1　胰管空肠侧侧吻合

2. 胰管空肠吻合术（Puestouw-Gilesby 术）

手术主要步骤见图 13-6-2 ～ 图 13-6-8。

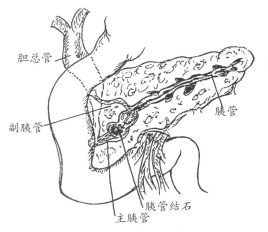

图 13-6-2　胰腺胰管解剖

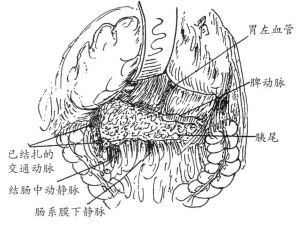

图 13-6-3　游离胃，使纤维化分叶状的胰腺获得充分暴露

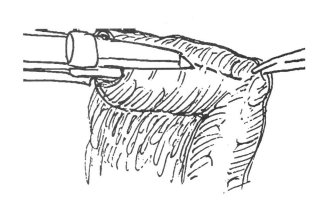

图 13-6-4　游离的空肠对系膜用 GIA 钉合器切开

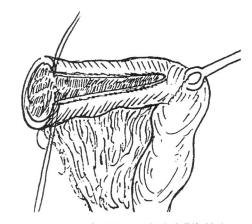

图 13-6-5　GIA 钉合器切开空腔对系膜缘所示

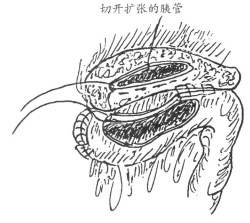

图 13-6-6　将切开的胰管与切开的空肠对合好备吻合

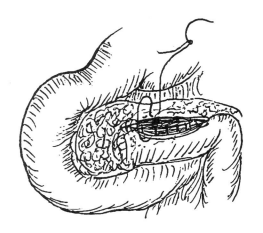

图 13-6-7　空肠袢与胰腺胰管侧侧吻合，如吻合可靠仅一层缝合即可

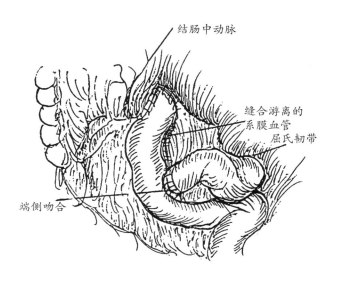

图 13-6-8　结肠后 Roux-en-y 吻合

3. 胰腺尾部切除胰腺空肠吻合术

胰腺尾部切除胰腺空肠吻合术有 Duval（1945 年）手术和 Puestow（1958 年）手术两种。前者是将胰腺尾部与空肠端对端套入吻合，后者则是将胰管广泛切开胰腺空肠套入吻合。Duval 手术的后期效果欠佳，多与胰管断端后期发生狭窄相关。此种手术方法目前少用。二者手术方法均需脾切除，手术较复杂。

此手术主要适用于：①慢性胰腺炎病变主要在胰尾部，并有胰管扩张；②左侧慢性胰腺炎伴有顽固性疼痛；③胰腺尾部肿块或囊肿；④慢性胰腺炎伴脾静脉阻塞及左侧门静脉高压（区域性门静脉高压）；⑤胰腺尾部肿块难以排除肿瘤者。

手术主要步骤见图 13-6-9 ~ 图 13-6-10。

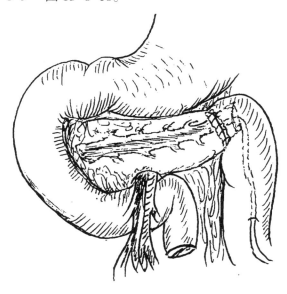

图 13-6-9　胰腺尾部切除，胰腺尾部空肠套入吻合（Duval 手术），胰管内可放一导管经空肠 Roux-en-y 肠袢引出

Puestow 手术是用于当胰管内有结石、胰管有狭窄时。胰腺慢性炎症重，可能 Duval 手术后容易发生狭窄者。此方法是沿胰管切开一段距离，亦可切除少许胰腺组织，体积缩小后将胰腺套入空肠内行 Roux-en-y 吻合术。

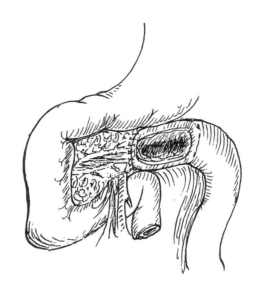

图 13-6-10　胰尾切除，胰管切开，胰腺空肠套入吻合（Puestow 手术）

【术中注意事项】

（1）慢性胰腺炎术中常遇到困难是游离脾脏和胰尾，由于粘连多，应注意避免损伤左侧的腹膜后组织结构，如左肾静脉、左肾上腺等。

（2）有脾静脉阻塞和左侧门静脉高压症，特别是合并胃底静脉曲张和左侧门静脉高压症所致的上消化道出血者，是 Puestow 手术的最佳适应证。在其他情况下，目前多采用纵向胰管空肠吻合术，手术相对较为简便，并且能保存更多的胰腺组织。

第七节　胰十二指肠切除术

1985 年 Whipple 对 1 例壶腹癌病人施行二期的胰十二指肠切除术，开创了胰腺外科的手术治疗。该术式一期手术是做胆囊空肠吻合术，待黄疸消退后，再行二期的全十二指肠切除及胰头大部切除，胆总管下段及胰管均结扎，胰断端缝合，病人术后情况良好，存活 22 个月之后死于肝转移，此后不断地有二期胰十二指肠切除的报道。1940 年 Whipple 施行了第 1 例一期胰十二指肠切除术，该病人术前诊断为胃窦部癌，无黄疸，术后诊断为胰头癌。1945 年 Whipple 指出了一期胰十二指肠切除术的优点：①手术中的渗血可因术前使用维生素 K 得到控制；②避免多次麻醉和两次大手术的风险；③避免了腹腔粘连；④持续硬膜外麻醉和输血浆使一期手术趋于安全。此后，Whipple 的一期手术便成为治疗壶腹周围癌和胰腺癌的经典手术。

1944 年 Child 对 Whipple 的一期胰十二指肠切除术的手术方法做了重要的修改，其主要方面包括两部分：①改变胰、胆、胃重建的顺序。即改变 Whipple 手术原手术时的胃肠吻合—胆肠吻合的顺序，而是按胰—胆—胃的顺序重建胃肠道。对此的改变认为有助于减少胃肠吻合口溃疡，改善食物与消化液的混合，但更重要的是使得胰腺空肠吻合处于上游，从而降低了一旦胰漏出现时的危害性，亦减少上行性胆道感染机会。②改变胰管空肠吻合为胰腺空肠对端套入。该方法减少了胰管空肠吻合技术上的复杂性，简化了手术操作，并在一定的程度上降低了胰瘘的发生率，特别是胰管无明显扩张的情况下。③ Child 的改进很快在临床上被广泛应用，但其结果并没有明显减少胰瘘发生率和降低死亡率。近年来胰腺切除手术死亡率明显降低，多与一些专门从事此项工作的医生及医疗环境和术中所用的物品改进有关。

一、Whipple 手术

该手术适用于：①胆总管中下段癌；②胰腺壶腹周围癌；③十二指肠恶性肿瘤；④早期胰头癌⑤严重的胰十二指肠损伤。做好充分评估和术前准备。

【手术主要步骤】

手术切口常采用两种：一是右肋缘下切口，另一常用的是右上腹直肌切口（图 13-7-1）胰腺及壶腹部周围癌时，胆囊及肝外胆管呈明显扩张，常需要在胆囊底部穿刺抽吸以降低张力，有利于探查进行手术（图 13-7-2）。余见图 13-7-3 ~ 图 13-7-13。

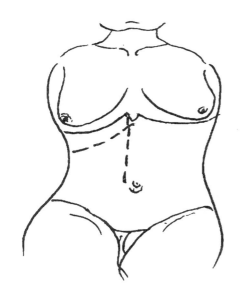

图 13-7-1　右上腹直肌切口或右肋缘下斜切口

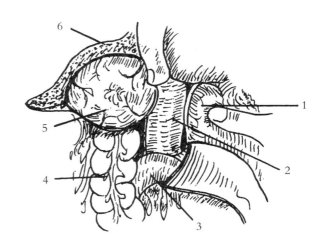

1. 胃；2. 胆总管；3. 十二指肠；4. 横结肠肝曲；5. 胆囊；6. 肝脏

图 13-7-2　壶腹部癌并肝外胆管高度扩张

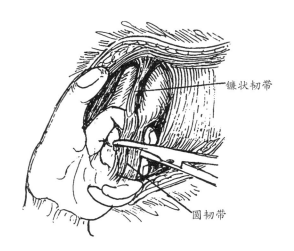

图 13-7-3　离断肝圆韧带及镰状韧带

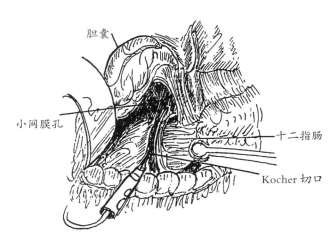

图 13-7-4　Kocher 法游离十二指肠和胰头

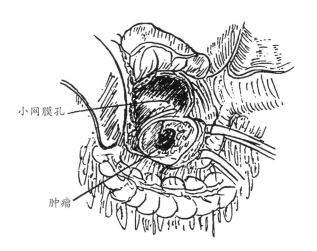

图 13-7-5　将胰腺后壁从其下方的下腔静脉及右肾
　　　　　推开

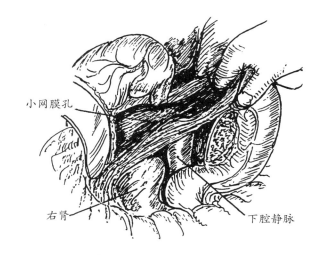

图 13-7-6　残面的柱形腹膜形成小网膜孔的下缘

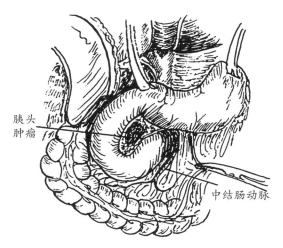

图 13-7-7　进一步游离十二指肠第 2、3 段，以判断病变能否切除

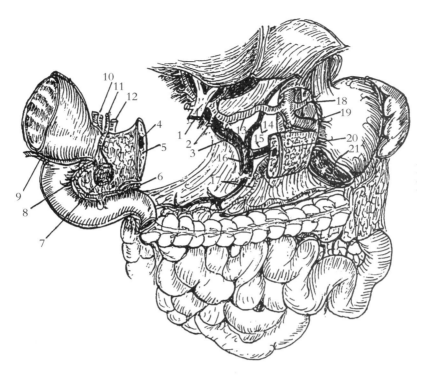

1.胆总管；2.胃十二指肠动脉；3.门静脉；4.胰管；5.切除的胰腺断端；6.胰十二指肠动静脉；
7.胰头肿瘤；8.胰十二指肠动脉；9.胃网膜右动静脉；11.胃十二指肠动脉；12.胆总管；13.肝总
动脉；14.冠状静脉；15.脾静脉；16.肠系膜上动静脉；17.中结肠动静脉；18.胃左动脉；19.脾动
脉；20.胰腺残端；21.胃断端

图 13-7-8　切除病灶所属脏器

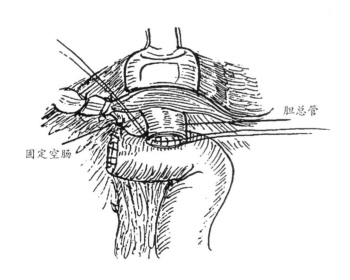

图 13-7-9　完成胆总管与空肠后壁肌层缝合

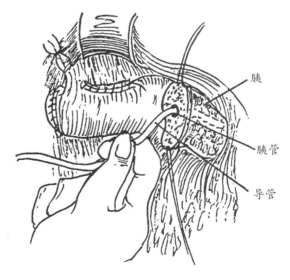

图 13-7-10　插入软胶管在胰管内，以明确胰管通畅，将其置入远端肠管内

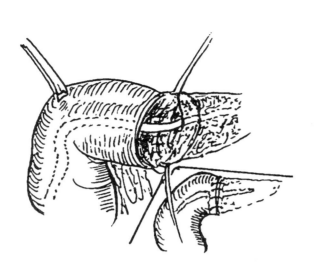

图 13-7-11　缝合胰肠吻合的后壁后，再缝合前壁

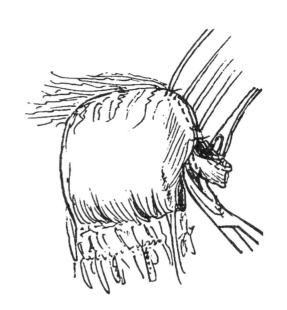

图 13-7-12　胃吻合口的准备

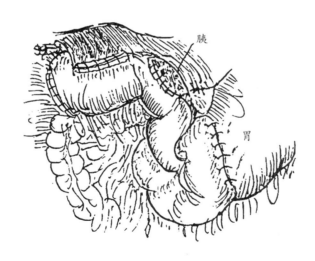

图 13-7-13　胰头十二指肠切除术（Whipple 法）主要步骤完成

【术中注意事项】

（1）当决定行胰十二指肠切除手术时，术前须对病变性质做出判断，根据术中发现，决定手术要有两个前提：①施术者对判断病变的性质要有一定经验；②保证胰十二指肠切除术后有较低的并发症和病死率，使得一旦证明其为良性病变时，不至于得不偿失。

（2）胰十二指肠切除术的决定性步骤是从切断胰腺开始，在这之前，如游离十二指肠、分离肠系膜上静脉及门静脉、切断胆管，甚至切断胃体均非决定性步骤；如遇到不宜做根治性切除的情况时，仍然可以改做较简便的姑息性手术，因此，在准备切断胰腺之前应对当时的情况有明确的估计。

（3）胰十二指肠切除术后腹腔出血的并发症并非很少见，应特别注意预防。腹腔出血的来源，常见的部位有：①胃十二指肠动脉的残端出血至腹膜腔内或穿破至其邻近的胆肠吻合空肠袢内引起严重的上消化道出血；②胰头钩突部的系膜断端处可因手术时忽略的小的活动性出血或手术的残面过多的胰腺组织坏死出血；③胰腺断端的上缘或后缘因手术时止血不彻底，以致术后腹腔内出血或形成血肿穿破至空肠袢内发生消化道出血；因此手术中处理血管及组织时应特别注意妥善止血。

（4）有时门静脉与胰头的粘连较紧，如发生在胰头上缘胰十二指肠上静脉汇入门静脉处，因时有门静脉壁上有一小块组织受到肿瘤的浸润而不易发现，此时不宜强行分离，因有穿破门静脉壁的风险。

（5）切除胰腺癌肿时，施术者左手四指在肠系膜上方肝的后方，能感受到动脉的搏动，以得知动脉的位置和行径，这是避免损伤肠系膜上动脉的可靠方法。

（6）胰管空肠吻合是此手术的关键步骤，如胰管扩张 > 1.0 cm 时行胰管空肠吻合容易，黏膜对合准确，术后一般不产生胆汁漏，手术亦较安全。但是当胰管扩张不明显时，胰管空肠吻合多不能做到准确的黏膜对黏膜吻合，手术后发生胰液渗漏或胰瘘的概率较高，而胰液渗漏是手术后多种严重并发症的原因。故有些作者甚至主张在行胰腺癌手术时，若发现胰腺属正常，胰管无扩张者，可考虑行全胰十二指肠切除术，以避免胰液渗漏的发生。但多数学者认为胰管无扩张时应强调做好：①精细的胰管与空肠黏膜对合，胰管内置导管引出体外；②注意胰腺的断端与空肠侧壁连续缝合，实际上这一方法是将胰腺断端包埋在空肠壁内，而黏膜上的开口可供外渗的胰液引流；③胰管吻合部位的有效引流和术后较长时间的肠道外营养支持（通常为 10 ~ 14 天），直到无胰液渗漏的可能之后才开始口服进食。如此处理，方可有效地防止胰液渗漏的发生和降低发生胰瘘的危害性。

胰十二指肠切除术是一复杂而创伤性大的手术。应当严密监控生命体征及心肺、肝、肾功能的变化，注意水电解质的平衡，注意血容量的补充，尿量每天 > 1 500 ml，肠道外营养的支持，持续胃肠减压直到胃肠功能恢复。术后两周内肠道外提供营养，如情况良好，逐渐经口进流食、软食。胆管和胰管引流可在术后 2 ~ 3 周时关闭，如恢复顺利可予拔除，若有胆胰漏并发症，则应继续保留引流，并保持通畅，并继续观察生命体征变化和各种临床检测指标，给予对应处理。

二、Child 手术

Child 手术主要适用于：①胰腺体积缩小，慢性炎症，纤维化胰腺断端便于套入至空肠内者；②胰腺较正常，胰管无明显扩张；③胰管空肠吻合技术上有困难；④施术者的经验及习惯采用此方法。

手术步骤与 Whipple 手术相同，其区别点在于空肠吻合的方式在消化道重建步骤、游离近端空肠，从结肠前或后向上拉至胰腺断端处以供吻合。为使胰腺断端顺利套入至空肠内，宜将胰腺从其后方的脾静脉分离出不短于 2.0 cm 的长度。胰腺断端缝扎止血前后切缘用不吸收缝线缝合对拢。空肠断端的后缘与胰腺断端用不吸收线间断缝合，成为吻合口的后壁内层，胰腺管内可放置短或长的引流管。

手术主要步骤见图 13-7-14 ~图 13-7-17。

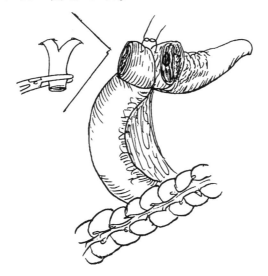

图 13-7-14　缝合胰腺背面及空肠相对应的位置，打结后使之成为胰腺空肠吻合口的后壁

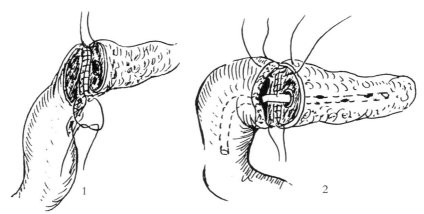

1. 间断缝合后壁　2. 胰管内放置导管支撑引流

图 13-7-15　胰腔断端与空肠端端吻合

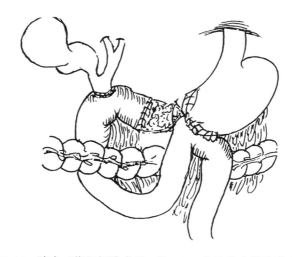

图 13-7-16　胰十二指肠切除术后，按 Child 方法重建消化道后的示意图

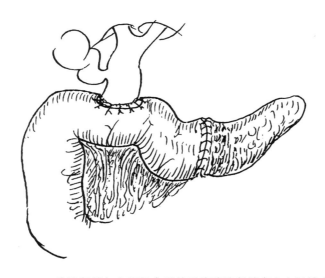

图 13-7-17　待胰断端与空肠缝合妥善后将胰腺断端套入空肠端内

【术中注意事项】

（1）Child 手术是做空肠胰腺吻合，而不是胰管空肠吻合，所以在手术操作上比较容易，在理想的情况下，可以减少胰瘘的发生。

（2）手术的关键性步骤是将胰腺的断端顺利套入空肠内，而没有明显的张力。因此，要求胰腺的体积不能太大，为了能够达到此目的，胰腺的切除线尽可能在肠系膜上动脉的左方，即须切除部分胰体部并切断一些汇入脾静脉的胰腺小静脉，因该处较细，一般可顺利的套入空肠端。

（3）空肠胰腺对端吻合可以不放置胰管内的支撑引流管，施术者应根据术中的具体情况而定，能放置导管支撑最好，因而减少术后早期胰液的渗漏和维持后期的胰管通畅。

有学者主张胰胃吻合以减少胰液渗漏的发生，胰胃吻合使手术简化但吻合口出血的并发症多。如 Faber（1998 年）报道 160 例胰胃吻合术，住院死亡率达 3%，胰液渗漏率达 2.5%，再手术率达 12%，再手术是治疗胰腺断端出血的止血手术。

三、保留幽门的胰十二指肠切除术

本手术适用于：①慢性胰腺炎及其他良性病变需行胰十二指肠切除术；②早期壶腹周围癌；③早期胰头癌；④胆总管下段癌（早期）；⑤胰头十二指肠损伤需行胰十二指肠切除者。

手术的探查步骤和方法同 Whipple 手术。如需要保留幽门时切断十二指肠上段胆总管及胆总管旁的淋巴组织，胆囊一般可以原位保留。切断胃结肠韧带，如有恶性病变时，需切除幽门下淋巴结群，直至十二指肠旁，在超过幽门环的 2.0 cm 处在两把有齿血管钳作用下，在管腔间切断十二指肠，近端十二指肠及胃用纱布包裹好，留待处理，胰腺切除的方法同 Whipple 手术。

手术主要步骤见图 13-7-18 ～图 13-7-20。

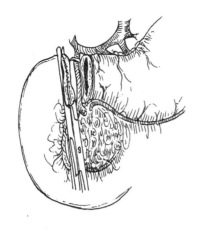

图 13-7-18　切断十二指肠及动脉的位置

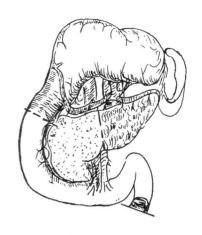

图 13-7-19　保留幽门的胰十二指肠切除术的切除范围

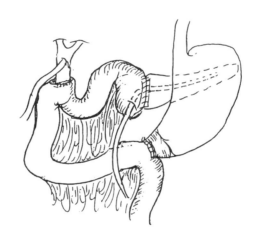

图 13-7-20　保留幽门的胰十二指肠切除术的消化道重建

【术中注意事项】

（1）保留幽门的胰十二指肠切除术，需要保留幽门及胃窦部的神经支配和十二指肠的血液供应，因而在清理十二指肠韧带、肝动脉周围的淋巴组织上受到限制，所以，此手术只适用于壶腹部的早期癌肿，对于良性病变有明显的优越性。如胰十二指肠损伤而必须做胰十二指肠切除时，它的创伤小，优于典型的胰十二指肠切除术。十二指肠癌因有黏膜下扩散的特点，所以不宜保留幽门及部分十二指肠。

（2）手术的切除范围在良性病变时可以保守一些，不必要顾及清除局部及区域淋巴结的问题；但如果是治疗恶性肿瘤，则除了胃小弯和幽门上的淋巴结外，其他要求和典型的 Whipple 胰十二指肠切除术相同，但是如发现胃小弯已有淋巴结转移时，则病情已属晚期，不宜选用此手术。

（3）由于保留了胃幽门的十二指肠切除术，在早期常有胃潴留，需要花时间放置胃管，一般在 2 周左右，长时间放置胃管给病人带来痛苦不适，因此，在手术完毕时行"胃造口"置管引流，早期可用于胃减压，后期用于调节胃内张力，避免发生胃潴留，待胃排空恢复正常后，便可拔除胃管。

（4）保留幽门的胰十二指肠切除术治疗恶性肿瘤，最大的危险是遗留了浸润及十二指肠溃疡第一段的肿瘤，因保留幽门的胰十二指肠切除术并不清扫幽门周围和腹腔动脉周围淋巴结。有报道胰头癌时的癌细胞可沿十二指肠的肌间神经丛向上浸润至幽门，因而手术切除始终担忧遗留下小的转移灶的危险。这种情况尚有很多争议，不宜用于治疗恶性肿瘤较晚期的病人，如靠近十二指肠很近的胆总管下段癌，较晚期的十二指肠癌，胰头癌及壶腹周围癌。但有经验丰富的学者，经过仔细选择，用于切除早期的特别是局限性的病变，仍能获得良好的效果。

第八节 胰腺体尾部癌切除术

胰腺体尾部癌切除术适用于：①胰腺体尾部癌；②胰腺体尾部囊性腺癌；③胰腺体尾部的良性肿瘤，如囊腺瘤、器质性或功能性胰细胞瘤；④胃癌根治术时附加胰体尾部及脾脏切除。

为了使胰腺充分暴露，多采用上腹部弧形切口，从右侧第11肋间前方进腹，可以得到充分显露，需要时可同时对左上腹及右上腹进行手术处理。腹腔探查主要是明确胰腺体尾部，是否有腹腔内及其他脏器转移，有无胰腺外侵犯，有无淋巴结转移及转移的部位，特别是腹腔动脉周围和腹主动脉旁淋巴结转移。肿瘤是否包绕肠系膜上血管、脾动脉、腹腔动脉，以及肿瘤是否有一定的移动度。由于胰腺体尾部癌治疗效果差，手术切除以后少有存活5年以上者，故当血管被包绕后切除的危险性很大时，不宜勉强实施切除手术。然而有些肿瘤恶性程度低，如囊性腺癌，或有属良性的肿瘤，体积虽大，但切除后仍可得到长期治愈的效果；时有来源于左侧腹膜的肿瘤可能与胰腺体尾部相混淆，故在决定进行切除或放弃切除手术之前，均需有明确的病理诊断。

手术主要步骤见图13-8-1 ~ 图13-8-11。

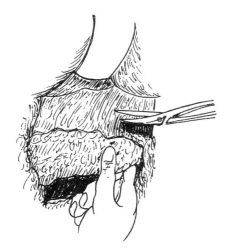

图 13-8-1 切开胰腺上缘的后腹膜后，可用牵引带牵引，有助于游离胰腺和肿瘤与腹膜后组织的粘连，而不至于偏离

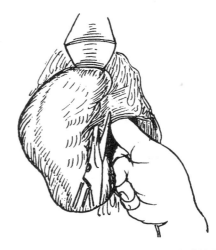

图 13-8-2 切断脾肾韧带和脾脏与后腹膜的附着时，术者可用手指钝性分离，推开腹膜后组织。并以手指为引导，剪开脾外侧的后腹膜。将脾脏向右侧翻转，以增加显露便于操作

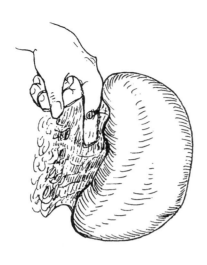

图 13-8-3　从脾上极开始逐步钳夹，切断脾和脾胃韧带，胃底上脾胃韧带的血管，在胃侧宜加缝扎止血，以免在手术中牵拉胃体时使血管回缩出血

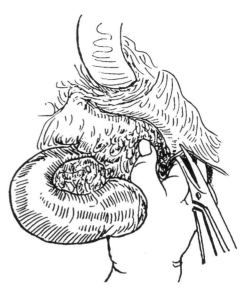

图 13-8-4　脾脏和胰尾游离后，术者可用手指顿性分离分开胰腺上缘后腹膜，沿胰腺上缘钳夹，切断，结扎后腹膜组织，勿损伤脾动脉或其他主要血管的分支

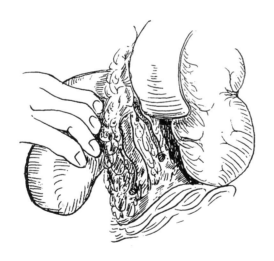

图 13-8-5　当胰腺上缘组织切开后，脾脏可以连同胰体尾部及其肿瘤一同翻转至右侧，分离直至肠系膜上动脉的左侧

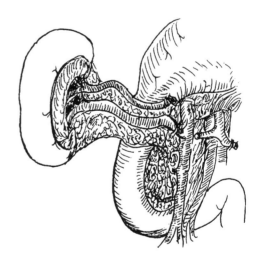

图 13-8-6　在胰腺上缘分离出脾动脉，在距切缘约 2 cm 的上方切断脾动脉，断端双重结扎；在胰腺的背面，分离出脾静脉及其肠系膜上静脉的汇合部；近端断端缝闭，远端则结扎或缝扎

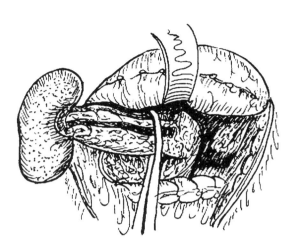

图 13-8-7　在预定水平切除胰体尾、脾脏

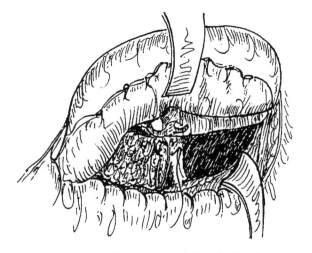

图 13-8-8　结扎胰管，胰头断面褥式缝合

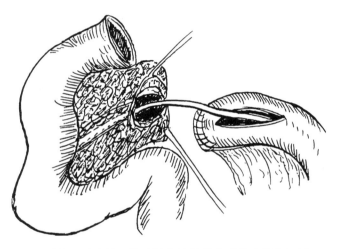

图 13-8-9　必要时放置引流管，将残端胰管及胰实质前壁纵向切开 1.5 ~ 2 cm

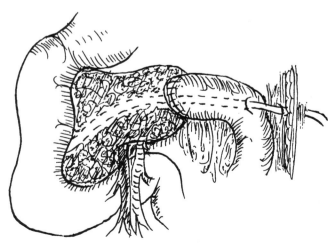

图 13-8-10　将管道通过空肠游离袢经腹壁切口引出

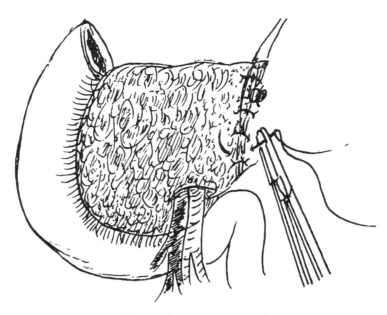

图 13-8-11　胰体尾部切除后间断缝合胰管单一结扎

【术中注意事项】

（1）胰体尾部手术时，肿瘤与腹膜后的结构常致密粘连，所以将脾脏、胰体尾部连同肿瘤从腹膜后游离是手术的关键所在，如单纯从脾脏的外侧分离，容易误入组织间隙，造成损伤和出血。因此，最好从脾外侧和胰腺后方游离的联合路径，对处理困难的情况时较为安全，因为在需要时常阻断脾动脉、脾静脉和胰腺的血供。

（2）在处理较大的胰腺体尾部癌时，由于胰腺上缘的肿大淋巴结的障碍，处理脾动脉常困难，脾动脉一般是从腹腔外分出后紧靠胰腺上缘通往脾脏，沿途分出小支进入胰腺（脾大动脉），该处的间隙很小容易损伤脾动脉。有学者认为比较安全的方法是先切断胰腺颈部向上分离，待能够控制脾动脉的根部后，才能进行分离，切断和缝合脾动脉的断端。注意一点，因脾动脉根部血管的管径较粗不宜用一般方法结扎，以免日后发生出血。

（3）处理胰管和胰腺断面是一个主要的步骤，胰管断端，必须确实牢固的结扎，因而在切断胰腺时，将胰管稍微留长一点，以便于结扎时缝合。

（4）胰体尾部切除后，胰腺的断面术后早期仍难免有些渗漏，术后早期引流液中的淀粉酶测定数值很高，若引流不充分，流入并积存在小网膜内形成假性囊肿，另外胰腺切缘 1 cm 处以不吸收缝线做一行褥式缝合，可以止血及防治胰腺渗漏。另做间断缝合，将附近的系膜和网膜组织缝合固定于断端上。单纯结扎胰管是防止术后发生渗漏的重要措施。必要时放导管于胰管内远端超越断端与空肠吻合的空肠祥内。尤其是主胰管有不同程度的狭窄者应考虑使用此法。

（5）胰体尾部淋巴的转移首先在胰腺上缘的淋巴结，并扩展至腹腔动脉周围淋巴，这些肿大的淋巴结相互联结，影响对脾动脉的处理，遇此情况时，应首先分离肠系膜上静脉的前面，向上分离，在肠系膜上静脉的前方切断胰腺颈部，两侧断端妥善止血。

（6）在放置腹腔引流管时，将一管径 1 cm 的引流管放置在胰腺断端处，另一根引流管放置于胃后壁小网膜囊内，若术后形成胰瘘，可通过粗管内置一小管持续吸引，另外，若术后有胰液渗漏时，不宜过早进食，可用胃肠外营养维持，待渗漏停止后才逐渐经口进食，若无不良反应，胰液渗漏停止可以拔出引流管，否则，胰腺断端处的引流管应继续保留直至渗漏停止。

第十四章

脾脏手术

第一节　脾切除术

创伤性脾切除最早由军队外科医生施行，而非创伤性疾病的脾切除术由 Quittenbaum（1926 年）创先。1970 年以后脾切除术已在全球范围内广泛开展，脾脏手术频率的增加有 4 个方面的原因：①胃癌手术时常规行脾切除已受到普遍的重视和推广；②选择性近端迷走神经切断术以及 Nisen 胃底折叠术等邻近脾脏的手术开展，造成医源性脾切除损伤增加；③严重车祸伤等外伤；④脾脏手术有扩大的趋向，如移植外科的发展，以及用于治疗霍奇金病的分期性剖腹探查术均涉及脾脏，随着对脾脏在抗体免疫学的重要性的深入认识，保脾手术也有更多的改进。尽管如此，脾切除术对某些病人来说，仍属于首选手术方式，适当的术前准备和选择最佳的手术时机有助于降低脾切除术后的并发症，近年来随着内镜技术的发展，腹腔镜脾切除术已得到广泛应用，获得很好疗效。

1. 开腹脾切除术

开腹脾切除术主要用于：①外伤性脾破裂；②各种原因引起的脾功能亢进；③脾脏囊肿；④游走脾；⑤遗传性球形红细胞增多症；⑥特发性或 HIV 相关的血小板减少性紫癜；⑦脾肿瘤；⑧胃癌、胰体尾部癌根治术的门静脉高压断流术或分流术附加的手术；⑨慢性淋巴细胞和粒细胞白血病；⑩霍奇金病的分期性剖腹探查术。

手术主要步骤见图 14-1-1 ~ 图 14-1-11。

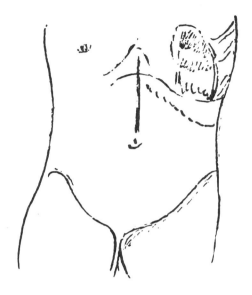

图 14-1-1　虚线示手术切口

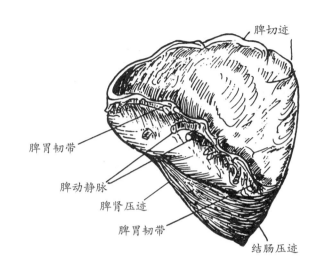

图 14-1-2　脾的外形

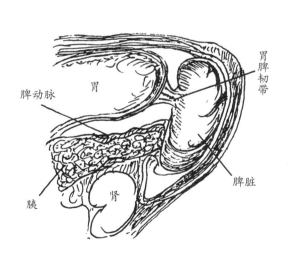

图 14-1-3　手术探查毗邻关系

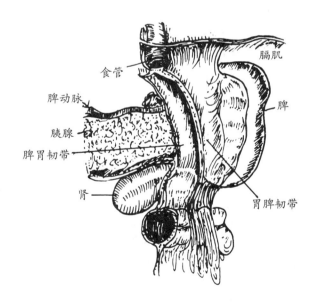

图 14-1-4　脾的附着韧带

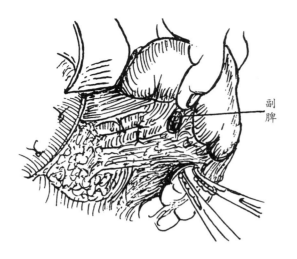

图 14-1-5　先结扎脾动脉，离断结扎脾结肠韧带

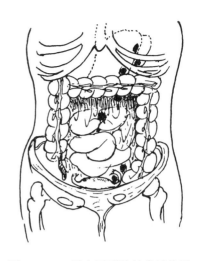

图 14-1-6　黑点示副脾的常见位置

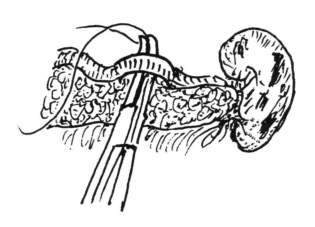

图 14-1-7　游离脾动脉，7 号丝线结扎

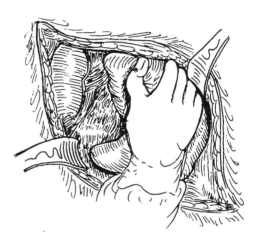

图 14-1-8　用右手握住脾脏上极，向下、向前和向右方向将脾脏托出切口外，便于处理脾门血管

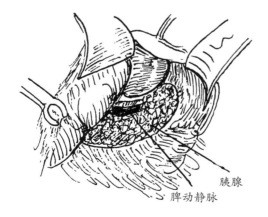

图 14-1-9　脾切除术后再次探查术野

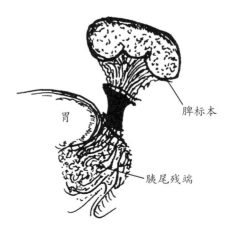

图 14-1-10　脾切除术后所见

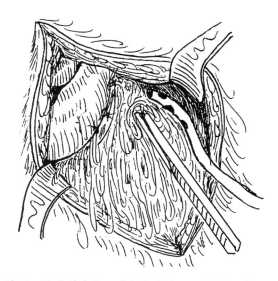

图 14-1-11　脾切除后，取出纱布垫，进行彻底止血，在膈下放一根多孔橡皮引流管另行切口引出固定，如系门静脉高压病例，可将大网膜填入创面内，不必做固定缝合，以便建立侧支循环

【术中注意事项】

（1）切口要有良好的暴露，必要时可将切口向左侧延长。

（2）充分游离脾周围韧带后再行脾切除术，注意勿损伤胃、结肠以及胰腺等邻近器官。

（3）解剖脾动脉时勿损伤脾静脉，牵拉和托出脾脏用力不要过大，以免撕裂脾蒂造成难以控制的大出血。

（4）一般先结扎脾动脉，以减少脾脏充血，使其体积减小和分离脾粘连时减少出血，如粘连重，剥离有困难时，可不必先结扎脾动脉，等到脾切除时和脾静脉一道处理。

（5）脾脏切除后，清理切除副脾。副脾常见位置见图 14-1-6。

【脾切除术后主要并发症】

（1）术后感染：包括肺炎、切口感染、膈下脓肿、泌尿系感染及败血症，发生率为 5% ～ 55%，死亡率为 3% ～ 4%。脾切除术后的凶险感染（OPSI）已被公认为是一临床综合征，可发生于手术后数周内，多见于手术后 2 ～ 3 年。OPSI 半数以上病原菌为肺炎链球菌。多用青霉素或接种多价肺炎链球菌疫苗进行预防。

（2）血栓形成和栓塞。发生率 5% ～ 10%。脾切除后血小板升高，血液黏稠度增减引起。血栓大多见于脾静脉残余部，若蔓延至门静脉，如肠系膜上静脉，则可造成不良后果。门静脉血栓形成常见于术后 2 周血小板计数过高峰时出现临床症状。我们常遇到血小板计数增高在术后 2 ～ 3 天明显出现，5 ～ 7 天为高峰期，脾静脉已出现栓塞，但无明显临床症状，如上腹痛胀、恶心、呕吐、血便、体温过高、白细胞计数增多以及血沉加快等。B 超检查可确定术后并发症的诊断。另外，术后的并发症还有胰腺炎、胃肠功能紊乱和脾热等。

第二节　腹腔镜脾切除术

手术主要步骤见图 14-2-1 ～图 14-2-7。

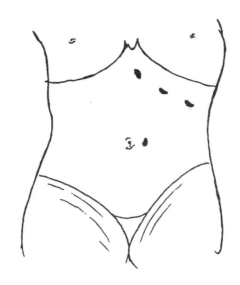

图 14-2-1　腹壁穿刺孔位置

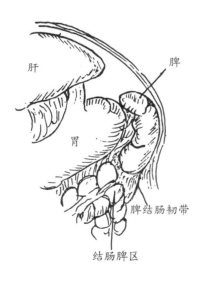

图 14-2-2　探查腹腔脏器关系

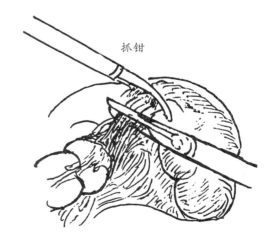

图 14-2-3　游离脾结肠韧带

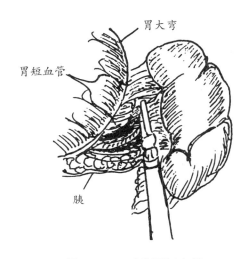

图 14-2-4 离断胃短血管

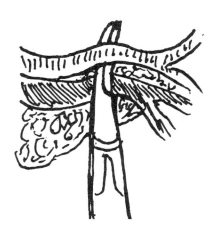

图 14-2-5 用分离器械分离脾动脉

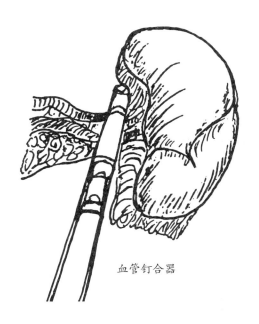

图 14-2-6 上血管钉合器

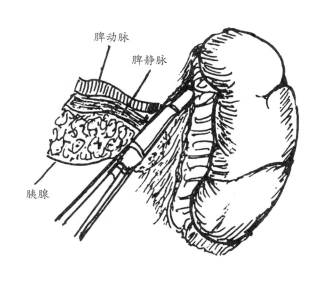

图 14-2-7 离断脾动静脉

【术中注意事项】

（1）适应证与开腹手术基本相同，要具备相应的条件。

（2）分离脾脏周韧带时应尽量靠近脾侧，以免损伤胃底、结肠等邻近器官。

（3）脾蒂主血管的处理是腹腔镜脾切除的关键，应引起足够的重视。

（4）术中如发现脾脏粘连严重、巨脾切除困难或术中发生大出血，需及时中转剖腹手术或改为单手辅助下腹腔镜脾切除，后者的方法是在左下腹或右侧腹部做长约 6 cm 的切口，术者的一只手经 hand port 装置（防止漏气）进入腹腔，协助完成腹腔镜下脾切除术。

腹腔镜脾切除术已有近 20 年的历史，现适应证越来越广泛，手术也日渐成熟，中转剖腹手术率也越来越少，术后恢复快。与传统的剖腹手术相比，腹腔镜脾切除有创伤小、痛苦少、恢复快以及并发症和病死率低等优点，疗效与剖腹手术相等，但手术适应证较后者更窄，术中寻找副脾等也不尽如人意。

第三节　脾裂伤缝合、脾脏切除和自体脾组织移植术

一、脾裂伤缝合术

脾脏质地较脆弱，但仍可细心地进行缝合，该法尤其适用于儿童及青年人未涉及大血管的脾裂伤。

用2-0至4-0无损伤缝线（可吸收缝线）做靠拢缝合，进针和出针点应距裂伤边缘至少为1 cm，缝线必须穿过裂伤底部，做褥式、"U"式或"8"字缝合较单纯缝合好，两针间必须要重叠交错，最好做与脾长轴成对角线的缝合。也有主张用丝线同时做脾包膜缝合，此法最好用特氟隆（Teflon）垫片做单纯褥式缝合法（图14-3-1），也可用大网膜片、局部止血剂或脾动脉结扎术等联合应用缝合法。

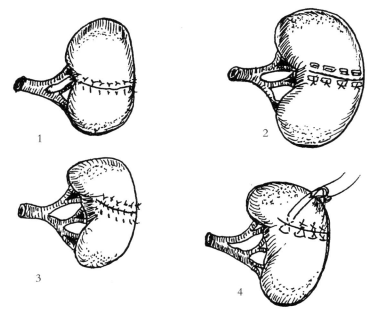

1.单纯褥式缝合；2.垫片做单纯褥式缝合；3.跨过脾包膜的单纯褥式缝合法；4.单纯交叉缝合法

图14-3-1　脾挫裂伤的缝合法

二、脾段切除术

从解剖学上认识到脾脏的各段间不存在有吻合支，脾动脉亦为终末动脉，如在脾门区结扎某一分支后可导致该动脉供血区的脾段梗死而不影响其他脾段，因而创用了脾段切除术的方法。本法尤适用于外伤性脾上或脾下极的横断伤（图14-3-2 ~ 图14-3-12）。

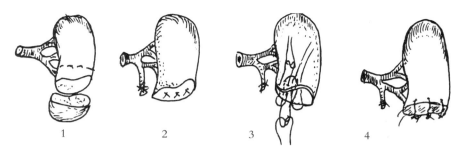

图 14-3-2 创伤性脾下极断裂的脾切除方法

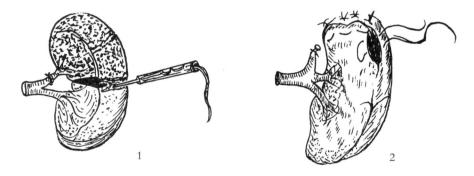

图 14-3-3 上半脾损伤的切除方法

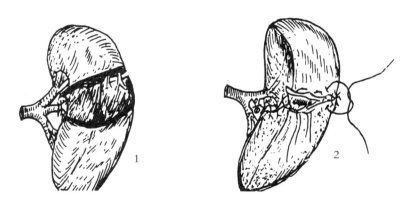

图 14-3-4 脾中上段损伤的切除方法

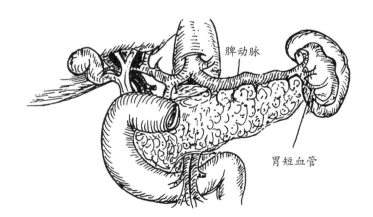

图 14-3-5 图示脾脏的主要血管

267

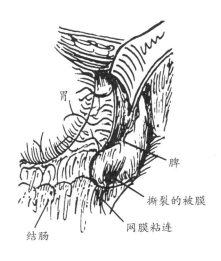

胃

脾

撕裂的被膜

网膜粘连

结肠

图 14-3-6　图示脾下极撕裂致出血

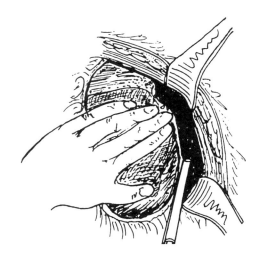

图 14-3-7　用左手将脾脏向下牵拉

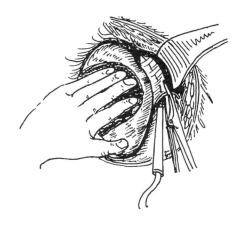

图 14-3-8　切开脾脏与肾脏间韧带

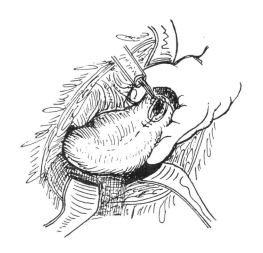

图 4-3-9　在裂口内充填止血物如纤维胶原等再缝合

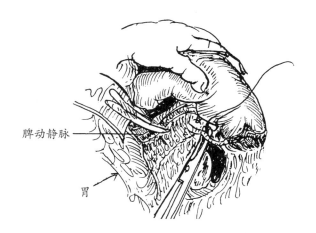

脾动静脉

胃

图 14-3-10　游离一小段脾动脉分支到脾下极的血
管带线结扎，以控制出血的脾下极

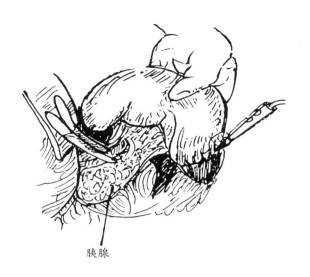

胰腺

图 14-3-11　用电刀切除缺血的损伤段

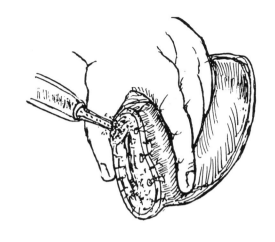

图 14-3-12　结扎创面出血点，可喷洒纤维胶原于创面上止血

三、自体脾组织移植术

1978 年 Pearson 等发现脾破裂后有脾组织碎屑可能播散至全腹腔，有些脾组织颗粒得以存活并可见到核素显像，同时周围血中有空泡红细胞数目减少。说明机体仍保存有脾脏的滤过功能。1939 年 Buchbinder 将此自然现象称之为 "脾组织植入腹腔"。约 5% 因脾破裂行脾切除的病人可查出残留的脾组织，但仍有发生凶险感染（OPSI）的可能，比正常人高 50 ~ 200 倍。我国脾切除后 OPSI 的发生率为 1.5% ~ 3.4%。因此，近年来仍主张是在 "挽救生命第一，保留脾脏第二" 的原则下，不论是儿童或是成人，均可采取各种形式的保脾手术。自体脾组织移植已被公认为是全脾切除后弥补脾脏功能的简易而有效的方法。

【手术主要步骤】

（1）将切下的脾脏、连同血管钳夹置放在盛有 4℃平衡液的容器中（平衡液 1 000 ml 内加入 12 500 U 肝素钠），选择适当的抗生素液。放净脾内的积血，用解剖剪将脾包膜剪开 4 ~ 5 cm，沿包膜游离脾脏，切取 1/3 以上的健康脾组织，将其切成（3 ~ 4）cm×2 cm；或（3 ~ 4）cm×1.5 cm；或（3 ~ 4）cm×0.5 cm 的若干脾块（图 14-3-13），放于 4℃溶液中进行漂洗。

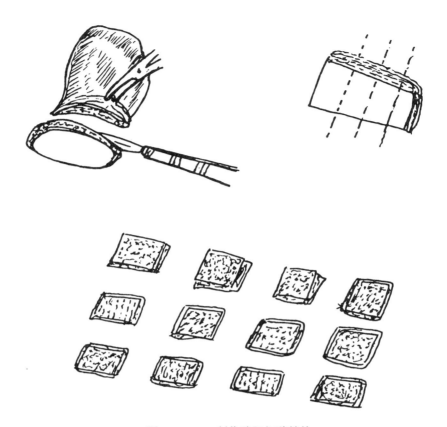

图 14-3-13　制作脾组织移植块

（2）展开大网膜，将其前方剪一小孔，配置后脾组织块逐一置入大网膜内。各脾块之间可用圆针、"0"号丝线缝合固定，以防脱落和重叠（图 14-3-14），最后将大网膜展平，关腹。

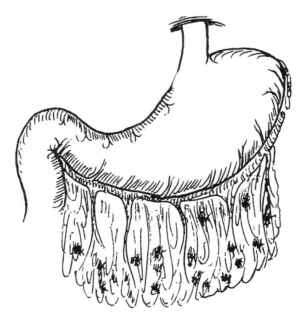

图 14-3-14　脾组织块移植与网膜囊示意图

【术中注意事项】

（1）移植脾组织块的量应占全脾的 1/3 左右为好。

（2）脾块大小应适度，如过大、太厚不易成活。

（3）移植的脾块应不含脾包膜，以利于脾组织的生长（产生）的激素物质进入血液循环。

（5）术后 4 周用 ^{99m}Tc 扫描，以观察移植脾块有无良好的血供。

第十五章

门奇静脉断流术

　　门奇静脉断流术是阻断门奇静脉间的反常血流，以达到控制门静脉高压症并食管胃底静脉曲张破裂的目的。断流的方法很多，阻断的部位及范围也各有不同，目前应用较多且疗效最为满意的断流术是贲门血管断流术和横断食管或胃底血管的联合断流术。断流术既能确切控制食管胃底曲张静脉破裂出血，且可保持肠系膜向肝血流，术后肝功能损害小，肝性脑病发生率低，但术后有较高的出血复发率。贲门周围血管可分成四组：冠状静脉、胃短静脉、胃后静脉和左膈下静脉。冠状静脉又可分为胃支、食管支和高位食管支。熟悉贲门周围血管的解剖，特别是高位食管支的走行，才能在术中阻断门奇静脉的反流（图 15-0-1 ~ 图 15-0-3）。

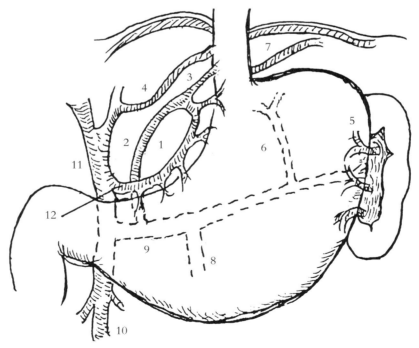

1. 胃支；2. 食管支；3. 高位食管支；4. 异位食管支；5. 胃短血管；6. 胃后静脉；7. 左膈下静脉；
8. 肠系膜下静脉；9. 脾静脉；10. 肠系膜上静脉；11. 门静脉主干；12. 胃右静脉

图 15-0-1　贲门周围血管局部解剖

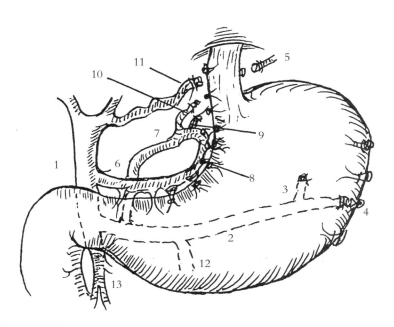

1. 门静脉；2. 脾静脉；3. 胃后静脉；4. 胃短静脉；5. 左膈下静脉；6. 胃右静脉；7. 胃冠状静脉；
8. 胃支；9. 食管支；10. 高位食管支；11. 异位高位食管支；12. 肠系膜下静脉；13. 肠系膜上静脉

图 15-0-2 贲门周围血管离断术示意图

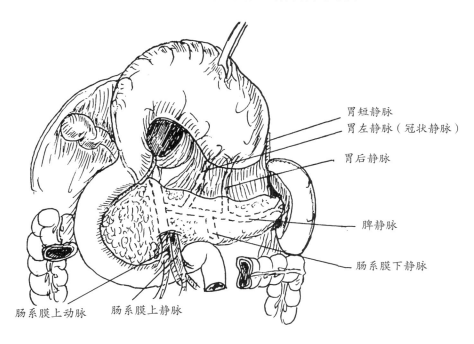

图 15-0-3 胃左静脉和胃后静脉的解剖

第一节 贲门食管周围血管离断术

本手术适用于门静脉高压症合并食管胃底静脉曲张静脉破裂出血病人，肝功能分级为Ⅰ、Ⅱ级或 ChildA、B 级。①肝内型门静脉高压症：如血吸虫病性、门静脉性、坏死后性、胆汁性、酒精性肝硬化合并门静脉高压症；②成人肝外型门静脉高压症及区域性（胰源性或节段性）门静脉高压症；③发生上消化道出血 48 ～ 72 小时、经内科治疗后不能控制出血、肝功能Ⅰ、Ⅱ级，年龄在 50 岁以下者；④门静脉高压症肝外侧支循环尚未充分建立，门静脉仍有较多向肝血流，分流术后会加重肝功能损害；⑤分流术后再发生出血病人。

手术主要步骤见图 15-1-1 ～ 图 15-1-5。

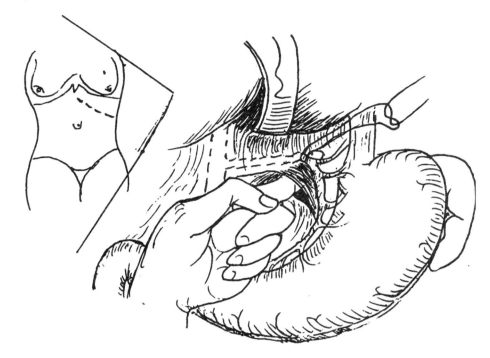

图 15-1-1　结扎胃左静脉主干，常规切除脾脏

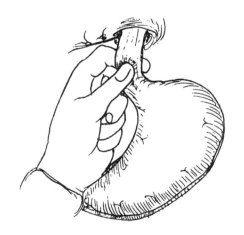

图 15-1-2　用手指钝性分离食管下段 5 ～ 10 cm 范围，紧靠食管切断高位食管支及异位高位支

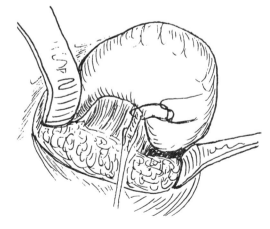

图 15-1-3　结扎离断胃后静脉，将胃体向右上牵引和翻转，显露为胃后壁，紧靠胃小弯侧分离胰腺上缘的脂肪组织，即可找到胃后静脉

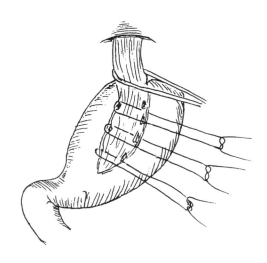

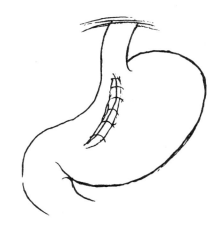

图 15-1-4 以细丝线间断缝合胃大、小弯前后壁的
浆膜。使胃大、小弯浆膜化

图 15-1-5 细丝线缝合胃大、小弯浆膜

【术中注意事项】

（1）术中遗漏冠状动脉的食管支是导致术后再出血的主要原因，高位食管支位置较高且隐蔽，一般位于贲门以上 3 ~ 4 cm 或更高处进入食管肌层，分离时应加注意。

（2）异位高位食管支可起源于冠状静脉主干，也起源于门静脉左支，距离贲门右侧更远，在贲门以上 5 cm 或更高处才进入食管肌层。异位高位食管支的位置更深、更隐蔽，因此，食管游离长度必须 ＞ 5 cm。

（3）冠状静脉解剖存在显著的个体差异，电子束 CT 和 MRI 血管成像，间接或直接门静脉造影可显示冠状静脉的变异，术中阻断冠状静脉，从而提高断流的彻底性。

（4）胃后静脉也是门静脉的重要支，在断流术时必须结扎切断，手术时向右上翻起胃可寻找到；有 60% ~ 80% 病人存在胃后静脉，通常从胃后壁的上部穿出，沿胃膈韧带在腹膜后下行，约 60% 汇入脾静脉，30% 汇入脾静脉上极支，少数为其他变异者（图 15-1-6）。

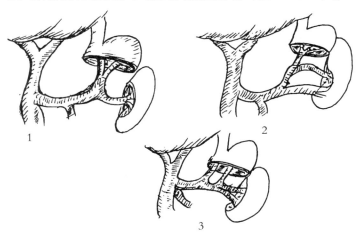

1. 胃后静脉注入脾静脉，占 60%；2. 胃后静脉注入脾静脉上支，占 30%；3. 胃后静脉两支注入脾静脉及脾静脉上支，占 10%

图 15-1-6 胃后静脉窦解剖：行门奇断流术必须结扎切断胃后静脉，否则手术后可再次出现胃内出血

讨 论

（1）门奇断流术尤其是贲门周围血管离断术是在长期临床实践中发展完善起来的一项术式。具有 30 多年的历史。是国内治疗门静脉高压症并发上消化道大出血最常见、最有效的手术方式。经大量实践证明，断流术中以"贲门周围血管离断术"为最佳术式。手术范围不大，创伤相对较小，止血作用明确，远期疗效满意。

（2）特殊情况下，如已做脾切除或各种分流、断流术又复发出血而行本手术者，其胃大、小弯、食管下段贲门原有严重粘连，有丰富的侧支循环，周围组织明显增厚，其中扩张的静脉呈丛状扩张，应仔细解剖将其充分剥除，才能达到止血目的。因剥离面广、出血量多，可改由左胸入路经膈肌进腹，必要时做胸腔联合切口。应力争离断食管下段、贲门和胃小弯侧支血管，包括找到和切断漏扎或新生的高位和异位高位食管支。

（3）关于左膈下静脉：左膈下静脉束来自于左膈下的肝左叶支（左肝静脉的属支），并与左肾上腺静脉形成交通支后注入左肾静脉。左膈下静脉有两个特点，它有两个"交通支"：①与门静脉系的胃左静脉食管支形成静脉丛；②与腔静脉系的左肾上腺静脉吻合，注入左肾静脉。因此，左肾静脉的负担较右肾静脉重，有精索静脉（卵巢静脉）以及左肾上腺的静脉注入，在切左肾时应紧靠肾门以保护上述血管以免受损。门奇断流术时结扎贲门食管周围的血管与胃后静脉、高位食管支同等的重要。

（4）对于预防性贲门周围血管离断术的评价，多数学者不赞成预防性分流术，因为只有 20% 食管静脉曲张有出血的可能，所以没必要给 80% 未来不需要手术的病人施行手术，而且分流术可引起肝功能损害和肝性脑病。这一原则同样适用于断流术；大量统计数字说明，肝硬化病人仅有 40% 出现食管胃底静脉曲张，其中有 50% ～ 60% 并发大出血，这也说明有血管曲张的病人不一定发生大出血，临床上可见施行预防手术后反而引起大出血，尤其肝炎后肝硬化病人肝功能损害严重，手术对病人脾脏的负担，甚至引起肝功能衰竭。因而预防性离断手术仍值得探讨。虽然现在倾向于预防性手术，为预防首次大出血应做预防性断流术，特别是巨脾性门静脉高压症病人，笔者在有关论文中也提到过预防性贲门食管周围血管断流术。

第二节　横断食管或胃底的联合断流术

该手术又称为经腹联合断流术，或改良 Sugiura 术。在贲门食管周围血管离断基础上，采用吻合器经腹部横断吻合食管下段或缝合器阻断胃底前后壁，进一步阻断胃壁、食管壁内门奇静脉的反常血流以提高断流的彻底性，降低术后再发生出血的概率。该手术的适应证及禁忌证均同贲门食管周围血管离断术。

【手术主要步骤】

（1）切开胃前壁，置入管状吻合器行贲门上方 3 cm 食管下段横断再吻合，检查吻合口无明显出血，采用缝合器关闭胃前壁。

（2）若为胃底静脉严重曲张，于贲门下 2 cm 胃小弯横向切开胃壁约 1 cm，采用吻合器行胃前、后壁缝合阻断，前后壁阻断线应在海氏三角（His 三角）处相连。

（3）术毕再在膈下放置腹腔引流（图 15-2-1）。术中应注意在食管下段横断再吻合时未能正确使用吻合器或胃壁阻断关闭小弯侧胃壁时缝合不仔细，术后会发生食管下段吻合口瘘或小弯侧胃瘘。临床表现为左膈下或左肝下感染，严重者则会发生弥漫性腹膜炎。一旦发生需要再次剖腹探查并行清除脓液引流或在 B 超引导下置管引流。

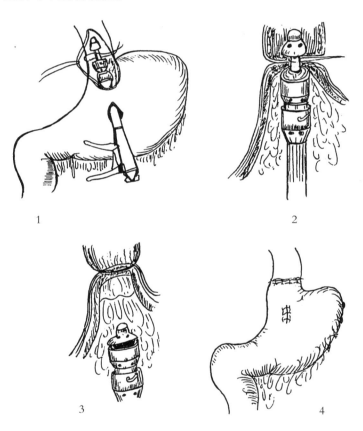

1

2

3

4

图 15-2-1　采用吻合器横断食管下段断流术的方法

第十六章

胃、十二指肠手术

第一节　胃十二指肠的外科解剖

一、胃的解剖

1. 胃的位置与分区

胃位于上腹部，介于食管和十二指肠之间。胃与食管结合部称为贲门，与十二指肠结合部称为幽门，均有括约肌控制内容物流向。介于贲门与幽门间的胃右侧称为胃小弯，左侧称为胃大弯。胃小弯和胃大弯平均分为三等分的连线将胃分成三个区；向上而下依次为贲门胃底区（Upper，U）、胃体区（Middle，M）和胃窦幽门区（Lower，L）（图16-1-1）。幽门区环形肌增厚，在浆膜面可见环形凹陷形成浅沟，其表面有胃前静脉通过，是为区分幽门与十二指肠的标志。

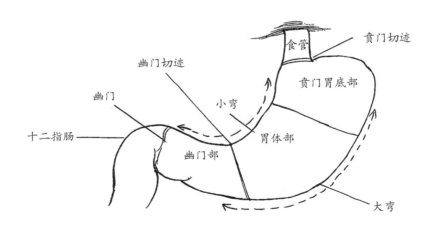

图16-1-1　胃的解剖与分区

2. 胃的血管

胃的动脉血供由腹腔动脉及其分支供应。胃左动脉起源于腹腔动脉主干，胃右动脉来自肝固有动脉，两者在胃小弯形成动脉弓，供血于胃。来源于胃十二指肠动脉的胃网膜右动脉和来源于脾动脉的胃网膜左动脉形成血管弓从大弯侧供血于胃。另外，来源于脾动脉的数支胃短动脉和 1～2 支胃后动脉供血于胃底和近端胃体（图 16-1-2）。胃的黏膜下层有丰富的血管网，胃的静脉汇入门静脉系统，与同名动脉伴行。胃左静脉（即冠状静脉）汇入门静脉或脾静脉。胃右静脉汇入门静脉。胃网膜右静脉经胃结肠干汇入肠系膜上静脉。胃网膜左静脉汇入脾静脉，胃短静脉亦汇入脾静脉。

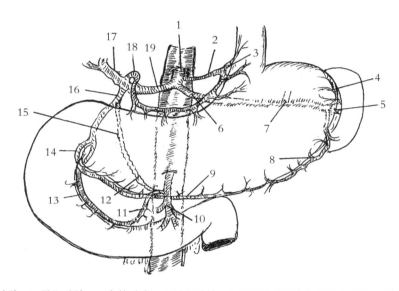

1. 腹腔动脉；2. 胃左动脉；3. 食管升支；4. 胃短动脉；5. 脾动脉分支；6. 脾动脉主干；7. 胃后动脉；8. 胃网膜左动脉；9. 胃网膜右动脉；10. 肠系膜上动脉；11. 胰十二指肠下动脉前支；12. 胰十二指肠下动脉后支；13. 胰十二指肠上动脉前支；14. 胃网膜右动脉；15. 胰十二指肠上动脉后支；16. 胃十二指肠动脉；17. 肝固有动脉；18. 胃右动脉；19. 肝总动脉

图 16-1-2　胃和十二指肠的血管供应

3. 胃的淋巴引流

胃的黏膜下层淋巴管网丰富，在胃的近端它与食管淋巴管网连接，在远端它与十二指肠淋巴管网连接。胃的淋巴回流沿主要动脉分布，与动脉血流逆向引流淋巴液。胃周淋巴结分成 16 组，主要有 4 群：①腹腔淋巴结群，主要引流胃小弯上部淋巴液；②幽门上淋巴结群，主要引流胃小弯下部淋巴液；③幽门下淋巴结群，主要引流胃大弯下部淋巴液；④胰脾淋巴结群，主要引流胃大弯上部淋巴液（图 16-1-3）。

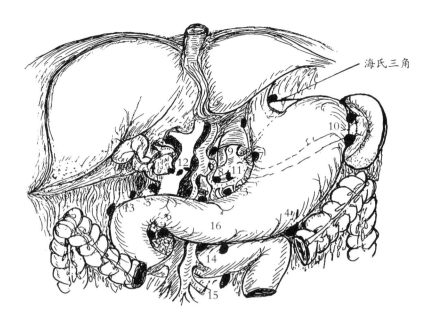

1. 贲门右；2. 贲门左；3. 胃小弯；4. 胃大弯；5. 幽门上；6. 幽门下；7. 胃左动脉旁；8. 肝总动脉旁；9. 腹腔动脉；10. 脾门；11. 脾动脉旁；12. 肝十二指肠韧带；13. 胰头后；14. 肠系膜上血管旁；15. 结肠中血管旁；16. 腹主动脉旁

图 16-1-3　胃周淋巴结分组与回流

4. 胃的神经

胃受中枢神经和内在的自主神经支配，中枢神经通过自主神经系统的交感神经和副交感神经支配胃肠道。内在的自主神经也被称为"肠脑"（gut brain），它存在于胃肠道的黏膜下层（黏膜下神经丛或 Meissner 神经丛）和环形肌与纵向肌之间（肌间神经丛或 Auerbach 神经丛）。胃的运动和分泌主要受交感神经和副交感神经支配。胃的交感神经来源于腹腔神经丛节后纤维，交感神经兴奋时抑制胃的运动和分泌。胃的副交感神经来源于迷走神经，它兴奋时增强胃的运动和分泌。左、右两支迷走神经沿食管右侧下行，左支在贲门腹侧面分出肝胆支和胃前支（Latarjet 前神经）。右支在贲门背侧分出腹腔支和胃后支（Latarjet 后神经）。胃前、后支沿小弯下行，并发出分支进入胃前后壁。至胃窦处的最后 3～4 支终末支进入胃窦，呈"鸦爪"状，控制胃的运动和幽门的排空（图 16-1-4）。

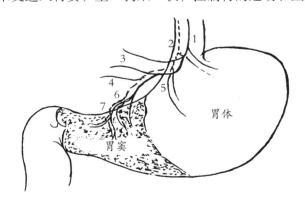

1. 左迷走神经；2. 右迷走神经；3. 肝支；4. 腹腔支；5. 胃前支；6. 胃后支；7. "鸦爪"终末支

图 16-1-4　胃的迷走神经

二、十二指肠的解剖

十二指肠介于胃与空肠之间，成人十二指肠长度为 20 ~ 25 cm，管径 4 ~ 5 cm，紧贴腹后壁，是小肠中长度最短、管径最大、位置最深且最为固定的小肠段。胰管与胆总管均开口于十二指肠。因此，它既接受胃液，又接受胰液和胆汁的注入，所以十二指肠的消化功能十分重要。十二指肠的形状呈"C"形，包绕胰头，可分为上部、降部、水平部和升部四个部分。

1.上部（第1段）

十二指肠上部长约 5 cm，起自胃幽门，走向右后方，至胆囊颈的后下方急转成为降部，转折处为十二指肠上曲。十二指肠上部距幽门约 2.5 cm 的一段肠管，壁较薄，黏膜面较光滑，没有或少有环状襞，此段称十二指肠球部，是十二指肠溃疡的好发部位。

2.降部（第2段）

十二指肠降部是十二指肠的第2段，长 7 ~ 8 cm，由十二指肠上曲沿右肾内侧缘下降，至第3腰椎水平，弯向左侧，转折处为十二指肠下曲。降部左侧紧贴胰头，此部的黏膜有许多环状襞，其后内侧壁有胆总管沿其外面下行，致使黏膜呈略凸向肠腔的纵向隆起，称十二指肠纵襞。纵襞的下端为圆形隆起，称为十二指肠大乳头（图 16-1-5），是胆总管和胰管的共同开口。大乳头稍上方有时可见十二指肠小乳头，这是副胰管的开口之处。

3.水平部（第3段）

十二指肠水平部长约 10 cm，自十二指肠下曲起，向左横向第3腰椎左侧续于升部。肠系膜上动、静脉紧贴此部前面下行。

4.水平部（第4段）

十二指肠升部长 2 ~ 3 cm，自第3腰椎左侧向上，达第2腰椎左侧急转向前下方，形成十二指肠空肠曲，移行为空肠。十二指肠空肠曲由十二指肠悬肌连于膈右脚。十二指肠悬肌（又称 Treitz 韧带）是一个重要标志，手术时用以确定空肠的起点等。

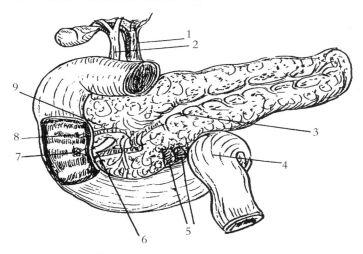

1.门静脉；2.胆总管；3.胰管；4.十二指肠空肠曲；5.肠系膜上动、静脉；6.胆总管与胰管汇合部；7.十二指肠大乳头；8.十二指肠小乳头；9.副胰管

图 16-1-5　十二指肠和胰腺

十二指肠的血液供应来自胰十二指肠前、后动脉弓。前动脉弓在胰腺前方，来自胃十二指肠动脉的胰十二指肠上前动脉与来自肠系膜上动脉的胰十二指肠下前动脉吻合而成，位于胰头与十二指肠之间的沟内，分出许多细小动脉支进入胰头及十二指肠壁，胰十二指肠动脉弓由来自胃十二指肠的胰十二指肠上后动脉与来自肠系膜上动脉的胰十二指肠下后动脉吻合而成。这两支动脉弓构成腹腔动脉与肠系膜上动脉之间的侧支（图 16-1-2）。

第二节　胃造口术

胃造口术就是在胃前壁与腹壁之间建立一个通向体外的通道，作为病人的营养供给途径或暂时性的胃引流。

胃造口术分暂时性及永久性两类。暂时性胃造口的内壁是由胃浆膜层内翻形成的，瘘口内需放置一导管，拔除此管后即可自行愈合。永久性胃造口的内壁由胃黏膜构成，黏膜管道直接开口于皮肤，无须长期留置导管，可较长时间维持。该手术主要适用于食管梗阻和暂时性胃引流。

1. 荷包氏胃造口术

手术主要步骤见图 16-2-1 ~ 图 16-2-8。

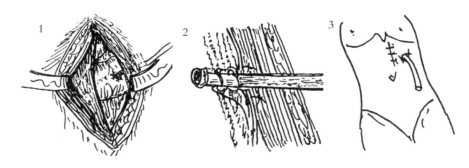

图 16-2-1　荷包式胃造瘘

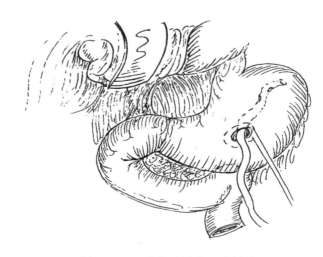

图 16-2-2　荷包氏胃造口示意图

2. 隧道式胃造口术

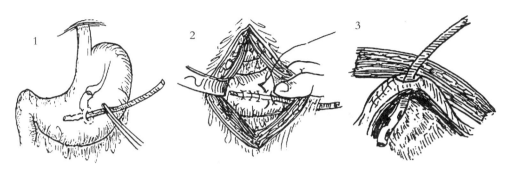

1. 放置胃管；2. 间断缝合胃壁浆肌层；3. 腹壁另行切口引出胃管固定

图 16-2-3　隧道式胃造瘘术

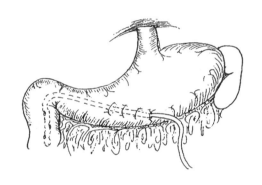

图 16-2-4　隧道式胃造口完毕

3. 管式胃造瘘术

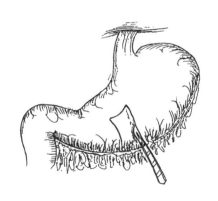

图 16-2-5　将胃壁做成"门"形切开

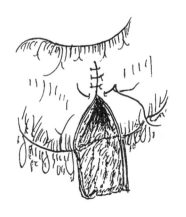

图 16-2-6　将胃瓣向大弯侧翻开

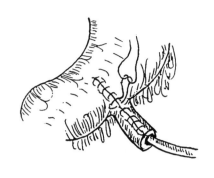

图 16-2-7　导管仍留在胃瓣管

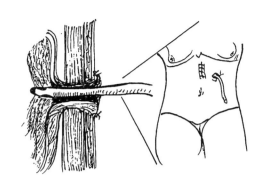

图 16-2-8　将胃瓣口的黏膜与皮肤切口缝合固定

【术后注意事项】

（1）暂时性胃造口术后处理；若胃造口是以胃肠减压为目的，术后可接负压吸引减压。应注意保持通畅，每日用生理盐水冲洗导管。胃肠道功能恢复后即停止减压，将导管夹住并开始进流质饮食。一般在术后 7 ～ 10 天可拔除导管，拔管后伤口在 3 天左右可愈合。若胃造口是以灌注营养为目的，则手术后 2 ～ 3 天导管开放引流，保持肠蠕动功能恢复后开始灌食。

（2）永久性胃造口的术后处理：术后 2 ～ 3 天导管应开放引流，待肠蠕动功能恢复后开始灌食，7 ～ 10 天伤口愈合后将导管拔除，以后每次灌食时再将导管重新插入胃腔内。

第三节　胃、十二指肠溃疡穿孔修补术

急性穿孔是胃十二指肠常见而且严重的并发症，一般应行紧急手术处理。手术方式有单纯修补穿孔及治疗溃疡性的确定性手术两类。单纯穿孔修补术只将穿孔进行缝合以解决穿孔后消化液及食物进入腹腔所引起一系列问题的出现，并未解决消化性溃疡病的治疗。手术后溃疡的复发率甚高，约 1/3 的病人还需要再次手术。确定性手术是指不但治疗穿孔所致的疾病，同时也治愈溃疡的手术方式。如胃大部切除、选择性迷走神经切除术加胃窦切除术、高选迷走神经切除术加穿孔修补术等。曾经应用确定性手术者较多，但是单纯穿孔修补术操作简单，在一般条件下及病人全身情况较差者，并且不能耐受较大手术的情况下均可应用。

该手术主要适用于：①穿孔时间超过 12 小时，腹腔感染严重不宜行胃大部切除手术者；②高龄的胃十二指肠穿孔的病人，全身情况差，不能耐受较大手术者；③心、肺、肝、肾功能有严重障碍者；④十二指肠溃疡瘢痕不大而无明显狭窄，修补后通过无障碍者。

手术主要步骤见图 16-3-1 ~ 图 16-3-6。

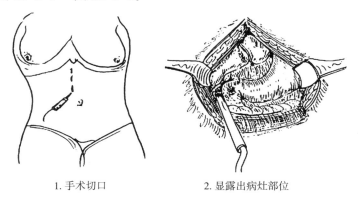

1. 手术切口　　　　　2. 显露出病灶部位

图 16-3-1　将食物及脓液分离吸引后可见十二指肠球部穿孔部位

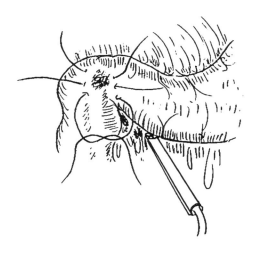

图 16-3-2　用不可吸收线缝合，方向与十二指肠纵轴垂直，结扎时用力不可过大

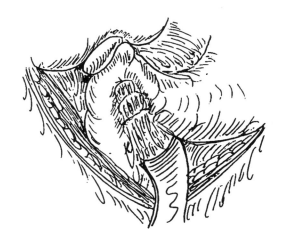

图 16-3-3　缝合后用大网膜覆盖其表面，再用缝线缝合网膜固定于肠道上

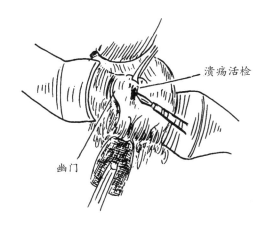

溃疡活检

幽门

图 16-3-4　幽门前溃疡、幽门前胃溃疡穿孔，因有恶性肿瘤的可能，将切取小块穿孔边缘组织行活检

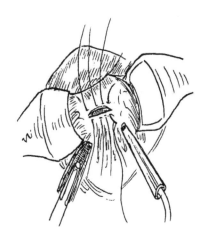

图 16-3-5　用不吸收线间断全层缝合

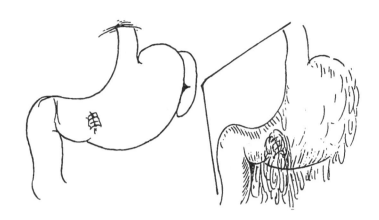

图 16-3-6　缝合完毕，用带蒂网膜覆盖缝合固定

讨 论

　　胃或十二指肠溃疡穿孔是一种需要手术处理的急腹症，但在实施术前，应有足够的时间来纠正初期的休克；但严重休克或持续时间较长的休克是为数不多的。要尽快恢复体液平稳，选择穿孔修补或溃疡的确定性手术，取决于施术者对危险因素的全面评估。

　　在明显的癌肿穿孔时，通常是先关闭穿孔，待康复后再做切除较为安全，若病人全身情况好，穿孔时间在 8 小时左右，行胃切除是可以的。有学者对十二指肠溃疡穿孔时间短而全身情况好的病人，首选迷走神经切断术加幽门成形术或胃窦切除术。在极少数胃、十二指肠穿孔者，如经检查发现腹腔内无明显积气积液、腹膜炎体征不严重者，可先行保守治疗，经充分术前准备后行剖腹探查再行确定性的手术为好。

第四节　胃部分切除术

　　根据切除胃的范围大小，可分为胃大部切除术或称胃次全切除术、半胃切除术及胃窦部分切除术，根据胃切除的部位分为远端胃切除及近端胃切除术。通常应用的胃大部切除术的范围是切除胃远端的 70% ~ 75%，这个范围切除线的标志大约相当于胃小弯侧胃左动脉第 2 胃支与胃大弯胃网膜左动脉终末支近侧第 2 支处的连线。半胃切除的标志约相当于胃小弯侧胃左动脉第 2 胃支与胃大弯侧胃网膜左右动脉相交接处的连线。胃窦切除的界线可以胃角切迹上 2 cm 至胃大弯侧的垂直线为标志或以迷走神经的前 Laterjet 神经终束支（即"鸦爪"支）的最近端一支与大弯侧垂直连线为胃窦胃体的分界标志（图 16-4-1）。

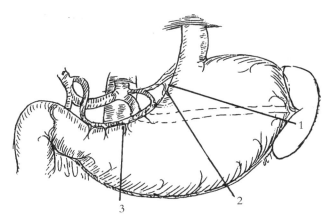

1. 胃大部切除范围; 2. 半胃切除范围; 3. 胃窦切除范围

图 16-4-1　不同胃切除的手术范围

胃部分切除（通常指胃远端部分切除）后的胃肠道重建方式有胃十二指肠吻合及胃空肠吻合两类。

1. 胃部分切除胃十二指肠吻合术（Billroth Ⅰ）

将胃的残端直接与十二指肠残端吻合，该重建方式维持食物经过十二指肠的正常通路，比较接近正常的生理状态。手术后远期并发症较少，手术操作也比较简单，应作为胃部分切除后首选的重建方式。一般来说，这种方式比较适合胃溃疡，而十二指肠溃疡病人常由于溃疡周围瘢痕组织多并与邻近脏器粘连或后壁穿透性溃疡等原因使切除溃疡肠段比较困难，或切除后无足够的十二指肠用于吻合。有时，为了保证胃与十二指肠吻合口无张力，切除胃的量不够，而导致术后发生吻合口溃疡（图 16-4-2）。

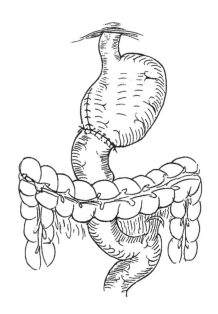

图 16-4-2　Billroth Ⅰ式消化道重建，胃切除量不足

2. 胃部分切除胃空肠吻合术（Billroth Ⅱ）

胃远端部分切除术后将十二指肠残端缝合关闭，残胃与空肠吻合，这种重建方式术后食物由胃直接进入空肠上段，十二指肠溃疡病变可以旷置而不予切除，可以切除较多的胃组织而无吻合口张力

过大的情况，因而比较适合于治疗十二指肠溃疡，也适合于胃溃疡及胃癌根治术后的重建。但该法引起的解剖生理变化较大，手术并发症发生率较高。

Billroth Ⅱ式手术又有结肠前和结肠后的吻合，胃残端全口或半口、空肠近端对胃小弯或胃大弯等不同方式。Billroth 式方法是将胃的残端缝合关闭，在胃前壁另行开口于结肠前与空肠吻合。后来在这个基础上许多学者进行了发展，出现了很多改良的手术方式，主要有以下几种。① Polya 法：残端全口与空肠于结肠后或前行端侧吻合，空肠近端对小弯（图 16-4-3）；② Hoffmeister 法：将残胃小弯侧缝合关闭，大弯侧于结肠后与空肠端侧吻合，近端空肠对胃小弯（图 16-4-4）；③ Moynihan 法：胃残端全口于结肠前与空肠吻合，空肠近端对胃大弯（图 16-4-5）。④ Eiselsberg 法：胃残端小弯侧缝合关闭，残端大弯侧于结肠前与空肠吻合，近端空肠对小弯。有学者称为结肠前 Hoffmeister 法（图 16-4-6）。

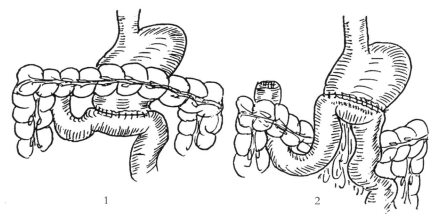

1. 结肠后胃空肠吻合，近端空肠对小弯（逆蠕动）；2. 结肠前胃空肠胃空肠吻合，近端空肠对小弯（逆蠕动）

图 16-4-3　Polya 法胃切除术

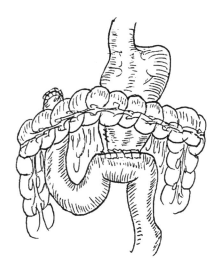

图 16-4-4　Hoffmeister 法胃切除术，近端空肠对小弯（逆蠕动）

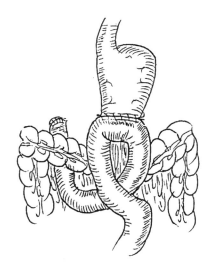

图 16-4-5　Moynihan 法胃切除术近端空肠对大弯（顺蠕动）

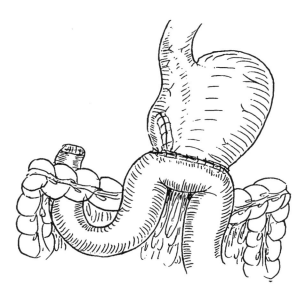

图 16-4-6　Eiselsberg 法胃切除术

　　一般认为上述这些胃残端重建吻合的方式以 Hoffmeister 法较好，较多的施术者也常用此法。胃残端大弯侧半口径与空肠吻合，吻合口大小比较适当，胆汁向胃内反流的机会少于 Polya 法，同时空肠输入袢的长度相对较短，减少了发生输入袢并发症的机会。所以此手术方式用得比较普遍。至于结肠前吻合或者结肠后吻合，根据病人的具体情况和有经验的医生来选择。

一、Billroth Ⅰ式胃大部切除术

　　手术主要步骤见图 16-4-7 ~ 图 16-4-15。

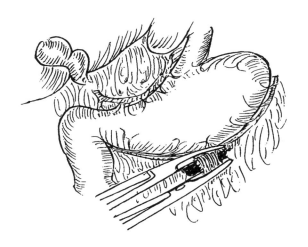

图 16-4-7　于胃结肠韧带的无血管区剪开一小孔，在胃结肠韧带网膜血管弓之间进行游离，用血管钳分次钳夹血管弓进入胃大弯侧的血管切断并结扎，在疏松组织间隙将幽门下血管一次钳夹，切断做双重结扎，至此，幽门及十二指肠第 1 段游离完成

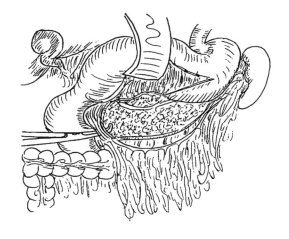

图 16-4-8　游离大弯侧至幽门部时，将胃大弯侧向右切开腹膜层，用文氏钳沿十二指肠第 1 段下缘经幽门下血管丛后面游离结扎

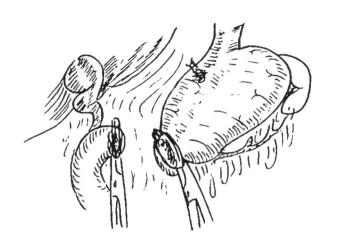

图 16-4-9　钳夹胃左动脉，切断结扎，于幽门下方上两把 Kocker 钳，在两钳之间切断十二指肠

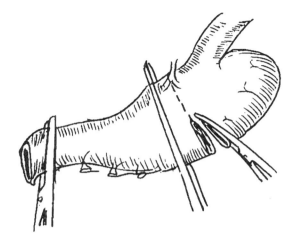

图 16-4-10　于胃体大弯侧在预定切断线上把有齿血管钳，方向与大弯垂直，钳夹长度约 4 cm，相当于十二指肠的宽度，即吻合口的宽度，沿有齿血管钳的远侧切断胃体，直至有齿血管钳夹部等长

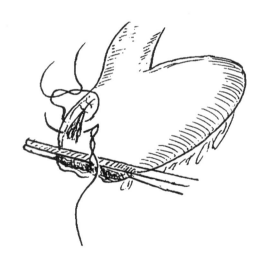

图 16-4-11　可在有齿血管钳与牵引线之间再上一把有齿止血钳，沿此钳远侧端切断胃，再沿此钳的近端用不可吸收线做全层褥式缝合，然后再加浆肌层缝合

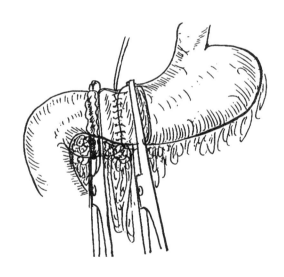

图 16-4-12　胃与十二指肠吻合，先缝合后壁浆肌层，缝线应有 0.5 ~ 1 cm 的距离

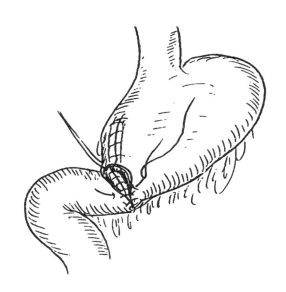

图 16-4-13　用 3-0 不吸收线做吻合口前壁的全层间断缝合

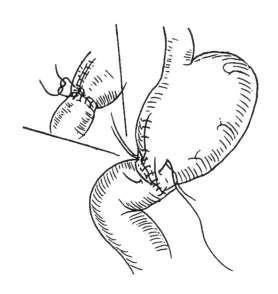

图 16-4-14　吻合口前壁用 0 号不吸收线做浆肌层间断缝合，胃小弯侧残端缝合线与吻合口界的三角区应加浆肌层荷包缝合

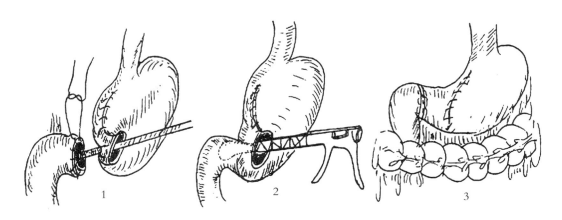

1. 置入吻合器；2. 调整适当松紧度后击发吻合器；3. 吻合完成的示意图

图 16-4-15　Billroth Ⅰ式胃大部切除术用吻合器法的主要步骤

二、Billroth Ⅱ式胃大部切除术

手术主要步骤见图 16-4-16 ～图 16-4-25。

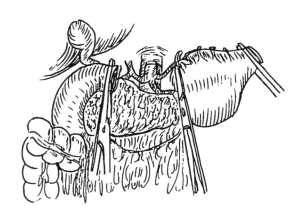

图 16-4-16 切断十二指肠缝合残端与幽门下预定
线切断十二指肠并将胃向左侧翻开

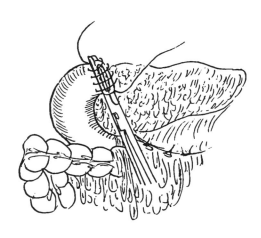

图 16-4-17 用不吸收线绕有齿血管钳做全层连续
缝合，线暂不收紧

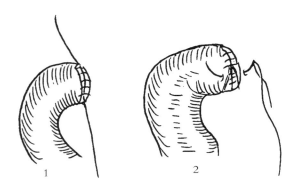

图 16-4-18 松开止血钳，将缝线从两头抽紧、打
结；再间断缝合浆肌层处理残端

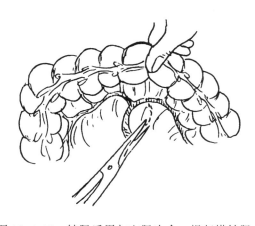

图 16-4-19 结肠后胃与空肠吻合，提起横结肠，
显露结肠系膜血管，于结肠中动脉左侧无血管区横
结肠系膜上做 "十" 字形切开长 5 ~ 7 cm 即可

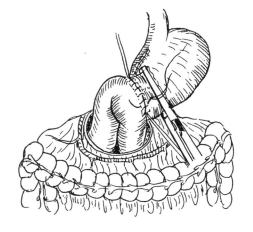

图 16-4-20 将胃残端的有齿血管钳向前翻转，显
露胃残端血管与空肠靠拢，用 0 号不吸收丝线行浆
肌层间断缝合，缝合线距有齿血管钳 0.5 ~ 1 cm

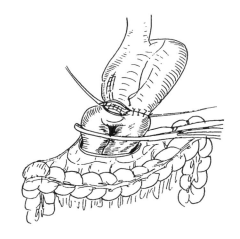

图 16-4-21 吻合前壁亦用 3-0 不吸收线做全层间
断缝合，松开空肠及胃上的肠钳

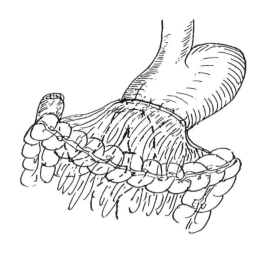

图 16-4-22 将吻合口部置于横结肠系膜孔的下方，将横结肠系膜孔的前缘上提与胃前壁缝合应距吻合口 5 ~ 6 cm。结肠后胃空肠吻合完毕

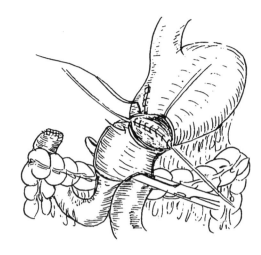

图 16-4-23 结肠胃空肠吻合，缝合后壁和前壁，前层间断缝合法

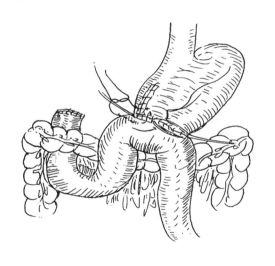

图 16-4-24 用 0 号不吸收线完成前壁的间断肌层缝合，吻合口与残胃端缝合口交界的三角区加一针浆肌层荷包缝合

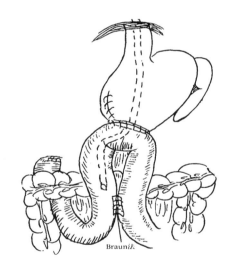

图 16-4-25 结肠前胃空肠吻合完毕（成人输出袢附加侧侧吻合，预防小弯处可能成角扭曲）

三、近端胃部分切除主要步骤

近端胃部分切除是切除胃近端及胃贲门部后，胃远端与食管吻合，这种手术可以经腹、经胸或经胸腹切口来完成。主要适用于胃体部及贲门部肿瘤，其中包括胃贲门癌及较大的胃良性肿瘤。用于治疗贲门癌时应行根治性近端胃切除；其次是胃体及贲门溃疡，内科治疗无效或并发出血穿孔者。

手术主要步骤见图 16-4-26 ~ 图 16-4-31。

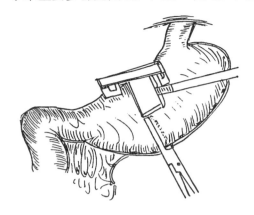

图 16-4-26　于大弯侧预定线切断上一把有齿血管钳，钳夹长度约 4 cm，胃小弯上一把 XF90 与有齿血管钳尖相接，调整好间距后击发

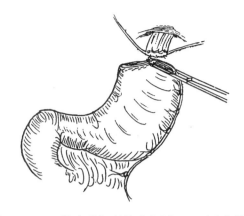

图 16-4-27　沿食管切断端边缘用 6-0 不吸收线做连续绕边荷包缝合备用

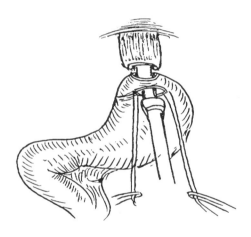

图 16-4-28　将抵针座放入食管断端，收紧缝线使食管壁均匀的包绕抵针座，再将 GF 器身套在中心杆上顺中心杆进入胃腔

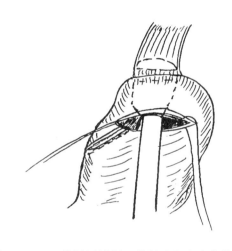

图 16-4-29　旋转尾端螺丝使针座与底座靠拢，调节间距至 1 ~ 2 mm，然后击发完成吻合

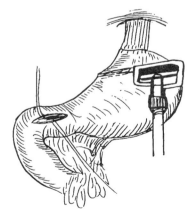

图 16-4-30　取出吻合器，胃残端用 XF 缝合关闭，加用不吸收线浆肌层间断缝合

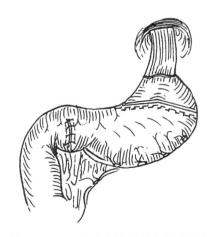

图 16-4-31　吻合完毕后行幽门成形术

四、腹腔镜下胃部分切除术

手术主要步骤见图 16-4-32 ~ 图 16-4-41。

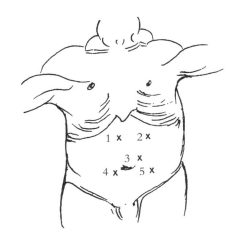

图 16-4-32 穿刺点位置

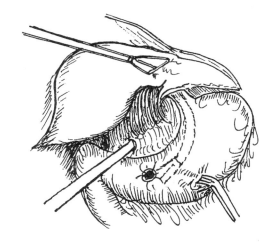

图 16-4-33 术中探查确定病变困难时，可用纤维胃镜确定病变的位置和胃远端的标志

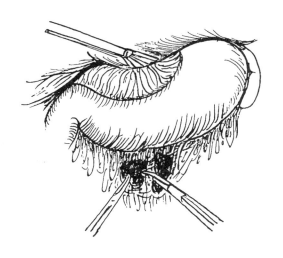

图 16-4-34 游离胃大弯

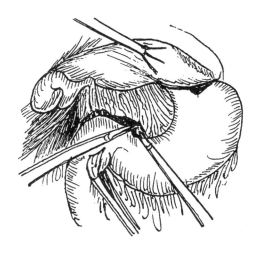

图 16-4-35 游离十二指肠球部和胃小弯

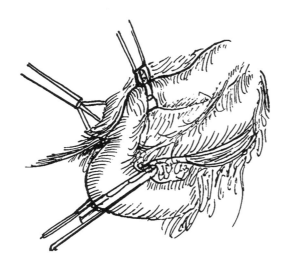

图 16-4-36　横断十二指肠

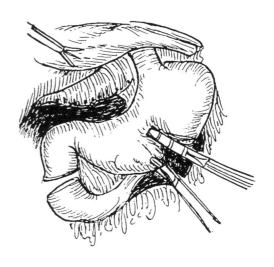

图 16-4-37　胃的横断

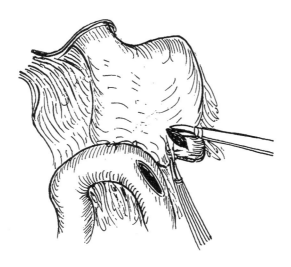

图 16-4-38　用电剪做两个小切口，一个是在胃前壁小弯近侧前缘处，另一个是在空肠对系膜缘处，以备吻合

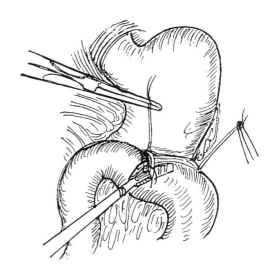

图 16-4-39　用 30 mm 切割缝合器从右季肋部穿刺套管进入腹腔，从小弯侧向大弯，将切割缝合器头侧两钉合器分别插入胃和空肠两个小切口，击发钉合器，胃和空肠襻之间的吻合形成

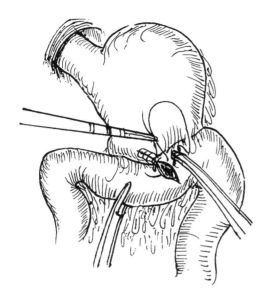

图 16-4-40　缝合胃和空肠的两个切口

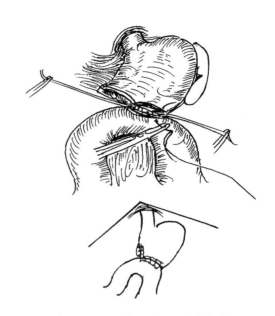

图 16-4-41　手工胃空肠吻合术毕

第五节　十二指肠残端的处理

本节主要叙述术中遇到困难的十二指肠残端处理。因胃及十二指肠手术中遇到一些问题，常采用的处理方法有：①十二指肠溃疡旷置术；②十二指肠残端造口术。

该手术适用于：①十二指肠溃疡病变及其周围炎症水肿明显或因瘢痕组织形成团块并与胰腺发生致密粘连，界限不清，或因瘢痕收缩使幽门与十二指肠壶腹之间的距离缩短。这些病变在手术处理时易损伤胆总管及胰腺。②广泛的瘢痕组织形成使十二指肠壁变硬，残端无法进行内翻缝合。③十二指肠或胃后壁的穿透性溃疡向后穿透到胰腺组织内，实际上无后壁残端情况。

一、十二指肠溃疡旷置术

当十二指肠溃疡病变因炎症水肿、瘢痕组织形成并与周围粘连成团块时，由于界限不清，切除溃疡灶有损伤胆总管或胰腺的危险。在这种情况下不必强行切除，可采用溃疡旷置术。被旷置的十二指肠残端溃疡在没有胃酸刺激的环境条件下会逐渐愈合。在关闭十二指肠残端时，切断的部位应远离溃疡的瘢痕组织，一般应在幽门管以上的胃幽门部，但必须剥出胃窦部的黏膜，保留浆肌层。如果胃窦部黏膜存在十二指肠残端内，黏膜腺体中的胃泌素细胞（G 细胞）则经常处于碱性环境之中大量地分泌胃泌素，刺激壁细胞大量分泌胃酸，可导致溃疡复发。

手术主要步骤见图 16-5-1 ~ 图 16-5-7。

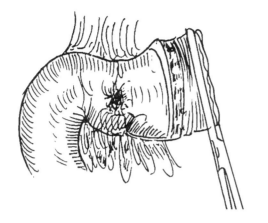

图 16-5-1　沿胃窦部残端的有齿血管钳右侧切开浆膜浆肌层，再切开后壁的浆肌层

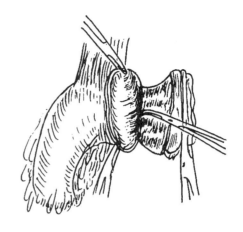

图 16-5-2　沿黏膜下层的疏松间隙向幽门管方向止血，剥离至幽门管或黏膜的管径变细，并可以看到环形的幽门括约肌纤维

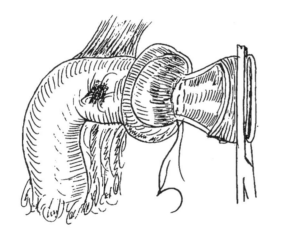

图 16-5-3　平齐幽门管处用不吸收缝线做黏膜层的荷包缝合

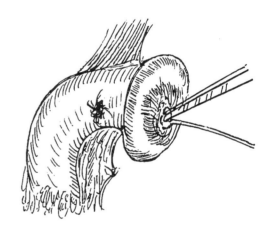

图 16-5-4　切除胃黏膜后再用不吸收线缝合

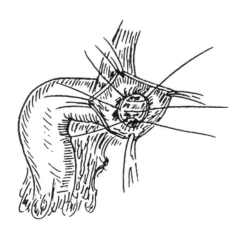

图 16-5-5　从内面做前后肌层荷包缝合法

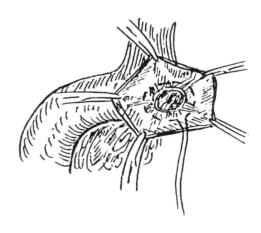

图 16-5-6　再行浆肌层内翻缝合

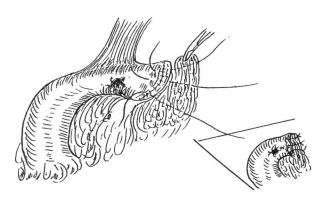

图 16-5-7　用大网膜覆盖残端，缝合固定

二、十二指肠残端造口置管术

当十二指肠溃疡周围有广泛的瘢痕组织，肠壁组织变厚、变硬，切断后残端难以做到满意的缝合，应行十二指肠残端造口置管，以防发生十二指肠残端瘘。

手术主要步骤见图 16-5-8 ~ 图 16-5-10。

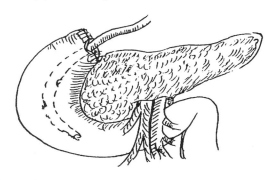

图 16-5-8　十二指肠切断后，通过残端向十二指肠腔内插入一根 16 号导尿管，远端插至十二指肠降段以远的水平部

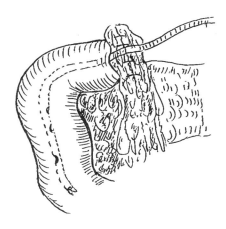

图 16-5-9　大网膜覆盖在已缝合的十二指肠残端上，缝合固定

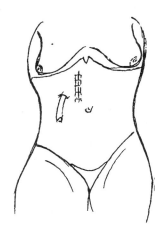

图 16-5-10　导管于右上腹引出，固定

三、十二指肠残端后壁和前壁覆盖溃疡法

当十二指肠溃疡向后壁穿透时，溃疡的底部实际上是胰腺组织，底部的血管被侵蚀后导致大量出血，这种情况下用溃疡旷置术达不到止血效果，为防止再出血，应直接处理溃疡底部并关闭十二指肠残端。常用的手术方式有 Graham 及 Nissen 法。

1. 残端后壁覆盖溃疡法（Graham 法）

手术主要步骤见图 16-5-11 ~ 图 16-5-18。

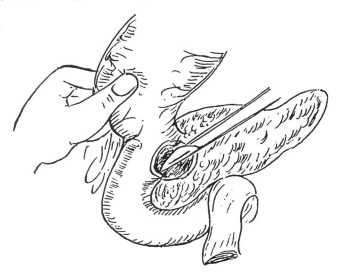

图 16-5-11　游离十二指肠后壁至十二指肠溃疡与胰腺粘连处，即穿透性溃疡的边缘处，沿溃疡近侧的边缘切开十二指肠后壁，靠近幽门切断十二指肠前壁，尽量多保留前壁组织，用手指伸入十二指肠抵住十二指肠后壁仔细分离，以防止损伤胰腺

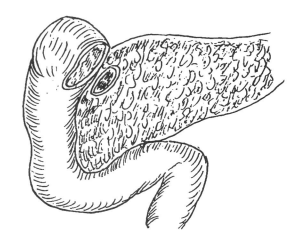

图 16-5-12　向远端游离出 1 cm 为好

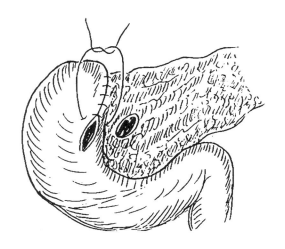

图 16-5-13　将十二指肠残端前壁向后壁靠拢，用细线不吸收丝线全层间断缝合

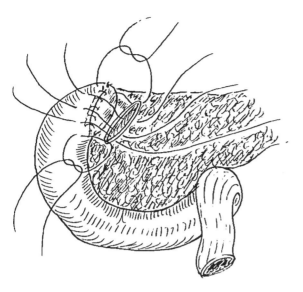

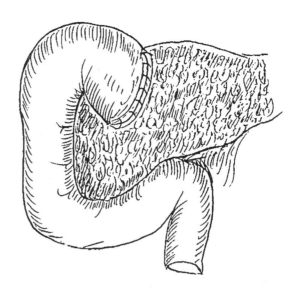

图 16-5-14　再将十二指肠残端前壁的浆肌层与溃疡近侧的胰腺系膜用不吸收线做间断缝合，使十二指肠残端的后壁覆盖于溃疡面上

图 16-5-15　缝合完毕，必要时用网膜覆盖为宜。因溃疡大出血时用此种方法应先结扎胃右动脉或胃十二指肠动脉及胃网膜右动脉

2. 残端前壁覆盖溃疡法

用 Graham 法必须游离溃疡远端的十二指肠后壁，这个操作过程有一定的难度。当溃疡远端边缘与胆总管靠近并有粘连时，容易损伤胆总管及胰腺，遇到这种情况可采用 Nissen 法。

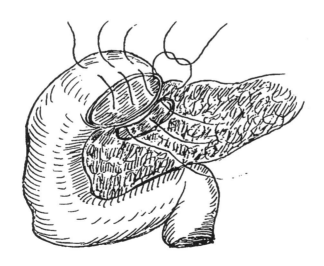

图 16-5-16　切开十二指肠前壁以显露出后壁的溃疡，沿着溃疡近侧的边缘切开十二指肠后壁，无须游离溃疡远侧的十二指肠后壁，然后进行缝合，第一层以间断缝合法将十二指肠残端的前壁缝合于溃疡远侧的边缘上

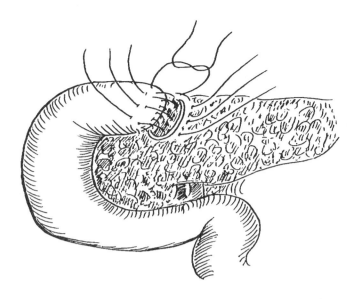

图 16-5-17　将第 2 层十二指肠残端前壁浆肌层缝于溃疡近侧的边缘上。将第 3 层残端前壁浆肌层缝于溃疡近侧的胰腺包膜上

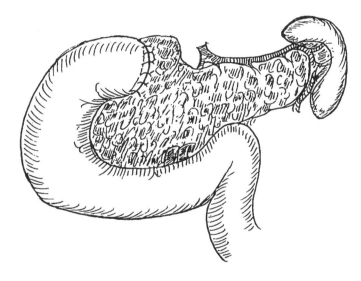

图 16-5-18　Nissen 法的结果是将十二指肠残端的前壁覆盖于溃疡上面

第六节　胃迷走神经切断术

胃迷走神经切断术主要用于治疗十二指肠溃疡。十二指肠溃疡病人的胃酸都有不同程度的升高，到目前为止，控制胃酸分泌仍是治疗十二指肠溃疡的主要手段。胃酸分泌的多少与壁细胞的数量有关，同时又受神经系统及内分泌因素的支配与调节。迷走神经兴奋可使壁细胞分泌盐酸并促使胃的蠕

动，也促使胃窦黏膜的 G 细胞分泌胃泌素，后者又可刺激壁细胞增加胃酸的分泌。20 世纪 40 年代初 Dragstedt 首先倡导切断迷走神经的方法来治疗十二指肠溃疡。其基本原理是切断支配胃的迷走神经，去除了神经对胃酸分泌刺激因素，使胃酸分泌减少，达到治疗溃疡的目的，但必须行附加手术解决迷走神经切断带来的胃潴留问题。

1943 年 Dragstedt 首先应用迷走神经干切断术，将迷走神经前干及后干于膈下部位切断。迷走神经干切断后胃的蠕动功能降低，术后会发生胃潴留，因而必须附加胃引流术，如幽门成形术、胃肠吻合术、胃窦或半胃切除术。术后并发症多，现一般情况都很少应用。

1948 年由 Franksson 和 Jackson 行选择性迷走神经切断术；于迷走神经前干的肝支以下切断前主胃支（即前 Latarjet 神经），于迷走神经后干的腹腔支以下切断后主胃支（后 Latarjet 神经），保留了肝支及腹腔支，只切断了支配整个胃的迷走神经，故称全胃迷走神经切断术。但由于支配胃，尤其是胃窦部的迷走神经亦被切断，术后会发生胃排空障碍，也得附加幽门成形术、胃窦部切除术或半胃切除术等。

1970 年 Johnston 与 Willian 提出了高选择性迷走神经切除术用于临床。同年 Amdrop 与 Jenson 命名为壁细胞迷走神经切断术。高选择性迷走神经切断术只切断支配胃体部即支配壁细胞区域的迷走神经，保留了支配胃窦部的迷走神经，从而保留了胃窦部的蠕动功能，不需做附加胃引流术。高选择性迷走神经切除术式既减少了胃酸分泌，又保留了胃窦、幽门、十二指肠解剖及功能的完整性，被认为是治疗十二指肠溃疡有效的和比较符合生理的手术方式，且术后并发症低，但溃疡复发率较高。

手术主要步骤见图 16-6-1 ~ 图 16-6-31。

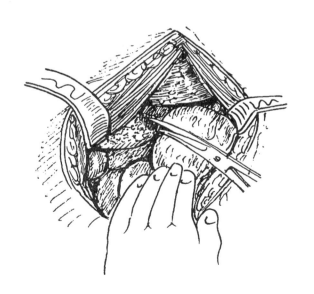

图 16-6-1 剪断肝左三角韧带

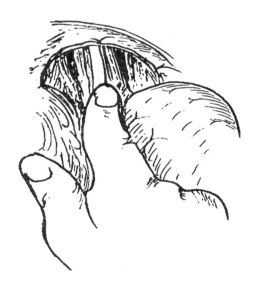

图 16-6-2 分离迷走神经前干

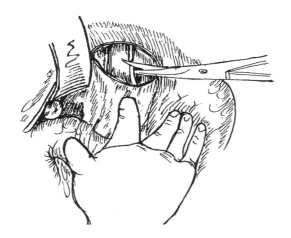

图 16-6-3　切断迷走神经前干

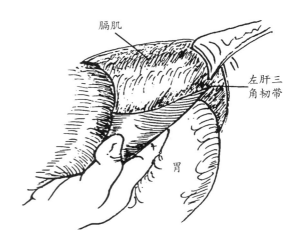

图 16-6-4　探查胃底贲门左肝外叶间毗邻关系

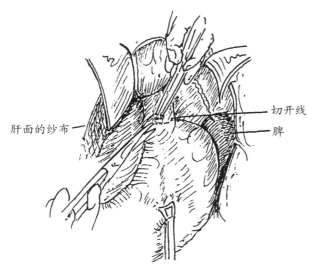

图 16-6-5　切开贲门食管汇合处浆膜层

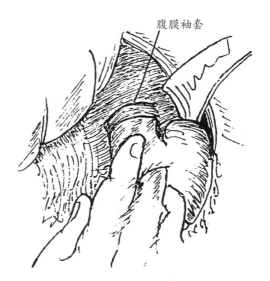

图 16-6-6　显露膈肌与食管处

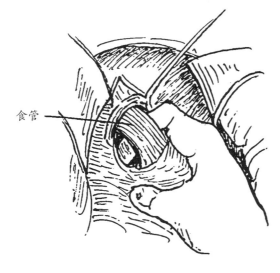

图 16-6-7　游离食管

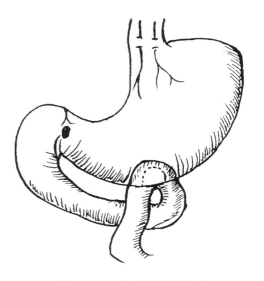

图 16-6-8　加胃空肠吻合术

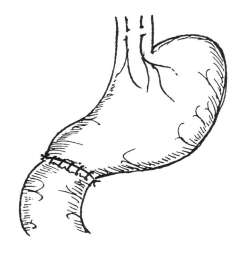

图 16-6-9　加幽门成形术

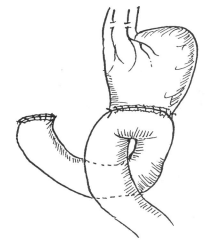

图 16-6-10　加半胃切除术胃空肠吻合术

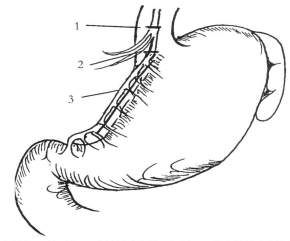

1.迷走神经干切断；2.选择性迷走神经切断；3.高选择性迷走神经切断

图 16-6-11　选择性迷走神经切除术三种术式

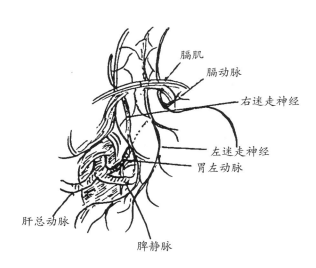

图 16-6-12　迷走神经的分布

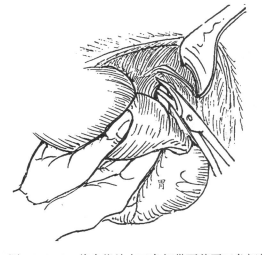

图 16-6-13　将食指放在三角韧带下剪开三角韧带

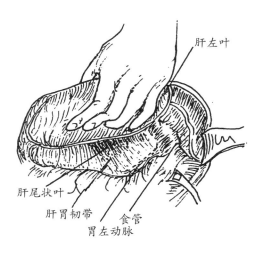

图 16-6-14　翻起胃以显露肝胃韧带

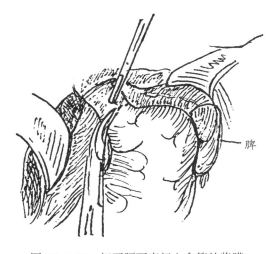

图 16-6-15　切开膈下贲门上食管的浆膜

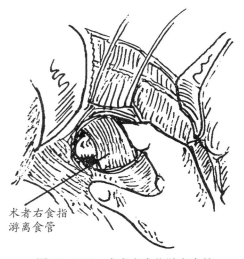

图 16-6-16　术者右食指游离食管

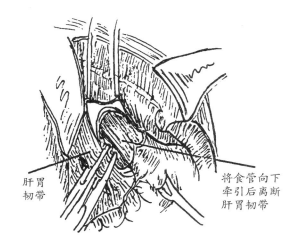

图 16-6-17　将食管向下牵引后离断肝胃韧带

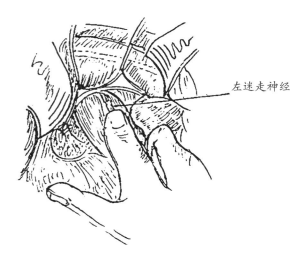

图 16-6-18　确定迷走神经的部位

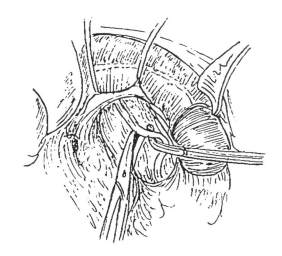

图 16-6-19　用神经拉钩（De Takats）牵引分离、弯剪刀分离剪断左迷走神经干

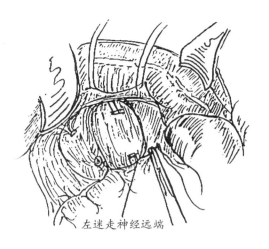

图 16-6-20　断端神经不结扎，如胃侧的断端

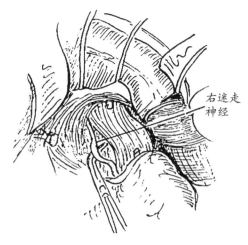

图 16-6-21　分离出右（或后）迷走神经端，有出血可缝扎止血

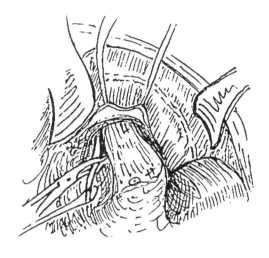

图 16-6-22　切除 5 cm 长的右迷走神经

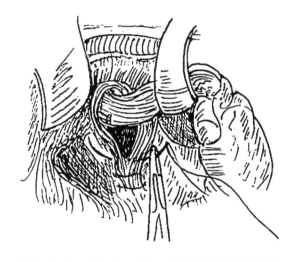

图 16-6-23　缝合 2～3 针，以保持适当间隙的膈肌脚（正如裂孔疝的修补术）

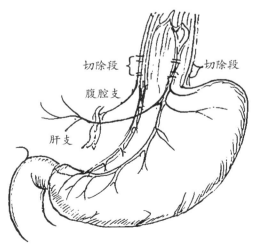

图 16-6-24　迷走神经干切断术（TV）

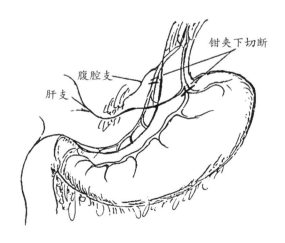

图 16-6-25　选择性迷走神经切断术（SV）

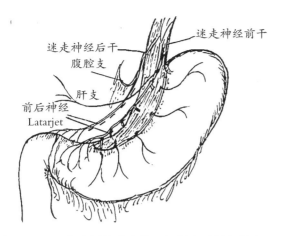

图 16-6-26　高选择性迷走神经切断术（保留肝支及腹腔支，HSV）

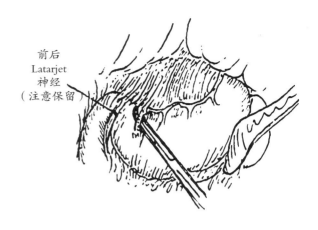

图 16-6-27　距幽门 6 cm 胃窦部向贲门部连同动脉、静脉、神经一并离断结扎

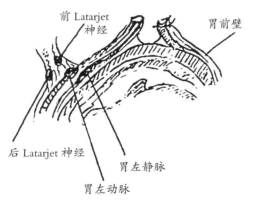

图 16-6-28

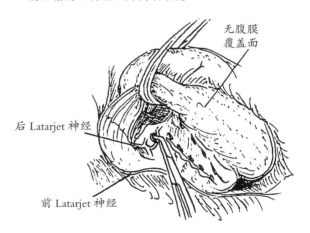

图 16-6-29　清离除 5 cm 长的食管段

　　注：图 16-6-26 ～图 16-6-29 为高选择性迷走神经切断术，保留前后 Lartarjet 神经，无须做幽门成形术。

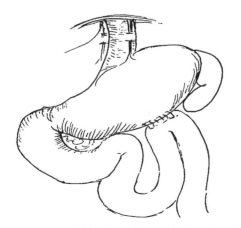

图 16-6-30　迷走神经干切断后附加空肠胃吻合，以解除胃排空障碍问题

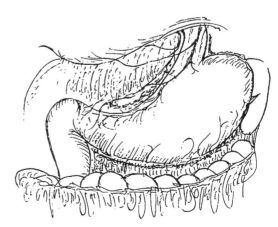

图 16-6-31　高选择性迷走神经切断术：距幽门 5 cm 处小弯缘、大弯缘向贲门上 5 cm 紧靠胃壁离断血管和神经分支，在胃窦处开始游离时应保护 Lartarjet 神经的前后支

【术中注意事项】

迷走神经切断术的手术主要部位在左侧膈下区域，必须进入膈下区充分暴露贲门、食管下端及胃底部才能顺利进行手术，故手术时应主要注意以下几点：

（1）手术切口取上腹部中线切口，皮肤切口的上端应超过剑突以上的 2 cm，必要时切除剑突，切口下端达脐部，必要时延长绕至脐下。

（2）充分暴露腹腔，可采用各种类型的牵开器，将胸骨下端及肋弓向上抬高同时将切口向两侧牵开以利于膈下区的暴露。

（3）可用长弯拉钩（Deever's retractor）将肝左叶向右上方牵开，暴露贲门部，若肝左叶较大影响手术野，可切开左肝三角韧带将肝左叶牵向右侧。

（4）助手用左手握住胃体部向左下方轻轻牵拉，为了便于抓住胃体部，可将胃管插至胃大弯侧作为衬垫，使助手握住胃大弯时不易滑脱同时也减少胃壁的损伤。

（5）同时请麻醉医生协助抽吸胃管，将胃液和空气吸出以增加膈下区的空间及手术野。

第七节 胃引流术

当胃的排空发生障碍引起胃潴留时，可采用手术方式解决引流问题。常采用的手术方式有幽门成形术及胃、空肠吻合术，总称为胃引流术。

该手术适用于：①迷走神经切断术的附加手术，解决胃排空障碍问题；②近端胃部分切除术应附加幽门成形术，防止因迷走神经被切断引起的胃潴留，减少食管反流；③幽门及十二指肠梗阻等。

一、幽门成形术

幽门成形术是将幽门环肌切断清除幽门的功能，以扩大幽门的出口。如幽门部有明显炎症或严重的瘢痕畸形时禁用。

1.幽门环肌切开成形术

幽门环肌切开成形术即幽门环肌纵切横缝法，在以幽门管为中心的幽门管前壁沿幽门纵轴的方向做长 3～4 cm 的切口。

手术主要步骤见图 16-7-1～图 16-7-5。

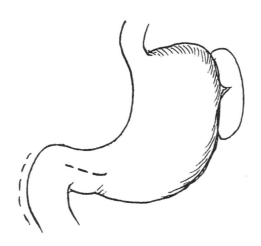

图 16-7-1　沿幽门纵轴方向切口

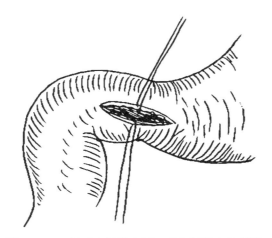

图 16-7-2　切开幽门管全层，完全切断幽门环肌，
止血后横向缝合

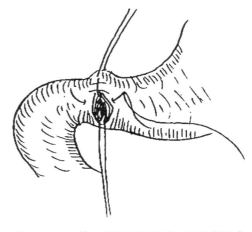

图 16-7-3　第一层用不吸收线全层间断缝合

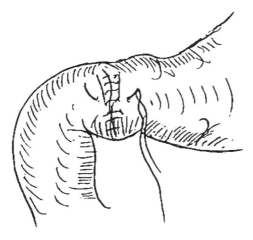

图 16-7-4　用不吸收丝线间断缝合浆肌层

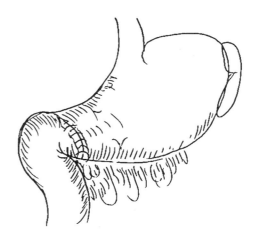

图 16-7-5　幽门成形术完毕，必要时可用网膜覆盖

2.缝合器法幽门成形术

手术主要步骤见图 16-7-6 ~图 16-7-8。

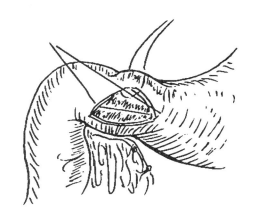

图 16-7-6　于幽门管前壁缝合两针牵引线，在两线间纵向切开幽门管全长 3 cm，将切口两端缝合一针，使其按横向方向靠拢牵引

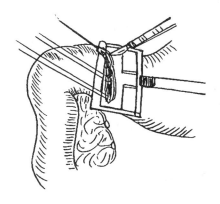

图 16-7-7　提起牵引线，用 XF60 夹住切口边缘，应夹住全层，边缘不留太多，旋转尾端螺丝调整间距为 1 ~ 2 mm，击发完成吻合，平齐 XF 表面切除边缘组织

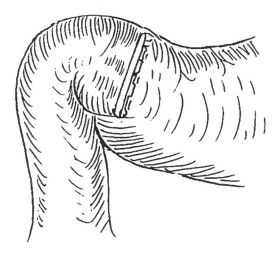

图 16-7-8　去除缝合器，如有活动性出血，应用细丝线缝扎止血

二、胃、十二指肠吻合术（Finney 法）

手术主要步骤见图 16-7-9 ~图 16-7-12。

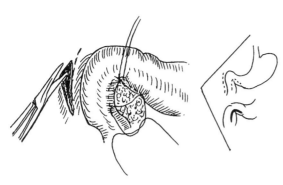

图 16-7-9　沿十二指肠外侧缘切开后腹膜，使十二指肠充分游离松解，于幽门终点的上缘缝合一针牵引线，于胃大弯距幽门 5 cm 处用不吸收线缝合固定 1 针，使幽门下方的胃大弯与十二指肠靠拢，用 0 号不吸收线做浆肌层间断缝合

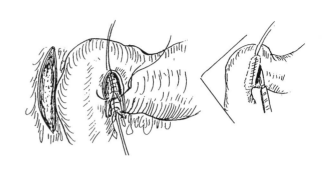

图 16-7-10　沿浆肌层缝合线的两层切开胃及十二指肠并切开幽门管，使成为倒 "U" 形切口，用 3-0 不吸收缝线行吻合口后壁全层缝合

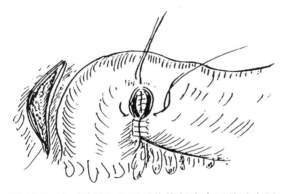

图 16-7-11　再用 3-0 不吸收线行吻合口前壁全层间断缝合

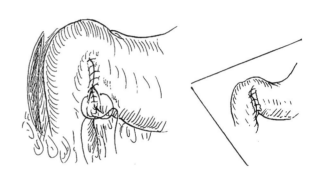

图 16-7-12　再加浆肌层缝合，手术完毕

三、胃、十二指肠吻合术（Jaboulay 法）

该术式主要适用于幽门部瘢痕畸形严重或者有明显的炎症水肿者。

手术主要步骤见图 16-7-13 ~ 图 16-7-15。

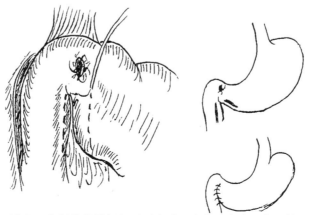

图 16-7-13　沿十二指肠降段外侧切开后腹膜，充分游离十二指肠第 2、3 段，将胃大弯近幽门部的大网膜清理干净，再将十二指肠第 2 段与胃大弯靠拢

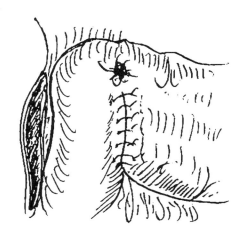

图 16-7-14 用 0 号不吸收线做浆肌层间断缝合

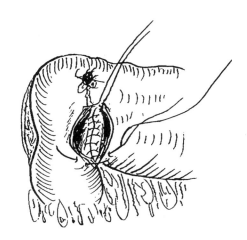

图 16-7-15 沿浆肌层缝合的两侧分别切开胃壁及十二指肠壁，吻合口后壁可用 3-0 不吸收线全层及前壁全层缝合，浆肌层缝合

四、胃、空肠吻合术

该术式用于迷走神经切断术的引流术，吻合口在胃窦部后壁的引流效果好，因为肿瘤引起的幽门梗阻或十二指肠梗阻，吻合口应在胃体部前壁或大弯侧。胃后壁吻合一般经结肠后径路，胃前壁吻合一般经结肠前径路。结肠前胃空肠吻合术操作方便。由于空肠上提转入空肠段较长，有可能发生空肠段的并发症是不足之处，结肠后胃空肠吻合的空肠即输入段较短，但系膜过短或小网膜空肠粘连较重时不能使用结肠后胃空肠吻合。

1. 结肠后胃空肠吻合术

手术主要步骤见图 16-7-16 ~ 图 16-7-17。

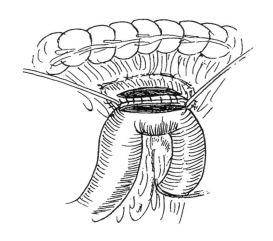

图 16-7-16 距吻合口缝合线 0.4 ~ 0.5 cm 处平行切开胃后壁浆肌层，细丝线缝扎止血于两线间切断胃黏膜，切开空肠壁，吻合后壁用 3-0 不吸收线行全层间断缝合

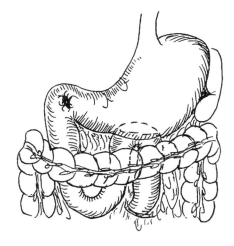

图 16-7-17 用不吸收丝线行浆肌层缝合，结肠后胃空肠吻合完毕

2. 结肠前胃空肠吻合术

手术主要步骤见图 16-7-18 ~ 图 16-7-19。

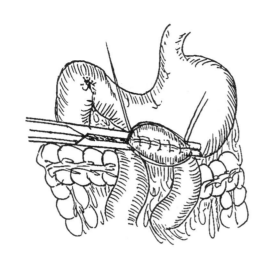 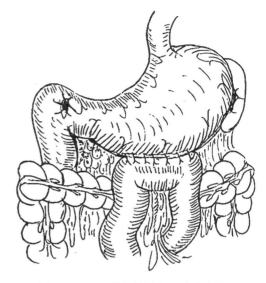

图 16-7-18　将结肠前上提近端空肠，与胃前壁大弯侧靠拢，用 0 号不吸收线行胃与空肠浆肌层缝合，在胃肠壁上各上一把肠钳暂时夹闭胃段肠腔，继续下一步的操作

图 16-7-19　结肠前胃空肠吻合完毕

【术中注意事项】

（1）如是大网膜肥厚的病人可适当切除部分大网膜，使输入空肠段不至太长。

（2）输入空肠段的长度要适当，既不能压迫结肠过紧，又不能留过大的空间，以防止发生内疝。

（3）吻合口尽量靠近大弯侧，以横向方向较好，有利排空。

第八节　十二指肠憩室手术

十二指肠憩室的发生率较高，是整个消化道憩室的第 2 位，单发型较多。约 2/3 位于十二指肠降段，且憩室常常靠近十二指肠乳头，约 1/3 位于十二指肠水平段或升段。多数憩室位于十二指肠内侧，与胆总管和胰头接近，有的则深埋在胰腺组织中，与胰腺段的胆总管及胰管关系密切，甚至胆总管及胰管直接开口于憩室内。十二指肠憩室大多数无症状或症状表现不明显。各种症状的发生常与憩室的并发症有关，若憩室发生炎症可出现腹痛，也可发生出血。十二指肠憩室大多数都可以通过上消化道钡餐 X 线检查明确，纤维胃镜多数可获得确诊。

十二指肠憩室手术主要适用于：①憩室颈部狭小，有潴留症状，常发生憩室炎、腹痛，长期内科治疗无效；②憩室出血，穿孔或形成脓肿；③憩室大于 2 cm，胆总管和胰腺受压，引起相应的临床症状表现者；④十二指肠憩室手术并发症发生率较高，一旦发生，则比较严重；因而必须严格掌握手术指征。无症状或症状轻微的十二指肠憩室，一般情况下不必手术。

　　常用的治疗十二指肠憩室的手术方式有憩室切除术，憩室内翻术或憩室旷置术。显露明显的憩室可行切除术。十二指肠憩室的分离及切除有可能损伤胆管、胰腺或影响肠壁血运或憩室内翻缝合后可能阻塞肠管时可行流转术。

　　手术主要步骤见图 16-8-1 ～图 16-8-9。

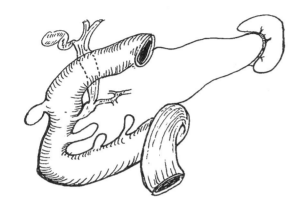

图 16-8-1　十二指肠憩室常见的位置

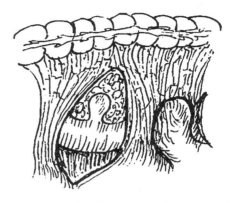

图 16-8-2　切除术横结肠系膜显露第 3、4 部憩室

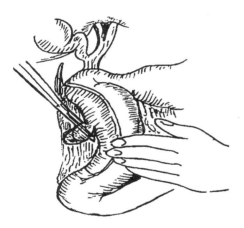

图 16-8-3　切开十二指肠外侧腹膜（Kocher 切口），切除憩室，内翻缝合

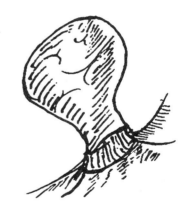

图 16-8-4　憩室颈部切开浆肌层

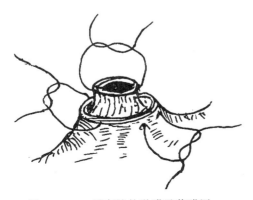

图 16-8-5　贯穿缝扎黏膜及浆膜层

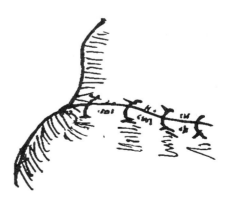

图 16-8-6　切除憩室间断内翻缝合肠壁

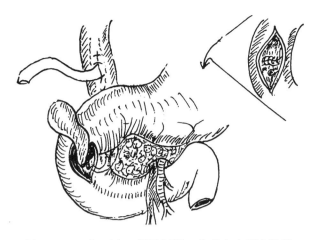

图 16-8-7 切开十二指肠间段，将憩室内翻入肠腔内切除缝合

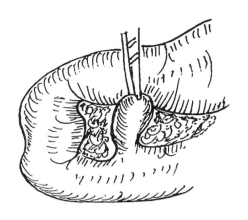

图 16-8-8 将十二指肠水平部憩室牵引能否翻入的检查

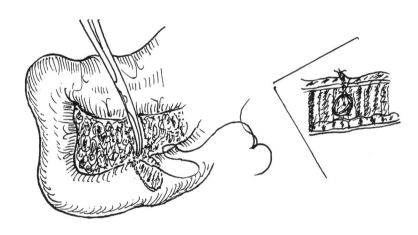

图 16-8-9 用血管钳将憩室翻入肠腔内行缝合而不切除

【术中注意事项】

（1）首先要探查上消化道、胆道及胰腺，再寻找憩室，位于十二指肠第 2 段及第 3 段的憩室应切开横结肠系膜。

（2）注意不要损伤结肠中动脉。

（3）位于十二指肠降段内后方的憩室需要切开十二指肠降段的侧腹膜。

（4）如果上述步骤未能找到憩室，将胃管插入十二指肠，用肠钳夹住空肠起始部，用手捏住球部，从胃管注入适量的空气，致使憩室被充气而膨胀后易被辨认。

（5）分离憩室时切忌撕破肠壁或损伤胆管及胰腺。

（6）注意在切除时牵拉憩室用力不要过大，以防黏膜切除过多，缝合后引起肠腔狭窄。

（7）位于十二指肠乳头附近或胆总管与胰管开口处的憩室切除后，可能影响该部位解剖和功能，应同时行胆、胰切除。

（8）如憩室紧靠十二指肠前乳头，则可先做胆总管切开向下置入支撑导管并通过十二指肠乳头，达十二指肠肠腔，将憩室翻入十二指肠腔内，之后十二指肠憩室根部环形切开憩室壁，因而十二指肠乳头被游离开，完成憩室切除后将支撑管和乳头置于憩室切除处的缺损处，黏膜对黏膜环形缝合十二指肠乳头和十二指肠后壁，最后缝合关闭十二指肠前壁。

第九节　肠系膜上动脉压迫综合征的手术

肠系膜上动脉压迫综合征是指肠系膜上动脉压迫十二指肠梗阻的一系列症状，也称为十二指肠血管压迫综合征。十二指肠第 3、4 段通常是在第 3 腰椎前面横过，肠系膜上动脉在相当于第 1 腰椎平面，有腹主动脉分出后向下行走，与腹主动脉之间形成一个夹角，十二指肠的横段则位于这个夹角之间。如果某种因素使这一夹角变小或十二指肠空肠曲的位置太高使横段上移，均可使十二指肠横段受压引起梗阻。

肠系膜上动脉压迫综合征的主要临床表现为腹痛及呕吐，当病人取俯卧位时症状可以缓解。

肠系膜上动脉压迫综合征的手术指征应严格掌握症状，症状轻者保守治疗，待营养状况改善后，肠系膜上动脉周围脂肪组织增厚，夹角增宽，症状即可消失。若症状严重，内科治疗无效，可以行手术治疗。

手术主要步骤见图 16-9-1 ~ 图 16-9-9。

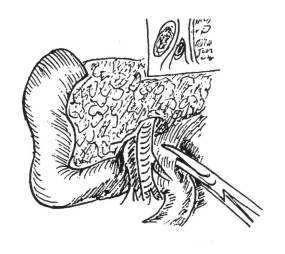

图 16-9-1　切断十二指肠悬韧带

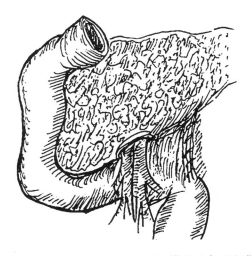

图 16-9-2　十二指肠向下移，横向缝合后腹膜

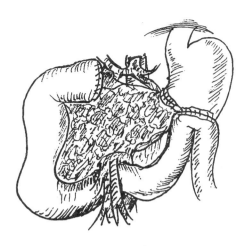

图 16-9-3　胃空肠吻合术完成示意图

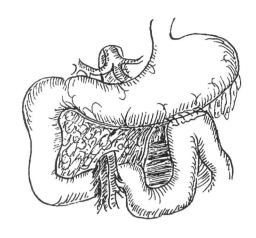

图 16-9-4　胃部分切除胃空肠吻合术完成示意图

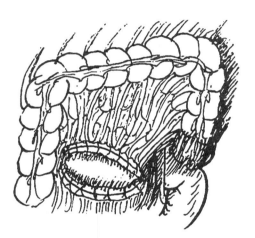

图 16-9-5　切开横结肠系膜显露扩展的十二指肠缝合固定系膜于横结肠上

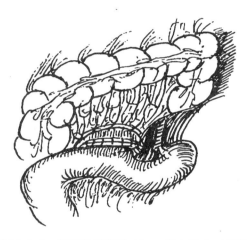

图 16-9-6　距屈氏韧带约 10 cm 行空肠十二指肠侧侧吻合术，完成示意图

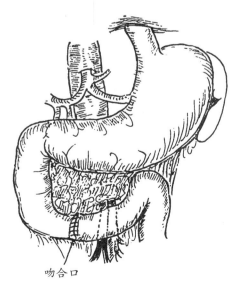

吻合口

图 16-9-7　十二指肠血管前移位术

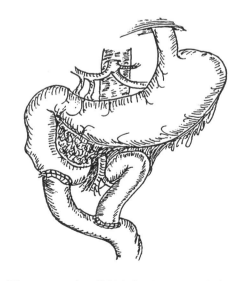

图 16-9-8　十二指肠空肠 Roux-en-y 吻合术

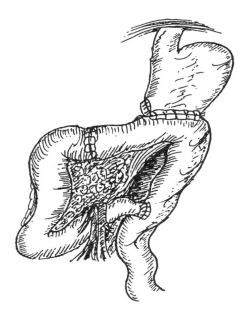

图 16-9-9　十二指肠循环（环行）引流术

【术中注意事项】

（1）根据术中探查情况决定手术方式。

（2）如发现屈氏韧带过短，十二指肠空肠曲的位置过高所致的肠梗阻可行屈氏韧带松解术。

（3）一般情况进行空肠与十二指肠短路手术。

肠系膜上动脉压迫综合征的病人，一旦确定手术解除梗阻的病人，若症状严重，全身情况差的病人，术前应适当改善全身情况，纠正失水与电解质紊乱，输血输液，必要时给予肠外营养支持。术前放置胃管行胃肠减压，必要时洗胃。

第十节　十二指肠肿瘤的手术

十二指肠的肿瘤不论是良性还是恶性都属于少见的肿瘤，但不可因此而忽视它，因为临床解剖上讲十二指肠的长度仅占小肠的 8% 左右，而肿瘤的发生率却占小肠的 10% ~ 22%。所以又是小肠肿瘤的好发部位。在治疗方面，由于解剖部位的特殊性，十二指肠肿瘤手术是胃肠外科中手术难度较大的。

一、十二指肠良性肿瘤切除术

原发性十二指肠肿瘤少见，文献报道其发生率为 0.1% ~ 0.2%，较常见的十二指肠肿瘤中腺瘤性息肉、平滑肌瘤等有一定的恶变率，特别是家族性息肉病的病人，其位于十二指肠乳头和壶腹区腺瘤和微腺瘤具有较高的癌变率。还有不同文献报道，十二指肠绒毛腺瘤的癌变为 28% ~ 50%，应尽早切除，加强术后随访。

手术主要步骤见图 16-10-1 ～图 16-10-11。

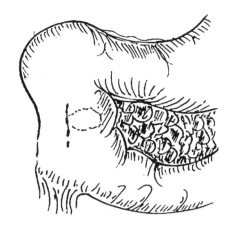

图 16-10-1　在相应部位纵向切开十二指肠

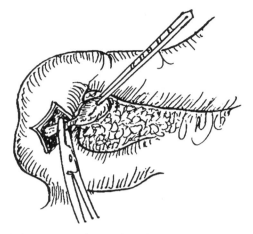

图 16-10-2　牵引息肉于其基底部钳夹切除

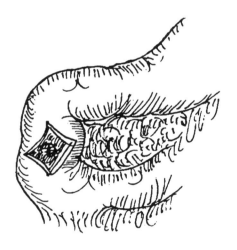

图 16-10-3　息肉切除后的术野显示

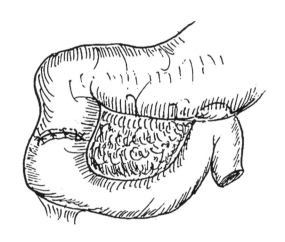

图 16-10-4　十二指肠纵向切口的横向缝合

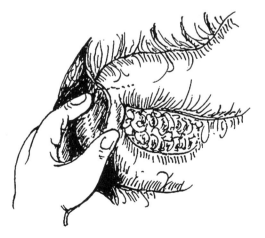

图 16-10-5　Kocher 切口，游离十二指肠，探查肿瘤的大小和范围

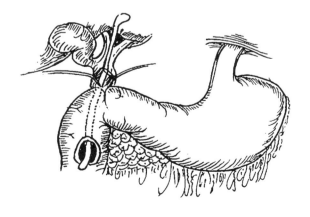

图 16-10-6　经胆总管切口插入胆道探查至十二指肠乳头开口处

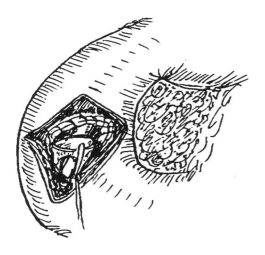

图 16-10-7　距肿瘤边缘 1.5 cm 边切边缝，将整个肿瘤完整切除

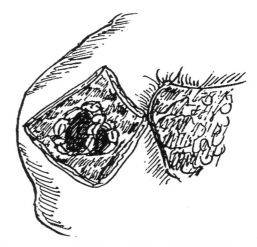

图 16-10-8　分别将十二指肠与胆总管和胰管吻合

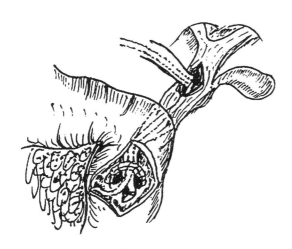

图 16-10-9　T 形管短臂置于胆总管，引流管留置于胰管（后面观）

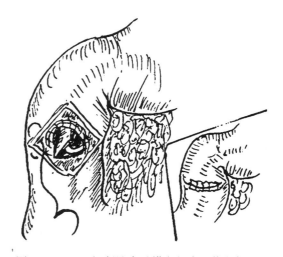

图 16-10-10　间断缝合（横向）十二指肠切口

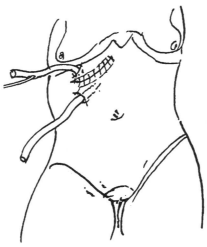

图 16-10-11　引流管腹壁另行切口引出

二、十二指肠恶性肿瘤的手术

原发性十二指肠恶性肿瘤，一般不包括 Vater 壶腹、胆总管下段及胰头部的肿瘤，发病率较低，约占整个消化道肿瘤的 0.3%，占小肠肿瘤的 30% ~ 45%，随着内镜的应用，发现十二指肠恶性肿瘤的概率有所提高，原发性十二指肠恶性肿瘤以腺瘤和平滑肌肉瘤为主。

原发性十二指肠恶性肿瘤确诊后，外科手术切除是其治疗的最有效方法，根据病人的身体情况和病情的发展程度，可选用一期或二期根治术或姑息性手术，65% 的十二指肠恶性肿瘤发生在乳头周围，20% 发生在乳头上部，故除少数病灶较小的乳头下部，十二指肠水平部的癌可行十二指肠部分切除术，一般都需要行胰十二指肠切除术（Child 或 Whipple 术）。由于手术的创伤大，术后并发症多，主要有胰瘘、胆瘘及术后出血，手术死亡率为 5% 左右，因此，需要严格掌握手术适应证。

手术主要步骤见图 16-10-12 ~ 图 16-10-27。

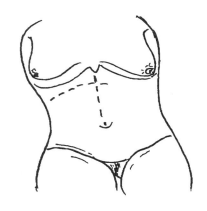

图 16-10-12　虚线示手术切口的选择

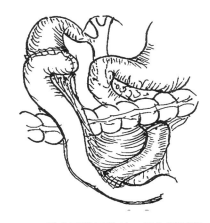

图 16-10-13　手术不能切除时，行空肠胆囊 Roux-y 吻合，以解决胆汁引流问题

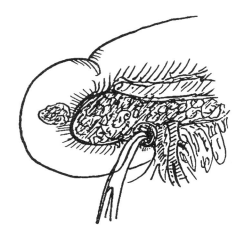

图 16-10-14　探查十二指肠降部、胰头体部和胃后壁

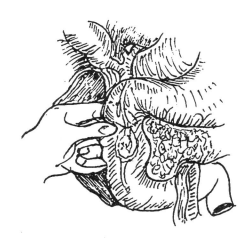

图 16-10-15　探查肿瘤与腹膜后组织的关系

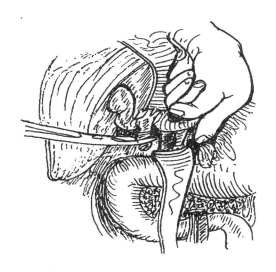

图 16-10-16　图示从胰腺上缘探查门静脉

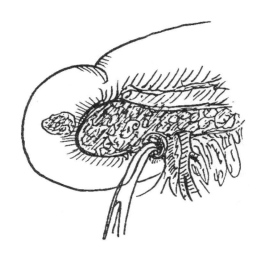

图 16-10-17　分离肠系膜上静脉

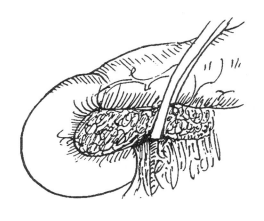

图 16-10-18　经胰颈部穿过胶带提起

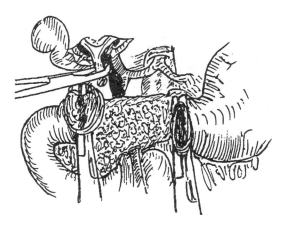

图 16-10-19　切断胃体部

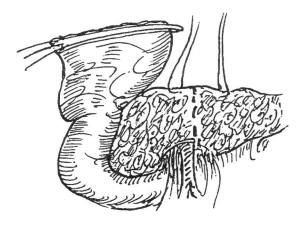

图 16-10-20　在虚线（拟切线）的两侧各缝一针

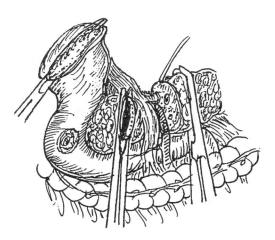

图 16-10-21　在肠系膜上静脉的左侧切断胰腺

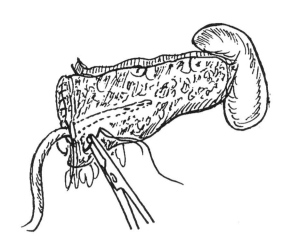

图 16-10-22　从胰管置入相对应的硅胶管暂时引出胰液露出术野

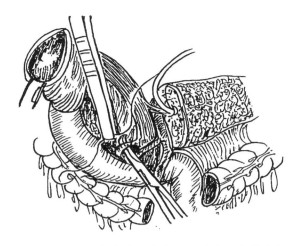

图 16-10-23　分离结扎胰头和肠系膜上静脉之间的小分支

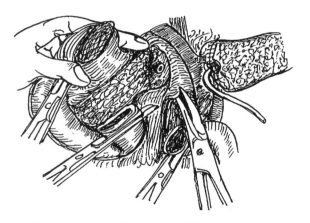

图 16-10-24　切断胰腺和肠系膜上动脉的联系

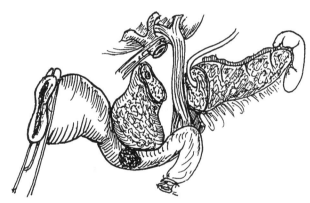

图 16-10-25　切除胰十二指肠

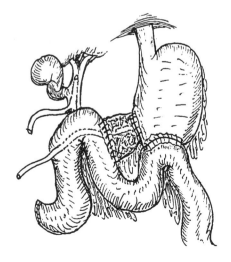

图 16-10-26　选用胰腺与空肠端端吻合，胆管吻合胃空肠吻合

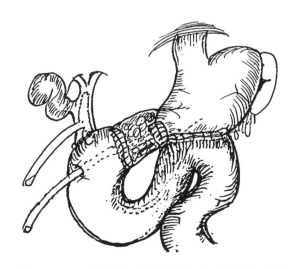

图 16-10-27　胰腺与空肠端侧吻合，胆管与空肠端侧吻合，胃与空肠端侧吻合

第十一节　胃癌根治术

胃癌分为早期、进展期，早期胃癌是指癌灶仅局限于黏膜内或黏膜下层，还未侵及浅肌层者。病变范围的大小有无淋巴结转移均不能作为判断早期和晚期的标准，唯一的标准是侵犯的深度。进展期胃癌是与早期胃癌相对而言的，凡癌灶侵及肌层，不论大小或有无淋巴结转移均属进展期胃癌。

按照淋巴结清除范围的不同，可将胃癌手术方式分为根1、根2、根3三类，根是指对胃本身癌灶的彻底清除，为了更科学的理念，新的进展把淋巴结清除范围以 D（dissection）表示，指解剖清除。D_0 为第一站淋巴结未全部清除；D_1 为第一站淋巴结全部清除；D_2 为第二站淋巴结全部清除；D_3 为第3站淋巴结全部清除。

根据癌灶的部位和大小，可将胃癌的术式分为远端胃次全切除，近端胃次全切除，全胃切除和扩大胃根治性切除（包括同时切除脾脏和胰体尾部等）。如癌灶位于胃窦或胃底，范围不超过一个胃区者，可行远端或近端胃次全切除；如范围超过一个胃区或癌灶位于胃体偏大者均应行全胃切除，对于低分化腺癌病例，应放宽全胃切除的适应证。

一、远端胃癌根治术（D_2）

手术主要步骤见图 16-11-1 ~ 图 16-11-12。

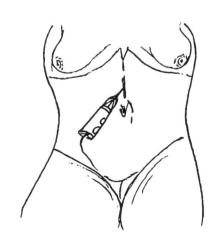

图 16-11-1　常用手术切口

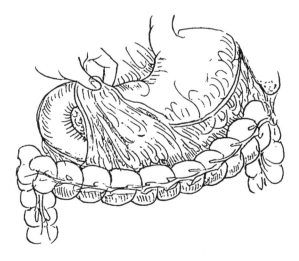

图 16-11-2　在横结肠上缘剪开胃结肠韧带，将横结肠系膜的前叶分离，游离大网膜

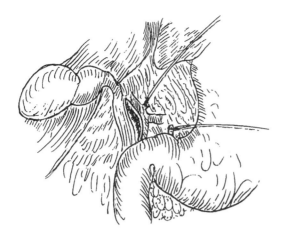

图 16-11-3　游离小网膜，清除肝固有动脉周围淋巴（第 12 组），在为十二指肠动脉、肝总动脉部分出胃右动脉并切断结扎，清除幽门上淋巴结群（第 5 组），清除肝总动脉及胰腺上缘淋巴结（第 8 组），向左直到腹腔动脉即胃左动脉交叉处

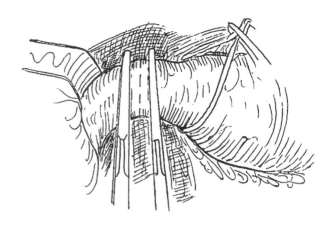

图 16-11-4　离断十二指肠，在幽门右侧约 4 cm 处用两把有齿血管钳夹住十二指肠，在其间切断十二指肠远端留作为十二指肠吻合用，若肿瘤为晚期，可因局部复发而致吻合口处梗阻，则应准备行胃空肠吻合

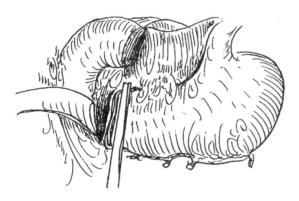

图 16-11-5　十二指肠远端可用 XF 型吻合器将十二指肠残端钉合封闭，或分两层手法缝闭

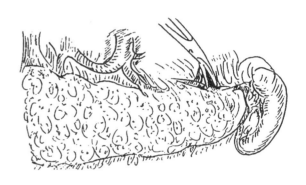

图 16-11-6　顺脾动脉向左分离，清除脾动脉周围淋巴结及脂肪组织，此处有一支胃后动脉应将其切断、结扎，一般情况不必分离到脾门处

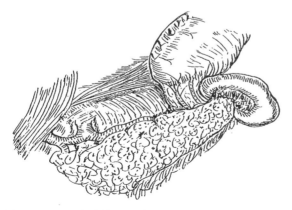

图 16-11-7　清除第 1、2 组淋巴结，将胃向上翻起，离断小网膜，先清除贲门右侧淋巴结及脂肪组织，再清除贲门左侧淋巴结及脂肪组织，胃后壁与膈肌脚之间的脂肪组织亦应清除，此处一般无重要血管

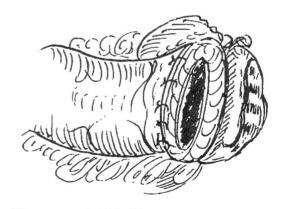

图 16-11-8　离断胃近端：可用 XF 型缝合器钳夹小弯侧胃壁将胃切除；胃肠吻合重建通路；胃十二指肠吻合可用手法缝合或器械吻合
注：器械吻合见胃、十二指肠溃疡的有关章节。

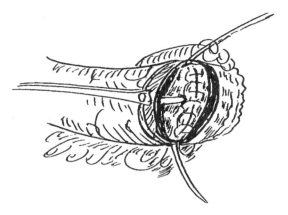

图 16-11-9　将胃后壁与十二指肠后壁缝合，然后将胃管末端放入十二指肠内

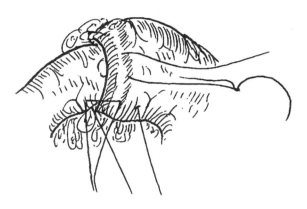

图 16-11-10　用 3-0 不吸收线间断缝合前壁，全层内翻缝合，注意在小弯侧三角区应做前后壁与十二指肠的 U 形缝合 1 针

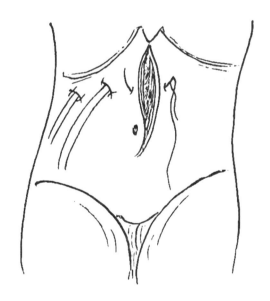

图 16-11-11　放置引流管，由于做大量淋巴结清扫及剥离胰腺被膜，术后有大量渗液，一般在右侧肝下，吻合口外侧放置引流管各 1 根，由右肋缘下另行切口引出固定

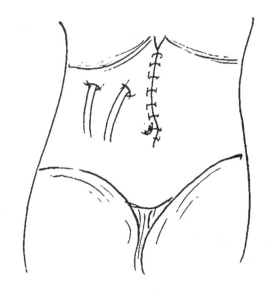

图 16-11-12　关闭腹壁切口，腹壁切口应按腹白线与腹膜、皮下组织、皮肤等层间断缝合

二、近端胃癌根治术（D₂）

手术切口同远端胃次全切除术。术中探查重点是贲门食管处肿瘤的范围。若膈下食管受累不足 2 cm 者，可经腹切除，若膈下食管受累超过 4 cm 者，经腹手术不但困难，而且难以切除干净，此时应果断的采用开胸手术，若脾门处淋巴结转移、脾胃韧带处有肿瘤受累者，需考虑同时切除脾及胰尾（图 16-11-13 ~ 图 16-11-22）。

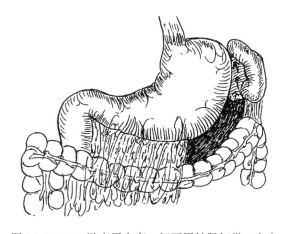

图 16-11-13　游离胃大弯，切开胃结肠韧带，向左离断大网膜，直至结肠脾曲，继续离断脾胃韧带直至贲门左侧

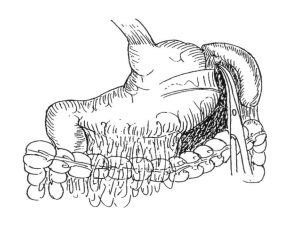

图 16-11-14　在此处一般无血管，可不用血管钳夹断，用长弯组织剪将食管胃底左侧剪开

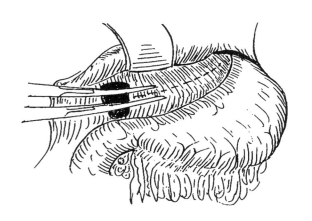

图 16-11-15　离断小网膜，从肝十二指肠内侧剪开小网膜，将小网膜尽量切除，上至贲门右侧，用剪刀剪开食管前右侧腹膜，使之与左侧相通，勿损伤胃左动脉

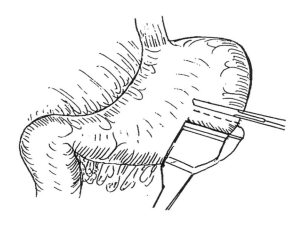

图 16-11-16　用 XF 型缝合器在大弯侧钳夹并切断胃体

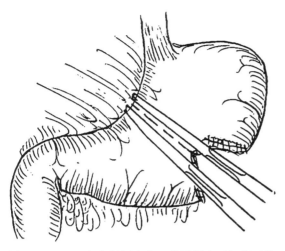

图 16-11-17 小弯侧用有齿血管钳钳夹后切断胃体

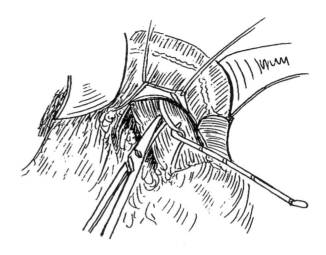

图 16-11-18 游离食管，将食管左前及右后迷走神经干切断，可将膈下食管游离出 6 ~ 8 cm，退出胃管到食管上部，用无创钳在贲门上 5 cm 处钳夹食管，离断，将切除的近端整个标本移除

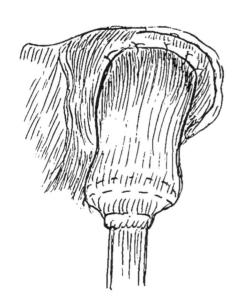

图 16-11-19 远端胃与食管吻合，在食管切断处做一荷包缝合，将合适的管状吻合器的抵针座插入管腔，边转动边插入，收紧荷包缝线并结扎

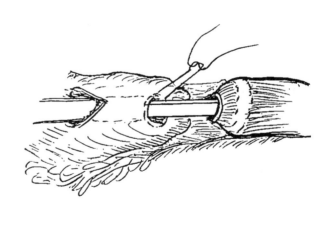

图 16-11-20 将胃壁切开一个小口，收紧并结扎荷包缝线后将管状吻合器的主体由胃小弯切口插入，将抵针座的中心杆插入吻合器主体中心，使胃与食管紧接，吻合后探查证实有 2 个完整的组织被切下

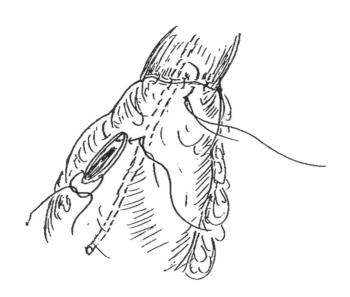

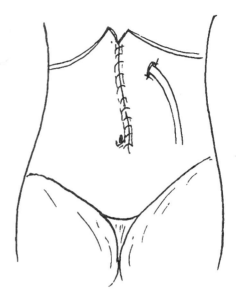

图 16-11-21 一般可不必加固缝合，将胃管放下至吻合口下胃内，用 3-0 可吸收线间断缝合吻合口、食管及胃壁浆肌层及缝合胃小弯切口

图 16-11-22 在吻合口左侧膈下放置引流管 1 根，左肋缘下切口引出缝合固定

第十二节　经腹全胃切除术

全胃切除术是外科医生治疗胃良、恶性疾病的一种重要的治疗方法，临床上经常用于贲门癌、胃上及中部癌、弥漫浸润型胃癌等的治疗。作为胃癌根治术重要组成部分，全胃切除术与淋巴结清除是同时进行的，所以在此以胃癌的 D_2（根 2）手术为例，其他胃恶性或良性，可根据其病情需要酌情增减手术切除的范围与步骤。

手术主要步骤见图 16-12-1 ~ 图 16-12-12。

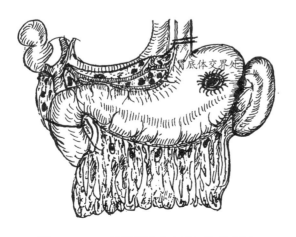

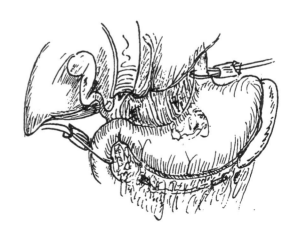

图 16-12-1 胃癌根治术全胃切除的范围

图 16-12-2 阻断胃周围血管、食管贲门口及幽门口

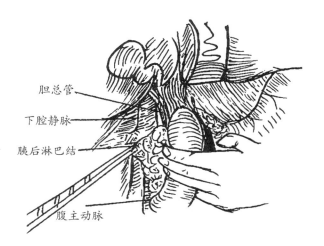

胆总管
下腔静脉
胰后淋巴结
腹主动脉

图 16-12-3　清除胰后淋巴结

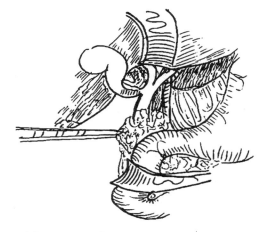

图 16-12-4　清除肝十二指肠韧带内淋巴结

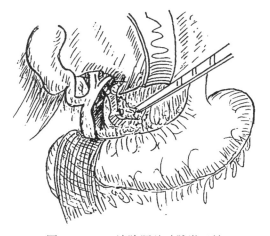

图 16-12-5　清除肝总动脉淋巴结

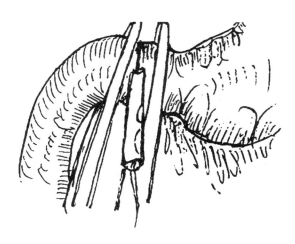

图 16-12-6　切断十二指肠

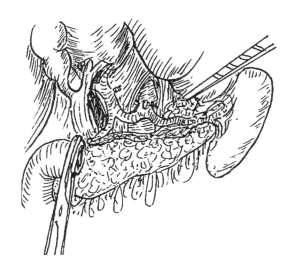

图 16-12-7　清除脾总动脉干淋巴结

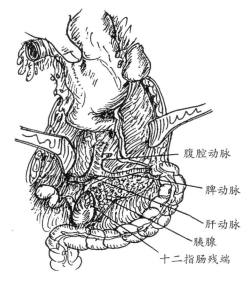

腹腔动脉
脾动脉
肝动脉
胰腺
十二指肠残端

图 16-12-8　整块分离胃及附带组织

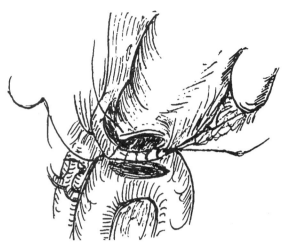

图 16-12-9　吻合口后壁食管肌层空肠浆肌层褥式缝合

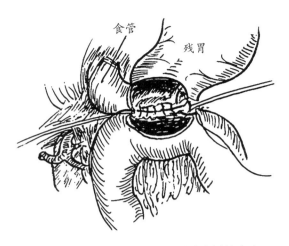

图 16-12-10　食管后壁空肠后壁全层缝合术

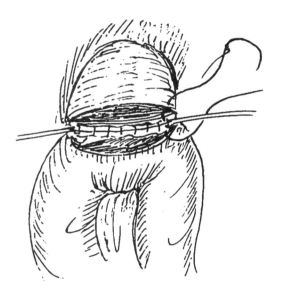

图 16-12-11　前壁食管空肠全层间断内缝合

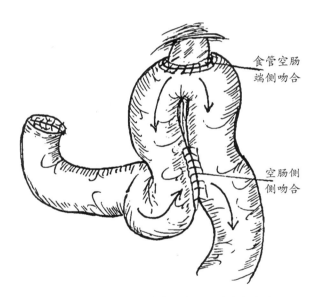

图 16-12-12　胃癌根治术（全胃切除术）完毕

【术中注意事项】

（1）胃癌 D_2 手术的切除即全胃切除术，除了切除全胃外，还应包括与胃癌转移密切相关的淋巴结及有可能与肿瘤细胞播种相关的网膜、后腹膜等，操作中还应尽量保持网膜囊的完整，以避免可能存在于网膜囊内的癌细胞的医源性播散。

（2）各种术式都各有优点和缺点，在临床工作中应根据病人的具体情况结合施术者的经验，作出充分的评估及合理的采用术式。

（3）为了确保完全切除肿瘤，应切除幽门静脉远侧至少 2 cm 的十二指肠，因幽门下淋巴结的转移并不少见，故其应包括在切除范围以内。

（4）尽量远离十二指肠下缘双重结扎胃网膜右血管，以确保清除幽门下淋巴结及其附近的脂肪组织。

（5）全胃切除适用于广泛浸润的胃恶性肿瘤，当肿瘤伴有肝脏、Douglas陷凹的远处转移或出现弥漫性腹腔种植时，不宜施行此根治术。

（6）由于受肿瘤类型、进展程度及个人生活、饮食习惯等很多个体差异的影响，在长期的临床实践中，人们对各种代胃术式的效果仍存在许多争议，甚至有些权威性的研究结果里认为Roux-en-y吻合法与空肠间置术的远期效果的差别并不像理论上想象的那样合理。

第十三节　胃底折叠术

胃底折叠术适用于对某些合并食管炎的反流性食管炎及胃炎的病人。另外，适用于食管虽有不同程度的溃疡，即便出血，但食管无明确狭窄或仅有轻度狭窄者。

1. 经腹胃底折叠术

手术主要步骤见图16-13-1～图16-13-7。

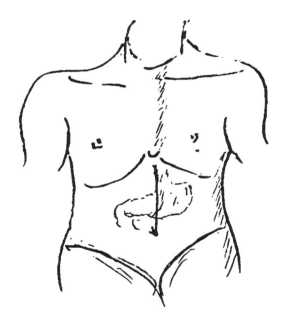

图16-13-1　手术切口

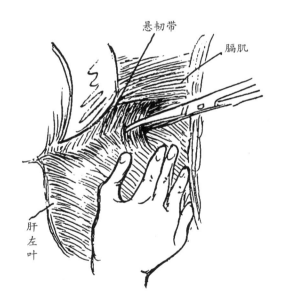

图16-13-2　离断悬韧带

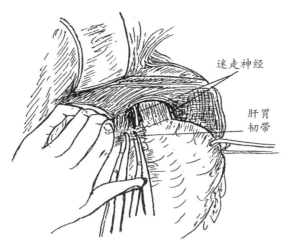

图 16-13-3 显露胃底操作术野，离断肝胃韧带

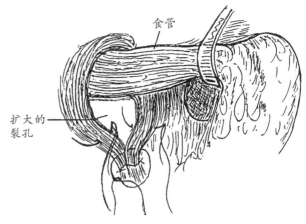

图 16-13-4 对拢缝闭裂孔（用小S拉钩显露裂孔后缝合）

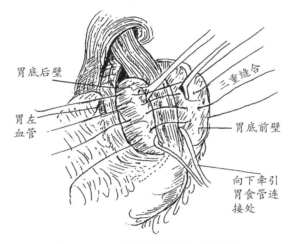

图 16-13-5 缝闭膈肌脚的部分裂孔

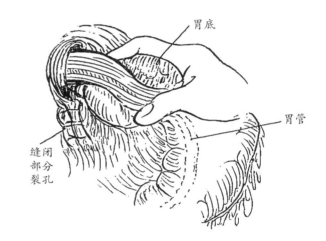

图 16-13-6 三重缝合法

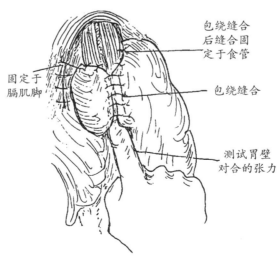

图 16-13-7 胃底折叠术完成后的术式示意图

2. 腹腔镜胃底折叠术

手术主要步骤见图 16-13-8 ~ 图 16-13-18。

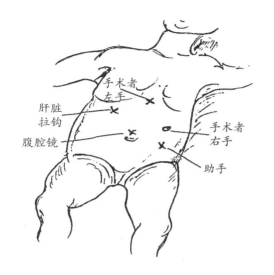

图 16-13-8　手术体位及截孔部位

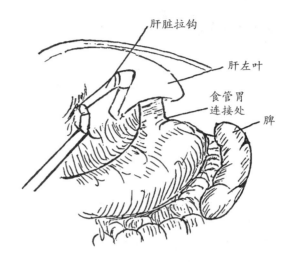

图 16-13-9　显露术野

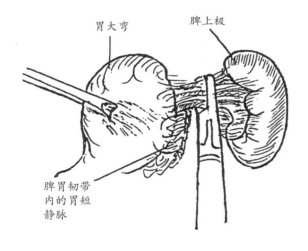

图 16-13-10　切除脾脏的胃短血管

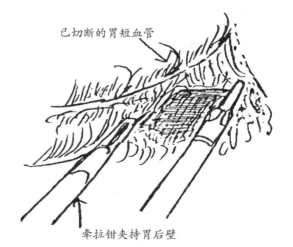

图 16-13-11　牵拉钳夹持胃后壁

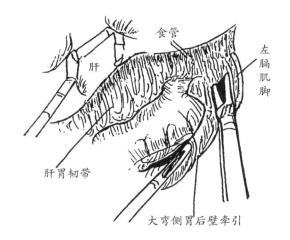

图 16-13-12　游离左膈肌脚

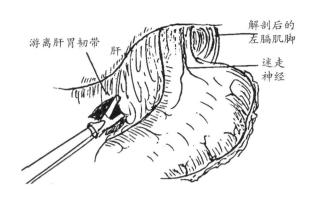

图 16-13-13　游离肝胃韧带

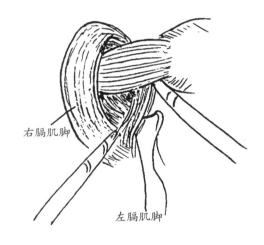

图 16-13-14　缝扎左膈肌脚

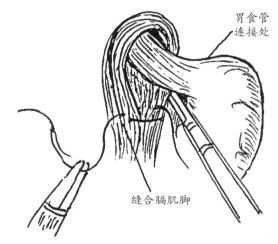

图 16-13-15　注意缝合的松紧度

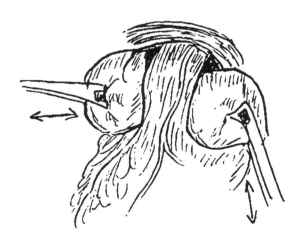

图 16-13-16　包绕的"擦鞋样"牵动以示适当的松紧度及范围

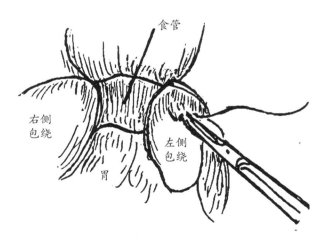

图 16-13-17　内镜缝合器

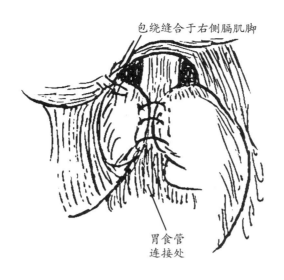

图 16-13-18　包绕缝合右侧膈肌脚

【术中注意事项】

（1）胃底部要游离充分，以避免折叠缝合时产生张力，但要注意保护食管以避免损伤，尤其是合并食管周围粘连时更应注意，要以食管内的胃管做引导，保护食管肌层，并避免损伤迷走神经、胸导管及右侧胸膜。

（2）胃底包绕食管时切忌过紧，也不能过松，否则可产生吞咽困难或致贲门无关闭作用。

（3）游离贲门胃连接部时，要彻底止血，以免损伤血管回缩继续出血。

（4）缝合膈肌脚时不要损伤膈下的腹腔脏器。

（5）如术中测定贲门关闭功能，可在术前随胃管放食管测压器，缝合完毕后测定贲门胃底的压力。

第十七章

小肠手术

第一节　小肠的解剖和生理概要

一、小肠的解剖

小肠系指胃幽门至盲肠间的肠管，含十二指肠、空肠与回肠。空肠与回肠是小肠的主要部分，统称小肠。空肠与回肠是腹腔中面积最大、高度活动的器官。

空肠始于十二指肠空肠曲，占小肠全长的 2/5，占据腹腔的左上部；回肠位于腹腔右下腹部，部分位于盆腔内。回肠占小肠远侧的 3/5，在右髂窝续盲肠。回肠位于腹腔右下腹部，部分位于盆腔内。空肠与回肠由肠系膜连于腹后壁，其活动度较大。空回肠总长为 5～7 m。

空肠与回肠的黏膜形成许多的环状襞，襞上有大量的小肠绒毛。因而极大地增加了小肠的吸收面积。环状襞在空肠上 1/3 段最密、最高，向下逐渐变小，到回肠下部几乎消失。黏膜层内含有淋巴滤泡，分孤立淋巴滤泡与集合淋巴滤泡两类，前者分散于空肠与回肠黏膜内，后者多见于回肠下部，有 20～30 个，呈梭形，其长轴与小肠一致，常位于回肠的对系膜缘。小肠的淋巴流入肠壁，临近血管弓部与肠系膜上动脉主干部等 3 个部位淋巴结，然后进入乳糜池。

空肠与回肠在腹腔内迂曲盘旋成肠袢。空肠、回肠之间没有明显的分界，但从外观上空肠管径较粗，管壁较厚，血管较多，颜色红润；而回肠管径较细，管壁较薄，血管较少，颜色较淡。此外肠系膜的厚度从上到下逐渐变厚，脂肪含量越来越多。空、回肠系膜由血管的分布也有区别，空肠的直血管较回肠长，回肠的动脉弓的级数多，可达 4 级或 5 级血管弓，而空肠的动脉弓及数少（图 17-1-1～图 17-1-2）。

距回肠末端 0.3～1 cm 范围的回肠壁上，约 2% 的成人有长 2～5 cm 的囊状突起，自肠壁向外突出，口径略细于回肠，称为 Meckel 憩室，此为胚胎时期卵黄蒂未消失形成的。此憩室可发炎或合并溃疡穿孔,因其位置靠近阑尾,故症状表现与阑尾炎相似。

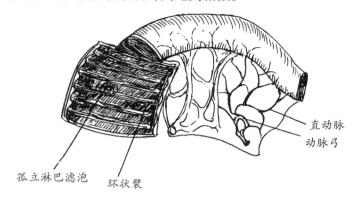

图 17-1-1 空肠血供与回肠比较

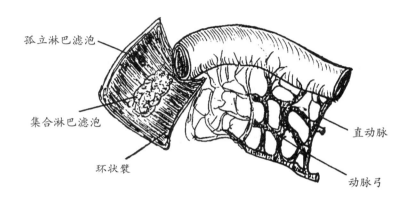

图 17-1-2 回肠血供与空肠比较

二、小肠的生理

小肠是食物消化和吸收的主要部位。除胰液、胆液及胃液外,小肠黏膜腺体也能分泌含有多种酶的液体,其中主要是多肽酶(肠肽酶),它能将多肽变为可由肠黏膜吸收的氨基酸。小肠黏膜含有许多环形皱襞,这些皱襞向肠腔突出约 8 mm,使得小肠面积扩大了 3 倍。皱襞上覆盖许多微绒毛,微绒毛又使小肠吸收面积增加了 20 倍。这样环形皱襞、绒毛和微绒毛使小肠的吸收面积总共增加了约 600 倍,总面积约为 250 m²。由于食糜受到多种酶的碱性液化学作用以及小肠运动的机械作用,最后分解为葡萄糖、氨基酸、脂肪酸后即被小肠黏膜吸收。所有的营养物质的有机产物以及水、无机盐和维生素等主要在小肠吸收。据估计,成人每日有 6 ~ 10 L 未完全消化的食糜和分泌液由胃排至十二指肠,而仅有 0.5 ~ 1.5 L 的内容物进入结肠。小肠被大量切除后,营养的吸收将受到影响。吸收最差的是脂肪,其次是蛋白质。碳水化合物是易被吸收的营养物质。根据临床实践:①空肠与回肠保留 100 cm 以上,并有回盲部,经过机体的代偿,仍能维持营养的消化和吸收;②空肠保持其内容物等渗状态,而回肠可使其不断浓缩,结肠能吸收大量的水和电解质,因此,外科医生要牢记远侧的肠道(回肠)在生理上比近侧的肠道(空肠)重要。回盲瓣能改善生活质量,因此,应尽量保留回肠结构的概念。③切除小肠 1/3 不致发生消化道紊乱，切除 1/2 ~ 1/3 为安全限度，切除 70% 以上需要特殊饮食。如果切除 4/5 以上则危及生命，但不要忘记抗酸药物的应用以减少残留小肠的酸性液的刺激加重腹泻（正常小肠为碱性肠液）。因此，手术时根据情况切除适量的肠管。

成人这些内源性物质的液体量估计每天不低于 8 000 ml，因此，在小肠疾病如肠梗阻或肠瘘发生时，可引起严重的营养障碍和水、电解质平衡失调。

小肠的大量内分泌细胞具有分泌激素的功能，现已知道肠道内分泌有生长抑素、促胃液素、胰酶、胃动素、抑胃肽、神经降压素、胰高血糖素等。其生理功能有的比较明确，有的还待研讨。这些激素具有调节消化道功能的作用。

第二节　小肠损伤的手术

小肠是占腹腔容积最大的器官，不论是闭合性损伤或开放性损伤，都最易受到损伤，发生概率分别为 15% ~ 20% 与 25% ~ 30%。闭合性损伤有如下几种情况：①暴力撞击腹中部时，小肠被迅速挤向脊柱，受到挫压而破裂，是常见的一种损伤类型；②空肠近端系膜较短，由屈氏韧带固定。某些肠段因粘连病变而固定，这些肠段可在直接或间接暴力作用下，可引起破裂；③肠腔内压力骤增而使肠管破裂；④驾驶汽车时的安全带是造成肠损伤的一种因素，当汽车突然刹车时可挤压小肠造成肠管破裂。另外，如有腹壁疝者，受到钝性损伤亦发生肠破裂。

手术主要步骤见图 17-2-1 ~ 图 17-2-6。

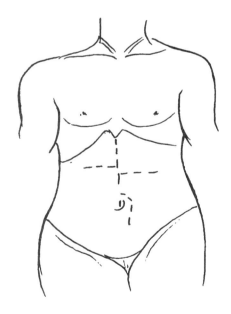

图 17-2-1　虚线示手术切口

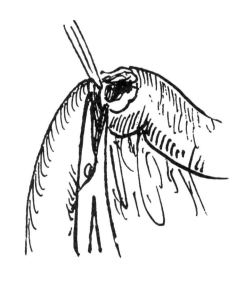

图 17-2-2　剪修创伤坏死即缺血的肠壁边缘，使之整齐

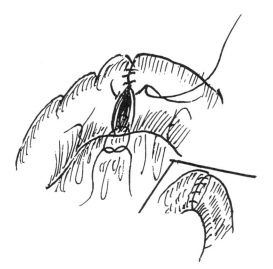

图 17-2-3　小肠破损的清创缝合完毕

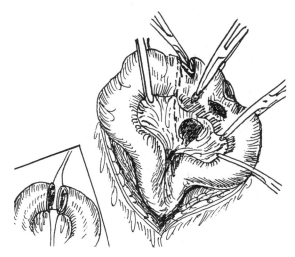

图 17-2-4　小肠损伤肠段的切除

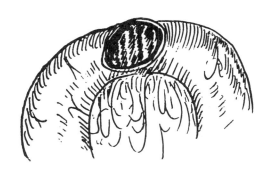

图 17-2-5　修剪破损肠管备吻合用

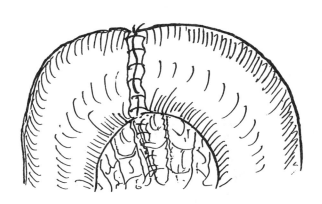

图 17-2-6　小肠损伤段肠切除端吻合完成

【术中注意事项】

（1）对破损的小肠切除吻合术开放式操作和端端吻合术有利。

（2）大段小肠切除不宜超过 2 m，或保留小肠在 1 m 以上，并争取保留回盲部，以免术后发生营养障碍，因此应珍惜肠道组织，不轻易多切。

（3）在破损肠道处理完毕后，破损的肠系膜和肠切除后的缺损口必须缝合修补。

（4）在开放性损伤时，有外源性污染，应彻底冲洗腹腔，至术野干净、血运可靠等。

（5）腹腔内放量引流物的部位要选择得当。

第三节　小肠部分切除术

小肠部分切除术主要适用于小肠病变，如良性及恶性肿瘤、肠受破损、肠恶性病变、肠缺血性疾病等。小肠部分切除术是腹部手术中常用的一种手术。

手术主要步骤见图 17-3-1～图 17-3-6。

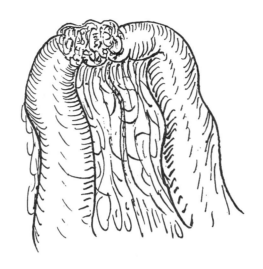

图 17-3-1　病变的肠管（肿瘤）

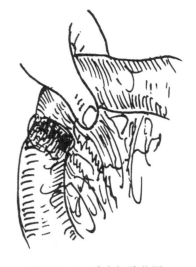

图 17-3-2　确定切除范围

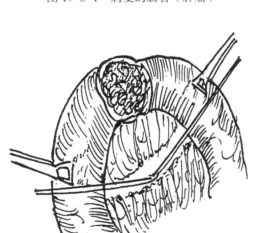

图 17-3-3　切除病变肠管

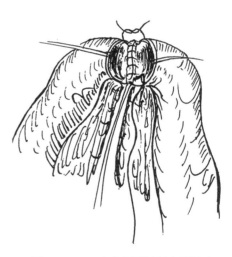

图 17-3-4　后壁全层间断内翻缝合

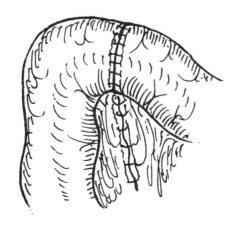

图 17-3-5　肠缝合完成，缝闭系膜孔

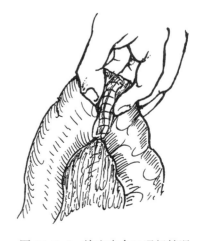

图 17-3-6　检查吻合口通畅情况

【术中注意事项】

（1）小肠有较长的系膜，肠系膜血管源于肠系膜上血管，其分支呈扇形供应小肠袢。因此，在做小肠部分切除术时，必须辨清准备切除肠段的血管分布情况，若将供应血管切断过多，则将切除较多的肠管。

（2）在供应的血管有损伤病变时，肠管的切除范围相应够大，否则将会影响肠吻合处的愈合。

（3）当决定切除肠管时，要做好切除范围相应的规划，要尽量保留能保留的肠管。当切除量达小肠全长的 50% 或保存的肠管少于 150 cm 时则应更加注意。保留肠管少于 100 cm 时，则应设法保留能保留的肠管，设法使肠管的长度在 100 cm 以上并有回盲部，否则，病人术后将发生短肠综合征。

第四节　小肠梗阻的手术

肠梗阻可因黏膜粘连带压迫、扭转、套叠、肠管病变、狭窄肠内异物、肿瘤等引起。可以是急性发作，也可以是慢性发病。梗阻可以是完全性，也可以是部分性的。当经非手术治疗无效或出现腹膜炎症状时未能解除梗阻，应根据梗阻的程度与肠袢的血运情况，采用不同的手术方式。术前应对病人的重要脏器功能及水电解质与酸碱紊乱以及营养不良监测和处理，以慎重考虑手术时机。

一、剖腹探查及胃肠减压

手术主要步骤见图 17-4-1 ～图 17-4-3。

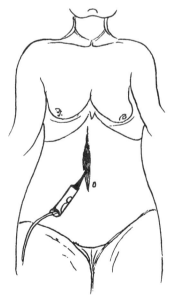

图 17-4-1　当梗阻部位难以确定时，可做腹部正中切口，进腹后根据情况向上或向下扩大

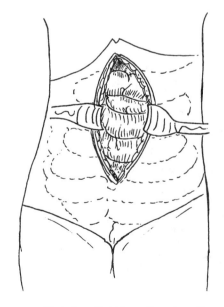

图 17-4-2　扩张的肠管是梗阻的近段肠管，空瘪的肠管是梗阻以远的肠管，找到梗阻的部位后，根据病变的性质给予相应的处理

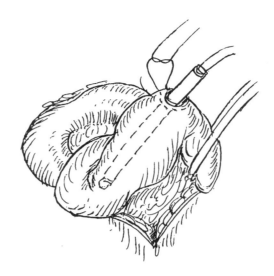

图 17-4-3　在荷包缝合的中心部切开一小口，插入带负压双套多孔吸引管，收紧荷包线但不结扎，以防止肠液溢出，扩张的肠管减压后，继续进行梗阻部位的手术

二、小肠扭转的手术

小肠扭转是一种严重的肠梗阻情况，它将导致部分肠系膜血管或全肠系膜血管阻塞，而有部分或全部小肠坏死。因此，应急速解除肠管的扭转以恢复肠系膜血管的循环。小肠扭转的病例除有肠梗阻的症状外，因有肠系膜血管堵塞尚有早期休克表现。

手术主要步骤见图 17-4-4 ～图 17-4-6。

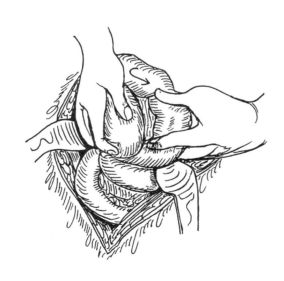

图 17-4-4　胃肠减压吸出内容物后将扭转的肠袢摆出腹腔外，按扭转相反的方向复位

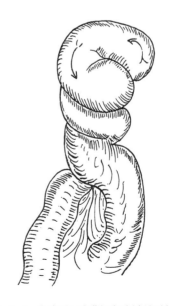

图 17-4-5　根据肠系膜根部判断扭转的方向

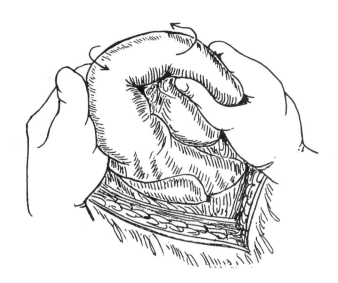

图 17-4-6　小肠旋转复位术：辨清扭转为顺时针还是逆时针方向，辨别后将小肠
向扭转的相反方向还纳，多为 180°～720°

【术中注意事项】

（1）仔细观察肠管的血运情况及生机，必要时以生理盐水湿敷或用 1% 普鲁卡因或利多卡因行肠系膜根部封闭以了解肠管的血运。

（2）吸出腹腔渗液，并用温水冲洗腹腔，以减少毒素吸收。

（3）全小肠扭转且时间较长者，应严密观察，还应考虑 24 小时后有二次剖腹的可能。

（4）如部分小肠有坏死行肠切除时，切除线应在健康的肠组织上，但也要注意防止肠管切除过多。

（5）放置好腹腔引流管。

术后重视水、电解质代谢失调和酸碱平衡紊乱的纠正。有时为了进一步了解保留肠管是否成活，也可将缺血的肠管外置 24 小时，待证实肠管血循环恢复后再放回腹腔。如证实肠管缺血不能恢复，应做相应的处理。

三、肠套叠的手术

肠套叠多发在婴儿，尤其是 2 岁左右的小儿。亦可出现在成人。在成人中发生多有肠道病变的原因，如息肉、局部肿瘤。肠套叠多发生在肠管肿瘤等诱因的病例，肠套叠可发生在小肠或结肠。可以是单一层套叠，也可能是两次套入，致导入肠鞘由 3 层变为 5 层。套入肠管的时间较长时，系膜血管的循环受到障碍而发生坏死。

手术主要步骤见图 17-4-7 ~ 图 17-4-10。

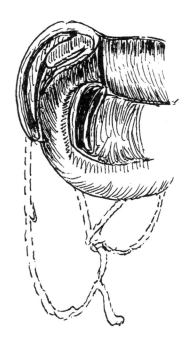

图 17-4-7　回肠的末端套入升结肠

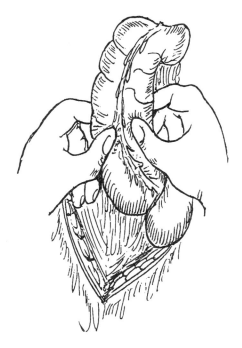

图 17-4-8　对外观没有坏死的肠套叠，可采用挤捏外推的方法将套入的肠管挤出，即缓缓握紧并增加挤的压力，这样使套入的肠管复位

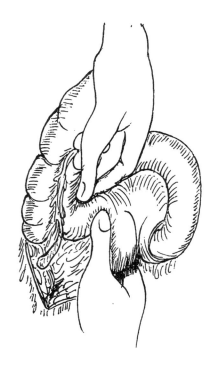

图 17-4-9　套叠肠管已部分复位

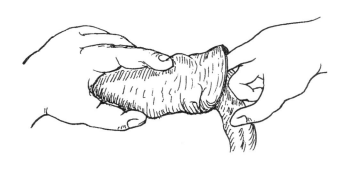

图 17-4-10　手指伸入套叠鞘内，扩张紧缩环

【术中注意事项】

（1）推挤复位时，用力必须持续而又柔和均匀，切忌用暴力。

（2）阑尾和憩室如无病变，一般情况不予切除。

（3）当套叠的肠管复位后，如发现肠壁有较广泛的出血或破损、坏死，则应行肠段部分切除肠吻合，并根据肠管切除的部位，肠系膜血损伤的情况进行断端或端侧吻合。

（4）如套叠是由于肿瘤、局部肠管病变引起，则可根据病变的性质进行部分肠切除或区域性根治性切除术。

四、粘连性肠梗阻的手术

粘连性肠梗阻是最常见的一种梗阻，常发生在腹部手术后或腹腔感染后。可以发生在任何年龄、性别。粘连性肠梗阻可以是单纯性的肠梗阻，也可以是绞榨性的肠梗阻。造成肠梗阻的病变可以是粘连性束带、片状性粘连或以黏着的肠袢为支撑点，引起肠扭转。因此，粘连性肠梗阻的手术需要根据病变的情况、肠管受累的程度而定。

粘连性肠梗阻的手术，一般可分为：①粘连松解术；②部分肠切除术；③肠捷径手术；④在广泛粘连、剥离肠管粗糙面广泛的病例，为防止术后再发生粘连性肠梗阻，可进行肠排列术，使肠袢按序做有规律的固定排列而不发生梗阻。

肠粘连松解术

手术主要步骤见图 17-4-11 ~ 图 17-4-15。

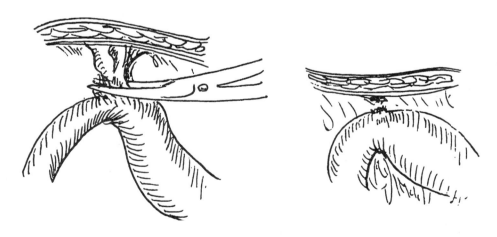

图 17-4-11　切断束带即梗阻后的粘连带

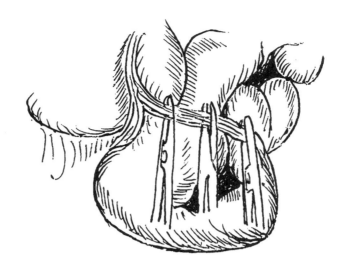

图 17-4-12　结扎切断压迫肠管的束带

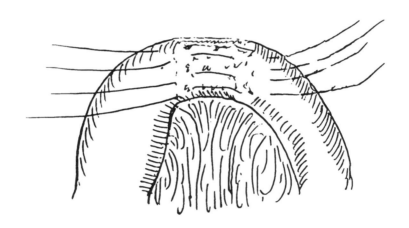

图 17-4-13　修复肠管的粗糙面

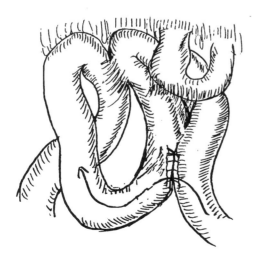

图 17-4-14　梗阻远近端肠管侧侧吻合

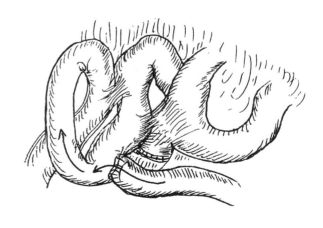

图 17-4-15　梗阻远近端肠管端侧吻合

【术中注意事项】

（1）切开腹膜时注意勿损伤粘连在瘢痕上的肠管。

（2）剪断粘连带后观察受压肠壁是否失去活力，若失去活力范围小，做浆肌层包埋缝合埋入肠腔内；范围较大，应行肠切除术。

（3）分离后的肠壁粗糙宜再腹膜化，以免再粘连。

（4）短路手术时必须认准吻合口以下无梗阻存在，否则仍未解除梗阻。

（5）旷置的肠管不可过长，更不可将近端小肠与结肠吻合，以免发生"短肠综合征"。

五、肠粘连肠排列术

粘连性肠梗阻手术后常可因粘连再次梗阻，因而，怎样预防粘连性肠梗阻成为很多学者进行研究的问题。至今，虽可在腹腔内放置有关防粘剂，但解决的问题仍不能满意。肠排列术是在承认粘连是机体本身的一种抵御外物、愈合创伤机制的基础上，为防止粘连引起肠梗阻的方法。也就是让肠袢相互粘着成一个有顺序不成角的状况，不致产生肠梗阻。

主要适用于：①复发性粘连性肠梗阻，非手术治疗无效；②有广泛、严重的小肠粘连，经肠松解术后，特别是已行数次松解术者；③肠梗阻已行肠切除，短路术后，再次发生梗阻。

手术主要步骤见图 17-4-16 ~ 图 17-4-20。

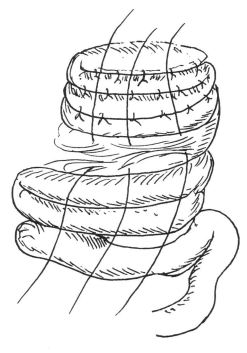

图 17-4-16 缝合折叠肠管的对系膜缘

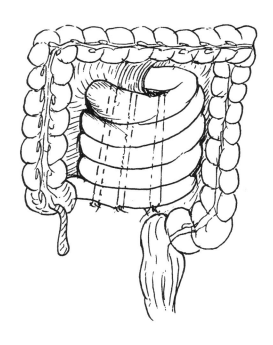

图 17-4-17 小肠排列术

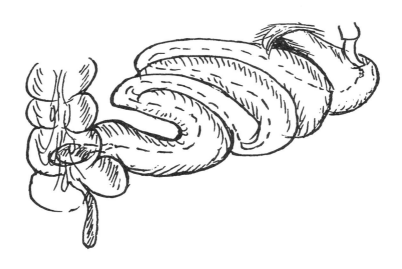

图 17-4-18　将导管气囊从空肠起始处送入回盲部

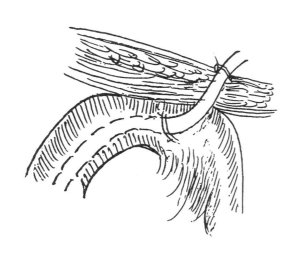

图 17-4-19　引出导管固定于腹壁上

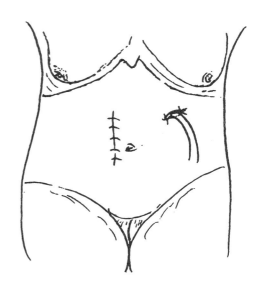

图 17-4-20　腹壁导管固定于左上腹部

【术中注意事项】

同粘连松解术。

第五节　梅克尔憩室切除术

梅克尔憩室（Meckel 憩室）系先天性回肠憩室，为卵黄管闭合不全所致。它是一种常见的小肠发育畸形，多数人终身不出现临床症状。发病率为 1.5% ～ 3%，有 25% 可发生并发症，半数以上发生在小儿。常见并发症有憩室溃疡或穿孔、肠梗阻或炎症。另一种小肠憩室是小肠获得性憩室（空肠憩室），空肠憩室是一种假性憩室，国内报道极少，发生机制不清楚，有学者认为与体力劳动引起的腹内压增加致肠壁肌肉薄弱处破裂而导致黏膜膨出形成黏膜症有关，憩室多发生在肠系膜缘，常为多发性，并发症同梅克尔憩室，梅克尔憩室症状亦酷似阑尾炎，但疼痛和压痛的部位偏内侧。因此，在急性阑尾炎症的剖腹手术时可将其切除。

手术主要步骤见图 17-5-1 ~ 图 17-5-5。

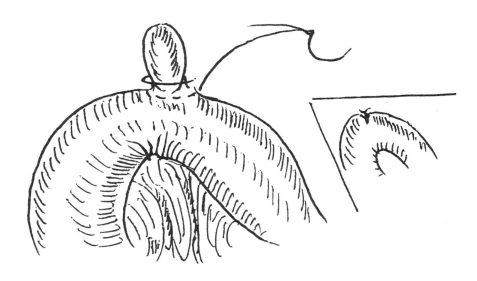

图 17-5-1　沿其根部在回肠壁上做荷包缝合，将残端埋入

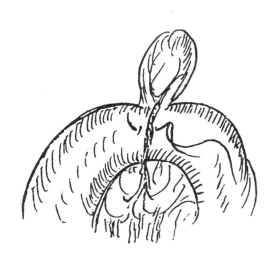

图 17-5-2　结扎与荷包缝合埋入后可能导致肠管狭窄，则可先结扎供应憩室血管

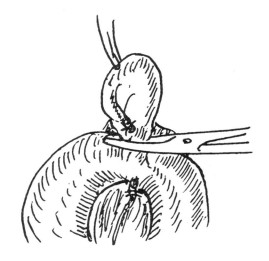

图 17-5-3　结扎切断憩室血供，于憩室基底部钳夹切断

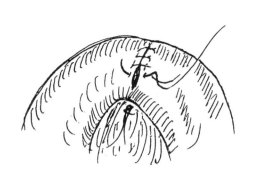

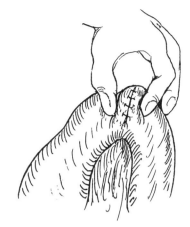

图 17-5-4　全层间断缝合肠壁　　　　　　图 17-5-5　再加浆肌层缝合，检查肠管通畅情况

【术中注意事项】

（1）如憩室基底部有炎症者，不能在炎症处进行切除，以防肠瘘，应行憩室肠段切除术。

（2）憩室直径较细如同阑尾样时，可在根部钳夹，钳上切断粗丝线结扎根部，残端碘伏消毒，缝合包埋即可。

（3）如在阑尾炎手术同时发现憩室，一般先处理阑尾，再处理憩室，如术中发现阑尾炎与临床症状不相吻合者，仔细寻找距回盲部 100 cm 以内的回肠段。

第六节　肠外瘘的手术

肠外瘘有别于医疗性肠造口。它是由肠吻合、缝合破口裂开、手术损伤、肠外伤、肠炎性疾病（克罗恩病、溃疡性结肠炎等）、放射损伤等引起的肠破损，肠液外溢至腹腔、腹壁外所致。一般经过合适的非手术治疗后，若无影响愈合的原因，肠外瘘将在 3 ~ 8 周的时间愈合。若不能自愈，则常寻找原因并准备手术治疗。

1. 肠瘘楔形切除缝合术

手术主要步骤见图 17-6-1 ~ 图 17-6-2。

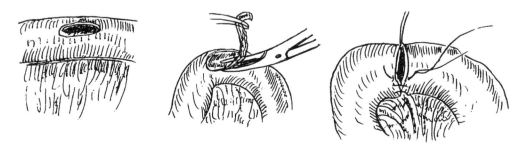

图 17-6-1　肠瘘段的肠袢分离后，将瘘口的周边修整至正常组织，切口缘止血后，以 3-0 不吸收线循肠管横轴做全层缝合

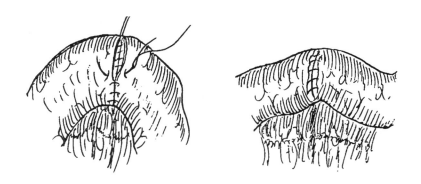

图 17-6-2 全层缝合后再行浆肌层缝合完毕

2. 肠瘘部肠管切除吻合术

手术主要步骤见图 17-6-3 ~ 图 17-6-4。

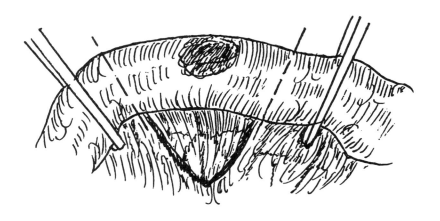

图 17-6-3 肠瘘部肠管游离后，切除包括肠瘘、粘连多、浆肌层破损多或有肠破损的肠襻

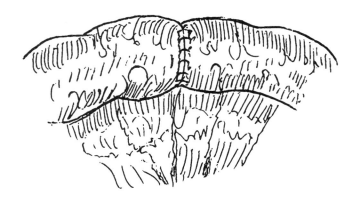

图 17-6-4 端端小肠吻合完毕

讨 论

　　肠外瘘病人，尤其是瘘流出量多、瘘口数多、腹腔内感染严重的病人都有营养不良与脏器功能受损，而手术复杂且创伤大，较其他肠道手术有较高的手术失败率。所以手术准备是否完善直接影响手术是否能成功。在一般情况下，80%的肠外瘘是腹部手术后的并发症，有部分病人还曾经接受过修补瘘的手术，腹腔内的解剖已发生改变（腹腔内器官及肠道），术前对瘘的情况作一全面的了解将有助于手术方案的设计。腹腔内感染是导致肠外瘘病人产生复杂的病理生理改变的一个因素，也是关系到肠瘘确定性手术能否成功的一个关键。感染使腹腔内产生严重粘连、水肿、脆弱致吻合、修补的部分愈合不良，甚至术后发生脓毒症、重要脏器功能障碍，尤其是肺与肝脏，前者可发生急性呼吸窘迫综合征（ARDS），后者表现有黄疸并可能出现肝功能衰竭。

第十八章

结肠手术

第一节　结肠的外科解剖

　　结肠长约 1.5 m，约为小肠的 1/4。在外观上结肠有 4 个特征，易与小肠鉴别。①结肠带：是结肠壁纵肌层集聚而成的 3 条纵带，自盲肠端至乙状结肠直肠交界处；②结肠袋：因结肠带较短而结肠较长，引起肠壁皱缩成囊状；③脂肪垂（肠脂垂）：是结肠的脏层腹膜下脂肪组织集聚而成，沿结肠带分布较多，在近端结肠较扁平，在乙状结肠则多呈带蒂状；④肠腔较大，肠壁较薄（图 18-1-1）。结肠分为盲肠、升结肠、横结肠及乙状结肠等。结肠的功能主要是吸收水分和储存粪便（图 18-1-2）。吸收作用以右半结肠为主，因其内容物为液体、半液体及软块状，故主要吸收水、无机盐、气体、少量糖和其他水溶性物质，但不吸收蛋白质与脂肪。

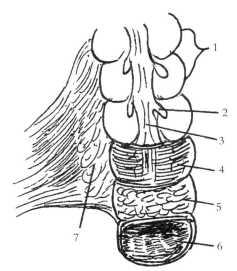

1.结肠袋；2.肠脂垂；3.结肠带；4.环形肌；5.黏膜下；6.肠黏膜；7.肠系膜

图 18-1-1　结肠壁解剖的特点

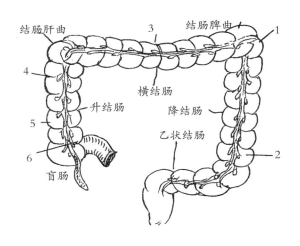

1.半软块；2.固体；3.软块；4.半液体；5.液体；6.回盲瓣

图 18-1-2　结肠各段的吸收及储存功能

①盲肠位于右髂窝，为升结肠的起始部，与回肠末端相连接，在其后下端有盲管状的阑尾。回肠突入盲肠处的黏膜折成唇状为回盲瓣，它具有括约肌的作用，可防止肠内容物反流；②升结肠是盲肠的延续，上至肝右叶的下方，向左弯成结肠肝曲，其移行于横结肠；③横结肠向结肠肝曲开始，向左在脾下极变成锐角，形成结肠脾曲，向下连接降结肠，结肠脾曲的位置较高，上方与胰尾及脾相接近，在结肠切除时必须注意对胰脾的保护；④降结肠自结肠脾曲开始，向下至左髂嵴处与乙状结肠相接，由于升结肠、降结肠的后面均在腹膜之外，故腹膜后有血肿存在时，必须游离结肠以探查腹膜外部分，以免遗漏造成严重后果；⑤乙状结肠起至左髂嵴，至第3骶椎上缘连于直肠，乙状结肠的系膜比较长，故活动度较大，可能成为肠扭转的诱因。

右半结肠的血液供应（图18-1-3）来自肠系膜上动脉分出的结肠中动脉右支、结肠右动脉及回结肠动脉。约25%的病人无结肠中动脉，而由结肠右动脉的一支代替，有的病人有两条结肠中动脉，横结肠的动脉血供来自于肠系膜上动脉的结肠中动脉，左半结肠血液来自肠系膜下动脉分出的结肠左动脉和乙状结肠动脉。静脉与动脉伴行，最终注入门静脉。淋巴管也与血管伴行，经过肠系膜上、下动脉根部淋巴管至腹主动脉旁淋巴结，最后注入胸导管。

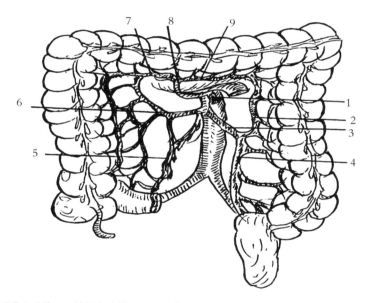

1.肠系膜上动脉；2.结肠左动脉；3.肠系膜下动脉；4.乙状结肠动脉；5.回肠动脉；6.结肠右动脉；7.结肠中动脉右支；8.结肠左动脉；9.结肠中动脉左支

图18-1-3　结肠的血液供应

第二节　阑尾手术

阑尾为一腹膜内器官，长5～7cm，少数不足2cm或长达20cm，直径0.5～0.8cm。阑尾为一盲管，其根部位于盲肠末端内后3条结肠带汇合处，与盲肠相通。尖端游离，可伸向任何方向。肠管的部位有回肠前位、盲肠下位、盲肠后位、盲肠外位等（图18-2-1）。所以在阑尾手术时，应先找到盲肠，顺结肠带向下寻找，在3条结肠带的汇合处找到阑尾根部。阑尾系膜中有阑尾动静脉、阑尾动脉起于回结肠动脉，为一终末支，一旦血供受阻，极易发生阑尾坏疽；阑尾静脉通过回结肠静脉到肠系膜上静脉入门静脉，因此，在阑尾化脓时，有可能导致门静脉炎或肝脓肿（图18-2-2）。

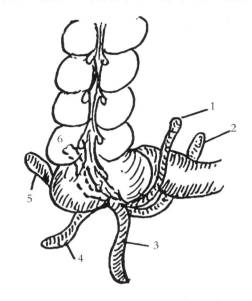

1.回肠前位；2.回肠后位；3.盆位；4.盲肠下位；5.盲肠对位；6.盲肠后位

图18-2-1 阑尾的解剖位置

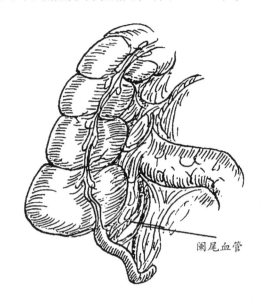

图18-2-2 阑尾常见部位及阑尾系膜内动静脉

一、阑尾切除术

阑尾切除术是治疗阑尾炎常用的方法之一，在一般情况下手术操作比较容易，但有时也很困难，如异位阑尾。因此，绝不能认为阑尾炎是"小病"，阑尾切除术是"小手术"。必须重视，以提高疗效，避免或减少术后并发症的发生。

手术主要步骤见图18-2-3 ~ 图18-2-10。

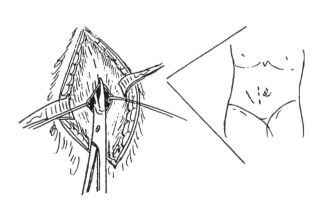

图18-2-3 右下腹麦氏切口，即脐孔到髂前上棘连线的中外1/3交界点上做一与此线斜切口，如诊断不明确或估计手术复杂，用右下腹直肌切口

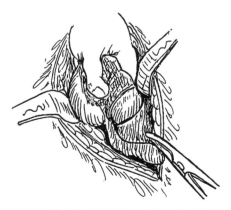

图18-2-4 找到盲肠后，顺结肠带向下寻找阑尾，用纱布覆盖，用拇指、食指轻轻捏住，以免盲肠滑回腹腔内，可向上、下延长切口

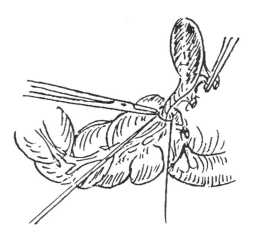

图 18-2-5　用丝线结扎阑尾根部

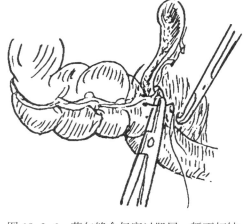

图 18-2-6　荷包缝合仅穿过肌层，暂不打结

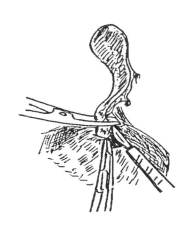

图 18-2-7　在阑尾结扎处远端 0.5 cm 处钳夹切断
阑尾，阑尾残端用碘伏处理，取纱布垫

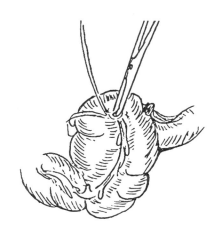

图 18-2-8　将阑尾残端塞入荷包口收紧荷包线打
结，使阑尾残端完全埋入

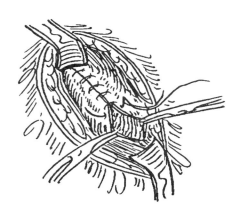

图 18-2-9　用不可吸收线缝合腹膜，关腹

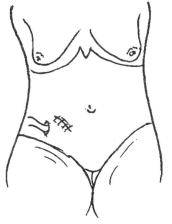

图 18-2-10　引流管放置在阑尾残端下或置放在盆
腔另行切口引出

【术中注意事项】

（1）麦氏切口（Mc Burney）是常用的切口，但由于阑尾位置有所不同，应根据腹部压痛最明显的部位，相应的调整切口位置，即稍高或稍低，稍内或稍外。如果术中仍显露不良，可向上、下或内外扩大切口。

（2）若阑尾周围无任何粘连，可用手术或卵圆钳将阑尾提出切口操作，在牵引阑尾时如出现恶心、呕吐，可在阑尾系膜上用利多卡因（1%）在阑尾系膜上封闭。

（3）阑尾的位置异常，给术者寻找阑尾时带来困难。如阑尾位于盲肠浆膜下外观上看不到，但用手指按摸可触到较硬索条，将盲肠浆膜切开，即可显露阑尾。如阑尾位于盲肠后、腹膜外位，须切开盲肠外下的侧腹膜，用手指从后腹壁钝性分离，将盲肠掀起，即可显露阑尾，常需逆行切除阑尾。

（4）手术中如见到阑尾无明显炎症改变，与术前诊断不相一致，应根据术中具体情况进行探查：①如腹腔内有气体、粘连或食物残渣，或有胆汁性渗出液，应当探查胃、十二指肠或胆囊，以除外胃十二指肠穿孔或急性胆囊炎；②女性病人腹腔如有血性渗出液，应探查输卵管及卵巢，以除外输卵管破裂或黄体囊肿破裂；③如阑尾正常，腹膜也无改变，应考虑克罗恩病、梅克尔憩室、肠系膜淋巴结炎等，还应探查距回盲部100 cm左右范围内的回肠。

（5）如病人瘦小、腹壁薄弱，可先切一小切口2～3 cm，用手指探扪，阑尾无粘连，可用卵圆钳提出阑尾到切口外行阑尾切除，不需要放置引流物，用不可吸收性丝线间断全层缝合1～2针。该手术方法要有经验的腹部外科医生完成为宜。

二、阑尾逆行切除术

该术式适用于：①盲肠后位阑尾炎；②阑尾系膜过短；③阑尾因炎症粘连不易提出切口外。手术主要步骤见图18-2-11 ～ 图18-2-14。

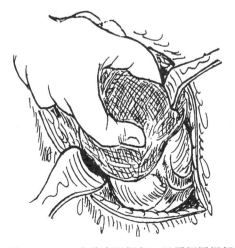

图18-2-11　先将盲肠提起，显露阑尾根部

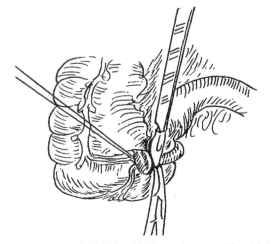

图18-2-12　在结扎阑尾根部远端0.5 cm处，用血管钳夹住阑尾，在结扎线与止血钳之间切断阑尾

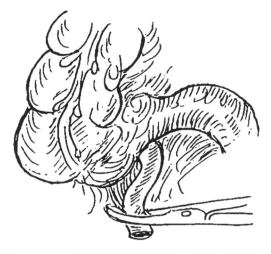

图 18-2-13　阑尾两端用碘伏处理，将阑尾残端埋入

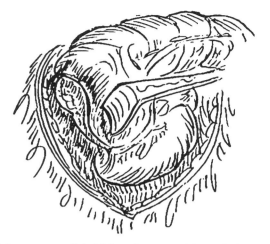

图 18-2-14　若阑尾位于盲肠后，将侧腹膜剪开，分离盲肠后壁，将盲肠翻向内侧，显露阑尾，按常规方法切除

三、阑尾脓肿引流术

阑尾脓肿一般采用非手术疗法多可治愈。当非手术疗法无效，感染向周围扩延时应行切开引流。切开脓肿前一定要做试验性穿刺，抽出脓液后沿穿刺针用弯血管钳或手指分开脓肿壁吸出脓液，再扩大切口，去除坏死的组织和粪石，然后用生理盐水冲洗干净，放置负压引流管，腹壁另行切口引出固定。

如脓肿深藏在盆底部，当手术时机十分成熟时可经阴道（已婚者）或直肠壁做一纵向小切口引流。但不可损伤肠襻和膀胱，因此，术前必须排尽尿或导尿，在做切口前必须先用空针穿刺以确定脓肿的定位（图 18-2-15），抽出脓液后沿穿刺针尖刀片切开用止血钳撑开扩大引流口，冲洗干净，放置引流管。

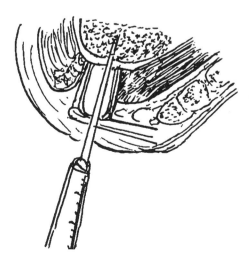

图 18-2-15　穿刺确定脓肿的位置

四、腹腔镜阑尾切除术

自 1988 年 Kurt Semm 报道了首例腹腔镜下阑尾切除术以来，这一术式已为越来越多的临床医生所采用，大宗文献报道用腹腔镜治疗阑尾炎与普通方法相比是安全可行的。腹腔镜阑尾切除术是安全有效的微创手术，它具有以下特点：①腹腔镜阑尾切除术的手术指征与开腹手术相同，且腹腔镜诊断明显提高了手术诊断的准确性；②腹腔镜阑尾切除术与开腹手术比较，极少延长时间，对于成人、儿童都是安全的。阑尾穿孔或脓肿并不是腹腔镜手术的禁忌证；③腹腔镜手术的切口感染少，且当阑尾通过在标本袋中取出，切口感染率明显下降；④腹腔镜阑尾切除和开腹手术的病人其住院时间基本上相同的，但成人腹腔镜阑尾切除术恢复正常活动时间早。

手术主要步骤见图 18-2-16 ~ 图 18-2-23。

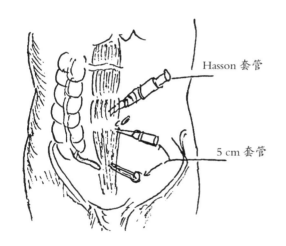

图 18-2-16 常用的穿刺套管部位

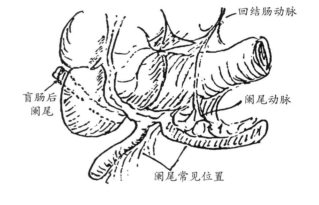

图 18-2-17 阑尾常见的位置

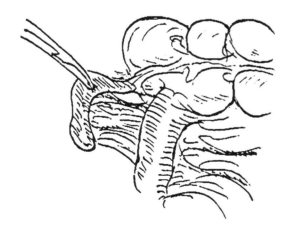

图 18-2-18 牵拉阑尾显露阑尾系膜

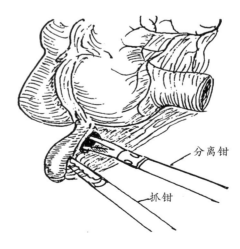

图 18-2-19 分离阑尾

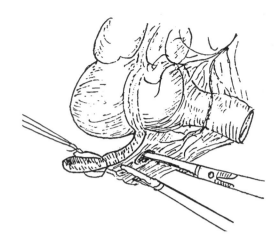

图 18-2-20　装有血管钉枪的钉合器

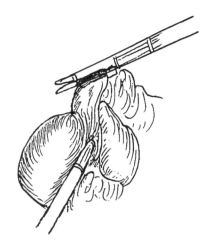

图 18-2-21　游离阑尾根部

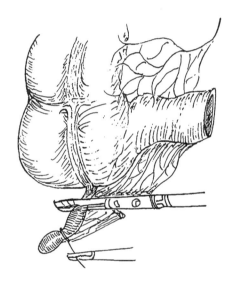

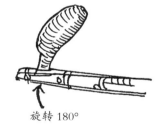

旋转 180°

图 18-2-22　装有 GIA 枪钉的钉合器

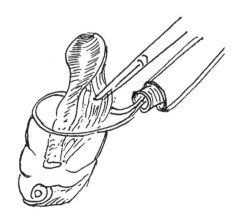

图 18-2-23　将化脓阑尾放入塑料袋内取出

【术中注意事项】

（1）尽可能采用小于 14 mmHg 的低压气腹（成年人）。

（2）腹腔镜探查腹部时，首先应确定阑尾的位置，并排除其他疾病的可能。

（3）由于阑尾靠近髂血管及右侧输尿管，尽量仔细分离，同时避免用电刀。

（4）在腹腔镜下，阑尾尖部向内旋转，故在探查开始时从脐部插入腹腔镜头可获得最好的术野。

（5）如阑尾为盲肠后位时，可用抓钳及剪刀沿着侧腹腹膜游离盲肠，要尽可能少用电灼，以免损伤输尿管、结肠、血管等组织。

（6）尽量减少腹腔内 CO_2 气体压力，对降低术中 CO_2 气腹对血流动力学干扰以及减轻术后疼痛有重要作用。

腹腔镜阑尾切除术适用于所有病人，肥胖病人则为首选，因肥胖病人切口要求高，操作困难，而使手术部位感染的机会增加。腹腔镜阑尾切除术与开腹手术一样有切口感染化脓、形成内瘘、阑尾根部坏死和肠梗阻等可能。此外，还可能因气腹针或套管穿刺时的潜在损伤，气腹导致心脏前负荷加重，气道阻塞性疾病的加剧以及套管穿刺处形成 Richter 疝等。为了减少这些并发症的发生，应严格掌握腹腔镜手术的适应证及禁忌证。

第三节　结肠、直肠和肛管损伤的手术

结肠损伤是较常见的腹内脏器损伤之一，仅次于小肠损伤，几乎所有的结肠损伤都是腹部穿透伤的继发伤，结肠钝性伤仅占 3%～5%；直肠伤占结肠损伤的 20% 以上。结肠损伤的原因主要有：①钝性损伤，来自腹部的猛烈撞击伤，碾压伤等；②穿透性损伤，来自对腹部的刺伤、枪伤、强电伤等；③医源性损伤，结肠纤维镜探查、电灼肠壁病变、肛管插入、灌肠等操作引起。有报道结肠、直肠损伤后感染率在 25% 以上，认为感染是术后死亡和并发症发生的主要原因，因此，结肠、直肠损伤早期强调及时的有效处理非常重要。

一、结肠损伤穿孔的缝合、盲肠造口术

手术主要步骤见图 18-3-1～图 18-3-2。

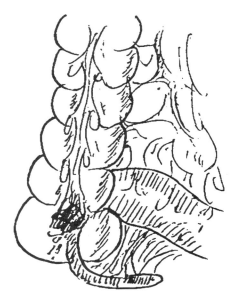

图 18-3-1　清洗结肠盲肠破口处

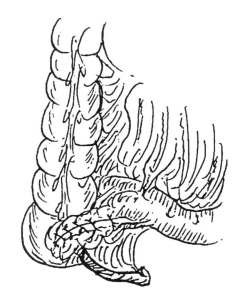

图 18-3-2　修补破口处，并与网膜覆盖缝合固定，为保证缝合处愈合良好，可同时行盲肠减压造口（见盲肠造口术）

【术中注意事项】

（1）术中要仔细探查腹腔，防止漏诊。

（2）完全清除结肠破口周围不健康的组织，直至有出血为止。

（3）手术结束时要彻底冲洗腹腔，并吸净腹腔内积液和渗血。

（4）放置引流管的部位要适当，应放在吻合口附近，不能与缝合部位直接接触。

二、结肠损伤处外置造口术

手术主要步骤见图 18-3-3 ~ 图 18-3-7。

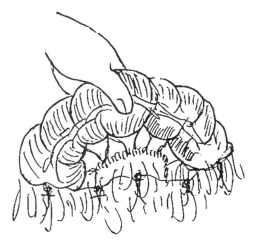

图 18-3-3　提起横结肠

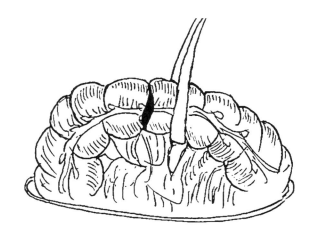

图 18-3-4　将损伤的肠段肠袢外置

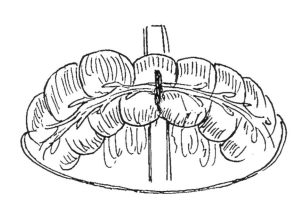

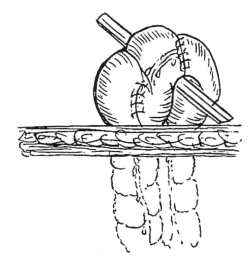

图 18-3-5　将外置的肠祥上支撑棒以免回缩

图 18-3-6　修补损伤后肠外置

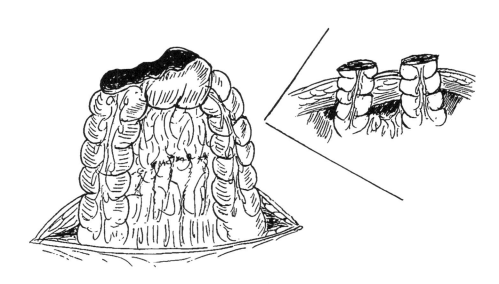

图 18-3-7　切除损伤肠段，双口造口

【术中注意事项】

（1）如发现肠祥上有网膜，应剥离后放入腹腔。

（2）腹部切口不能太小，以免狭窄，肠管与腹壁之间应固定妥当。

（3）如遇到横结肠肝曲及降结肠的损伤，由于其位置深，而且又固定，应切开外侧腹膜充分游离结肠，使损伤的肠段外置后不致有张力，以免引起造瘘口回缩。

三、盲肠、升结肠损伤部分切除术

该手术适用于有较广泛的盲肠、升结肠损伤或系膜血管损伤，并影响肠壁血液循环者。无一期吻合的禁忌证。适合一期吻合条件：①术前无严重休克，丧失血容量不超过正常血容量的 20%；

②粪便流出少，腹腔污染不重；③不超过两个腹内脏器损伤；④伤后 8 小时内实施手术；⑤在短时间内做好充分的术前准备。

手术主要步骤见图 18-3-8 ~ 图 18-3-10。

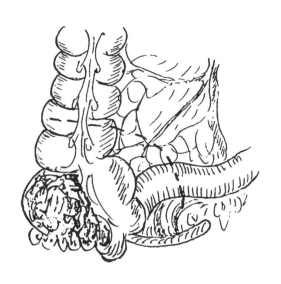

图 18-3-8　根据肠管损伤的程度、部位及范围决定
结肠切除的范围（本图示以盲肠为主的损伤）

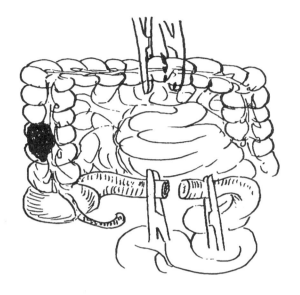

图 18-3-9　升结肠严重损伤右半结肠切除术

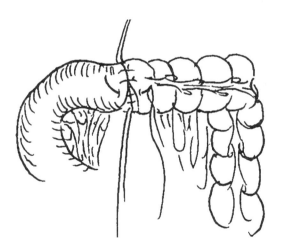

图 18-3-10　回肠、横结肠端端吻合

【术中注意事项】

（1）探查腹腔时要仔细探查腹膜后组织与脏器，了解十二指肠、输尿管有无损伤，防止漏诊。

（2）切除肠管至正常组织处，严重水肿或血供不良的肠管不能做肠吻合或缝合修补。

（3）肠系膜切除可靠近肠管，以保存回结肠血管的主干，避免影响剩余肠段的血液循环。肠管断端处系膜上的小动脉应有明显搏动，吻合口应无张力。

四、直肠肛管损伤的手术

直肠肛管损伤的治疗原则是先抗休克抢救生命，然后尽早手术以防治感染和并发症。

1. 腹膜内直肠损伤

手术示意图（图 18-3-11）。

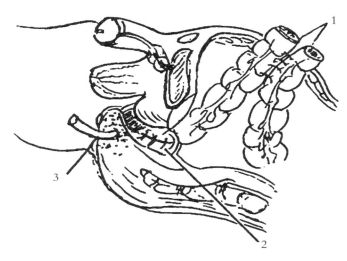

1. 乙状结肠双腔造口；2. 直肠伤口缝合修补；3. 直肠后间隙引流

图 18-3-11　腹膜内直肠损伤的处理

2. 腹膜外直肠损伤

仍应做剖腹探查手术，近端结肠去功能性造口，远侧肠道以盐水冲洗粪便后关闭。若破口在腹膜反折线附近，可先将直肠周围游离，尽可能将直肠破口缝合，然后将盆腔腹膜缝于裂口附近直肠，破裂口位于腹膜外，并在附近放置引流管，破口小而位置低，污染不重者可不修补。

3. 肛管和直肠损伤

如肛管损伤较表浅，可不做结肠造口，但应彻底清创，尽可能保留健康组织，内外括约肌尽量保留切开修复，黏膜及周围组织予以缝合，皮肤可不缝合以利术后引流。如果损伤及污染重，伤口过大，甚至有组织缺损时，则行乙状结肠去功能性造口，远端彻底冲洗，予以关闭，会阴部修补肛管直肠，修补肛管括约肌和肛门，皮下放置引流。严重的会阴部损伤，直肠及肛门括约肌几乎全部破坏者，可行经腹会阴联合切除广泛损伤的直肠和肛门后（即相当于 Miles' Operation），做乙状结肠永久性造口。

【术中注意事项】

（1）粪便转流：乙状结肠造口粪便转流是直肠损伤治疗成败的关键，除医源性损伤外，其他损伤行乙状结肠造口是较为稳妥的治疗措施，以下情况应行乙状结肠造口：①直肠损伤并发其他的腹内脏器损伤；②骨盆骨折合并膀胱破壁等盆腔脏器损伤；③受伤时直肠充盈饱满者；④受伤后延迟治疗4 小时以上者。

（2）骶骨前引流：腹膜外直肠损伤，由于粪便污染直肠周围间隙，可迅速发展为难以控制的感染，骶骨前引流可预防和降低感染的发生。骶骨前引流方法为在肛门与尾骶弧性切开皮肤，用血管钳钝性戳开盆膈进入骶前间隙，放置 2 ~ 3 根引流管。引流管必须放置于直肠破壁修补处。

（3）直肠冲洗：直肠冲洗是腹膜外损伤的主要措施，尤其是直肠在充盈状态下的破裂。直肠冲洗可减少污染机会，降低感染管并发症。直肠冲洗在关闭腹部切口后，改为膀胱截石位，在结肠造口的远端插入管道，滴注温生理盐水，压力不应太大，肛门必须保持开放，冲洗到直肠干净为止。

第四节 结肠造口术

结肠造口术的目的是使粪便改道，分永久性暂时性两种。永久性多用于：①低位直肠癌根治术，如 Miles 手术后；②左半结肠以下的晚期癌肿不能切除者。暂时性多用于：①肛门、直肠或结肠严重损伤；②急性结肠梗阻，由于全身情况不良或肠胀气严重者；③某些结肠良性病变如复杂性肛瘘、先天性异常狭窄或憩室等，亦先做结肠造口以便粪改道，远端肠旷置（休息），以便选择时间手术。

一、盲肠造口术

盲肠造口术有盲肠插管造口及经皮肤切开盲肠造口两种，后者不需要冲洗，护理简便，且可立即减压，优于前者。

该手术适用于急性肠梗阻，尤其是升结肠或横结肠癌肿所引起的梗阻，病人情况差，伴有心肺功能不全，不能一期手术切除，可行暂时性盲肠造口术，另外，在横结肠吻合术中，若吻合欠满意，可同时行盲肠造口，短期减压，以保证吻合口愈合。

手术主要步骤见图 18-4-1 ~ 图 18-4-6。

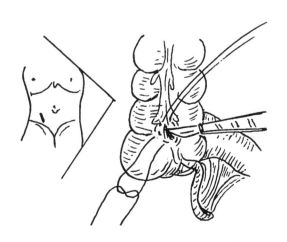

图 18-4-1 不吸收线在盲肠前做两个同心荷包，在其间做一个小口

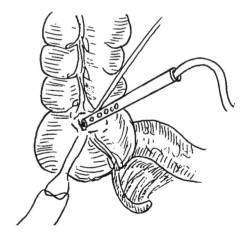

图 18-4-2 插入一减压吸引器，结扎，荷包缝合

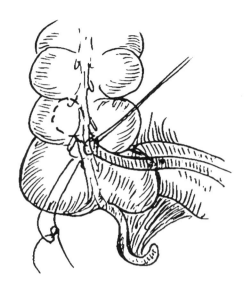

图 18-4-3 取出吸引管，插入蕈形导管接茬第 1 道荷包

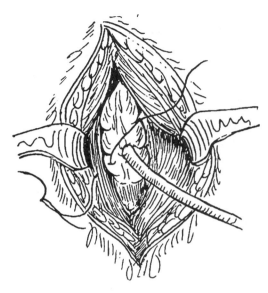

图 18-4-4 结扎第 2 道荷包缝合，使盲肠壁内翻，再将线尾穿过腹膜后打结，使盲肠壁固定于腹膜上，造口管从另一侧引出固定

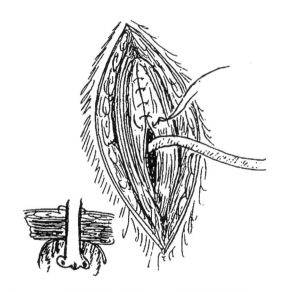

图 18-4-5 逐层缝合腹壁切口，并将引流管固定于皮肤上

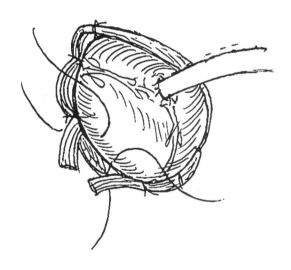

图 18-4-6 将盲肠浆肌层与腹壁腹膜缝合，再缝真皮层等，缝线结扎在凡士林纱条上，最后用凡士林纱布覆盖

【术中注意事项】

（1）应严格无菌操作，否则将引起严重的腹壁感染甚至危及生命。

（2）缝线不能穿入肠腔内，特别是穿过膨胀盲肠的缝线要特别细心，否则将发生漏液或破裂，后果严重。

（3）造口管可在 2 周左右拔除。如需要切开盲肠造口，可于手术后 3 天将蕈形导管拔除，沿结肠带扩大造口，将其开放。

二、横结肠双腔造口术

根据临床实践，多数学者认为横结肠造口术比盲肠造口术更加安全而有效，因可完全减压，完全转流粪便，减压满意率横结肠为85%～90%，而盲肠只有50%～75%。但有以下缺点：如造口较大，护理不便，穿孔远端肠腔的粪便仍可继续污染腹腔。

该手术适用于：①不能切除的左半结肠癌或狭窄，伴有肠梗阻者，做永久性横结肠造口；②伴有梗阻的左半结肠和直肠癌或狭窄者；③左半结肠有炎症水肿，吻合后估计吻合口愈合不良或血循环欠佳者，做暂时性横结肠造口；④左结肠或直肠损伤时，为保证吻合口或修补处愈合，可行暂时性的横结肠造口；⑤复杂性的肛瘘、直肠膀胱或直肠阴道瘘等疾病的术前准备。

手术主要步骤见图18-4-7～图18-4-9。

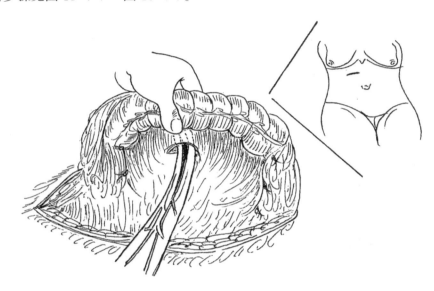

图18-4-7　术者用左手捏住横结肠系膜缘，右手用止血钳在肠系膜无血管区戳一小切口

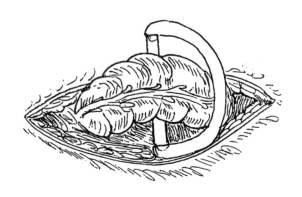

图18-4-8　将一根玻璃管或稍硬的胶管通过戳开的小孔，在两端接上橡皮管

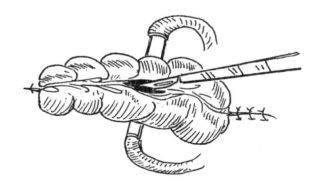

图18-4-9　待术后2～3天用电刀在肠段的结肠带上纵向切开3～4cm，排出肠内容物

【术中注意事项】

（1）如行肠腔减压术时，需将横结肠多提出一些，要先缝好荷包缝线，再穿刺抽液；缝合浆肌层与腹膜时，缝针不可穿破肠壁全层，以防肠内容物外溢污染腹腔。

（2）肠袢与腹膜缝合前，应认真辨别其近、远端，以防扭转引起肠梗阻。

（3）腹壁切口缝合松紧要适当，过紧可引起肠袢的血循环及排便不畅，过松可引起肠脱出。一般缝合后结肠旁能伸入一手指较适当。

（4）在缝合腹膜与结肠系膜时，不要缝在结肠壁上，以免结肠收缩时撕破肠壁形成结肠侧壁瘘，发生切口或腹膜感染。

（5）在双腔人工肛门术中，必须注意固定穿过结肠的玻璃棒，以防滑脱。

三、乙状结肠双腔造口术

该术一般情况是常用的暂时性结肠造口术，其优点是：①手术简便、快速、无污染，可使左结肠完全减压；②造口关闭容易，闭合可在腹腔内也可在腹腔外进行；③若严重可立即穿刺减压，一般在 2 ~ 3 天切开，肠壁周围有粘连，肠液不会有漏入腹腔的危险。缺点同"横结肠双腔造口术"，造口较大，不易护理。

该手术适用于：①直肠外伤、梗阻及狭窄，做暂时肠造口，以保证修补处的愈合；②直肠癌做暂时性或永久性结肠造口。

手术主要步骤见图 18-4-10 ~ 图 18-4-13。

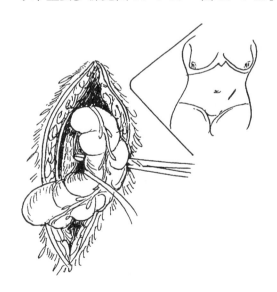

图 18-4-10　分离腹壁肌肉，切开腹膜，提出乙状结肠

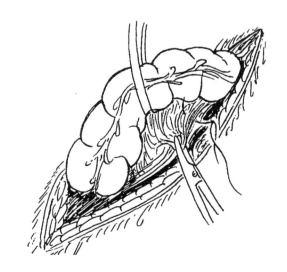

图 18-4-11　将结肠系膜及肠壁的脂肪垂缝于腹膜上

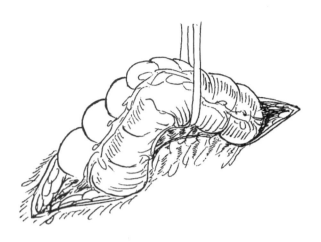

图 18-4-12　经裂孔将皮肤缝合数针，使远、近段肠袢分开

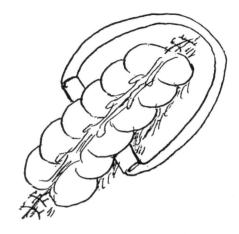

图 18-4-13　肠袢放置于一玻璃管或稍硬的乳胶管，若腹胀不明显，3 天后再纵向切开，10 天后横断肠管，使之成为两个分开的瘘管

【术中注意事项】

（1）乙状结肠造口的位置，一般应选择乙状结肠移动度较大的部位做造口，应使乙状结肠的位置自然，以免发生扭曲或牵拉过紧。

（2）缝合时的注意事项同横结肠双腔造口术。

四、乙状结肠单腔造口术

乙状结肠单腔造口术多用于 Miles 或 Hartmann 手术。该手术主要适用于：①低位直肠癌根治术后，做永久性人工肛门，如直肠、肛管经腹会阴联合切除术后，亦称为 Miles 术；②有时切除病变后，由于肠壁水肿或全身情况不佳，不能做一期肠吻合或远断端不能提出腹腔外行双腔造口术时，可将远断端缝合关闭，并置入腹内，一般称为 Hartmann 术（图 18-4-14）。若远端结肠不能缝合，可与皮肤缝合行造口，此法称为改良的 Hartmann 术（图 18-4-15）。

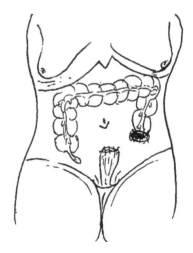

图 18-4-14　Hartmann 术

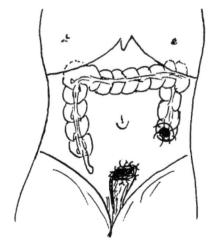

图 18-4-15　改良的 Hartmann 术

Hartmann 手术优点：①避免了对炎症、水肿组织进行吻合；②根除脓毒症的病源；③后期可恢复结肠连续性；④并发症少，病死率低，手术操作无大的难度，一般的老年人多能耐受。其缺点：①原肛门处仍持续有分泌物溢出；②再次恢复肠道的连续性有时困难，因此造口有时为永久性。

【术中注意事项】

（1）将降结肠充分游离并拉至左腹部处，使造口位置尽量接近远端大肠，易于将来闭合。

（2）远端结肠或近端直肠闭合后也应适当游离，将其靠近造口位置。

（3）闭合的直肠或结肠一侧以黑丝线做一标志并固定于腹膜上，便于后期重建时容易找到闭合的残端。如二期手术无法找到远端肠段（术中前次未做标记），可用卵圆钳经肛门插入直肠残端处，向上顶至直肠或结肠肠段的闭合口，再将卵圆钳撑开协助切开肠腔。

Hartmann 手术二期重建时间一般可在 2 或 3 个月后施行。根据是：①腹腔炎症水肿 3 个月后已消退，二期手术吻合口易于愈合；②3 个月后腹腔内粘连为膜性粘连，分离容易，不会损伤其他肠管，且远端肠管也容易找到；③3 个月后病情稳定，术后并发症少。

关于造口位置临床上有五项原则：

（1）位于脐下。

（2）位于腹直肌。

（3）位于皮下脂肪最高处。

（4）避开瘢痕、皱襞、凹陷及骨性突起处。

（5）病人手能触到、眼能看到的位置。

另外，造口的位置还应距离预定开腹切口 5 cm 以上。

五、结肠关闭术

该手术适用于暂时性横结肠造口术后，病人切口好转，造口远端的肠道通畅，可以将造口关闭。一般在造口术后 3 个月左右关闭为妥。但造口远端有梗阻者不宜关闭。

手术主要步骤见图 18-4-16 ~ 图 18-4-19。

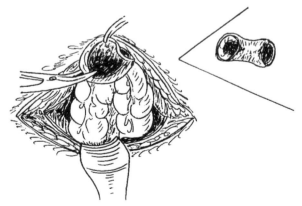

图 18-4-16　用剪刀剪除黏膜边缘和其上附着的皮肤和瘢痕组织

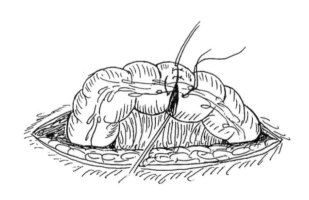

图 18-4-17　用可吸收缝线全层间断缝合关闭造口

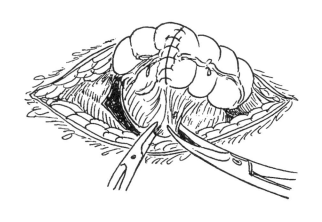

图 18-4-18　继续分离结肠与腹壁的粘连，直达腹腔，使肠管与腹壁完全分开，然后将肠段回纳腹腔

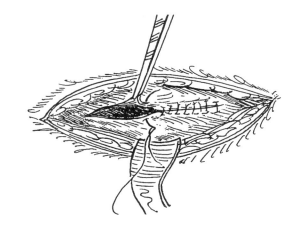

图 18-4-19　逐层关腹

【术中注意事项】

（1）如在手术中发现远端有梗阻存在，如肠结核、克罗恩病、异物等情况，则不应只行闭合造口，而应做相应的适当处理。

（2）术中分离粘连、游离结肠时，应避免损伤肠壁。

（3）在缝合闭合造口时，应将黏膜内翻，肠壁与腹膜应充分分离，不能有张力，以保证闭合口的愈合。

第五节　乙状结肠扭转的手术

结肠扭转是结肠祥沿其系膜的长轴发生的异常旋转，导致肠腔部分或完全闭塞，常为闭祥性肠梗阻，系膜血管也因扭转受压，致使肠壁血运受阻而坏死，也称绞榨性肠梗阻。其病因为肠系膜或肠管过长，系膜根部附着处过窄或粘连收缩靠拢，肠管有囊状粘连带与腹壁相连等因素。并因肠内容物骤增，肠管动力异常，以及突然体位改变等诱发因素而引起。扭转程度轻者在 360° 以下，严重者可为 2 ~ 3 转，结肠扭转 90% 发生在于乙状结肠，少部分在盲肠，横结肠扭转极少见，升结肠、降结肠由于固定于侧腹壁，不发生扭转。

乙状结肠扭转有急性和慢性两种，急性扭转可在下腹部或左侧腹部突然发生阵发性绞痛，临床表现明显，迅速加重，早期出现休克；慢性多见于老年男性，有不完全性肠梗阻临床表现，治疗后可排除大量气体，症状消失，时轻时重地反复发作。

该手术主要适用于非手术复位失败，有肠坏死和腹膜炎的症状，乙状结肠探查有血性内容物，或肠黏膜有坏死、溃疡形成以及复发的乙状结肠扭转。

手术主要步骤见图 18-5-1 ~图 18-5-6。

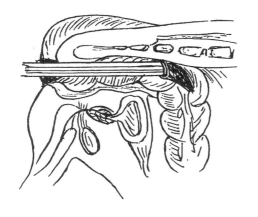

图 18-5-1 经肛门插入乙状结肠镜，了解扭转的部位和程度

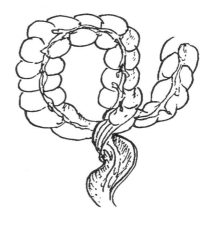

图 18-5-2 乙状结肠扭转 180°

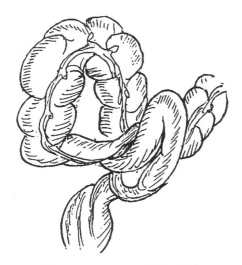

图 18-5-3 回肠乙状结肠扭转

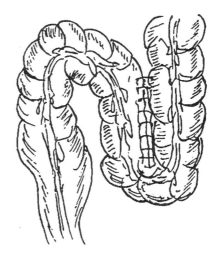

图 18-5-4 结肠折叠固定术

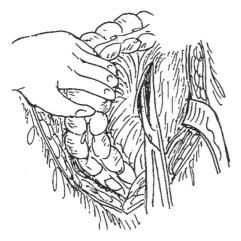

图 18-5-5 剪开乙状结肠侧腹膜

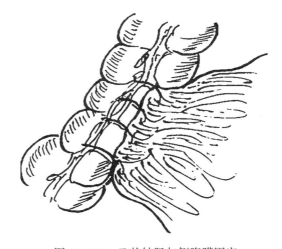

图 18-5-6 乙状结肠与侧腹膜固定

【术中注意事项】

（1）扭转复位后，如发现腹膜炎明显，应避免腹腔污染。

（2）扭转复位应及时阻断坏死肠管段的血管，并于减压。

（3）肠吻合时两断端清洁，消毒要彻底，保证吻合口有良好的血供和无张力，吻合口旁放置有效的引流。

（4）术中扭转复位后，如发现肠坏死腹膜炎，应按结肠坏死的范围选择不同的手术。

（5）坏死肠段切除一期吻合术仅适用于一般情况好，乙状结肠局限坏死、腹腔污染不重的情况，本手术有发生吻合口瘘的危险，应严格选用适应证，可在吻合口近端做结肠造口术，待以后再关闭造口。

（6）Hartmann 手术最为常用，切除坏死乙状结肠后，近端结肠造口，远端缝合关闭并固定于壁层腹膜上，3 个月后再行二期手术恢复肠道的连续性，对于坏死严重，有腹膜炎症重病人，将坏死肠段牵出腹膜外切除，做双腔结肠造口术，以后选择时间再做二期手术。

第六节　先天性巨结肠的手术

先天性巨结肠症又称肠管无神经节细胞症，是婴幼儿常见的先天性病变，成人比较少见。近些年来由于诊断方法的进步，发现一些患儿症状酷似先天性巨结肠症，但神经病理学探查病变肠段并非无神经节细胞，而是神经节细胞减少，神经节细胞发育不良，神经节细胞未成熟以及神经无发育不良等，这些统称为先天性巨结肠类缘性疾病，目前多数仍需手术治疗。

自 1949 年 Swenson 首创拖出型直肠结肠吻合后，巨结肠才得以治愈，但该手术盆腔分离面广，术后并发症多，因此，由 Duhamel、Soave、Rebhein 等加以改进，设计出另外一些新术式使疗效得以提高，并发症有所降低。然而根据国内外大宗术后随访病例统计及文献报道，巨结肠根治术后并发症发生率仍非常高，因此应特别重视手术并发症的预防和处理。本节主要描述"结肠切除、直肠后拖出术（Duhamel 手术）"。

手术主要步骤见图 18-6-1 ～图 18-6-9。

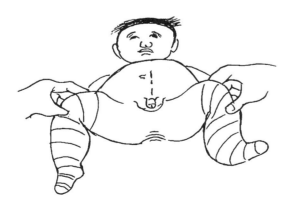

图 18-6-1　切口示意图

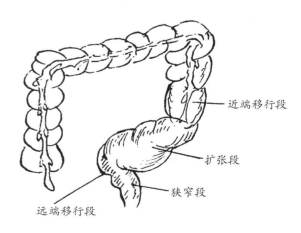

图 18-6-2　巨结肠病变残端示意图

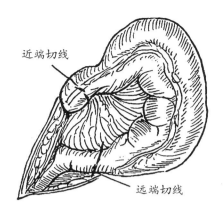

图 18-6-3　手术切除巨大结肠的范围

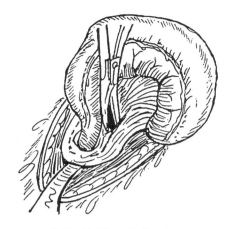

图 18-6-4　直肠两侧剪开腹膜反折处（虚线示切开线）

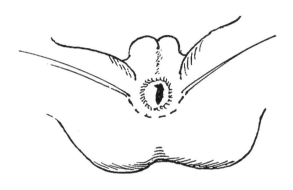

图 18-6-5　沿齿状线切口肛管后半环

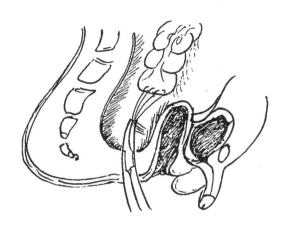

图 18-6-6　近端结肠经直肠后拖出

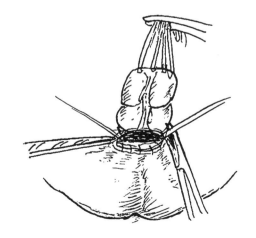

图 18-6-7　结肠后半环与肛管吻合切除多余的结肠

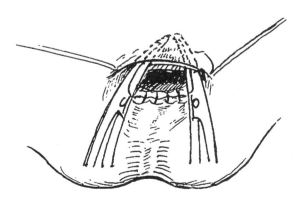

图 18-6-8　两把血管钳置倒 V 形钳夹结肠前壁及肛管后壁

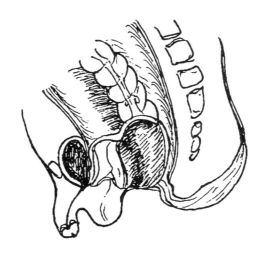

图 18-6-9　钳夹后肠壁坏死以形成一个新的肠腔，即前壁为直肠，后壁为结肠

【术中注意事项】

（1）充分术前准备。

（2）肠管气管插管全麻，以保证氧气的供应和呼吸道通畅。

（3）保持良好的会阴部术野显露以利于手术进行。

（4）开腹后仔细检查狭窄肠管的部位，扩大肥厚肠管范围，并确定切除术范围。

（5）在腹膜反折处切开腹膜，找到两侧输尿管牵开保护，以避免误伤。

（6）当结肠拖出肛门外时，助手协助徐徐推送，勿扭曲肠管及血管。

术后鼻胃管减压，待肠功能恢复后拔除。出院前做肛门指查，以了解吻合口是否宽大、平滑及前后壁高度，如由于吻合不当出现环形狭窄时，可短期扩张。注意血管钳脱落或拉出肠管，一般应在 2 周左右脱落。如钳夹过紧致早期脱落，则两肠壁尚未发生粘连愈合牢靠，可发生吻合口瘘引起盆腔腹膜炎，如钳夹过松，8 天后仍不脱落，则应再紧钳，10 天后可剪去钳夹坏死的肠壁，取出止血钳。

此术式（Duhamel 手术）避免了盆腔的广泛游离，对病人的损伤较小，因此减少了盆腔神经丛神经的损伤和术后尿潴留的发生。保留了直肠前壁感觉区以维持排便反射功能。由于钳夹使肠壁逐渐坏死脱落，从而也减少了吻合口裂开和泄漏机会。由于直肠端呈盲袋形，大便潴留形成粪石，压迫膀胱和直肠，直肠结肠间隔过低，可形成闸门，此为本术式特有的两种并发症。肛管直径仅为 1.5 cm 左右，两钳放置距离靠近，夹下肠壁仅为一裂隙容易发生吻合口狭窄。此术式需要切除内括约肌的 1/2，即后半环，容易引起术后污粪及肛门失禁。

第七节　结肠部分切除术

盲肠、升结肠和降结肠较固定于腹壁，而横结肠和乙状结肠较游离而活动。横结肠上有大网膜附着，胃与结肠之间的网膜组织称为胃结肠韧带，结肠肝曲处有肝结肠韧带，在脾曲处有膈结肠韧带和脾结肠韧带。

一、右半结肠切除术

右半结肠切除的范围，若对盲肠的升结肠癌，应同时切除回肠末端 10 ～ 15 cm，盲肠、升结肠、横结肠右半部及部分大网膜和胃网膜血管，切断及切除盲肠、回肠动脉、右结肠动脉、中结肠动脉右支及伴随的淋巴结。治疗右半结肠癌的手术特点是着重预防癌细胞的扩散，所以应首先切断病变结肠的淋巴结及血管干，广泛切除系膜，最后才游离盲肠及升结肠。若是治疗回盲部良性病变时，为了便于手术，可先游离盲肠及升结肠，对肠系膜则不做过多的切除。

右半结肠切除适用于：①盲肠或升结肠严重的损伤；②盲肠、升结肠或结肠肝曲的恶性肿瘤，且无远处转移者；③回盲部结核伴有梗阻，非手术治疗无效者；④回结肠型肠套叠不能复位伴有肠坏死者；⑤盲肠扭转、回盲部慢性炎症肉芽肿、慢性局限性肠炎等。

手术主要步骤见图 18-7-1 ～图 18-7-9。

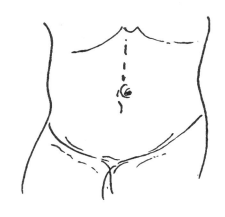

图 18-7-1 腹部切口的选择

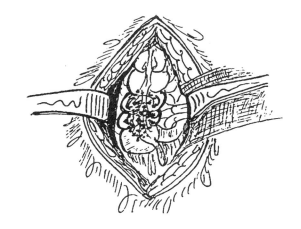

图 18-7-2 显露升结肠和肿瘤

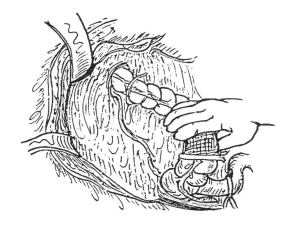

图 18-7-3 将升结肠推向中间，显露腹膜后组织

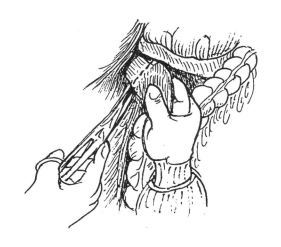

图 18-7-4 结扎切断肝结肠韧带

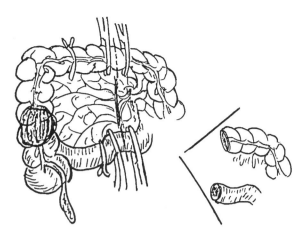

图 18-7-5　切断右半结肠及 10 cm 回肠末段

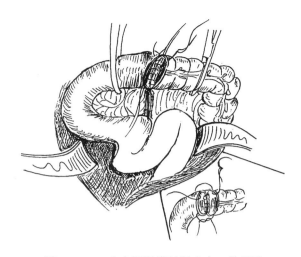

图 18-7-6　吻合回肠横结肠吻合口的后壁

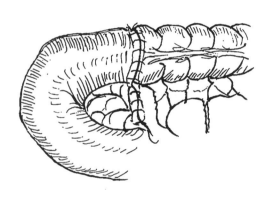

图 18-7-7　右半结肠切除术吻合完毕，缝闭系膜裂孔（端端吻合法）

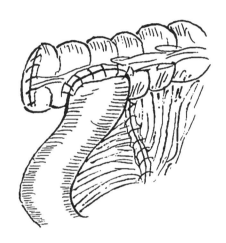

图 18-7-8　回肠与横结肠端侧吻合法

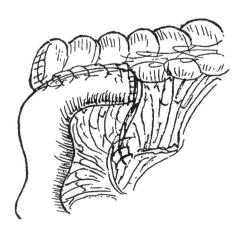

图 18-7-9　回肠与横结肠侧侧吻合法

【术中注意事项】

（1）手术过程中要严格执行"无瘤技术"，以最大限度地减少"医源性"癌细胞的播散。如果为良性病变，为了便于手术，可先游离盲肠及升结肠，对于肠系膜则不做过多切除。

（2）游离右半结肠时，注意勿损伤十二指肠、右肾、性腺血管及输尿管。

（3）为避免术后吻合口瘘的发生，吻合回肠、横结肠时吻合口应无张力，肠管断端血运要好，若回肠过细，可沿回肠对系膜缘切开，以保证与横结肠断端对合准确，或行回肠—横结肠端侧或侧侧吻合。

（4）向左侧游离大网膜、结扎、切断胃网膜左血管时，应切断脾结肠韧带，以免撕破脾被膜。

（5）手术完毕时，用温无菌蒸馏水冲洗腹腔，清理术野，放置引流物在适当的部位，另行切口引出固定。

二、横结肠切除术

横结肠分中部、肝曲及脾曲3部分，各部淋巴结转移途径不同，因此手术切除的范围也各异。

手术主要步骤见图18-7-10 ~ 图18-7-18。

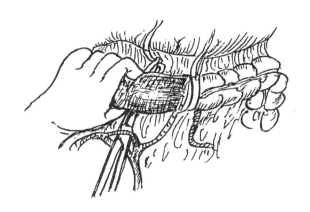

图18-7-10　结扎肿瘤两侧肠管

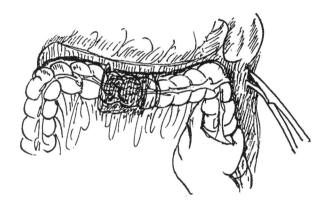

图18-7-11　游离横结肠和结肠肝曲、脾曲

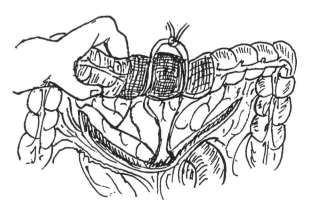

图18-7-12　V形切开横结肠系膜

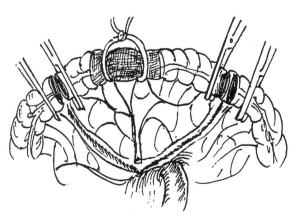

图18-7-13　切除横结肠、大网膜及横结肠系膜

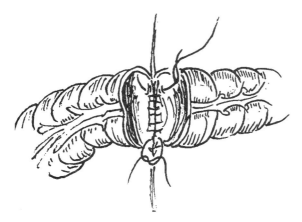

图 18-7-14　后壁全层间断吻合

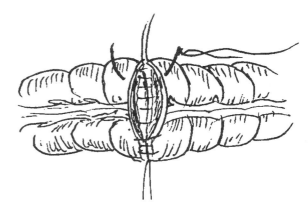

图 18-7-15　前壁全层间断吻合

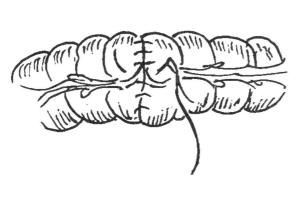

图 18-7-16　前壁浆肌层间断缝合

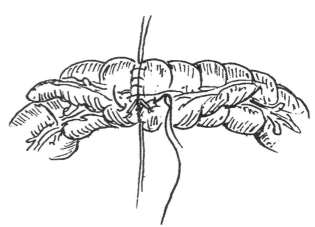

图 18-7-17　后壁浆肌层间断缝合

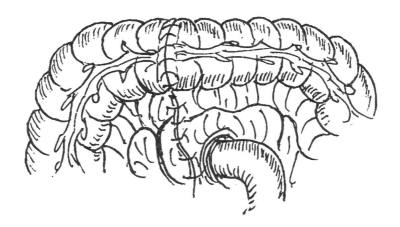

图 18-7-18　升降结肠端端吻合完毕，缝闭系膜的缺损

【术中注意事项】

（1）肠道端端吻合不应具有张力，估计吻合口张力过大时，可进一步游离右半结肠或脾曲以利对拢。吻合时针距不宜过疏或过密，系膜不能扭曲，并且处理好近吻合口的肠脂垂，如吻合口两端口

径大小有差异时，应采用先缝两端侧缘，再缝中点方法，使"一端伸，一端缩"，最终同步完成吻合。注意吻合口的宽大和通畅。

（2）术中若见副中结肠动脉，应一并于根部结扎、切断。

（3）余同右半结肠切除术。

三、左半结肠切除术

左半结肠切除术的范围包括乙状结肠、降结肠、横结肠脾曲、左半结肠及其系膜。因为降结肠及乙状结肠的淋巴结引流至肠系膜下动脉周围淋巴结，再至腹主动脉周围淋巴结。根治手术方式是切除肠系膜下动脉的所属区，及腹主动脉旁和髂动脉处的淋巴结，行横结肠与乙状结肠下端或直肠上端吻合。

手术主要步骤见图18-7-19～图18-7-23。

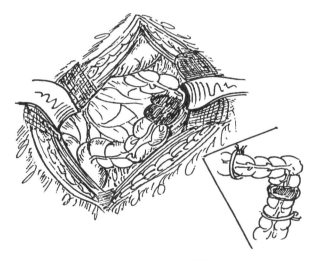

图18-7-19 显露左半结肠和肿瘤

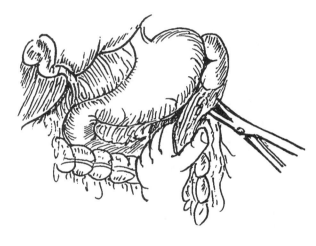

图18-7-20 结扎切断左半侧大网膜和脾结肠韧带

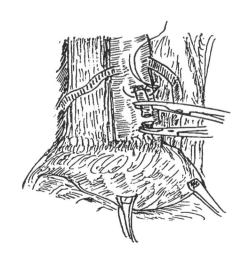

图18-7-21 清除主动脉旁及肠系膜下动脉根部淋巴结，结扎切断肠系膜下动脉

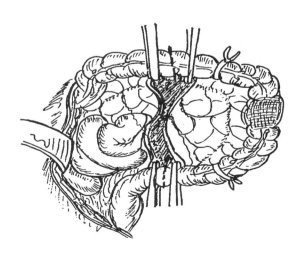

图18-7-22 整块切除肿瘤所在部位的肠管和系膜

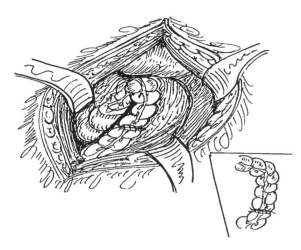

图 18-7-23　横结肠—乙状结肠下段端端吻合完毕

【术中注意事项】

（1）要保护好左侧输尿管以避免损伤，术中认清解剖关系是预防发生意外的关键。

（2）脾曲为脾结肠韧带所固定，在游离中应小心切断脾结肠韧带，并可靠结扎以防出血。

（3）脾曲附近的脾脏和胰尾部亦不可损伤。若结肠系膜有大量渗血，盲目的穿针缝合易引起血肿出血，此时应用小钳提起系膜上的腹膜层缝合较为安全。

（4）横结肠与乙状结肠或直肠吻合时，不应有张力，否则有发生吻合口瘘的可能，若张力大，可游离结肠肝曲以松解为之。

（5）对于左半结肠的良性病变，全身情况较差者，可采用保守切除左半结肠的方法。

四、腹腔镜下结肠切除术

自 1991 年首次报道腹腔镜下结肠切除术以来，腹腔镜和腹腔镜辅助的结肠切除术已在世界各地得到应用推广，该术式具有创伤小、出血少、术后痛苦轻、进食早、住院时间短等优点。

腹腔镜结肠切除术涉及基本的操作技能：①游离技术；②局部血管结扎术；③吻合技术。在腹腔镜下做结肠的游离是该术式的优点，难度较低。体外吻合技术适用于结肠各段肿瘤切除后的吻合，将吻合肠祥经肿瘤取出小切口拖出体外进行。该技术吻合确切，操作方便，对经济困难的病人还可手工吻合，以减少吻合器的应用。

1. 腹腔镜下右半结肠切除术

腹腔镜探查腹腔，牵引盲肠，用超声止血刀或电刀游离回肠末端及右半结肠，将已游离的盲肠和结肠向左牵拉，以利于在直视下将右结肠系膜从腹膜后结构中分离。注意保护右输尿管。

右半结肠及其系膜的离断中，显露、牵引、控制近端出血是结肠系膜及血管离断中的几个主要环节，经腹部小切口将切除肠段的标本移出体外进行肠道吻合，在横结肠右段和回肠末段距盲肠 15 ～ 20 cm 处切断肠管行回结肠吻合。吻合的方式可根据情况而定，包括端端吻合、端侧吻合、侧侧吻合，吻合完毕后再将吻合的肠管送回腹腔。

手术主要步骤见图18-7-24～图18-7-27。

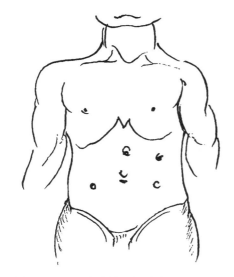

图18-7-24　右半结肠切除术时切口的位置

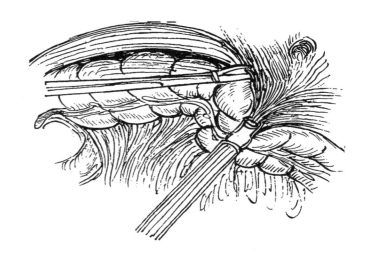

图18-7-25　切开盲肠外侧腹膜，游离右侧结肠

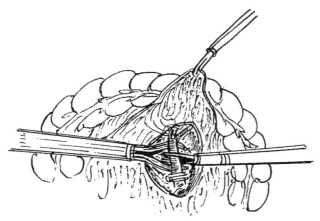

图18-7-26　分离切断右半结肠中动脉的右支血管

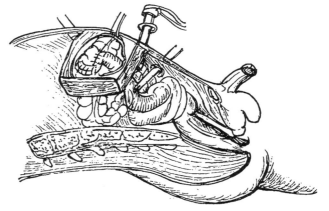

图18-7-27　在体外行结肠回肠侧侧吻合

2. 腹腔镜下左半结肠切除术

腹腔镜下左半结肠切除术的要求往往高于腹腔镜右半结肠切除术。所以，除一套腹腔镜器械外，还应增备一套开腹手术器械，一旦腹腔手术中出现难以控制的出血以及必须开腹处理的特殊情况，应毫不犹豫地中转开腹手术。关于癌性病变，应按根治术原则高位结扎，离断血管。通常，肠系膜下血管牵拉而使远侧乙状结肠的外置，尤其是肠系膜很短的肥胖病人，故肠系膜下血管的离断多在体内使用腹腔镜切割缝合器或钛夹夹闭离断。

由于体内吻合技术难度大，一次性器械耗费多、成本高，开放肠管暴露与腹腔的时间较长等诸多缺点，多数学者主张做一个小的腹壁切口，体外进行结肠及其系膜的切除吻合，这样操作方便、腹腔污染轻。该切口可利用腹壁套管戳口延长实现。选择脐部直切口、耻骨上横切口或麦氏点斜切口，取决于不同部位肠段的切除与吻合平面的高低。

手术主要步骤见图 18-7-28 ~ 图 18-7-33。

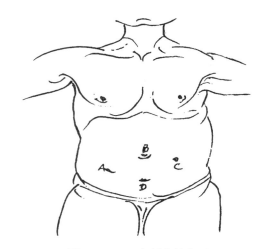

图 18-7-28　穿刺孔的位置

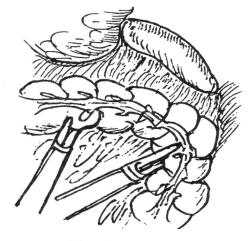

图 18-7-29　将大网膜上翻，下拉结肠，游离脾区

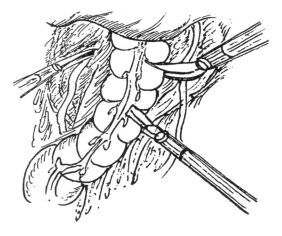

图 18-7-30　向内牵拉乙状结肠，游离乙状结肠侧腹膜

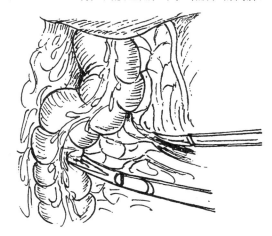

图 18-7-31　游离肠系膜下动脉，可用血管钉合器结扎

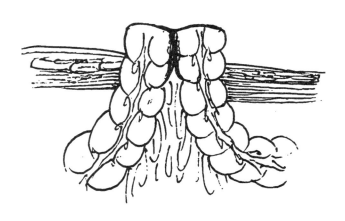

图 18-7-32　完成侧侧双侧钉合的左半结肠吻合

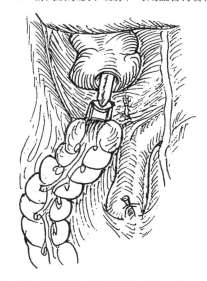

图 18-7-33　将环状钉合器的钉合杆套入已经穿过直肠的钉合器的尖端

第八节 全结肠切除术

根据病变的性质、范围和病人情况，可做全结肠切除术，包括所有结肠、直肠和肛管，行永久性回肠造口术，或全结肠切除直肠黏膜切除，经直肠肌鞘内拖出回肠肛管术。后者又称为"直型回肠拖出手术"。为了减少腹泻，又有各种贮袋重建术相继产生，根据情况，手术可一期完成，或分二期或三期手术完成。

一、直肠、结肠全切除，永久性回肠造口术

该手术主要用于：①大肠多发性息肉病，直肠已有恶变；也适用于直肠息肉较多几乎没有正常黏膜和电烙式摘除所有息肉后可能产生严重瘢痕和梗阻者；②慢性溃疡性结肠炎综合治疗无效或并发有直肠癌者；③少数用于多发性结肠癌和广泛性结肠憩室。

手术主要步骤见图 18-8-1 ～ 图 18-8-6。

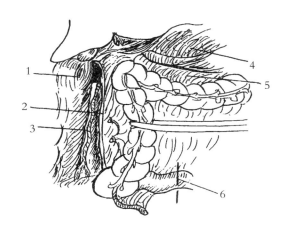

1. 肾；2. 输尿管；3. 精索动脉；4. 大网膜；5. 横结肠系膜；6. 回肠切断线

图 18-8-1 距回盲部 10 ～ 15 cm 处切断回肠末端，将回肠推向中线

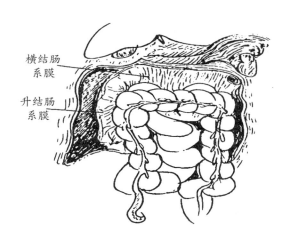

图 18-8-2 切断降结肠和乙状结肠外侧之后腹膜，并将结肠向中线游离如右半结肠切除术

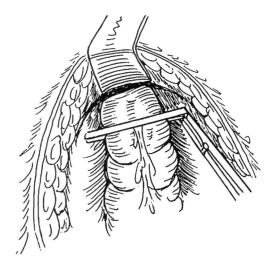

图 18-8-3 在直肠低位放一长直角钳，直肠近端亦放一直角钳

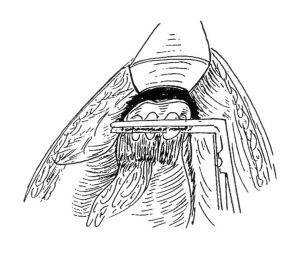

图 18-8-4 直肠残端用粗线封闭，为防止残端污染，在缝闭前先取除切除的全部结肠，冲洗盆腔后再缝闭

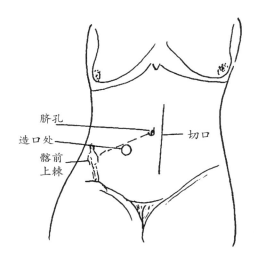

图 18-8-5 在右下腹部，约在脐孔水平向下 6 cm 左右，并离正中线约 3 cm，切去圆形皮肤一块，其直径约为回肠直径的 2/3。

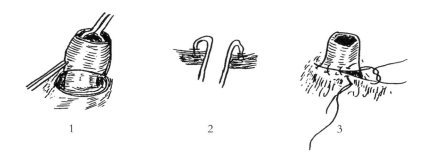

图 18-8-6 牵出回肠 8 ~ 10 cm，将黏膜外翻以覆盖下半段回肠（图中 1、2），将翻转的黏膜用细丝线间断缝合固定（图中 3）。

【术中注意事项】

（1）应有足够的切口，使结肠肝曲、脾曲能清楚暴露。

（2）在游离升结肠和肝曲时，应认清十二指肠的腹膜后部分，可用纱布从结肠系膜上将十二指肠钝性分开，在分离中应认清右输尿管的全长，从右肾向下至骨盆边缘。

（3）大网膜与横结肠粘连重者沿胃分开大网膜较沿横结肠分开容易。

（4）在分离增厚的脾结肠韧带时要特别小心，防止用力不均撕破脾包膜，尽量离脾一定距离切断脾结肠韧带。

（5）当阑尾部位和右结肠的血供切断后，末端回肠可被进一步游离，在分离中要始终看清输尿管，以防损伤。

（6）准备回肠造口时，要清除 7 cm 左右回肠血供，切断此段回肠的血供应特别细心，保持肠系膜缘一定距离有较大的血管弓。

回肠造口的部位很重要，应反复查对术前标记的回肠造口部位，右结肠旁沟要关闭，防止术后发生内疝。

二、全结肠切除、直肠黏膜剥脱及直肠肌鞘内回肠肛管吻合术

该手术适用于：①家族性息肉病而肛管直肠无癌变者；②溃疡性结肠炎怀疑或已证实为癌肿；③狭窄合并部分梗阻；④大量或反复出血，中毒性巨结肠等。

手术主要步骤见图 18-8-7 ~ 图 18-8-18。

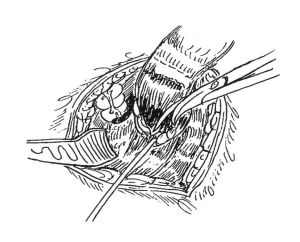

图 18-8-7　向下打开直肠周围的盆腹膜，在腹膜反折以下的直肠肌层做一环形切口，于直肠黏膜与肌层之间（即黏膜下层）自上而下分离

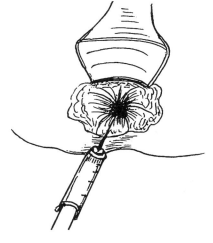

图 18-8-8　扩肛后在黏膜上注入稀释备好的肾上腺素溶液，使黏膜肌层易于剥离

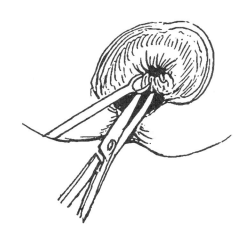

图 18-8-9 在齿状线上 1 cm 做一环形切口向上剥离

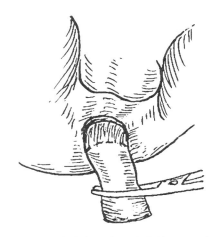

图 18-8-10 将游离的直肠黏膜外翻至肛门外,然后再齿状线上 1 cm 环形切断

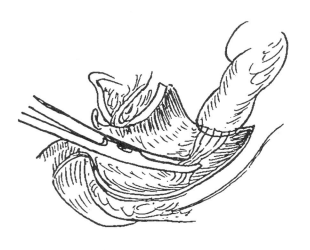

图 18-8-11 自肛门内将游离好的回肠拉出,准备与肛管吻合

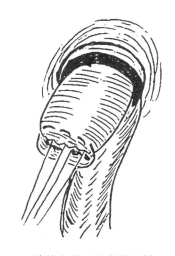

图 18-8-12 将拖出的回肠末端另做一环形切口

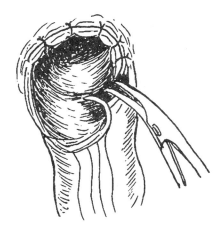

图 18-8-13 与肛管黏膜用可吸收线做全层间断缝合,边切边缝

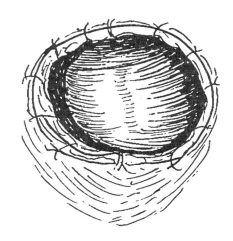

图 18-8-14 吻合完毕

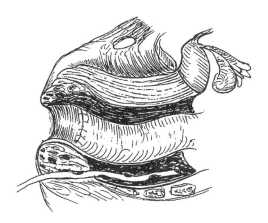

图 18-8-15 在骶后放置一双导管引流，自会阴部另切口引出固定

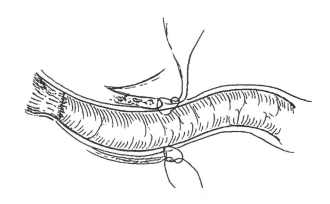

图 18-8-16 将直肠袖套顶端与拖出回肠用丝线间断缝合固定，以防肠祥滑到盲端回肠下方而产生绞榨性肠梗阻

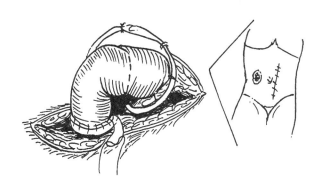

图 18-8-17 右下腹行保护性回肠造口

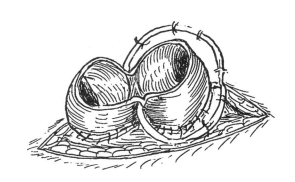

图 18-8-18 待腹壁切口完全缝好后，立即将回肠横形切开，并装上粘贴式人工肛门袋

【术中注意事项】

（1）直肠下端的黏膜与肌层之间的分离，不论是自上向下还是自下向上都要细心分离，不要分破黏膜并要仔细止血。

（2）直肠黏膜膜剥离完全而又未损伤直肠及肛管括约肌，则术后多能有良好的控制排便能力。

（3）游离回肠，使之达到肛门，既不要破坏回肠末端血运，又不要有张力。回肠与肛管吻合要用肠线做全层间断缝合，先做上下左右 4 针定位缝合，然后在针距间加针缝合，估计一圈为 10 针左右，也可用端端吻合器进行吻合。

三、腹部全结肠切除、直肠黏膜剥脱加回肠贮袋—肛管吻合术

1978 年 Parks 建议做盆腔回肠贮袋及直肠黏膜剥脱，既保留了肛管括约肌，又扩大了直肠容量，不需再做自制性回肠造口，此即目前较盛行的"全结肠切除加直肠黏膜剥脱及直肠肌鞘内回肠肛管吻

合术"的由来。

近年来虽有各种术式，但各种术式皆由下列主要步骤组成：切除全部结肠，剥离肛管及直肠下部黏膜，建立回肠贮袋（S形、J形及W形），经直肠肌鞘内行贮袋肠管吻合，同时再建立暂时性回肠造口，以后再关闭回肠造口。

【手术主要步骤】

1. 三叠型（S形袋）

三叠型（S形袋）由Parks 1978年首创。将全结肠切除，直肠黏膜剥脱术后，将末端40～50 cm回肠双折成3排肠袢，近端2排各为12～15 cm，近端1排肠袢胃15～20 cm，对肠系膜缘切开缝合成贮袋，远端贮袋经直肠内拖下与肛管缝合（图18-8-19）。

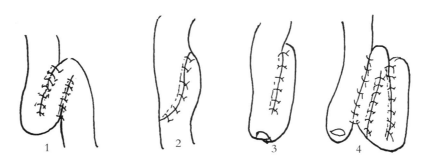

1. 三叠型；2. H型；3. 二叠型；4. 四叠型

图18-8-19　各种回肠贮袋的设计

2. 二叠型（J形袋）

1980年Utsunomiya提出J形袋，游离末端回肠20～30 cm，双折后做侧侧吻合形成J形袋，贮存袋拖到肛管处与肛管黏膜皮肤交界处及内括约肌缝合一圈，引流肌鞘。本法的优点是不需要放导管，手术较S形简单，并发症少，但术后排便次数仍多（图18-8-20）。

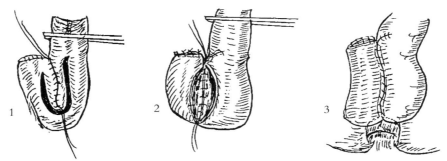

1. 缝合后壁浆肌层；2. 后壁全层间断缝合；3. 回肠肛管吻合完毕

图18-8-20　J形袋

3. 四叠型（W形袋）

四叠型（W形袋）为了改善J形袋产生的排便功能不良以及避免S形贮袋常需肠腔内插管的缺点，Nicholls 1985年采用了四袢式（W形）贮袋手术。游离回肠40～50 cm，折成4个袢，远端2个袢较近侧低2～3 cm，向下接至耻线。3排的连续缝合浆肌层缝合后沿回肠袢的系膜对侧电灼切开肠壁，两袢间连续全层缝合关闭囊袋前壁，于前壁下留出2横指宽的开口做吻合用，在耻线水平将囊袋与肛管吻合（图 18-8-21）。

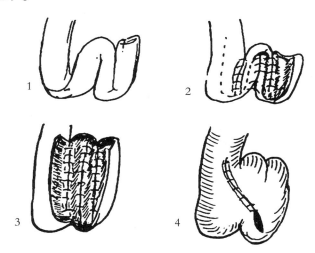

1. 折成回肠 4 个袢；2. 切开肠壁；3. 缝合后壁全层；4.W 形袋制作完成

图 18-8-21 四叠型（W 形袋）

第十九章

肛管、直肠手术

第一节 肛管、直肠的解剖

肛管是消化道的末端，上至齿线，下至肛缘，长 3 ~ 4 cm，为解剖肛管。齿线为直肠与肛管的交界线，由肛瓣及肛柱下端组成，该线呈锯齿状，故称齿线或梳状线（图 19-1-1）。齿线在临床上的重要性为：①齿线以上主要由直肠上、下动脉供应，齿线以下为肛门动脉供应。齿线以上的静脉丛属痔内静脉丛，回流至门静脉。若曲张则形成内痔。齿线以下静脉丛属痔外静脉丛，回流至下腔静脉，若曲张则形成外痔。齿线以上感染可经门静脉至肝脓肿，齿线以下感染，则由下腔静脉向全身扩散。②齿线以上的黏膜受自主神经支配，无疼痛感；齿线以下的肛管受脊神经支配，疼痛反应敏感。故内痔的注射及手术治疗需在齿线以上进行，切忌累及齿线以下部位，以防疼痛及水肿反应。③齿线以上的淋巴结主要回流到腹主动脉周围的淋巴结，齿线以下的淋巴结主要回流至腹股沟淋巴结。故直肠癌主要向腹腔内转移。

直肠肛管间隙分为上下两组。提肛肌以上间隙主要位于直肠周围，主要包括：①骨盆直肠间隙，在直肠两侧左右各一，位于肛提肌以上，盆腔以下；②直肠后间隙在直肠与骶骨之间，与两侧骨盆直肠间隙相通。肛提肌以下的间隙主要位于肛管周围，主要包括：①坐骨肛管间隙，位于肛提肌以下，坐骨肛管横膈以上，经肛管后相通；②肛门周围间隙，位于坐骨肛管横膈以下至皮肤之间，左右两侧也于肛管后交通（图 19-1-2）。

肛管直肠的动脉供应来自直肠上动脉、下动脉、肛门动脉和骶中动脉 4 支；①直肠上动脉是肠系膜下动脉的末支；②直肠下动脉由髂内动脉前干或阴部内动脉分出，左右各一支；③肛门动脉由两侧阴部内动脉分出，与直肠上、下动脉相吻合；④骶中动脉由腹主动脉分叉处的后壁分出，紧靠骶骨前面下行，供应直肠下端的后壁（图 19-1-3）。

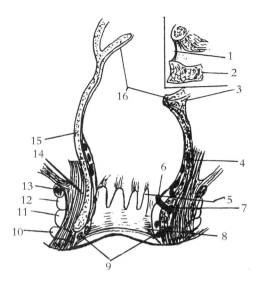

1. 肛腺导管入口；2. 移行上皮；3. 直肠瓣（直肠低位）；4. 内痔；5. 齿状线；6. 肛窦；7. 肛腺；8. 内外括约肌沟；9. 外痔；10. 外括约肌皮下部；11. 外括约肌浅部；12. 外括约肌深部；13. 耻骨直肠肌；14. 联合纵肌；15. 内括约肌；16. 直肠瓣（高位直肠）

图 19-1-1　肛管解剖（右上为肛腺导管入口）

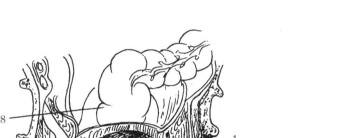

1. 骨盆直肠间隙；2. 坐骨肛管间隙；3. 坐骨肛管横膈；4. 肛管周围间隙；5. 外括约肌皮下部；6. 耻骨直肠肌和外括约肌深部；7. 肛提肌；8. 直肠上段

图 19-1-2　肛管直肠周围间隙

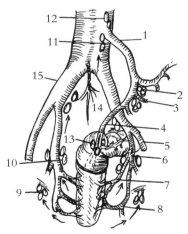

1. 肠系膜下动脉；2. 直肠、乙状结肠淋巴结；3. 乙状结肠动脉；4. 直肠上动脉；5. 髂外动脉；6. 髂内动脉；7. 直肠下动脉；8. 肛管动脉；9. 腹股沟淋巴结；10. 髂内淋巴结；11. 腰淋巴结；12. 肠系膜下动脉旁淋巴结；13. 直肠后淋巴结；14. 骶正中动脉；15. 髂总动脉

图 19-1-3 直肠、肛管动脉血供及淋巴引流

　　肛管直肠的静脉有两个静脉丛。直肠上静脉丛位于齿状线上方的黏膜下层，汇集成数支小静脉，穿过直肠肌层成为直肠上静脉，经肠系膜下静脉回流入门静脉。直肠下静脉丛位于齿状线下方，在直肠肛管外侧汇集成直肠下静脉和肛管静脉，分别通过髂内静脉和阴部内静脉回流入下腔静脉。

直肠肛管的淋巴引流液是以齿状线为界，分上下两组。见图 19-1-3。上组在齿状线以上，有三个引流方向，向上沿直肠上动脉到肠系膜下动脉旁淋巴结，这是直肠最主要的淋巴引流途径。

肛管周围主要由阴部神经的分支痔下神经和前括约肌神经以及肛尾神经和第 4 骶神经会阴支所支配。故在肛门周围局部浸润麻醉，应注射一圈，特别是两侧及后方要浸润完全方可进行手术。

直肠由交感神经和副交感神经支配。骶前神经损伤可使精囊前列腺失去收缩功能，因而不能射精，导致绝育。骶部副交感神经由第 2 ～ 4 骶神经分出，为支配排尿和阴茎勃起的主要神经，在会阴部手术时，要注意避免损伤。

第二节　肛门肛管的手术

一、肛周脓肿切开引流术

手术主要步骤见图 19-2-1 ～ 图 19-2-4。

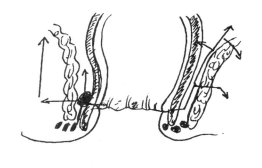

图 19-2-1　肛周脓肿扩散方向

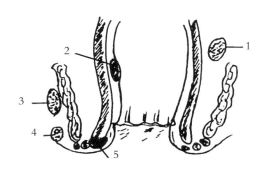

1. 骨盆直肠脓肿；2. 黏膜下脓肿；3. 坐骨直肠窝脓肿；4. 会阴部脓肿；5. 肛周脓肿

图 19-2-2　肛周脓肿分类

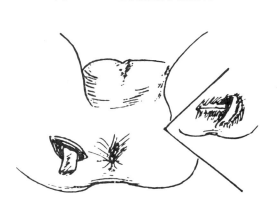

图 19-2-3　在脓肿的中心部位或波动感明显处，做一放射状切口，吸出脓液，分开间隔，必要时将切口边缘皮肤切除少许，以利引流，脓腔内放置引流管

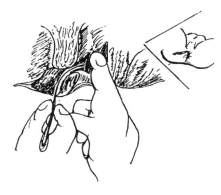

图 19-2-4　如脓肿与肛窦相通，可以切开脓肿后，用探针仔细探查内口，然后切开瘘管，适当切除皮肤和皮下组织，内口周围组织也可稍加切除，使得引流通畅

如瘘口较深，瘘管通过内括约肌，可采用挂线疗法。以上优点是脓肿一期愈合，不再形成肛瘘。但炎性水肿在急性期找内口困难时不应盲目寻找，以免炎症蔓延形成假道。仅切开排脓，待形成肛瘘后，再行肛瘘切除。二期手术效果确切，治愈率高，疗效满意。

二、扩肛术

手术主要步骤见图 19-2-5 ～图 19-2-6。

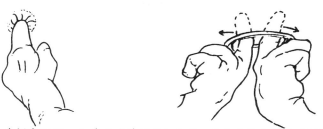

1. 先探查肛门　　2. 先用右手指插入肛门，背向左手食指向两侧慢慢牵开肛门

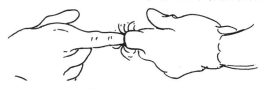

3. 可先左食指伸入，再伸入右手食指

图 19-2-5　两手扩张肛门

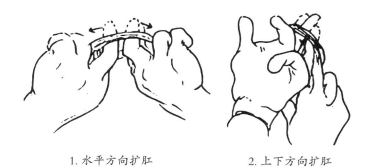

1. 水平方向扩肛　　　　　　　　2. 上下方向扩肛

图 19-2-6　四指扩张肛门

讨 论

肛裂的扩肛术适用于急性或慢性肛裂，且不并发肛乳头肥大及前哨痔者。扩肛时手指用力应轻柔缓和，忌用暴力扩肛，免致肛裂创口撕开过大。

扩肛疗法特别要注意没有严重的并发哨兵痔以及没有严重瘢痕及皮下瘘的单纯肛裂。肛裂扩肛术后可以使肛裂创面扩大开放，引流通畅，使括约肌松弛，减轻痉挛，局部血液循环改善，从而使浅表创口愈合。但切记用力不能过大，否则达不到治疗效果且易发行并发症。

三、肛裂纵切横缝术

该术式适于Ⅱ、Ⅲ期肛裂或伴有肛管狭窄者。

手术主要步骤见图 19-2-7 ~ 图 19-2-9。

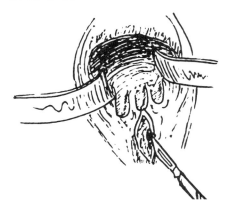

图 19-2-7　切开肛裂和部分内括约肌

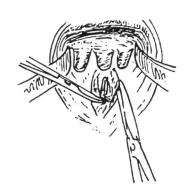

图 19-2-8　切除哨兵痔和肥大的肛乳头和皮下瘘

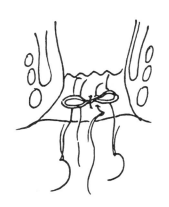

图 19-2-9　横向间断缝合切口

讨　论

　　该手术的优点基本上完全切除了陈旧性的肛裂及其瘢痕组织，这对肛裂的愈合十分有利。缝合切口采用横向缝合增大了肛管上皮的口径，能有效地防止再次裂开，同时又能减少创面的愈合时间。皮肤减张切口的目的是尽可能减少切口缝合的张力以利愈合。不足点是个别病人术后出现切口感染，从而导致缝合失败。

四、肛裂切除术

手术主要步骤见图 19-2-10 ~ 图 19-2-12。

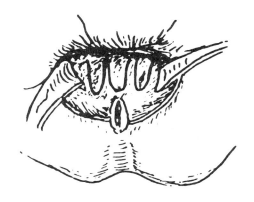

图 19-2-10　沿肛门裂做梭形切口

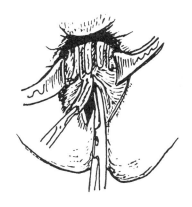

图 19-2-11　梭形切除肛裂和瘢痕组织

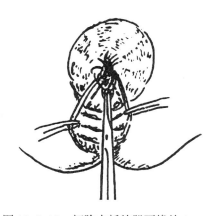

图 19-2-12　切除内括约肌下缘约 1 cm

讨　论

　　该术式完全切除了肛裂病变组织，创面宽大，引流通畅，因而有利于肉芽组织从基底部生长，同时还可以有效地切断内括约肌。

　　损伤括约肌的机会非常小，因为外括约肌后的浅部止于尾骨，在肛门后方留有一个三角形的空隙（Minor 三角），因此，疗效确实。

五、肛瘘切开术

手术主要步骤见图 19-2-13 ~ 图 19-2-18。

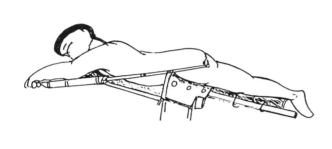

图 19-2-13　折刀俯卧位有利操作

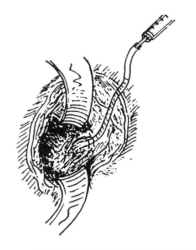

图 19-2-14　从管道外口插入导管，注入美兰，显露内口位置

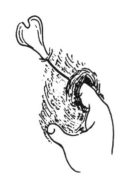

图 19-2-15　也可用手指在肛管内作引导

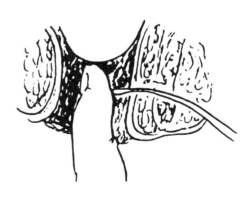

图 19-2-16　经外口插入探针沿管道内口穿出

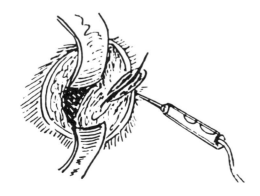

图 19-2-17　沿探针切开瘘管

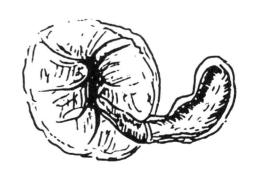

图 19-2-18　修剪创面成为 V 形

六、肛瘘切开挂线术

肛瘘切开术是肛瘘手术中最简单的术式之一，只要掌握好适应证，临床效果较好，病情较轻者可在门诊进行手术，不需住院处理，因此病人常接受治疗。影响临床效果的关键是对肛瘘的复杂程度的判断是否正确。有些病例看似单纯的低位肛瘘，实质上十分复杂，如果临床上只是单纯切开低位的瘘管，遗留了更复杂的瘘管，则复发是必然的。因此，无论是单纯性还是复杂性肛瘘，最好是选择良好的麻醉以及充分的显露术野，以便术中仔细检查瘘管情况以及其周围的组织关系，特别是瘘管及外口位于前后正中位时尤应注意，这对合理的选择肛瘘切开术十分重要（图 19-2-19 ~ 图 19-2-20 ）。

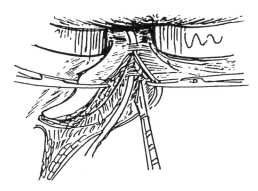

图 19-2-19　切开肛瘘的低位部分

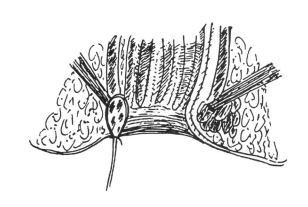

图 19-2-20　经瘘管穿入橡皮筋

讨论

肛瘘切开挂线是目前处理高位复杂性肛瘘的主流术式，该术式结合了肛瘘切开、切除术和挂线术的优点，既去除了病灶又可预防肛门失禁，从而使较复杂的肛瘘的总体治疗水平有较大的提高。

挂线疗法是治疗肛瘘最早的术式之一。在其预防肛门失禁方面，有着其他方法不可替代的作用。近年来，挂线疗法在临床上仍然十分普遍，但在具体方法的应用目的上，有较大的发展，主要是①挂线的方法：挂线的组织较少，病人的痛苦小，所需的时间也明显变短，并且不影响挂线的效果，这与既往的肛瘘挂线有明显的差别。②挂线的目的：分切开挂线和引流挂线两种，根据所需目的不同可以选用引流为主的挂线和以慢性切割为主的切开挂线，特别是急性期合并有明显脓肿者。③分组挂线或双挂线，对于大束的肌肉组织，一来挂线可能时间长，病人痛苦大，用分组可以解决这一矛盾，另一方面对有两处同时需要切开挂线者，可以在一处先挂紧线，在另一处先挂浮线，待紧线切开后再收紧浮线，这样可避免二次手术或一次手术带来的问题。

七、血栓性外痔摘除术

手术主要步骤见图 19-2-21 ~ 图 19-2-24。

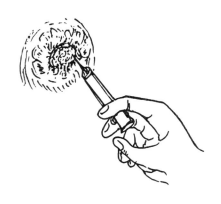

图 19-2-21　局部皮肤浸润麻醉

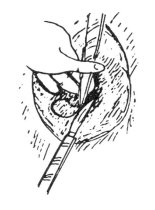

图 19-2-22　肿块表面梭形切口

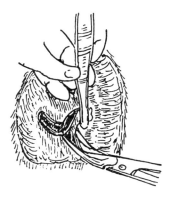

图 19-2-23　分离摘除血栓

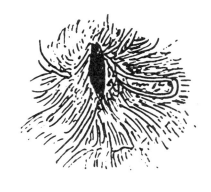

图 19-2-24　血栓摘除后引流创面

讨　论

　　血栓性外痔在发病 1 ~ 3 天疼痛最剧烈，这是手术的最佳时机，血栓摘除后，疼痛很快缓解。发病 3 ~ 4 天，血块已被吸收，疼痛减轻，常不需要手术治疗。

　　血栓性外痔形成的因素是在用力排便等腹内压力突然升高的情况下，肛缘血管破裂，血液在肛缘皮下形成圆形或卵圆形肿块，常伴有剧烈性疼痛，因此采用手术治疗摘除血栓，疼痛即可缓解。

　　血栓性外痔可为单个或多个同时存在，术中应仔细检查切口，观察血栓是否已被全部摘除，如切口内仍遗留部分血栓，术后肛门疼痛情况常不能缓解。如血栓较大，可适当修剪切口边缘多余的皮肤，以免术后残留皮赘。

八、混合痔外切内扎术

手术主要步骤见图 19-2-25 ～图 19-2-29。

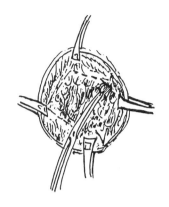

图 19-2-25 提起痔核，切开皮肤

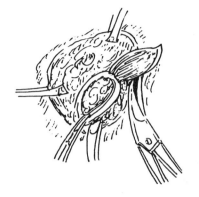

图 19-2-26 分离外痔

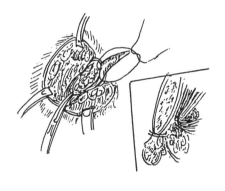

图 19-2-27 分离内痔后，结扎上端

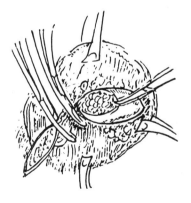

图 19-2-28 切除痔组织

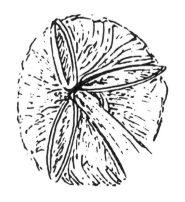

图 19-2-29 痔切除后的创面

讨 论

痔的手术大致可分为开放手术和闭合手术两大类，混合痔的外切内扎术属于开放手术之一。肛门作为排便的通道，在解剖生理上有其特殊性，肛门手术创面被污染是难以避免的。因此，痔手术切口充分的引流对防止创面感染，促进创面的修复有很大的作用，本术式切口开放，长轴与肛管平行呈放射状，有利于粪便和渗液自动引流，不容易感染，创面由基底向上修复，由于肛门括约肌的向心性张力，创面愈合后，不会形成太大的瘢痕。其缺点是疗程较长，被结扎的痔核需要 7 ～ 10 天才能脱落，术后恢复正常生活时间需要 2 ～ 3 周。同时，痔核脱落期发生的继发性大出血尚难以完全避免，其发生率仅为 0.5% ～ 1%，但这却是痔手术最严重的并发症，一旦发生应及时探查止血，结扎止血是最可靠的方法。

九、吻合器痔上黏膜环切除术（PPH）

手术主要步骤见图 19-2-30 ～ 图 19-2-36。

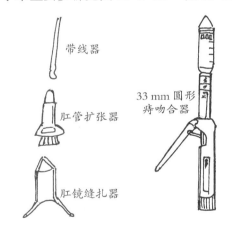

图 19-2-30　PPH 所用的主要器械

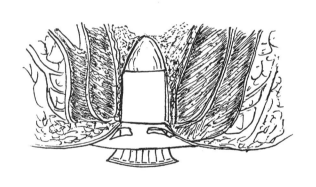

图 19-2-31　插入肛管扩张器

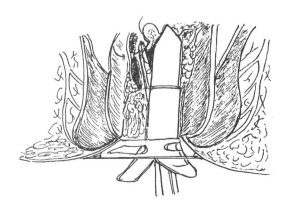

图 19-2-32　荷包缝合

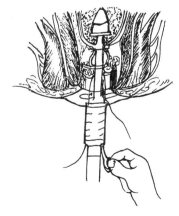

图 19-2-33　挂线器经吻合器的侧孔夹持缝线的末端

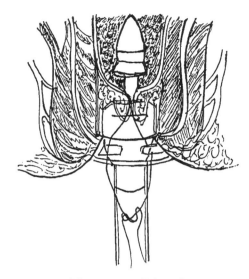

图 19-2-34　拉紧缝线

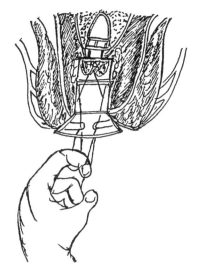

图 19-2-35　击发吻合器完成吻合

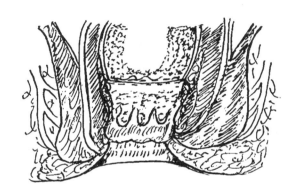

图 19-2-36　吻合后的情况显示

讨 论

　　吻合器痔上黏膜环切是由意大利外科医生 Longo 于 1993 年首创的，是近几十年来痔手术的一大进展，PPH 与传统的痔切除术最大的不同点是：切除的组织和吻合的部位均在痔核上方，而不是痔核的本身。PPH 通过切除痔核上方的一圈直肠黏膜并同步吻合切口，可缩短松弛的直肠黏膜，对脱垂的肛垫（痔核）或黏膜可产生向上悬吊的作用，同时，由于切断了直肠下动、静脉的末端分支，使肛垫的供血量明显减少，术后 10 ～ 15 天，原来充血肥大的肛垫（痔核）即逐渐变萎缩。PPH 既能收复肛管黏膜的正常解剖，有效的消除痔的症状，又能保留肛垫形态和功能的完整，其设计是合理的。PPH 与传统痔切除术相比，具有以下优点：①手术时间短，一般 10 分钟左右；②术后并发症少；③恢复快，住院时间短。Beattie 报道 49% 的病例手术当天即可出院。35% 的病例只住院 1 天。恢复正常生活的中位时间为 4 天；④不易出现肛门狭窄等后遗症。PPH 由于具备了以上的特点和优点，更适于三、四期重度痔。

PPH 能治愈和显著改善痔的症状，近期疗效满意。其远期疗效及能否取代传统的痔切除术，尚需有待进一处的观察和探讨。

第三节　直肠癌手术

直肠癌包括齿状线至直肠乙状结肠交界之间的癌。是消化道最常见的恶性肿瘤之一。在我国的大肠癌中，直肠癌占 60% ~ 75%，而且直肠癌中 80% 以上可用直肠指诊触及，因此，要重视指诊。另外，国内年轻人的直肠癌较国外多见，因此，对年轻人直肠癌的流行病学特点应有充分了解，切不可因年轻而忽视患直肠癌的可能。

手术根治性切除仍是直肠癌的主要治疗方法，根据肿瘤情况，术前、术后辅以放射治疗，化学药物及免疫治疗，可提高疗效。直肠癌手术原则是切除包括肿瘤在内的远、近端肠段，远端肠段至少切除 3 cm；连同周围可能转移的淋巴结以及可能被侵犯周围的组织器官。如已侵犯子宫、阴道壁可同时切除。对有孤立性肝转移者，在直肠癌根治切除同时行相应的肝叶切除或楔形切除，亦可获得满意的疗效。

一、直肠、肛管经会阴联合切除术

Miles 手术切除范围包括乙状结肠下部及其系膜和直肠全部，肠系膜下动脉和周围淋巴结、肛提肌、坐骨直肠窝内脂肪、肛管和肛门周围皮肤 5 cm 直径以及全部肛管括约肌（图 19-3-1）。乙状结肠近端在左下腹壁做永久性人工肛门。手术特点是病变切除较彻底，治愈率高，为下端直肠癌的标准手术。缺点是创伤大，需做永久性人造肛门。手术分腹部和会阴部两个手术组，先后或相对同时进行手术。该手术适用于位于齿状线以上 7 cm 以内的直肠癌。

手术主要步骤见图 19-3-1 ~ 图 19-3-34。

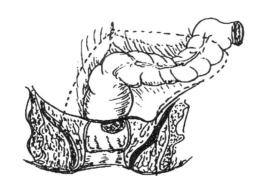

图 19-3-1　直肠、肛管经腹会阴联合切除术的范围

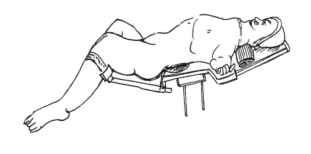

图 19-3-2　腹部正中切口的体位

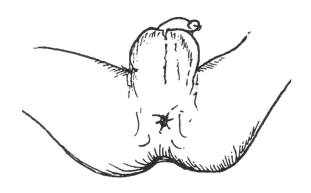

图 19-3-3　截石位正面观

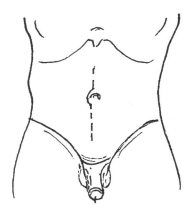

图 19-3-4　虚线示腹部正中切口

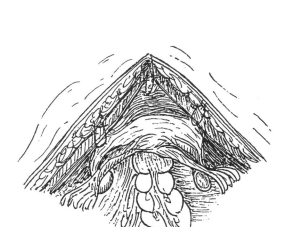

图 19-3-5　女性病人的子宫及输卵管与切口下腹部
侧壁固定以显露术野

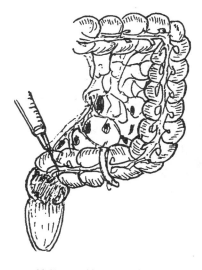

图 19-3-6　结扎乙状结肠在阻断肠腔内可注入 5-
氟尿嘧啶

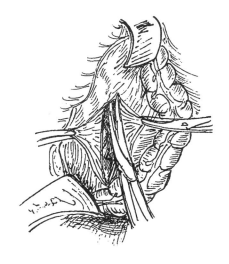

图 19-3-7　剪开乙状结肠左侧的后腹膜

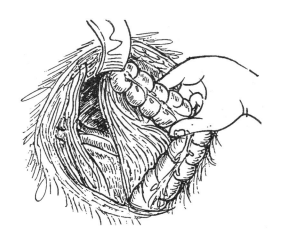

图 19-3-8　游离乙状结肠，显露左侧腹膜后组织

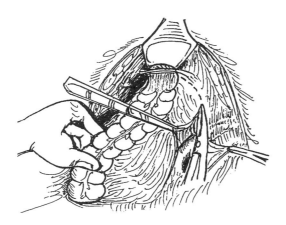

图 19-3-9　切开乙状结肠右侧后腹膜

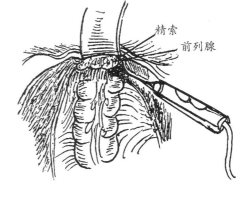

精索
前列腺

图 19-3-10　切开腹膜反折处

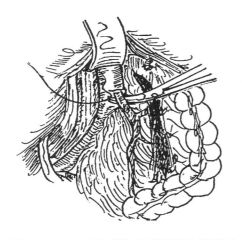

图 19-3-11　于肠系膜下动脉根部切断结扎

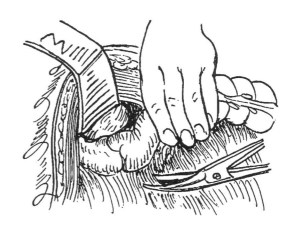

图 19-3-12　自骶前向下游离直肠后壁

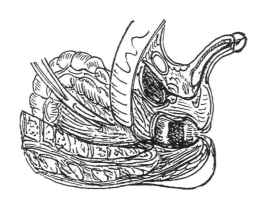

图 19-3-13　直肠后壁系膜的游离达尾骨尖水平

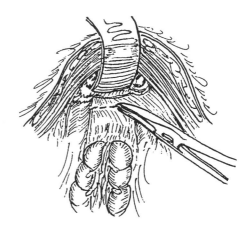

图 19-3-14　分离直肠前壁（在直肠与膀胱或直肠与子宫间剪开 Denonvilliers 筋膜）

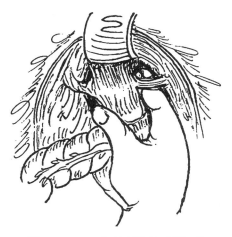

图 19-3-15　分离直肠旁两侧韧带

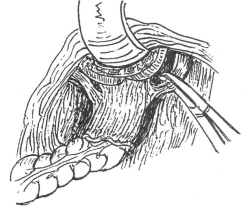

图 19-3-16　结扎切断右侧侧韧带

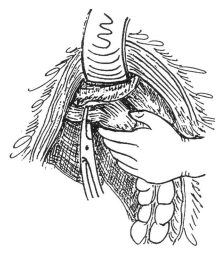

图 19-3-17　切断左侧侧韧带

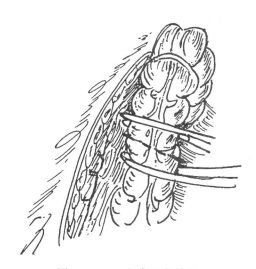

图 19-3-18　切断乙状结肠

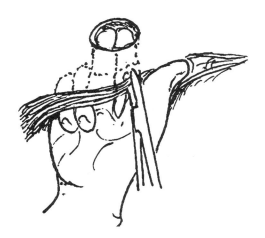

图 19-3-19　人工肛门能容纳二指即可

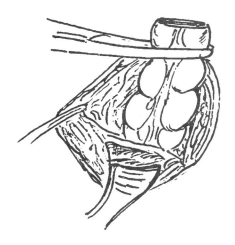

图 19-3-20　拖出乙状结肠

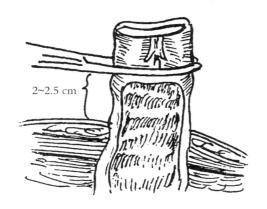

2~2.5 cm

图 19-3-21　距腹壁切口 2 cm 多做人工肛门

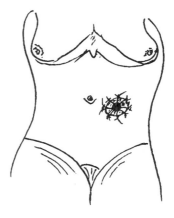

图 19-3-22　拖出乙状结肠近端，分别与腹壁各层间断缝合固定

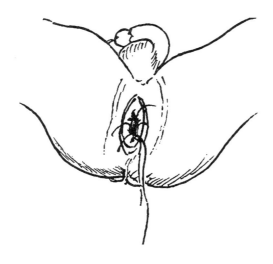

图 19-3-23　会阴部切口

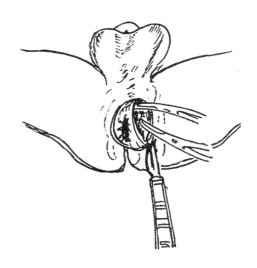

图 19-3-24　距肛门缘 3 cm 切开皮肤及皮下组织

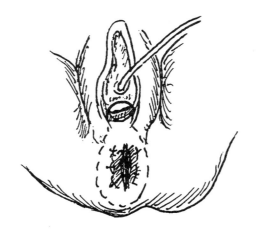

图 19-3-25　切除阴道后壁的会阴部切口

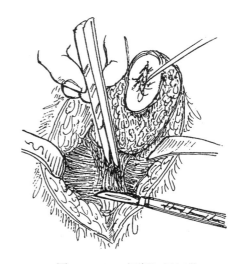

图 19-3-26　切断肛尾韧带

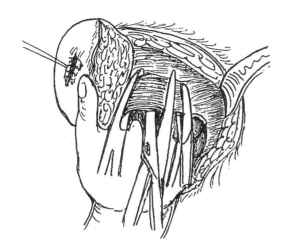

图 19-3-27 切断肛提肌

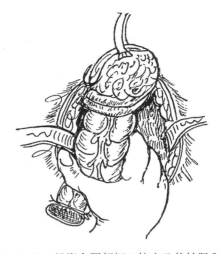

图 19-3-28 经腹会阴部切口拉出乙状结肠和直肠

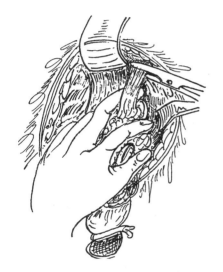

图 19-3-29 切断耻骨直肠肌和耻骨尾肌

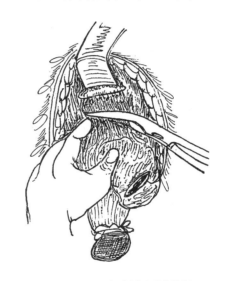

图 19-3-30 切断直肠尿道肌

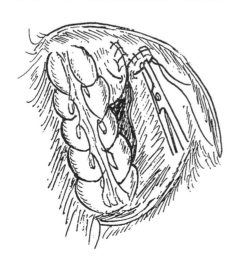

图 19-3-31 关闭盆底腹膜

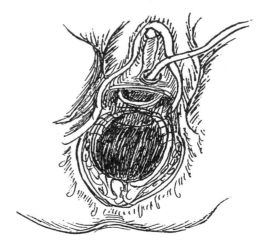

图 19-3-32 阴道后壁切缘连续缝合

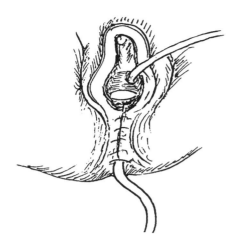

图 19-3-33　综合会阴切口道引流骶前创口（合并阴道后壁切除者）

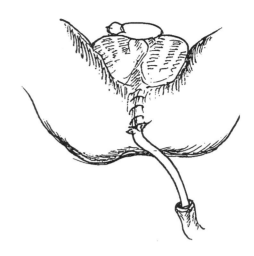

图 19-3-34　缝合会阴部切口，引流骶前创面

注：该 Miles 手术重点应注意输尿管的保护，结扎肠系膜下动脉或直肠上动脉时应注意牵开其后方的输尿管以防损伤，尽可能保留骶前神经丛，切忌暴力，钝性分离，结扎直肠侧韧带时应靠近直肠，勿损伤盆神经丛。

附：腹腔镜联合腹会阴直肠切除术，多数步骤与 Dxion 及 Miles 手术相同，故此处仅描绘主要手术示意图。

手术主要步骤见图 19-3-35 ~ 图 19-3-40。

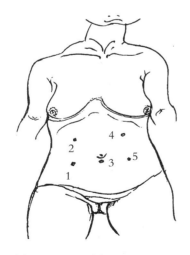

图 19-3-35　手术时戳口的位置

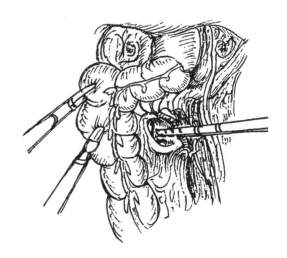

图 19-3-36　用切割缝合器或钛夹于直肠上动脉根部结扎（在游离降、乙状结肠时应注意保护左侧输尿管）

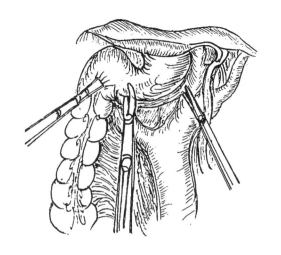

图 19-3-37 在直肠后从骶骨岬到肛提肌处分离直肠

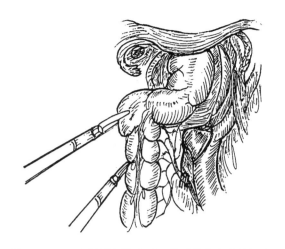

图 19-3-38 直肠侧方游离后，最后分离直肠前间隙

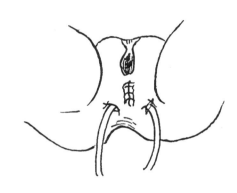

图 19-3-39 切口两侧留置 1 ~ 2 根引流管

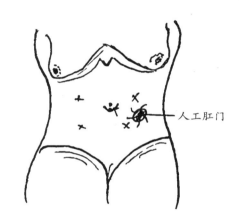

图 19-3-40 人工肛门位于脐外下适当部位

【术中注意事项】

（1）切开腹膜下部时，先推开膀胱，勿损伤膀胱及周围粘连的脏器等。

（2）进入腹腔后要先在肿瘤近端阻断直肠腔，并向远端注入抗癌药，减少肿瘤细胞的脱落，播散和种植。

（3）术中应将输尿管仔细显露加以保护。

（4）进入骶前间隙，分离直肠后方时应在直视下看清间隙进行锐性分离，以直肠全系膜切除的原则分离骶前间隙，尽可能保留骶前间隙神经丛。

（5）分离直肠前壁时，应在直肠固有筋膜和 Denonvilliers 筋膜之间进行；注意勿损伤前列腺、精囊，分离结扎直肠侧韧带时，靠近直肠侧以免损伤盆神经丛。

（6）结扎切断肠系膜下动脉或直肠上动脉时，应注意牵开乙状结肠后方的左侧输尿管，以免损伤。会阴各自游离直肠后壁后进入盆腔后、腹部手术组应给予指导，防止盲目分离撕破骶静脉丛引起大出血。

（7）会阴组分离直肠前壁时，应从会阴浅横肌进行，切断骶骨直肠肌和尿道肌时应将直肠从骶前拖出后，向下牵直肠能扪到尿管，逐步钳分离切断，注意避免损伤尿道。

（8）造口的位置大小要适中，防止出现造口并发症。

二、直肠低位前切除术

该手术主要用于：①乙状结肠和直肠上段癌，实际上在这个部位的肿瘤所施行的是高位直肠前切除术，切除这一部位的癌肿没有必要广泛游离直肠的中下段和实施全直肠系膜的切除；②中下段直肠癌，切除癌下缘 2 cm 以上后，肛直肠环（肛提肌）完整，无癌浸润，术前直肠指诊，癌肿下缘距齿状线 4 cm 以上，技术上多能吻合，括约肌功能不会有大的影响，因为直肠壶腹癌在骶凹处，游离出来可延长 3 cm 左右，能否行直肠低位前切除术（Dixon 术）还要看癌局部浸润程度、组织学分化情况以及肛门括约肌功能情况等多种因素。

手术主要步骤见图 19-3-41 ~ 图 19-3-53。

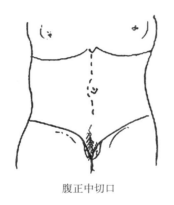

腹正中切口

截石位正面观

图 19-3-41　体位及切口

游离盆腔直肠前的步骤同 Miles 手术（经腹会阴联合切除直肠癌手术）。

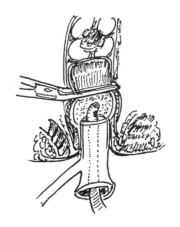

图 19-3-42　在肿瘤远端上一把直角钳，于肛门内进行冲洗

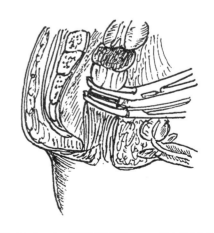

图 19-3-43　距肿瘤下端 2 cm 处切断直肠

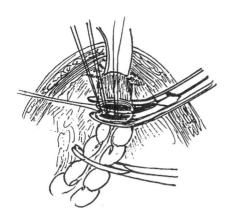

图 19-3-44 吻合口后壁的吻合（直肠残端与乙状结肠吻合）

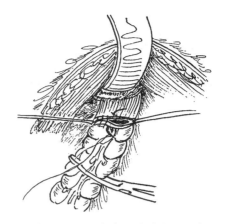

图 19-3-45 吻合口前臂全层缝合

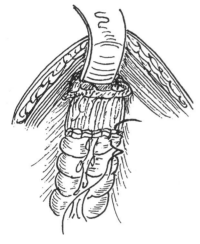

图 19-3-46 吻合前壁浆肌层

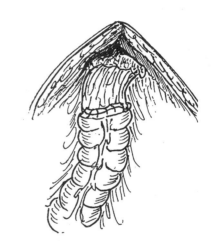

图 19-3-47 直肠残端与乙状结肠端端吻合完成

单吻合器的直肠癌低位前切除吻合（单吻合器常用）：

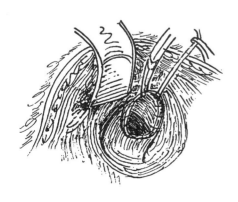

图 19-3-48 直肠残端的手工缝合

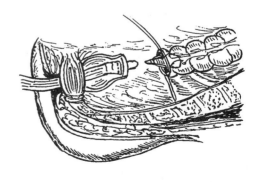

图 19-3-49 折入将钉座插入近端结肠腔

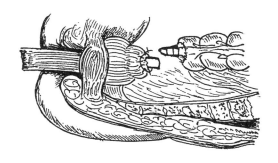

图 19-3-50　收紧两个荷包、准备对合吻合器

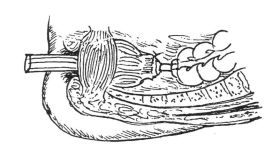

图 19-3-51　对合和靠拢吻合器

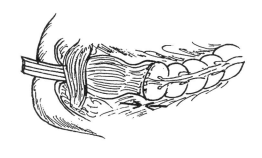

图 19-3-52　击发吻合器完成吻合

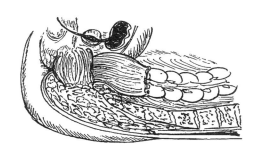

图 19-3-53　单吻合器吻合完毕示意图

【术中注意事项】

（1）经腹腔直肠切除吻合需游离降结肠及结肠脾曲，以减少吻合口的张力，因此，手术切口较长的左旁正中切口（特殊情况为右旁正中切口）应从耻骨上延伸至脐上 4 ~ 5 cm。

（2）游离结肠时应尽量减少对肿瘤的翻动挤压。

（3）切断肠系膜下动脉一般多在左结肠动脉分支以下，若过高，可能影响左结肠的血循环，以致吻合口愈合不良。

（4）沿乙状结肠系膜根部切开后腹膜，在骶岬平面进入骶前间隙，直视下沿直肠背侧锐性分离，直达盆骶，超越尾骨尖。

（5）肠管切除长度，上端距离肿瘤应不少于 10 cm，下端应达 5 cm。

（6）吻合口两端必须保证血循环良好。上段肠管的肠系膜边缘应有可见的动脉搏动；下端的位置深，不易观察动脉搏动，但其断面上应有渗血现象。

（7）吻合完毕，肠管及其系膜须松弛无张力。

（8）手术完毕，一定要用手指扩肛至 4 指，以减低吻合口处的张力，防止吻合口裂开。

三、直肠癌经腹切除，结肠造口术

该手术主要用于年老、体弱等原因不能行 Miles 手术或 Dixon 手术以及一期切除吻合者，可行经腹直肠切除，可将远端缝合关闭并置入腹内，直肠癌经腹切除，结肠造口术称为 Hartmann 术。若远端不易缝合，可以皮肤缝合造口，此称为改良的 Hartmann 术，见乙状结肠单腔造口术，图 18-4-14 ~ 图 18-4-15。

Hartmann 手术的优点、缺点：

（1）该手术避免了对有水肿的组织及有专科的组织进行结肠与乙状结肠吻合。

（2）根除了脓毒血症的发病原因。

（3）后期情况良好，可以恢复结肠的连续性。

（4）并发症少，病死率低，手术的操作难度不大，一般情况的老年人均可耐受。

（5）不足点是：①原肛门处仍有分泌物流出；②再次恢复肠（结肠）的连续性有时较困难。因此，结肠造口有时为永久性。

Desai 曾报道 Hartmann 手术 185 例，其中憩室性 108 例，直肠乙状结肠癌 31 例，其他疾病 46 例，术后并发症＜9%。在 185 例健在的病人中有 96 例最终进行二期手术，恢复了结肠的连续性。初期手术与二期手术之间的间隔平均时间为 149 天。死亡病例与二期手术及并发症无关。死亡原因主要为脓毒血症。因此 Desai 认为：在治疗高危直肠乙状结肠疾病中，Hartmann 手术是安全有效的术式。

手术主要步骤见图 19-3-54 ~ 图 19-3-57。

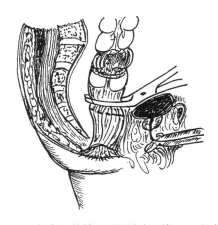
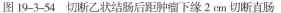
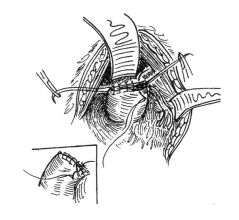

图 19-3-54　切断乙状结肠后距肿瘤下缘 2 cm 切断直肠　　　　图 19-3-55　全层间断缝合残端，浆肌层缝合加固

注：Hartmann 手术适于直肠癌已广泛浸润盆腔周围组织。原发肿瘤虽能切除，但局部复发可能性大，不宜行低位吻合。另外，术中病情不稳定以及水肿严重可考虑 II 期手术的首选方法。

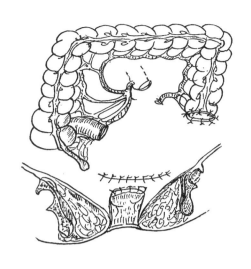

图 19-3-56　Hartmann 手术完毕示意图

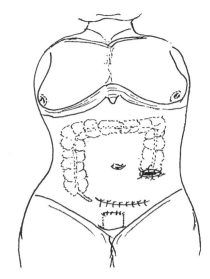

图 19-3-57　Hartmann 手术完毕腹壁外观示意图

四、直肠癌的局部切除术

直肠癌的局部切除术主要有三种途径：①经肛门局部切除；②骶尾入路直肠癌局部切除术；③经括约肌切除术。

直肠癌局部切除术提出的争取最好的根治效果，同时最大限度的保留功能的观点是现肿瘤外科治疗观点在直肠癌治疗中的体现，是对直肠癌根治术的一个良好转变，由于近年来对结肠癌及直肠癌的重视，早期直肠癌的确诊率也在逐渐增高。对直肠癌病人也实行个体化治疗，如果肿瘤局限于黏膜层，虽然不清扫区域引流淋巴结，也有着根治性的含义，能否要采取局部切除术，主要依据是癌肿的深度、浸润深度与淋巴结转移有明确的关系，癌肿侵及黏膜下层，淋巴转移为 10% ~ 15%；侵及肌层，淋巴转移率为 30% ~ 40%。故此，局部癌肿切除术适用于局限在黏膜层的直肠癌。

直肠癌局部切除术的病理学标准为：①标本深部及边缘无癌细胞浸润；②癌肿未侵及肌层；③癌的组织学分级只能是 Ⅰ ~ Ⅱ 级。不符合这三项指标者都必须追加根治性切除术。

直肠癌局部切除术的预后，目前尚未查阅到大样本的临床报道和有统计学意义的实验研究证实是部分切除与根治性切除在早期直肠癌的治疗上有同样的结果。国外有小样本报道 5 年生存率 84%，因癌死亡率为零（Whitewag，1985）。

直肠癌的局部切除术在我国未被多数医生接受，其原因可能为"循环医学"的概念尚无理想的认知或普及不全面以及传统上对癌的治疗保险度做得过大。而日本对早期直肠癌应用内镜黏膜下切除和局部切除已被医生所接受。

该手术主要适用于：①肿瘤位于直肠中下段；②直径在 3 cm 以内，其周围直径＜30%；③大体的形态为隆起型，无或仅有浅表溃疡形成；④肿瘤位于黏膜下层以内；⑤高龄体弱，不能耐受根治手术而施行姑息性直肠癌局部切除术。

本节主要描述经肛门局部切除术及骶尾入路局部切除术。

1. 经肛门局部切除术

适于距齿状线 5 cm 以内的 T_1 和 T_2 期直肠癌。

手术主要步骤见图 19-3-58 ~ 图 19-3-64。

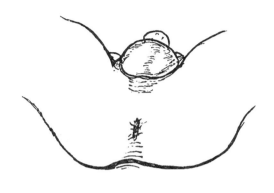

图 19-3-58 膀胱截石位

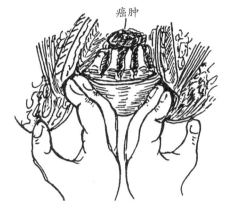

图 19-3-59 充分扩张肛门

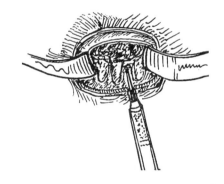

图 19-3-60 肿瘤周围注射 1∶300 肾上腺素溶液

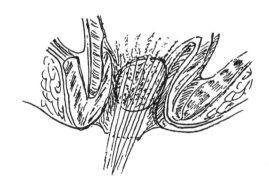

图 19-3-61 距肿瘤周围 2 cm 缝合牵引线 5 ~ 8 针 以牵引肿瘤便于切除

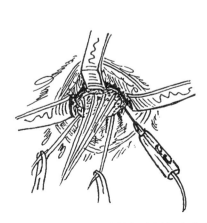

图 19-3-62 在牵引线外侧全层切除肿瘤

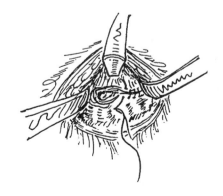

图 19-3-63 肿瘤切除后缝合直肠壁

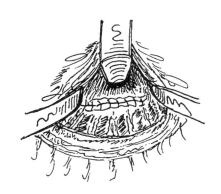

图 19-3-64　直肠壁缺损的对缘横向缝合

【术中注意事项】

（1）肿瘤切除后，应彻底止血。

（2）盘状全层肠壁切除后，用大量蒸馏水和抗肿瘤药冲洗创面后再缝合，因肠腔内可能有肿瘤细胞的脱落。

（3）扩肛后，肛周缝合 6～8 针固定在腹部拉钩上，然后再应用小拉钩，使手术野更为清晰。

（4）切除肿瘤后，要注明肿瘤的上下左右各个方向，并送病理检查以决定下一步的治疗方案。

2. 经骶尾入路局部切除术

该术式适用于距齿状线 10 cm 以内的早期直肠癌。

手术主要步骤见图 19-3-65 ～图 19-3-73。

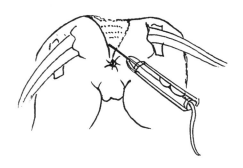

图 19-3-65　折刀俯卧位骶尾部纵切口

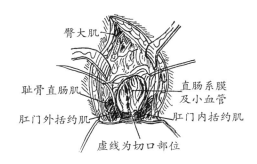

图 19-3-66　显露直肠后壁

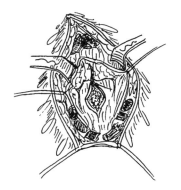

图 19-3-67　在肿瘤的对应部位纵向切开正常的直肠壁

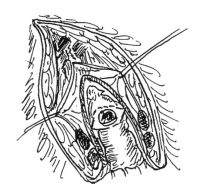

图 19-3-68　切开直肠壁后显露肿瘤（虚线为肿瘤的切除范围）

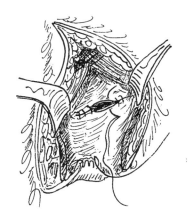

图 19-3-69　直肠壁对缘横向缝合直肠的中、下段

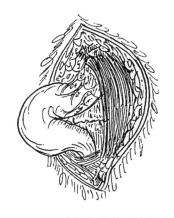

图 19-3-70　有时尚需切除前围较大时应游离

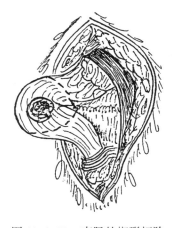

图 19-3-71　直肠的楔形切除

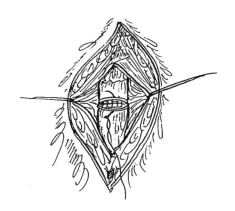

图 19-3-72　直肠端端吻合

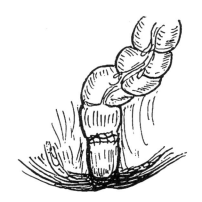

图 19-3-73　直肠的端端吻合完毕

【术中注意事项】

（1）游离直肠时，避免损伤骶正中动脉，以免伤后动脉回缩导致止血困难。

（2）切开直肠肠腔时，要用碘伏纱布擦拭腹腔切缘。

（3）肠管吻合完毕，用稍稀释碘伏液冲洗创面。

（4）术中止血要彻底，可置放引流管。

术后酌情使用抗生素，注意局部的护理，加强营养。骶尾部伤口2周拆线。术后应严密注意出血，最危险的是骶前静脉丛的损伤引起的大出血，常因骶骨咬除过多，分离平面过高损伤骶前静脉丛引起。一旦发生，钳夹及缝扎都不能控制出血，主要应用压迫止血，仍然不能奏效时，用止血纱布压迫，外加碘伏纱布压迫止血，术后分期逐条拔除。如发生粪漏，多与缝合不够严密、术前胃肠道准备不充分有关，经过充分引流等全身支持处理多能痊愈。

讨 论

（1）原则上穿透黏膜层，侵入到黏膜下层的癌要切除直肠壁全层，而且还要明确邻近区域淋巴结有关肿大，所以特别强调术前的腔内超声检查，黏膜癌从理论上切除黏膜下层就可以达到根治目的，但在临床上有时难以确认，故仍有丰富经验的学者建议肠壁盘状切除，对病人的损伤并不增加，从而提高了手术的彻底性。

（2）切口可能要切尾骨和部分骶骨，骶骨可以切除第4~5骶椎，不会引起大出血，骨断端用骨蜡或电凝止血。

（3）经括约肌或不经括约肌根据术者的经验而定，经括约肌即从肛门至直肠下部完全敞开，理论上显露良好。但术后需要缝合外括约肌。不经括约肌，相当于保存了肛管的完整性，如切除尾骨、第5骶骨手术野也显露良好。

（4）如遇到全身情况差，不能行根治术或病人拒绝人工肛门的姑息性直肠癌切除术需行肠段切除时，游离直肠时要特别注意膀胱与前列腺的关系，因此处容易误伤，肠段切除时尽可能清除直肠系膜，对减少局部复发有一定好处。

（5）如不影响手术的操作，可不切断肛管外括约肌，术后应放置引流管。

第二十章

腹膜后肿瘤切除术

腹膜后肿瘤主要来自腹膜后间隙的脂肪、疏松的结缔组织、筋膜、肌肉、血管、神经、淋巴结组织以及残留的胚胎组织等，不包括原在腹膜后间隙的各器官的肿瘤。腹膜后肿瘤并不少见，有良性和恶性两大类。恶性肿瘤占 60% ~ 80%，其中常见的有纤维肉瘤、脂肪肉瘤、平滑肌肉瘤、神经纤维肉瘤及恶性淋巴瘤等，少见者有恶性纤维组织细胞瘤、黄色肉芽肿等。良性肿瘤中以纤维瘤、神经纤维瘤、畸胎瘤等为常见。一般情况而言，腹膜后肿瘤中，囊性者常为良性，实质性者多为恶性肿瘤。

腹膜后肿瘤起初无明显症状，就医常较晚，不少病人就诊时肿瘤已侵犯邻近器官或重要血管。常见症状有腹胀、腹痛、腰背部痛和腿痛等，厌食和发热多见于肿瘤有广泛浸润的病例。现在用 B 超、CT、MRI、血管造影等对腹膜后的肿瘤定性、确定范围和鉴别诊断有很大的帮助。最后的诊断有赖于剖腹探查以及病理检查，外科手术切除肿瘤是本病的主要治疗方法。

腹膜后肿瘤全切除的概念是瘤块肉眼观的全部切除。腹膜后肿瘤广泛切除是指在切除腹膜后肿瘤的同时，将与其紧密粘连无法分离的器官和组织一并切除。良性肿瘤尽量将其完全切除。如肿瘤较大，不能完全切除者，也可考虑做包膜内切除，以缓解对胃肠道、泌尿道或血管、神经的压迫。恶性肿瘤如无远处转移，应争取做广泛切除，但也不宜强行切除，以免造成术中难以控制的广泛渗血或大出血，以致危及生命。

该手术适用于：①凡诊断为腹膜后肿瘤，而肿瘤不太大、基底不宽，且还未固定者，可以手术探查；②初次探查未能切除的肿瘤，如在探查后经放疗或化疗，肿瘤明显缩小估计可能切除肿瘤者，可以再次手术探查；③腹膜后肿瘤手术切除后复发，若尚能移动，且无禁忌证，也可争取二次手术切除。

经充分的术前评估、术前准备后，在气管插管全麻下，采用经腹、经胸腹或经腰部斜切口手术探查。

手术主要步骤见图 20-1-1 ~ 图 20-1-10。

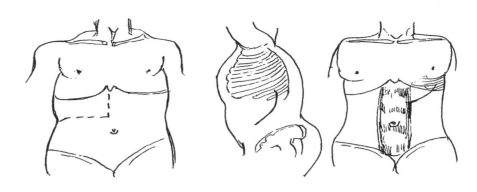

图 20-1-1　手术切口的选择

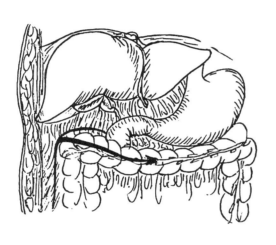

图 20-1-2　切开十二指肠外侧腹膜分离

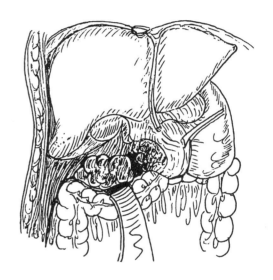

图 20-1-3　显露右侧腹膜后肿瘤

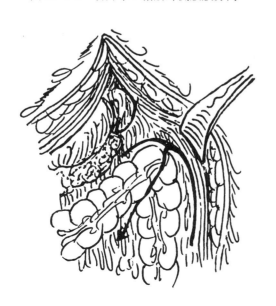

图 20-1-4　切开降结肠外侧腹膜

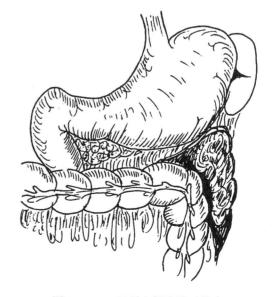

图 20-1-5　显露左侧腹膜后肿瘤

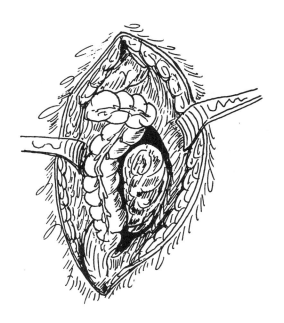

图 20-1-6　翻转乙状结肠以显露肿瘤

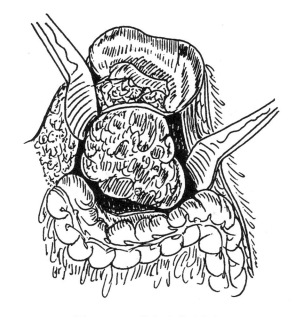

图 20-1-7　分离腹膜后肿瘤

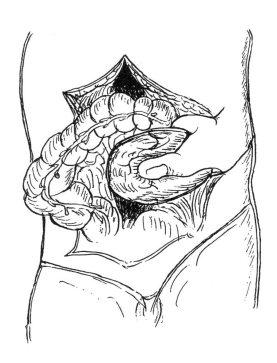

图 20-1-8　探查、分离、显露肿瘤，探查清楚肿瘤与周围组织及重要血管的关系

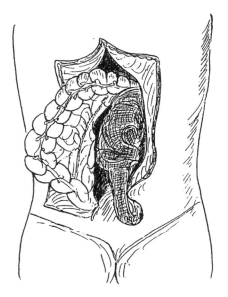

图 20-1-9 分离中出血多，迅速将肿瘤从包膜内钝性剥离出，再用热盐水纱布垫填塞肿瘤床，约 10 分钟后取出纱布垫，逐一缝扎止血

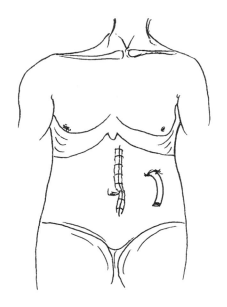

图 20-1-10 腹腔创面放置引流管另切口引出

【术中注意事项】

（1）该手术的主要危险是大出血，手术成功的关键是有效地控制出血。

（2）术前给止血药，如维生素 K 等，术中还可给维生素 K、氨甲环酸、巴曲酶（立止血）、酚磺乙胺（止血敏）等。

（3）按层次解剖分离，手术野应有良好的显露。做好暂时阻断腹主动脉、髂动脉的准备。在肿瘤和大血管严重粘连部分操作时，强调多用锐性分离而少用钝性分离，应先从容易分离处进行，使大部分肿瘤松动、游离，再处理困难部分，如肿瘤基底部解剖不清，不得已时可先将肿瘤大部分切下取出，留下基底部较少部分再仔细处理，此时视野清楚，出血容易控制。

（4）如脏器已被侵犯，剥离时出血多，不易控制，紧急情况下可以牺牲某些脏器，以保全生命。

（5）腹膜肿瘤术后易复发，应随访，早期发现，可再次手术。

第二十一章

疝修补术

第一节 小儿腹股沟疝囊高位结扎术

小儿腹股沟疝多为先天性腹膜鞘状突未闭所致。疝囊常与精索和睾丸紧密愈着。因小儿处于发育过程，所以手术时，仅需高位结扎疝囊，一般不需要切除疝囊和修复腹股沟管后壁。常见的方法有经腹股沟疝囊高位结扎和经腹腔疝囊高位离断两种，年龄较大的儿童可以在腹腔镜下缝闭内环口。

1. 经腹股沟疝囊高位结扎术

手术主要步骤见图 21-1-1 ~ 图 21-1-5。

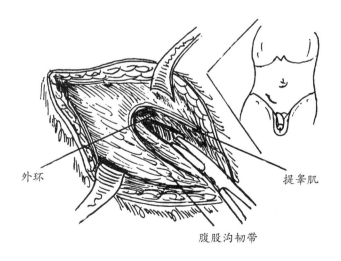

图 21-1-1 在耻骨上相当于腹直肌外缘处的皮肤做斜切口，小儿腹股沟短，多在1 cm 左右，用小拉钩向上外方向拉开外环，再用止血钳分开提睾肌显露精囊和疝囊

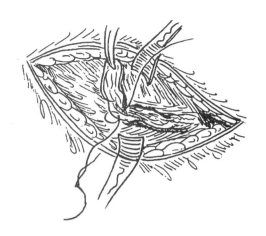

图 21-1-2　分离疝囊至疝囊颈部

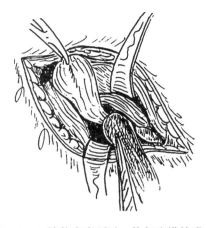

图 21-1-3　缝扎疝囊颈后，修复腹横筋膜的缺损

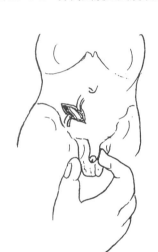

图 21-1-4　放回下半段疝囊，避免精囊扭曲

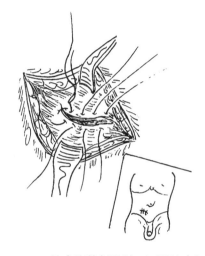

图 21-1-5　缝合腹外斜肌腱，逐层缝合切口

2. 经腹腔疝囊高位离断术

手术主要步骤见图 12-1-6 ~ 图 21-1-8。

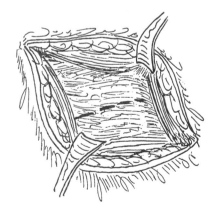

图 21-1-6　切开腹外斜肌腱膜（虚线示分开腹内斜肌处）

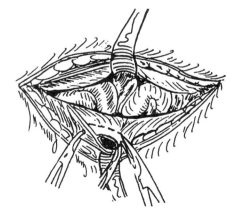

图 21-1-7　进腹腔后，提起腹膜下缘，找到疝囊口，沿疝囊口的后唇剪断腹膜

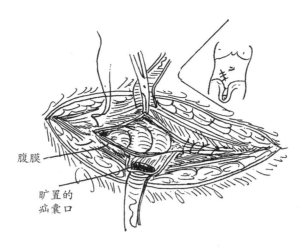

腹膜

旷置的
疝囊口

图 21-1-8   缝合腹膜，旷置疝囊，逐层缝合切口

【术中注意事项】

本手术适用于婴幼儿先天性腹膜鞘突未闭而形成的腹股沟斜疝，或用其他方法修复的复发疝。在手术过程中，切口位置很重要。如切口位置太高、太低、太左、太右均不易找到内环口开口处，需要注意。此外，在游离剪断内环后唇的腹膜时，必须将腹膜与腹膜外结缔组织分开，否则，会误伤输精管、腹壁下血管和膀胱。手术创面止血要彻底，严密无菌操作。

第二节   脐疝修补术

脐疝分为 3 型：脐膨出型（婴儿型或胚胎性脐疝），小儿型和成人型（图 21-2-1），脐膨出最少见，发生率为 1/5 000，是一种先天性缺损，突出到脐带内的腹内脏器仅被覆一层羊膜和腹膜，无皮肤遮盖。如暴露在空气中时间较长，会很快干燥并发生坏死，以至内脏从缺损处膨出体外。

小儿型脐疝较多见，发生率约 1%，多发生于 2 岁以内，常由于先天脐部腹壁缺损和腹内压增高所致。疝囊外被覆着皮肤和腹膜。

成人型脐疝较少见，多发生在中年以上。发病病因一是由于脐部有缺损，二是由于腹内压增高。

本手术主要适用于：

（1）脐膨出应在出生后稍有准备即行手术。

（2）小儿型脐疝，如在 2 岁内，疝囊直径在 2 cm 以下，可试用胶布内翻固定，如直径大于 2 cm，或 2 岁以后仍不愈合，应行手术修复。

（3）成人型脐疝，虽嵌顿发生率不高，但因其不易愈合，均应手术修复。

（4）各种嵌顿性脐疝应紧急手术治疗。

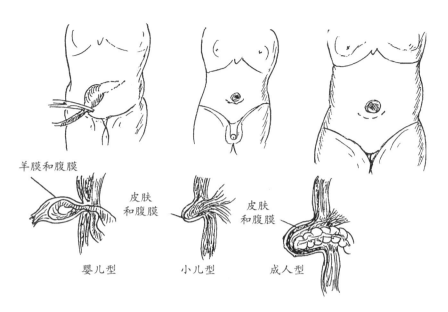

羊膜和腹膜

皮肤和腹膜

皮肤和腹膜

婴儿型　　　　小儿型　　　　成人型

图 21-2-1　脐疝类型及切口

手术主要步骤见图 21-2-2 ~ 图 21-2-7。

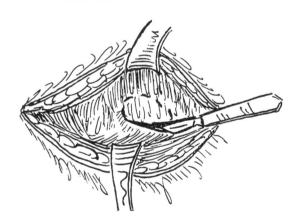

图 21-2-2　切开疝囊基底部

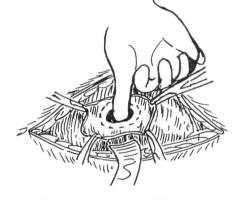

图 21-2-3　探查疝环附近粘连

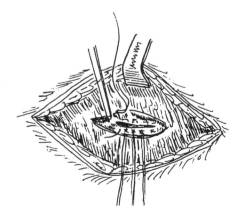

图 21-2-4　缝合腹膜

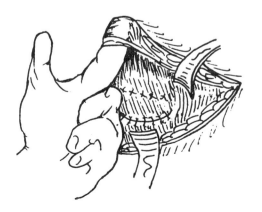

图 21-2-5　筋膜缝合完毕，松解脐孔皮下粘连

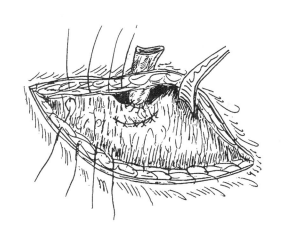

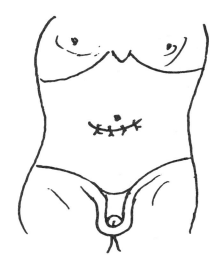

图 21-2-6　缝合固定脐孔皮下组织后将浅筋膜缝合
固定于腹直肌

图 21-2-7　小儿脐疝修补术完毕

【术中注意事项】

（1）小儿疝囊粘连，分离切开无困难。但大的疝囊病史久，常与内脏粘连，在分离切开疝囊时，要注意避免损伤疝内容物。

（2）如果在疝囊远端切开时，因粘连不能进入腹腔，可将疝囊提起，分离出腹直肌前鞘和疝囊颈的交界处，该处多无粘连，然后在此处切开疝囊，可用小指伸入探查推开粘连。

（3）如疝囊内为肠管，正常者，可推回腹腔，如是大网膜，可与疝囊一并切除。

第三节　疝环充填式无张力修补术

该手术主要用于缺损较大的腹股沟直疝。

按 Bassini 术式做切口，游离出精索分离出疝囊，沿疝囊颈基底部周围切开腹横筋膜，高位游离疝囊至暴露腹膜前脂肪，将花瓣状充填物顶端对准疝囊底部往腹腔内方向还纳，直至充填物到达疝环边缘。用不吸收线将填充物周边与疝环周围缝合。然后将人工片剪成与腹股沟后壁薄弱处相仿的大小并放置在腹股沟后壁的前面，再将补片剪一缺口，以容纳精索通过，将缺口两侧补合一针。补片的内、外缘分别与腹横筋膜、腹股沟韧带适当缝合固定数针。冲洗伤口逐层缝合切口。

手术主要步骤见图 21-3-1 ~ 图 21-3-6。

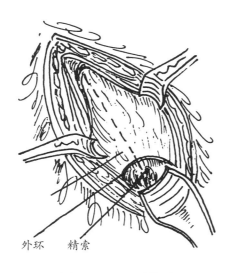

图 21-3-1　显露外环

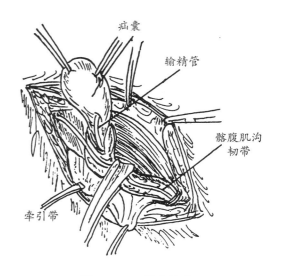

图 21-3-2　游离精索

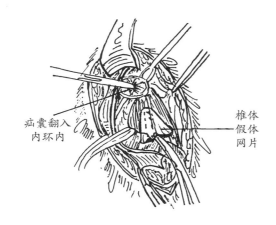

图 21-3-3　内环置填网片

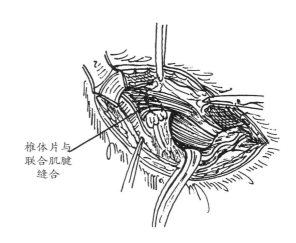

图 21-3-4　提起精索，显露腹股沟后壁

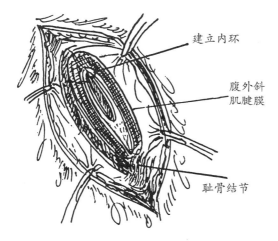

图 21-3-5　放置垫片在腹股沟后壁，新建内环

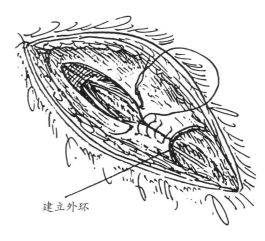

图 21-3-6　加固缝合补片于周围组织上新建外环口

第四节　股疝修补术

此术式的优点是可以较快的直接暴露和修补疝囊环。也可在局麻下施行。适用于较小和较简单的股疝。

手术以卵圆窝为中心，在腹股沟韧带下方约 3 cm 处做斜行切口，或在股动脉搏动内侧从腹股沟韧带上约 1 cm 向下做纵向切口，长 6 cm 左右。

切开皮肤、皮下，剪开筋膜，分开脂肪组织即可暴露出疝囊，将疝囊与股静脉、大隐静脉及周围组织分开，直至疝囊颈部。

切开疝囊前壁至疝囊颈部，松解粘连后，将疝囊内容物还纳腹腔。清除疝囊颈外组织，在疝囊颈部做荷包缝合，收紧后环绕一周再结扎。减去多余的囊壁，将结扎好的疝颈部推向股环以上。

在股静脉内侧，将腹股沟韧带连同陷窝韧带和耻骨韧带一并缝合 2 ～ 3 针，以闭合股管的上口。再将卵圆窝的镰状缘与耻骨筋膜缝合，以闭合股管的下口。

分层缝合皮下组织与皮肤。

手术主要步骤见图 21-4-1 ～图 21-4-5。

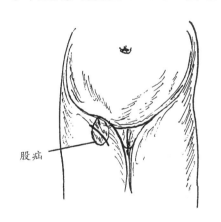

图 21-4-1　图示股疝修补术

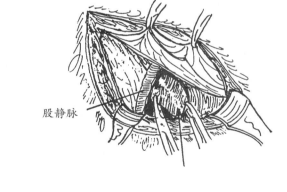

图 21-4-2　显露股疝疝囊

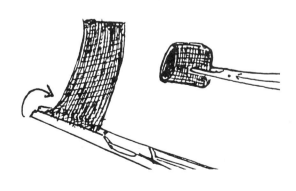

图 21-4-3　通过螺旋卷绕制成网片圆柱体后，用钳夹住

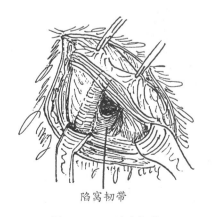

图 21-4-4　陷窝韧带

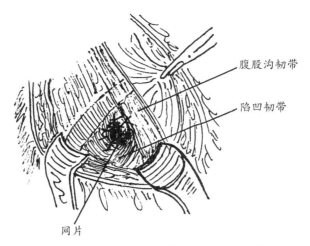

图 21-4-5　将填塞网片固定，缝合于腹股沟韧带上，若要缝合周围时，应注意勿损伤股静脉及其周围血管等

第五节　腹壁切口疝修补术

腹壁切口疝指发生在腹部手术切口部位的疝，多发生在纵向切口之后，尤其是在腹直肌旁切口较多见。诱发切口疝的原因有两大类，一是术中和术后处理不当，例如缝合层次错位，腹膜缝合不严密，有撕裂或切口，或术后留置引流管的时间过长等；二是术后腹内压增高，如腹胀、频繁呕吐和剧烈咳嗽等。

该手术主要适用于：①小的切口疝使用单纯修补术；②大的切口疝适用成形术；③大的切口疝以补片为首选。

年老体弱者，尤其是心肺功能有障碍者不宜手术，可用腹带包扎。

手术主要步骤见图 21-5-1 ～图 21-5-7。

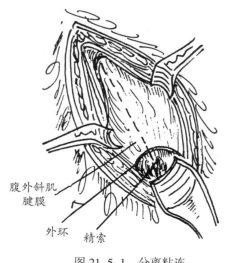

图 21-5-1　分离粘连

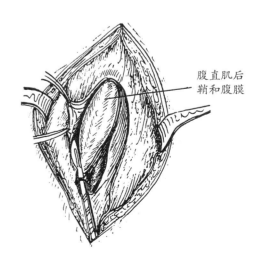

图 21-5-2　切开腹直肌前鞘

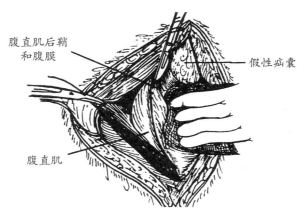

图 21-5-3 显露腹直肌后鞘和腹膜

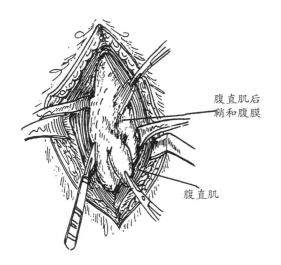

图 21-5-4 切除疝囊

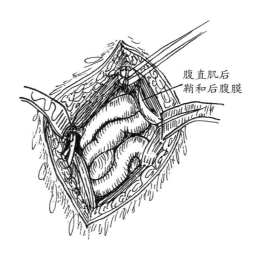

图 21-5-5 缝合后腹膜及腹直肌后鞘

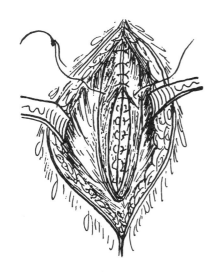

图 21-5-6 缝合腹直肌

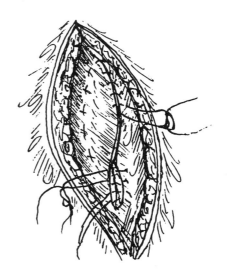

图 21-5-7 重叠缝合腹直肌前鞘

【术中注意事项】

（1）术中尽量减少损伤组织，彻底止血，减少切口的张力，保证切口愈合，以免术后复发。

（2）疝囊外组织很薄，切开皮肤时要注意避免损伤疝内容物。

（3）如果遇到大的切口疝，腹膜和腹直肌后鞘由于瘢痕收缩，缺损较大，往往修复缝合有张力。这时应在分离过程中保留切口两侧边缘腹直肌前、后鞘间瘢痕组织的连续性，待修复缝合时，把两侧前鞘做翻转鞘膜瓣用以修复后鞘的缺损。

术后防止腹胀，必要时行胃肠减压，直至肛门排气。较大的切口疝修复后可使膈肌上抬，从而影响心肺功能，应严密监护。术后 2 周左右拆线，术后 3 周左右可以轻度活动，2 个月左右可恢复一般活动。

第二十二章

肾手术

第一节　肾周脓肿切开引流术

肾周脓肿切开引流术主要适用于：①肾周炎症形成的脓肿；②肾周炎症经非手术治疗无好转，而有扩大趋势者。

【手术主要步骤】

（1）一般可采用经第 12 肋缘下切口，但因术中不需要完全显露肾脏，切口可适当缩短（图 22-1-1）。

（2）显露肾周筋膜，将腹外斜肌顺肌纤维分离，向后拉开或部分切断背阔肌，切开深层肌肉与筋膜，即可显露肾周筋膜。

（3）穿刺、切开：用粗针穿刺肾周筋膜间隙（图 22-1-2），如抽出脓液，可顺穿刺孔切开，用手指插入肾周间隙作引导，将周围筋膜充分剪开游离，并分离脓肿间隙（间隔）。

（4）引流：插入末端侧孔的较粗的引流管到脓腔（图 22-1-3），如肌肉分离程度不大，不必缝合，如分离过大，可将切口的两端缝合，但不可过紧。

【术中注意事项】

（1）切口不宜过小，因脓肿较深，且需向深层探查，部分病人还需分开纤维隔，如切口太小，操作不方便，且引流不畅。

（2）如并发髂窝脓肿，应在同侧髂窝做一斜行切口，行对口引流。

（3）手指分开肌纤维时，应在肾前或者肾后横向分开，不可将肌纤维完全分离，以免发生肾下垂。

术后保持引流通畅，待脓液明显流出后，可考虑拔除引流管。

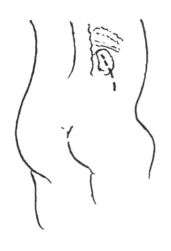

图 22-1-1　手术切口

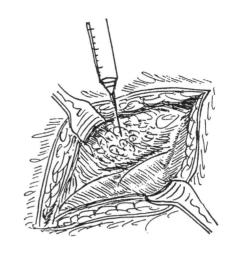

图 22-1-2　穿刺肾周间隙

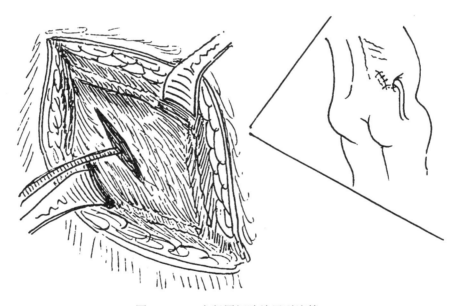

图 22-1-3　在肾周间隙放置引流管

第二节　肾盂造瘘和肾造瘘术

　　肾盂造瘘术目的是引流肾盂，改善肾功能，减轻肾盂的感染，但术后肾盂又可因造瘘而反复感染，影响肾功能。因此，这种手术只能作为缓解梗阻的抢救措施。

　　主要适用于：①输尿管因某种原因梗阻（如损伤后结核等），全身情况不允许用其他方法解除梗阻者；②肾积脓，全身情况不允许做肾切除术，或有其他因素必须保留病肾者；③膀胱癌晚期，使双侧输尿管堵塞者；④肾结石取石术后。

【手术主要步骤】

（1）经第 12 肋缘下斜切口，切口不需太长。

（2）置管引流，在肾皮质较薄的部位切开肾实质。

（3）切口宜小，只要能通过一把止血钳，将导管插入肾盂即可进行引流。

（4）如果肾实质较厚，可先在肾盂后面做一纵向切口，伸入一弯形止血钳，从肾下极偏后侧向外穿出肾实质，夹住导管将其引入肾盂内。

（5）用可吸收线缝合肾盂切口及肾切口（图 22-2-1 ～ 图 22-2-4）。在造口外置放引流管。

术中注意点，在显露肾实质及肾盂时，不可将肾周围完全分离，以免术后发生肾下垂。

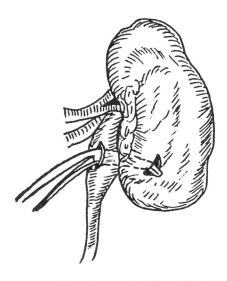

图 22-2-1　经肾盂切口伸入弯形止血钳，从肾下极偏后穿出

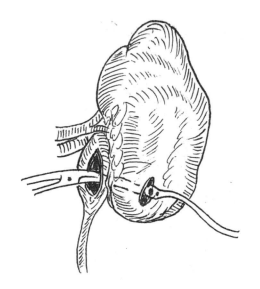

图 22-2-2　弯钳夹住导尿管

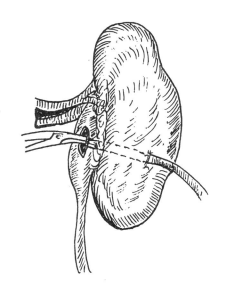

图 22-2-3　将导尿管引入肾盂内，肾皮质厚者行肾盂造瘘术

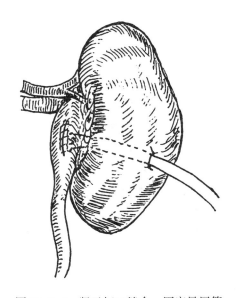

图 22-2-4　肾盂切口缝合，固定导尿管

第三节　肾窦内肾盂切开取石术

本手术主要适用于：

（1）经中西医治疗无效者。

（2）经碎石疗法无效者。

（3）结石大于 1 cm 或结石为鹿角形结石，肾内型肾盂结石、肾功能未减退者。

手术主要步骤见图 22-3-1 ~ 图 22-3-4。

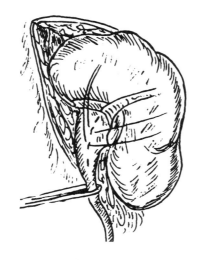

图 22-3-1　显露肾盂背侧，纵向切开肾盂

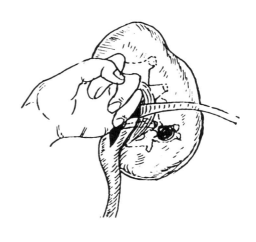

图 22-3-2　小指探查，伸入肾盂内探查结石的情况

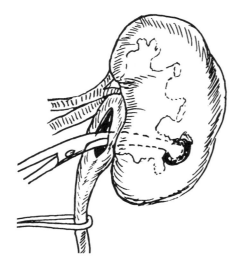

图 22-3-3　用结石钳取出结石

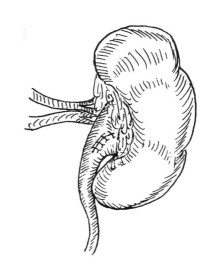

图 22-3-4　用生理盐水冲洗后缝合肾盂

【术中注意事项】

（1）止血应彻底，肾盂切开后，在一般情况下出血少，如有出血，可能是由于提拉肾蒂太紧，而部分阻断肾脏静脉回流加重出血，应放松牵拉，把肾脏放回原位，用温盐水纱布压迫出血部位，几分钟后即能止血。

（2）在切开肾盂时，注意不要损伤肾动脉后支或近肾窦部的肾实质，以防影响肾后段血运和出血。如肾后静脉被撕破，可将其结扎，并不影响肾功能和伤口愈合。

（3）取石应彻底干净，切开肾盂后，如结石与肾盂黏膜粘连，可用示指或小指或弯止血钳轻轻分离，然后用取石钳轻轻钳夹松动，取出结石。经肾盂内放入细导尿管，用生理盐水反复冲洗，常可冲出肾盏小结石。

（4）如在肾盂切开取石不成功时，如结石嵌顿于肾盏内，应即改行肾切开取石术。

第四节 肾切开取石术

肾切开取石术适用于：

（1）结石过大，或结石位于肾盏的鹿角形结石，不能经肾盂切口取出者。

（2）结石小，在肾盏的位置又不能肯定者。

1. 肾盂、肾分别取石术

【手术主要步骤】

（1）经第12肋床显露途径进入，分离肾及输尿管上段。探查肾盂，肾切开探查，在肾上做两个切口，一是在肾盂，另一个在肾皮质。肾盂切口用手指探查结石，如皮质切口大时，先行肾脏局部降温，用心耳钳阻断肾脏血运，减少术中出血（阻断时间不超过30分钟）。

（2）经肾盂切口插入取石钳，在肾盂内手指协同操作下，夹住结石轻轻向适当方向转动并拉出。用生理盐水冲洗肾盂将残余的小结石冲出，彻底止血。

（3）缝合肾盂、肾盏。松开心耳钳，观察止血是否完善，如有较少出血，可用温生理盐水压迫止血。

（4）缝合肾皮质，一般情况下缝3针即可。

（5）肾盂旁置多孔胶皮管引流，逐层缝合手术切口。

手术主要步骤见图 22-4-1 ~ 图 22-4-5。

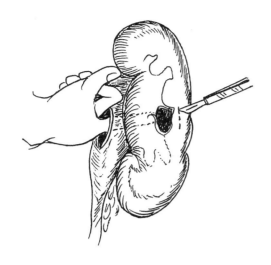

图 22-4-1　肾盂、肾皮质切口，手指探查切口

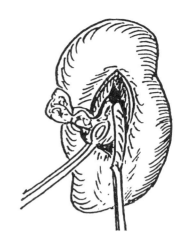

图 22-4-2　用硬膜剥离器剥离肾盏

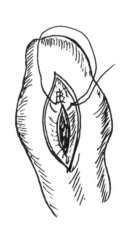

图 22-4-3　缝合肾盏和肾盂

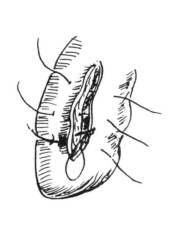

图 22-4-4　缝合肾实质

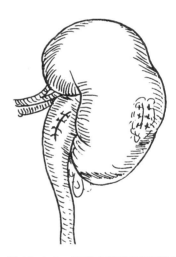

图 22-4-5　用游离脂肪覆盖肾切口，缝合肾盂切口

2. 肾盂、肾联合切开取石术

（1）切开肾实质、肾盂后发现结石不能取出，则在局部降温后用肾蒂钳（或心耳钳）轻夹肾蒂，然后将肾盂切口按倒 "U" 形延长到肾实质（图 22-4-6 ~ 图 22-4-7）。

（2）取出结石，冲洗肾盂，将结石碎片完全冲出。

（3）松开肾蒂钳，观察有无出血，仔细止血，冲洗肾盂，清除血块，肾实质用可吸收线做间断深缝合，一般不需要做肾盂造瘘术。观察无出血，用可吸收线间断缝合肾盂切口。

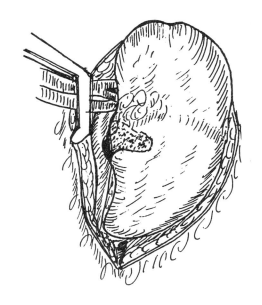

图 22-4-6　阻断肾蒂，扩大切开肾盂和肾实质

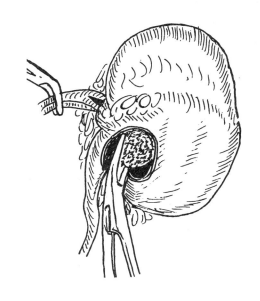

图 22-4-7　取出结石，肾盂、肾联合切开取石术完毕

【术中注意事项】

（1）在分离肾脏和输尿管时，如有肾副动脉，应保留和暂时阻断，以免引起肾脏切面的出血。

（2）肾脏及肾盂周围多由炎症引起组织粘连。对较疏松粘连可用钝性分离；对较广泛且较致密的粘连，则不钝性分离，以免损伤重要器官。此时，可用小圆刃刀在肾包膜外做锐性分离，细心将牢实的纤维组织切断，以暴露准备切开的肾表面。

（3）术中出血的预防和处理十分重要。在应用肾蒂钳阻断血运后如有出血，首先检查肾蒂阻断和松紧情况，往往由于肾蒂阻断钳较松，静脉血流量被阻断，但动脉血流未被完全阻断，反而引起出血。

（4）在肾蒂钳放松后，如创面仍有出血，多因肾切面不规则，缝合止血不牢靠所致，或因肾皮质切口太小，取出结石有勉强的操作而致肾组织撕裂伤出血。因此，肾切口大小要掌握适当。

（5）肾盏部的出血应予缝扎，否则当肾盂缝合后，将因视野暴露不佳而难以止血。

（6）如肾脏缝合后，肾盂仍有出血，可在肾盏、肾盂切口边缘部用可吸收线做肾实质的褥式缝合。

第五节　肾切除术

肾切除术主要用于:

（1）肾脏恶性肿瘤。

（2）肾结核,一侧肾已大部分或全部被破坏,另一侧肾正常或病变较轻,肾功能基本正常。在控制其他部位活动性结核之后,可将已被破坏的肾切除。

（3）严重的肾盂积水或肾结石等,病变肾脏已完全丧失功能,而另一侧肾脏正常,可切除病肾。

（4）严重的肾脏损伤,如肾蒂断裂或广泛撕裂伤等。

（5）一侧脓肾。

手术主要步骤见图 22-5-1 ~ 图 22-5-5。

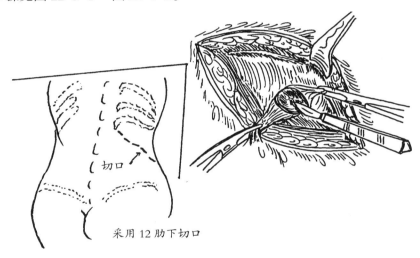

采用 12 肋下切口

图 22-5-1　切开肾周筋膜

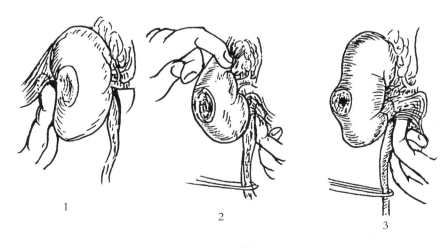

1　　　　　　　　2　　　　　　　　3

图 22-5-2　分离肾脏

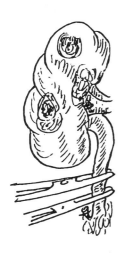

图 22-5-3　处理输尿管

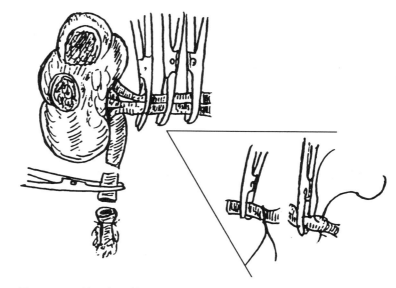

图 22-5-4　处理肾血管：先在血管区近心端结扎一次，取下一钳，再在结扎处远端缝扎一次

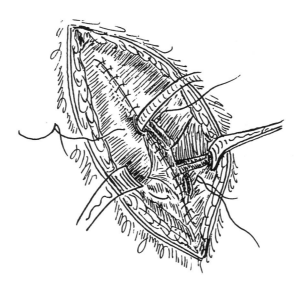

图 22-5-5　置放引流管，逐层缝合手术切口

【术中注意事项】

（1）在切开及分离腹横筋膜及肾周筋膜时，注意勿损伤髂腹股沟神经、髂腹下神经及撕裂腹膜。如腹膜被撕裂应即刻缝合后方可继续手术。

（2）采用 12 肋床下切口或 11 肋间切口，要注意勿损伤胸、腹膜，如有损伤立即缝合并排出胸腔内空气。

（3）分离肾门是肾切除术的关键步骤，分离得成功与否，关系到病人的安危。当粘连较多时应仔细分离，明确与下腔静脉、十二指肠（右）及结肠的解剖关系。如粘连紧密经肾包膜外分离困难时，可行包膜下肾切除术，即沿病肾的内侧缘梭形切开肾包膜（图 22-5-6），但需要注意避免切入肾实质内，以免引起出血。用食指在肾包膜下向肾前、后、上、下极做钝性剥离，直至肾门处，将部分粘连的包膜旷置，然后在肾门处再度绕肾蒂环形切开肾包膜进入肾周围间隙（图22-5-7）。肾蒂血管和输尿管被显露，分离出肾盂及输尿管后，将肾血管钳夹、切断和结扎。分离肾脏时，可在上下极遇到条索状异位血管，应于钳夹、切断、结扎止血。

（4）在夹肾蒂钳时，先要考虑肾蒂钳是否牢靠。不可在钳夹后发现位置不当又放开肾蒂钳，这样会造成组织损伤和大量出血。

（5）在肾切除术后，万一发生肾蒂钳滑脱大量出血时，切不可盲目乱夹，以免损伤重要组织。应立即用纱布垫填塞压迫出血处止血，紧急输血，待病人情况稳定后，再轻轻移去纱布垫，查清出血部位，在直视下夹住缝合止血。

（6）在分离输尿管时，勿损伤输尿管并行的精索内（卵巢）血管，如已损伤应立即结扎，以免术中、术后出血。

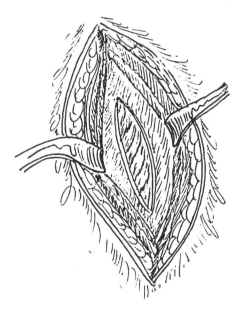

图 22-5-6　梭形切开肾包膜

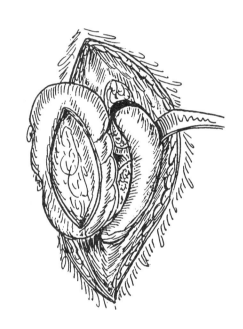

图 22-5-7　靠近肾门处再切开肾包膜，包膜外显露肾蒂

第六节　肾部分切除术

该手术适用于：

（1）局限于肾的一极或一个肾蒂，而肾盏的漏斗管狭窄，不可能自行排出的肾结石。

（2）肾良性肿瘤或肾囊肿。

（3）局部肾积水或肾积脓。

（4）局限于一极的肾盏结核，只有在应用结核药物治疗无效后，或应用药物治疗期间发生抗药性或不能耐受者，以及病灶转变为密闭时，才考虑做肾部分切除术。

手术主要步骤见图 22-6-1 ~ 图 22-6-4。

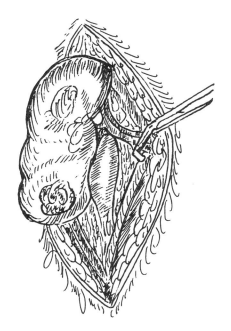

图 22-6-1　用心耳钳控制肾蒂血管

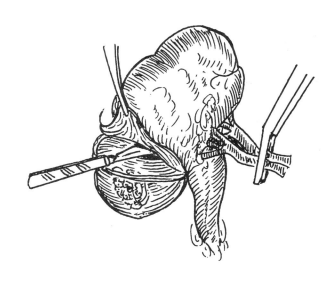

图 22-6-2　剥离包膜，切除肾脏下极

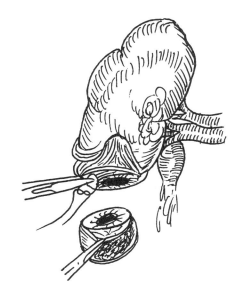

图 22-6-3　缝扎切面的血管

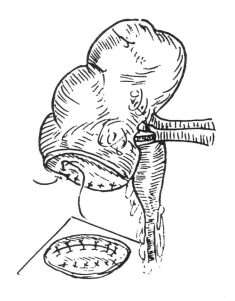

图 22-6-4　重叠缝合肾包膜

【术中注意事项】

（1）肾蒂血管阻断时间不应超过 40 分钟，以避免造成肾脏损害。也可用肾脏局部降温法以延长阻断时间。方法是将肾脏显露后放入 0 ~ 7℃的生理盐水中浸泡数分钟，等肾皮质温度降至 20℃左右撤去盐水，阻断肾动脉。

（2）防止形成漏尿，术前必须通过肾盂造影明确肾盂连接部有无梗阻，术中应防止肾盂内有凝血块，并在缝合肾盂、肾盏前先予清除；肾盏壁应尽量缝合。

（3）肾断面彻底止血，观察证明可靠后才能移去肾蒂心耳钳。

（4）如遇到假双肾施行半肾切除时，因两肾输尿管、血管可以是分开的，也可以来自一个总干，分离肾脏后必须认清楚，以免损伤半肾的血管和输尿管。

（5）当一侧肾脏已被切除或不存在，而又需要为另一侧肾脏施行肾部分切除术时，应尽量多保留肾组织，至少要保留 3/5 才能维持肾功能。

第二十三章

膀胱手术

第一节　耻骨膀胱造瘘术

耻骨膀胱造瘘术适用于：

（1）膀胱内手术，如膀胱结石、膀胱异物的取出、切除带蒂的膀胱肿瘤、膀胱憩室，以及膀胱损伤修补术等。

（2）尿潴留引流。

（3）经膀胱前列腺或尿道会师术。

手术主要步骤见图 23-1-1 ～图 23-1-6。

仰卧位略头低脚高位，使腹内肠管倾向头侧。做耻骨上正中切口，长 6 ～ 10 cm，将腹直肌于锥状肌向两旁分开，直达膀胱前间隙。继续行膀胱前壁的显露，切开膀胱前壁，探查膀胱等。

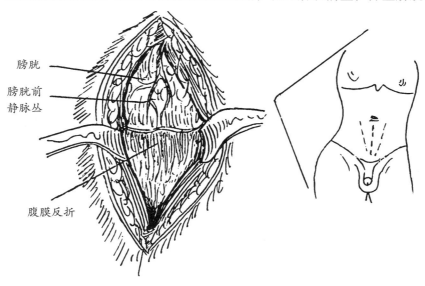

图 23-1-1　显露膀胱

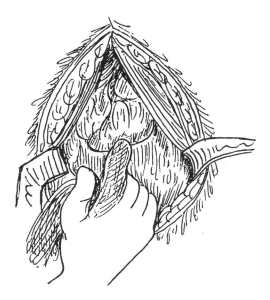

图 23-1-2　向上分离腹膜反折

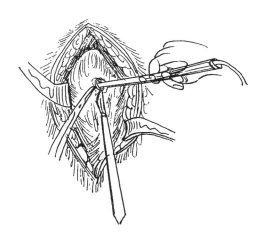

图 23-1-3　切开膀胱前壁

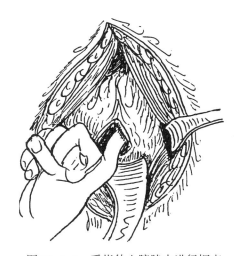

图 23-1-4　手指伸入膀胱内进行探查

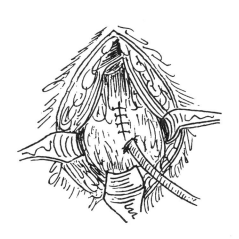

图 23-1-5　置入导尿管，缝合膀胱前壁

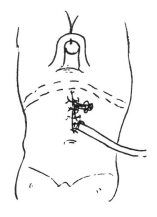

图 23-1-6　膀胱前间隙引流缝合切口

【术中注意事项】

（1）膀胱壁上的动脉，必须当时结扎或缝扎止血，以免回缩再出血。

（2）分离腹膜反折时应避免分破，以防漏尿，感染腹腔。

（3）当膀胱空虚、挛缩、破裂时，应防止将腹肌当成膀胱而误切入腹腔。一旦分破腹膜应即刻缝闭。

（4）放置膀胱前间隙的引流物，可以是烟卷引流，也可以是多孔橡胶管或两种同时置入膀胱前低位间隙及膀胱底部间隙，具体根据手术创面而确定。

第二节　膀胱部分切除术

膀胱部分切除术主要适用于：

（1）膀胱能扩展部分（尤其是膀胱顶部）发生局限的无蒂或短蒂肿瘤时，可做膀胱部分切除术。

（2）术前经膀胱镜探查确诊的膀胱恶性肿瘤，需在镜检的同时，在肿瘤周围的膀胱壁取活组织检查，查明肿瘤周围组织有无癌细胞浸润，如有应考虑全膀胱切除术，若无则考虑行膀胱部分切除术。

（3）顽固性溃疡经药物治疗无效，以及膀胱邻近器官恶性肿瘤累及膀胱者，均可行膀胱部分切除术。

【手术主要步骤】

（1）术前留置尿管，注入生理盐水 200 ~ 300 ml 充填膀胱。

（2）可采用耻骨上正中切口。

（3）切开膀胱：用纱布推开腹膜后，将膀胱壁四角用 4 把组织钳夹住，然后切开膀胱，显露肿瘤。

（4）切除病变：用电刀或手术剪在距离肿瘤边缘约 2 cm 处，将肿瘤为核心的膀胱壁做部分切除（图 23-2-1）。连同与粘连的腹膜一并切除，再将输尿管重新吻合在膀胱壁无肿瘤区。

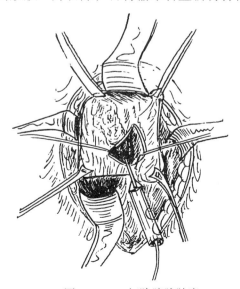

图 23-2-1　切除膀胱肿瘤

（5）修复膀胱壁：膀胱部分切除后，将缺损的膀胱边缘用可吸收线连续缝合，内层缝线缝合黏膜下肌层。不得穿过黏膜层，外层用4-0丝线间断缝合肌层（图23-2-2）。

（6）冲洗膀胱后行膀胱造瘘。也可经尿道放置导尿管而不在耻骨上膀胱造瘘，膀胱前间隙放置1～2条烟卷或引流管引流（图23-2-3）。

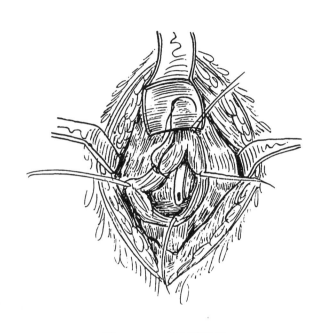

图23-2-2　修复膀胱壁

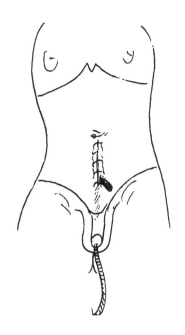

图23-2-3　膀胱前间隙置放烟卷引流物，膀胱内置放导尿管，经尿道引出

第二十四章

精索、附睾、睾丸和输精管手术

第一节　精索静脉结扎术

精索静脉曲张一般是精索内静脉瓣功能不全，使远端静脉血流淤滞所致。大多数静脉曲张多可自愈而不需要手术治疗。精索静脉曲张较重，拟行手术治疗。如左侧的精索静脉曲张，解除因素外，应注意是否系左肾肿瘤所致，应找到原发病灶，针对性治疗。

精索静脉结扎术主要用于较重的精索静脉曲张，精索静脉瓣和侧支静脉瓣的功能不良者。

1. 精索静脉丛结扎术

手术主要步骤见图 24-1-1 ~ 图 24-1-4。

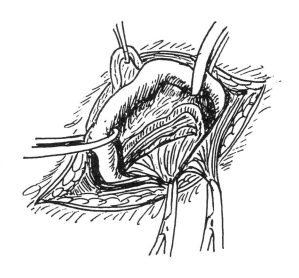

图 24-1-1　分离曲张的精索静脉丛

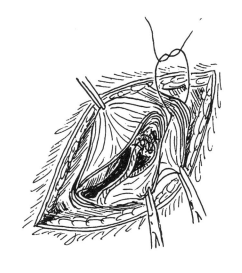

图 24-1-2　切断结扎的静脉丛

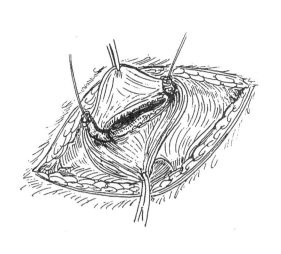

图 24-1-3　将断端结扎固定至腹内斜肌下缘

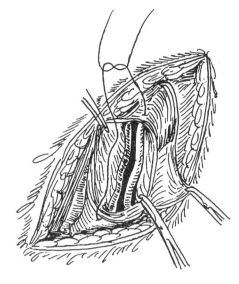

图 24-1-4　横向缝合精索筋膜

【术中注意事项】

（1）保留不曲张的静脉，应保证睾丸的静脉回流。

（2）分离精索静脉丛时，注意不要损伤伴行的输精管及精索动脉。

（3）如有损伤，有时由引睾韧带或阴囊纵隔的血供足够维持睾丸的血供，使得睾丸能有正常的生机。

2. 精索静脉高位结扎术

本手术适用于精索静脉瓣功能不佳，而侧支静脉瓣功能良好的精索静脉曲张。

【手术主要步骤】

（1）于腹股沟韧带中点上 3 cm 处做一 3 ～ 5 cm 长的横切口，也可与腹股沟韧带平行。顺纤维方向切开腹外斜肌腱膜，钝性分离腹内斜肌与腹横肌（图 24-1-5）。切开腹横筋膜，将腹膜向上推开，显露髂窝部。

（2）分离切断精索静脉内静脉，用深拉钩拉开腹膜，可见输精管与精索内血管在内环处并行（图 24-1-6）。将拉钩向上拉开，可见输精管转向内侧，精索内血管转向后上方。精索内静脉在此处多数已汇合成一条，偶有 2 ～ 3 条。分离其静脉将其结扎、切断（图 24-1-7）。逐层缝合腹壁切口。

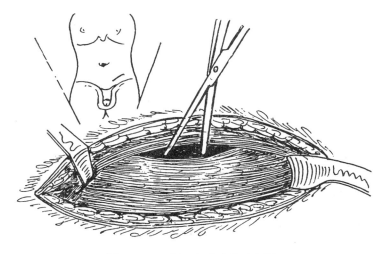

图 24-1-5 切口与分离腹内斜肌

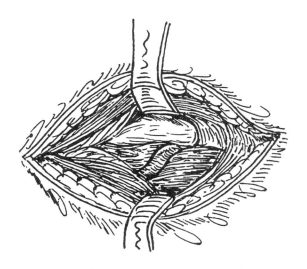

图 24-1-6 显露精索内静脉

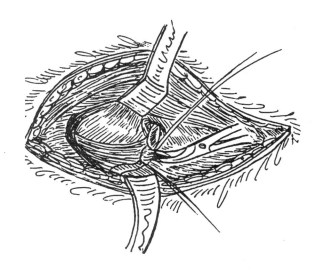

图 24-1-7 结扎、切断精索内静脉

【术中注意事项】

同精索静脉结扎术。

第二节 睾丸鞘膜翻转术

该手术适用于：

（1）较大的睾丸鞘膜积液，导致阴茎埋入，引起较重的症状者。

（2）先天性鞘膜积液。

（3）多囊性鞘膜积液。

（4）附睾、睾丸疾病并发鞘膜积液者，在治疗原发病的同时，可做鞘膜翻转术。

如为化脓性疾病，则不应该做鞘膜翻转术。

手术主要步骤见图 24-2-1 ~图 24-2-6。

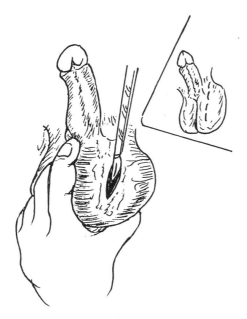 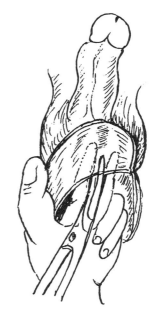

图 24-2-1　左手固定肿大的阴囊，切开

图 24-2-2　沿前鞘膜壁层分离鞘膜囊后，剪开鞘膜囊

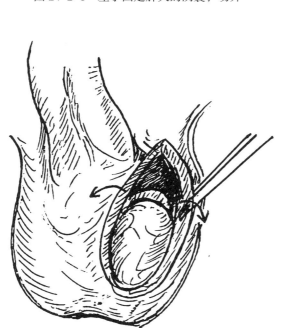 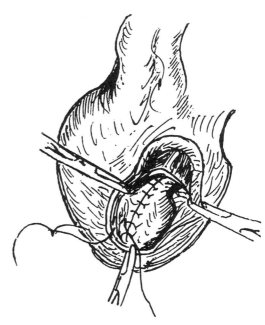

图 24-2-3　切除多余的鞘膜后外翻鞘膜

图 24-2-4　缝合翻转的鞘膜并固定于后方筋膜上

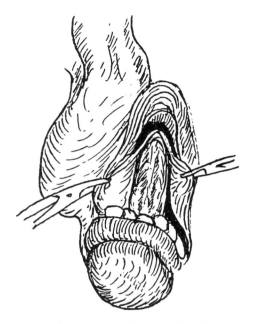

图 24-2-5　还纳睾丸于阴囊中

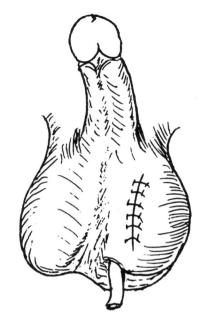

图 24-2-6　缝合皮肤，放置引流物

【术中注意事项】

（1）止血要完善，尤其是对鞘膜的切缘小血管，如止血不彻底以及引流不充分时，术后可发生阴囊血肿，应引起注意。

（2）分离鞘膜壁层应紧贴囊壁进行，以减少组织损伤和出血。

（3）还应注意避免损伤输精管和精索血管。

（4）合并腹股沟斜疝和交通性鞘膜积液的病人可采用腹股沟切口，同时行鞘膜翻转及疝修补术。当鞘膜囊增厚和坚硬时，应将囊壁全部切除。

（5）放回睾丸时，要注意放在正确的层次，注意勿扭转睾丸。

第三节　附睾和睾丸切除术

本手术适用于：

（1）附睾结核病变较大，已形成冷脓肿或阴囊瘘管，可应用药物治疗一段时间，待病灶局限后实行附睾切除术。

（2）一侧附睾结核，而精液中无精子，或有严重前列腺、精囊结核病变时，一般应在切除附睾的同时，结扎对侧输精管。一侧附睾结核而精液中有精子，病人希望生育时，则不结扎对侧的输精管。

（3）当病变涉及睾丸时，可按受累的程度同时做睾丸切除术。

（4）经久治不愈而症状明显的慢性附睾炎。

（5）附睾良性肿瘤，如较大的精液囊肿和间质瘤。

1. 附睾切除术

手术主要步骤见图 24-3-1 ~ 图 24-3-3。

切口同睾丸鞘膜积液翻转术。

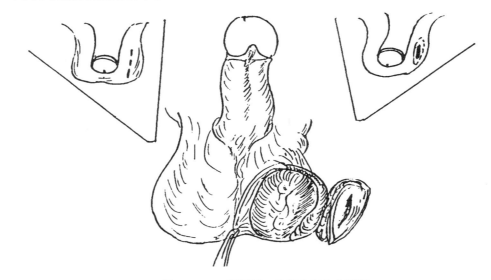

图 24-3-1　阴囊切口及提出睾丸和附睾

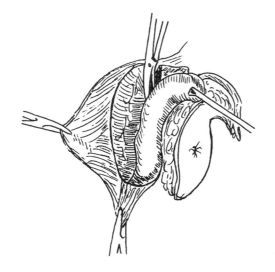

图 24-3-2　切除输精管及附睾

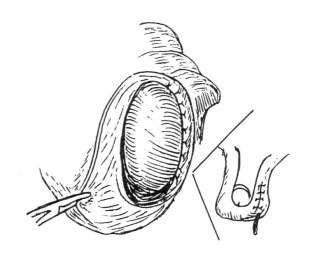

图 24-3-3　将睾丸放回阴囊后缝合切口，放置引流物

【术中注意事项】

（1）分离输精管时，必须注意避免损伤精索血管，以免术后发生睾丸萎缩或坏死。

（2）术中要彻底止血，以免术后形成血肿。

（3）如附睾结核手术切除术，应不放引流，以免形成窦道。

2. 睾丸切除术

本手术适用于：

（1）睾丸肿瘤。

（2）附睾、睾丸结核、睾丸广泛受累者。

（3）化脓性睾丸炎反复发作，睾丸组织已破坏者。

（4）前列腺癌病人，可做双侧睾丸切除术，以减少男性激素的产生，使癌迅速缩小，症状大为缓解。

（5）精索扭转，睾丸坏死。

（6）睾丸严重损伤者。

手术主要步骤见图 24-3-4 ～图 24-3-7。

该手术切口多采用现腹股沟内环以上至阴囊上部的切口；非肿瘤病人，多采用自腹股沟外环至阴囊的切口。

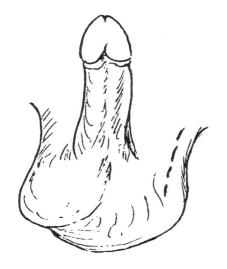

图 24-3-4 手术切口（虚线）

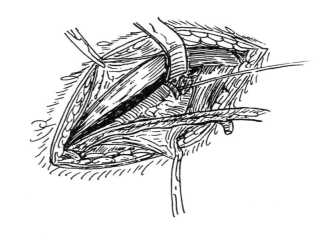

图 24-3-5 高位切断精索

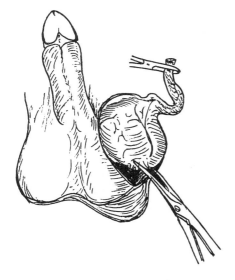

图 24-3-6 精索、附睾及睾丸完整切除

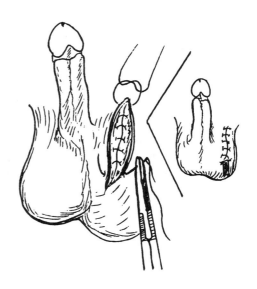

图 24-3-7 缝合切口及放置引流物

【术中注意事项】

睾丸肿瘤术前诊断明确者，应先切断精索血管，然后再分离睾丸及其鞘膜，以减少挤压和操作引起的血行播散。术前诊断尚不确切者，应切开壁层鞘膜探查病变，或切取组织做冰冻切片检查。

第四节　输精管结扎和输精管吻合术

1. 输精管结扎术

输精管结扎术是一种简单、安全、可靠的绝育手术，是计划生育的主要手术之一。输精管结扎术仅阻断精子的输送通道，使精子淤积于附睾尾部，以后液化吸收。输精管结扎术后 10 多年又行吻合者，仍能恢复生育能力，证明该手术对曲细精管上皮并无影响，对间质细胞的男性激素分泌更无妨碍，因此，术后男性第二性征不会发生变化，也不会影响性功能和体力。

该手术为绝育而施行输精管结扎术。如有睾丸鞘膜积液、腹股沟斜疝或直疝以及精索静脉曲张者，可同时手术。另外，前列腺肥大症施行前列腺切除时，为了预防术后并发附睾炎，也可施行双侧输精管结扎。

手术主要步骤见图 24-4-1 ～ 图 24-4-5。

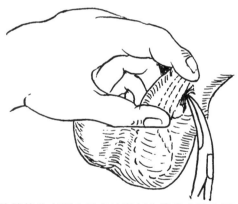

图 24-4-1 用输精管分离钳由局麻针眼刺入阴囊皮肤各层，张开分离钳，
使穿刺孔扩大 0.4 cm 左右

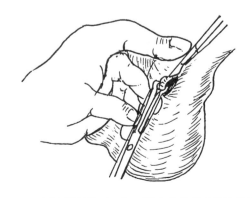

图 24-4-2　固定输精管后，切开精索内筋膜及输精管外膜

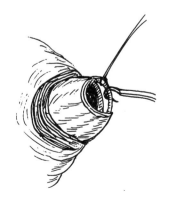

图 24-4-3　提出输精管

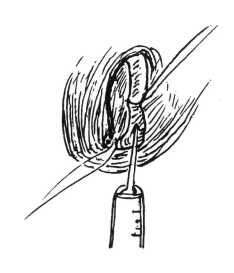
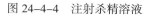

图 24-4-4　注射杀精溶液

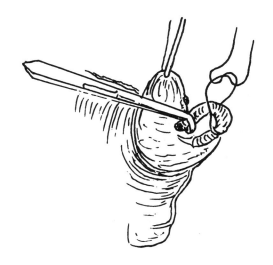

图 24-4-5　反折结扎输精管

【术中注意事项】

（1）局麻后，用输精管固定钳经皮肤外固定输精管，分开皮肤、皮下即可显露输精管，用输精管提出钩或直接用分离钳提出输精管分离、结扎。

（2）在结扎前也可不注射杀精液，因精囊内还有存活的精子，还需要避孕 2 ~ 3 个月。

（3）输精管远端可不做反折，因反折后有结节的存在，有部分人有敏感性的触痛，应选择切除输精管 1 cm 更理想，还可预防再通。

2. 输精管吻合术

本手术适用于输精管结扎后需要再生育者以及输精管意外损伤者。

【手术主要步骤】

将输精管结扎术的皮肤瘢痕切除，扩大切口 2 ~ 3 cm，将输精管远、近端分离清楚，用缝线将两端提起。再沿输精管向两端分离，使切除残端后的吻合口无张力。分离不宜太多，以免影响输精管的血运。切除远近残端的瘢痕。将支架线引入输精管一段，即用 7 ~ 8 号针头从输精管近端插入管腔、至离断 1.5 cm 处穿出管腔壁，并经阴囊皮肤穿出，将细的血管缝线导入针腔，退出针头，使残端留在管腔内，末端露在皮肤外，并将皮肤端用缝合固定在皮肤上。将细的血管线的另一端向上插入远端输精管腔内 4 ~ 5 cm，留作管腔支架用。然后用细的血管缝线将输精管间断缝合 3 ~ 4 针做端端吻合。再用丝线间断缝合输精管周围组织，一般情况下仅缝 2 ~ 3 针以覆盖输精管，缝合皮肤切口（图 24-4-6 ~ 图 24-4-11）。

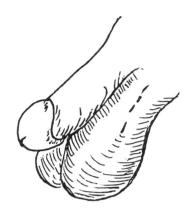

图 24-4-6　虚线示手术切口

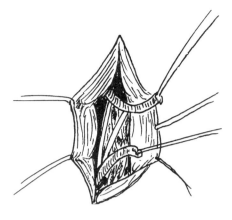

图 24-4-7　分离输精管，切除瘢痕组织

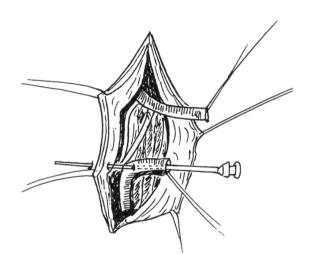

图 24-4-8　引入支架线

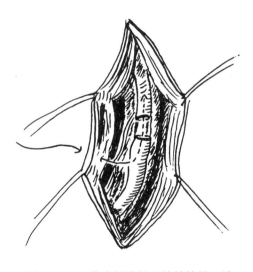

图 24-4-9　将支架线插入输精管另一端

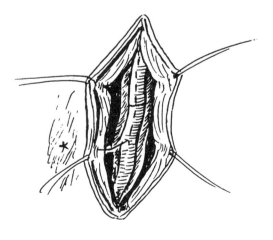

图 24-4-10　输精管支架线置入后吻合完毕

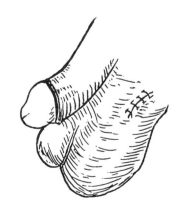

图 24-4-11　缝合切口

【术中注意事项】

（1）分离输精管时，不宜分离过长或过短，过长影响血运供给，过短受张力的影响导致输精管吻合口的愈合。

（2）在分离输精管时，应注意勿损伤睾丸动脉。

（3）当支架线插入输精管后，及时用丝线固定于皮肤上，以免术中不慎被接出，再次置入可影响输精管的创伤，对愈合不利。

第二十五章

附件切除术（输卵管及卵巢切除术）

附件切除术适用于：

（1）保守治疗无效的附件炎、卵巢囊肿、肿瘤及异位妊娠等。对于年轻人而言，只要不是恶性病变，则应保留一块有功能的卵巢组织。

（2）卵巢良性肿瘤年龄偏大（≥ 46 岁），严重盆腔子宫内膜异位症不适合保留附件者。

（3）卵巢交界性肿瘤、卵巢恶性肿瘤（ⅠA 期）、卵巢生殖细胞恶性肿瘤局限于单侧卵巢者，行患侧附件切除术。

第一节　开腹手术

1. 输卵管切除术

取下腹正中切口或下腹横切口（图 25-1-1）。一般切口长度在 10 cm 左右，或根据检查情况延长切口。

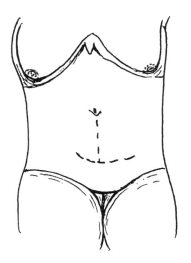

图 25-1-1　虚线示手术切口

手术主要步骤见图 25-1-2 ～图 25-1-5。

如盆腔有广泛粘连，应钝锐结合分离开，将粘连处拉紧切断，细心地将病变的附件与其他结构之间辟出一分离层面。将肠管小心推向一侧并用热盐水纱布隔开，然后用中弯钳将游离的附件向上提起。

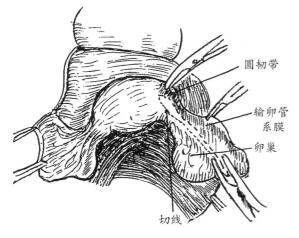

图 25-1-2　用牵引钳夹住邻近的子宫圆韧带

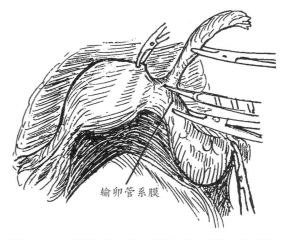

图 25-1-3　用足够的血管中弯钳全程夹住输卵管系膜

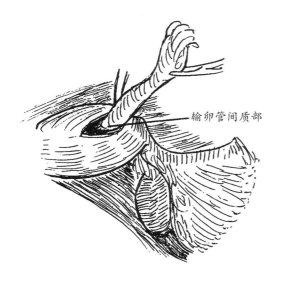

图 25-1-4　结扎输卵管系膜，移除中弯钳

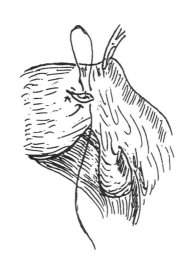

图 25-1-5　行褥式缝合，闭合子宫角部

2. 输卵管及卵巢切除术

切口如图 25-1-1 所示。

手术主要步骤见图 25-1-2 ～图 25-1-9。

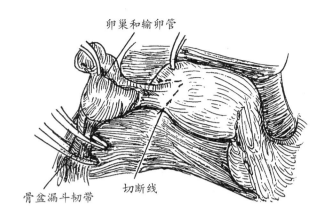

图 25-1-6　用中弯钳夹住骨盆漏斗韧带，包括卵巢血管一并夹住

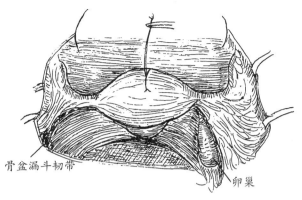

图 25-1-7　如双侧输卵管和一侧卵巢切除后，阔韧带的粗糙面如图所示。如卵巢韧带过长，卵巢会下坠入盆腔，穿过子宫后壁和卵巢韧带的褥式缝合能缩短该韧带，从而把卵巢悬吊在子宫后壁附近

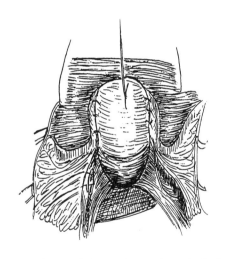

图 25-1-8　将圆韧带缩短以便用两侧的腹膜覆盖大部分粗糙面。如盆骨漏斗韧带的切面未能覆盖大部分粗糙面，可在蒂的两侧缝住腹膜，切面即被腹膜包盖住

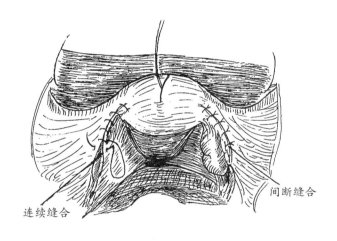

图 25-1-9　切除部分或全部附件后，遗留下的粗糙面可用 2-0 可吸收缝线在其上方连续缝合或间断缝合

第二节　腹腔镜下巨大卵巢肿瘤切除术

　　1. 巨大的卵巢肿瘤因为空间小、暴露困难，手术难度大。可先在置镜成功后，在充分评估为良性肿瘤的情况下，将第二操作孔 Trocar 刺透腹壁后直接刺入囊腔中，即可放入吸引器抽吸囊液，抽吸

囊液时不宜过快，助手用操作钳将囊壁固定于鞘上避免滑脱，囊腔缩小后冲洗干净囊腔内容物，再经此鞘放入镜头观察囊壁是否光滑，有无结节和内生乳头。若考虑为良性肿瘤，将囊肿放入腹腔以进行下一步手术。如果囊壁不光滑或有内生乳头，则缝合穿刺孔并电灼切缘后方放入腹腔（图25-2-1～图25-2-2）。

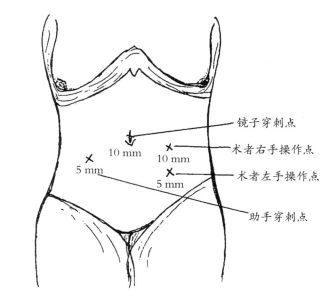

镜子穿刺点

术者右手操作点

术者左手操作点

助手穿刺点

图 25-2-1　一般盆腔下腹部手术的穿刺点选择

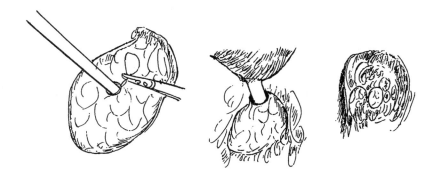

图 25-2-2　Trocar 抽吸囊肿后，观察囊壁是否光滑

2. 腹腔镜下分离粘连时因缺少开腹手术的触诊及立体空间感，手术时更应该耐心仔细，必要时可在脐耻之间做一小纵切口，以单手进入腹腔进行触摸探查。

3. 切断囊肿蒂：对于小而光滑的肿瘤，用抓钳提起输卵管显露骨盆漏斗韧带。用两把长弯血管钳钳夹卵巢动脉、静脉，切断骨盆漏斗韧带，近端 7 号丝线贯穿缝扎，结扎各 1 次（图 25-2-3）。

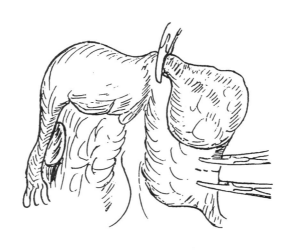

图 25-2-3 切断囊肿蒂

4.巨大囊肿在处理盆骨漏斗韧带时要仔细辨认输尿管。术者以一手伸入囊肿蒂的下方,暴露并保护肠管,分别在囊肿蒂的两侧各钳夹一弯止血钳,两钳夹相对,充分钳闭组织,在止血钳与囊肿间切断囊肿蒂。用 7 号丝线"8"字缝合法结扎囊肿蒂的残端。如蒂部宽,应分 2 ～ 3 次钳夹切断并缝扎(图 25-2-4 ～图 25-2-5)。

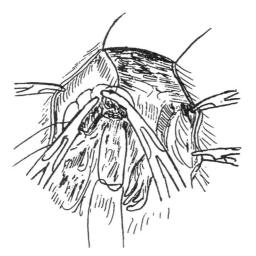

图 25-2-4 切断囊蒂,分次缝扎

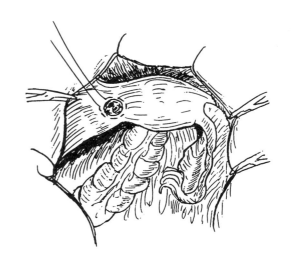

图 25-2-5 蒂部宽者,分 2 ～ 3 次缝扎

5.如蒂扭转的卵巢肿瘤已经坏死,则不论年龄大小,都应行全切除,扭转呈"麻花"状的囊蒂内常有血栓形成,不应复位扭转部位,应在扭转部的下方钳夹瘤蒂并切除(图 25-2-6)。如果病人年轻并有区域性新鲜的卵巢组织,改行肿瘤剥除保留正常的卵巢组织,如蒂有正常卵巢组织,一并切除附件是一大忌,常常为年轻经验不足的医生而为之。

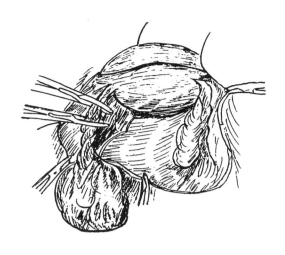

图 25-2-6 钳夹扭转部位下方

6. 腹腔镜下附件广泛切除时沿输尿管表面阔韧带基底部打开后腹膜达子宫旁，于盆骨入口处电凝切断骨盆漏斗韧带，外侧沿腰大肌表面延伸至子宫圆韧带中外 1/3 处（图 25-2-7）。

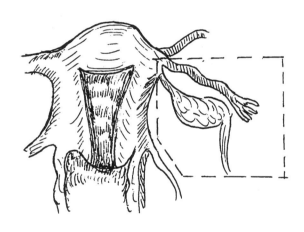

图 25-2-7 附件广泛切除范围（虚线所示）

腹腔镜对于小而光滑的肿瘤，助手用操作钳提起肿瘤，用单 / 双极钳于近卵巢门处电凝骨盆漏斗韧带到灰白或灰黄色，剪刀 / 电钩 / 超声刀切断。沿阔韧带上缘向宫角方向近乎平行切开，遇有粗大血管则依次电凝巨大囊肿在电凝骨盆漏韧带时要仔细辨认输尿管，在髂总动脉表面可见输尿管蠕动，在输尿管与骨盆漏斗韧带间打开腹膜，寻找输尿管并向下推离输尿管，打开阔韧带后叶达卵巢固有韧带下方，可避免输尿管损伤。切断卵巢固有韧带时应注意其下方为子宫动脉卵巢支所在，应可靠电凝止血，否则切断后出血难免，时有出血，止血困难（图 25-2-8）。输卵管切除自伞端沿输卵管系膜至峡部依次电凝即可（图 25-2-9）。

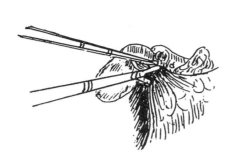
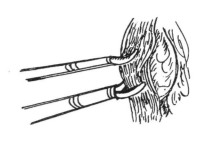

图 25-2-8　切除卵巢固有韧带

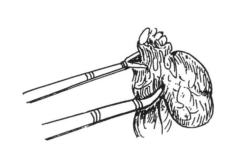
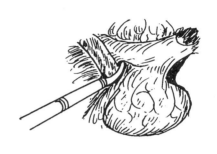

图 25-2-9　切除输卵管

7. 包埋残端：用 4 号丝线荷包缝合或连续缝合断端周围腹膜，包埋残端至腹膜外，或将圆韧带拉向阔韧带后叶以覆盖残端腹膜化，预防粘连发生。有学者认为腹腔镜下手术通常不需要行残端包埋，可选择防粘连膜覆盖创面。

8. 缝合腹壁：切口用 1 号丝线间断缝合。也可用可吸收线皮内缝合法。

第二十六章

剖宫产术后子宫切除术

该手术适用于：

（1）子宫收缩乏力性出血：经使用各种足量的宫缩剂、按摩子宫、子宫动脉或髂内动脉结扎术、子宫收缩不良，出血不止。

（2）胎盘植入：正常位置胎盘或前置胎盘合并部分或大部分胎盘植入，经强行剥离后，行创面缝合及压迫止血仍不能有效地止血者。

（3）子宫破裂：子宫严重破裂或较复杂的破裂者，无法修补或已发生感染，或行修补后可能发生产后出血者。

（4）子宫下段切口严重裂伤：当切口扩展伤及子宫动脉或子宫颈无法完全止血者。

（5）子宫肌瘤：当子宫肌瘤完全妨碍切口缝合，或致使子宫收缩不良引起严重出血或肌瘤发生变性者，以及子宫颈重度不典型增生或原位癌。

（6）子宫重度宫内感染：因宫内感染导致脓毒血症而抗感染药物难以控制，不得不切除子宫内感染病灶者。

第一节　子宫次全切除

（1）膀胱子宫反折腹膜的处理：应尽可能向下分离膀胱至子宫颈水平。在剖宫产和胎盘娩出后，如果子宫切口出血明显，可先选择缝合，或用鼠齿钳夹止血。如果出血不明显可不做处理。

（2）各韧带的处理：提拉子宫处理子宫圆韧带，切断输卵管峡部及卵巢固有韧带或骨盆漏斗韧带。由于妊娠子宫的相关韧带较松弛，故上述操作均可在将子宫提拉至盆腹腔外进行（图26-1-1）。

（3）解剖分离阔韧带后叶至子宫峡部或子宫内口水平，暴露子宫血管。注意勿损伤附着在阔韧带后叶上的输尿管。

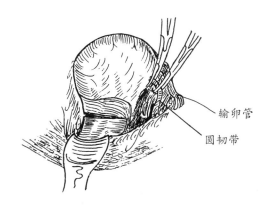

图 26-1-1　提拉子宫，处理子宫圆韧带

（4）处理子宫血管：在子宫颈内口水平或稍高处钳夹，切断子宫血管，并双重结扎其远侧断端。因妊娠子宫颈增粗和输尿管位置变异，需要认真仔细以避免损伤子宫动脉下方穿过的输尿管。为了做到这点，应由一名助手持续牵拉子宫远离结扎的子宫血管方向。上行的两侧子宫动脉和静脉可以在靠近其起源处找到。迅速双重钳夹这些血管，在靠近子宫处离断，并行双重缝合结扎（图 26-1-2）。

（5）切除子宫体，缝合宫颈残端，缝合盆腔腹膜及腹壁各层；进行子宫次全切除术，在紧靠子宫动脉结扎平面以下切除子宫是适当也是必要的。宫颈残端用可吸收缝线连续或间断缝合法关闭。

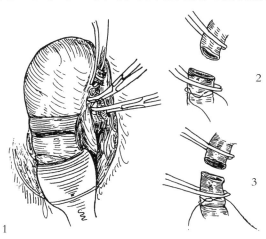

图 26-1-2　钳夹两侧紧邻子宫的动脉、静脉并断离开（图中 1），血管断端双重缝合（图中 2、3）

第二节　子宫全切手术

【手术主要步骤】

（1）膀胱子宫反折腹膜的处理：必须充分的下推膀胱，一般推移到前穹隆为度，这将有助于在膀胱退缩至耻骨联合下方时牵开输尿管，并防止在切除子宫颈和关闭阴道残端时损伤或误缝膀胱。

（2）各韧带的处理：分离剪开阔韧带后叶，处理子宫血管均同子宫次全切除术。

（3）切断、缝扎子宫骶骨韧带：由助手将子宫向前提起，平宫颈内口处钳夹切断，缝扎子宫骶骨韧带。

（4）处理子宫主韧带：在子宫血管和骶韧带断端内侧，靠紧宫颈侧壁分次钳夹、切断。缝扎主韧带至阴道侧穹隆顶部。勿损伤输尿管，必要时可将输尿管做部分游离并推向外侧。

（5）切除子宫：经阴道试产，尤其是宫颈开口全后剖宫产者，子宫颈一般扪不清，可以通过子宫中线前方的纵切口识别产后子宫颈阴道的交界处，或通过已经切开的子宫切口，也可以通过子宫血管结扎水平来识别交界处。以手指直接进入切口下方确定扩张子宫颈的游离缘和阴道前穹隆，并更换污染的手套。另一种确定子宫颈缘的有效方法是在子宫切除之前经阴道放置4个金属皮肤夹或在子宫边缘12点、3点、6点和9点钟的位置缝上颜色明显的缝线做标记。用弯钳于子宫颈水平下方钳夹阴道侧穹隆，在弯钳内侧切开组织，在切下的侧穹隆可同时双重结扎，并缝合至主韧带残端（图25-2-1）。检查子宫颈以确保已完全切除，然后缝合阴道。阴道穹隆的每个角都应固定于主韧带和宫骶韧带上（图26-2-2）。

（6）缝合阴道断端、盆底腹膜、关腹：对于子宫出血合并DIC者，阴道断端宜连续缝合锁边（图26-2-3），使之开放以利渗血流出。盆腔后腹膜缝合完毕，仔细检查各切断的血管、韧带、确认无误后，腹腔内置放引流管，关闭腹腔。

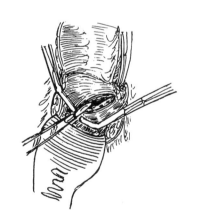

图26-2-1 剪开阴道壁

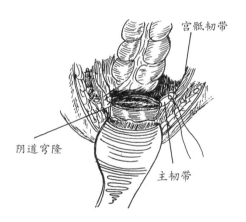

图26-2-2 侧穹隆缝合至主韧带残端

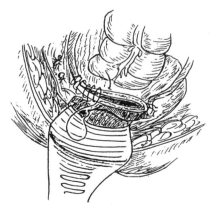

图26-2-3 缝合阴道残端

讨 论

　　剖宫产手术后出血用常规方法不能控制出血、感染和损伤时，当机立断施行剖宫产手术后的子宫切除术仍是不可或缺的措施。手术方式尽量选择子宫次全切除术，力争缩短手术时间。子宫次全切除术更有利于妇女的身心健康和生理健康。但对于子宫颈有病变或裂伤延及到子宫颈者应行子宫全切术。无论是全切或次全切除术，在卵巢及输卵管没有病变的情况下均应保留附件，以维持女性特征。

　　产科一旦发生大出血则病情凶险，延误诊治易发生多器官衰竭，甚至死亡。剖宫产术后发生大量出血，多与剖宫产时机选择不当及感染缝合技术欠佳有关。因此，要加强临产后的产程观察，正确掌握剖宫产指征与剖宫产时机。尤其值得提出的是医源性因素及社会因素所导致的剖宫产率的上升应予控制，这也是多数学者所提出的建议，同时应努力地不断提高剖宫产手术质量，可以减少剖宫产术晚期出血的发生。

第二十七章

子宫全切术

第一节　经腹子宫全切术

该手术主要适用于：

（1）子宫肿瘤：良性、恶性肿瘤仅需或仅能做子宫切除者。

（2）子宫出血：异常子宫出血经药物治疗无效。围绝经期患黏膜下肌瘤或子宫内膜息肉；围绝经期或绝经后子宫内膜异常增生性出血等。

（3）附件病变：一侧附件恶性病变切除子宫及对侧附件。

（4）盆腔炎性肿块、结核性包块等保守治疗无效者。

（5）子宫内膜异位症影响正常生活、子宫脱垂、积脓。产后子宫收缩无力严重出血，前置胎盘剖宫产大出血、植入性胎盘、羊水栓塞、DIC 等子宫大出血难予控制者。

（6）子宫破裂、子宫内翻、中毒性感染子宫等情况者。

【手术主要步骤】

（1）切开腹壁，探查盆腔。

（2）提拉子宫，用两把大弯止血钳沿子宫角直达卵巢韧带下方夹持子宫两侧（包括圆韧带、输卵管峡部、卵巢固有韧带），如子宫大可将子宫托出腹腔操作（图 27-1-1）。

（3）处理圆韧带及阔韧带前腹膜；提起圆韧带，于中上 1/3 处用中弯止血钳钳夹、切断、缝扎，剪开阔韧带前叶腹膜，分离至子宫颈内口水平处有静脉丛，应防止剪伤出血（图 27-1-2）。处理卵巢固有韧带及输卵管，即离断、结扎、缝扎。

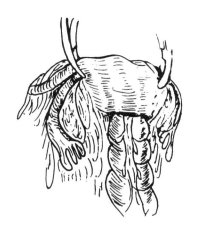

图 27-1-1　大弯血管钳夹持子宫两侧

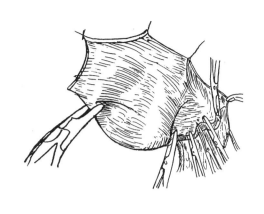

图 27-1-2　剪开阔韧带前叶

（4）打开膀胱腹膜反折，推开膀胱，也可用无齿镊子提起膀胱腹膜反折中央的疏松游离部分剪开（图 27-1-3），提起膀胱腹膜反折的边缘；用手指以示指为好或刀柄沿膀胱筋膜与子宫颈筋膜间的疏松结缔组织向下及两侧钝性剥离推开膀胱，相当于子宫内口略下（图 27-1-4），侧边达子宫颈旁 1 cm。

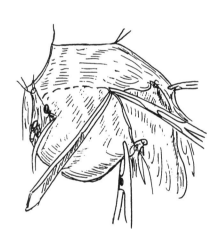

图 27-1-3　推膀胱腹膜反折

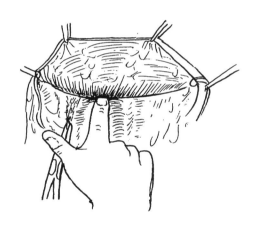

图 27-1-4　推到宫颈内口下

（5）打开阔韧带的两叶，可靠处理子宫血管后，处理子宫颈主韧带；若行筋膜内子宫切除时，无须处理子宫主韧带，上提子宫，直接于子宫颈筋膜内环形切除子宫（图 27-1-5 ~ 图 27-1-6）。

（6）环形切阴道，切除子宫，将子宫颈上提暴露出子宫颈与阴道连接区域，确定子宫周围组织已全部充分剥离并检查输尿管有无损伤。阴道断端以组织钳钳夹牵引，以防止断端滑脱（图 27-1-7）。用 7 号丝线缝合阴道两侧角，再用 1-0 可吸收线连续缝合或"8"字间断缝合，为减少断端渗血，缝合时可将后腹膜及阴道前壁筋膜一并缝合。若阴道有炎症，可采用开放式缝合以利引流渗液（图 27-1-8）。缝合后腹膜，关腹。

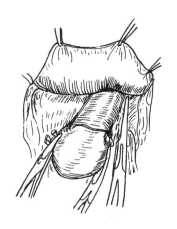

图 27-1-5　切断子宫颈主韧带

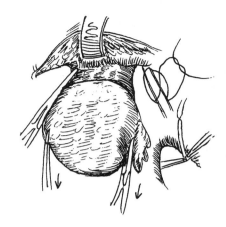

图 27-1-6　筋膜外切除子宫

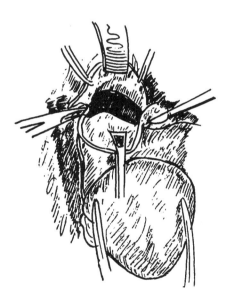

图 27-1-7　环形切阴道

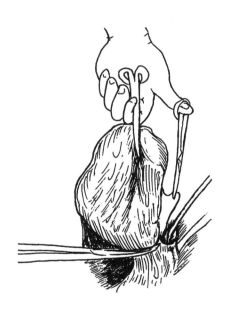

图 27-1-8　开放式缝合

讨　论

　　经腹子宫切除术是传统的手术方式，手术花费少；病人心理上易于接受；式式视野开阔，手术操作得心应手，时间短，出血少，便于分离粘连；术中若出现出血损伤情况等便于补救，同时还可以施行其他手术。更为主要的是适合于各类妇科恶性肿瘤，需要扩大手术切除范围，手术难度大的病例较其他手术方式更为适宜，同时也是经阴道、腹腔镜子宫切除术失败后的补救措施。子宫全切术注意要点：①避免输尿管损伤；②避免术中出血过多；③操作应仔细轻柔，充分保护肠管，避免过度牵拉导致出血，损伤周围组织。

第二节　腹腔镜下子宫全切术

该手术方式适用于：

1）子宫肌瘤，子宫体积小于孕4个月。

2）子宫肌腺瘤、肌腺症。

3）子宫内膜增生异常。

4）子宫脱垂等。

（1）膀胱截石位，病人臀部外露手术床3～5 cm，以利于术中操作时举子宫。

（2）选腹部4空法充气，穿刺套管，置镜，注意穿刺时用力均匀，以免损伤肠管。注意第4个切口应位于左下腹与脐上穿刺孔连线中点偏外侧1～2 cm处（图27-2-1），盆腔视野显露较广，操作方便。

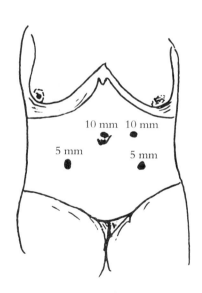

图27-2-1　穿刺孔部位的选择

（3）常规探查盆腔，了解子宫大小、位置，与周围脏器关系。

（4）处理子宫圆韧带，向内上方提起子宫角的圆韧带，离子宫角2～3 cm处用双极电凝处理1～2 cm段，再用超声刀剪断圆韧带（图27-2-2～图27-2-3）。同法处理对侧圆韧带。

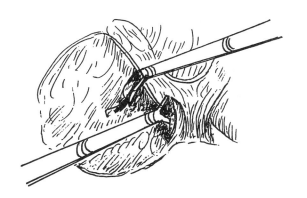

图 27-2-2　双极电凝切开圆韧带

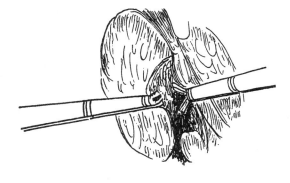

图 27-2-3　用超声刀剪断圆韧带

（5）剪开子宫膀胱反折腹膜及两侧阔韧带前叶，沿圆韧带断端切口，用弯钳提起阔韧带前叶，超声刀由外向内弧形打开阔韧带前叶及腹膜反折，再用钝性探棒将膀胱下推，将阔韧带前叶外缘向外下方稍分离。切除附件，若为良性肿瘤切除附件应紧贴卵巢处理骨盆漏斗韧带，若有粘连应先分离后再处理血管，以防损伤输尿管。保留附件，距子宫角 2 cm 处用双极电凝钳电凝输卵管峡部后剪断，再电灼卵巢固有韧带后剪断（图 27-2-4）。注意不宜太靠近子宫，否则易引起子宫体部血管出血。

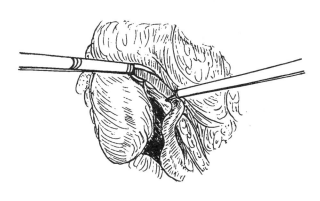

图 27-2-4　剪断卵巢固有韧带

（6）继续分离膀胱反折腹膜，将膀胱下推，注意要有清楚的解剖层次，可以看见发白的宫颈筋膜，两侧的组织是膀胱柱，电凝分离后，将膀胱推至子宫颈外口（图 27-2-5），向两侧分离可见子宫峡部及子宫动脉。

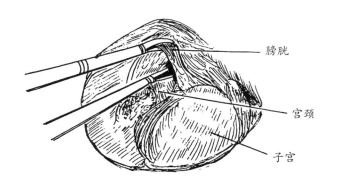

图 27-2-5　向下推开膀胱

（7）切断子宫动脉：切断子宫动脉在子宫全切术中是极为重要的一环。如果上述分离顺利，可见子宫动脉。如不能显露，在分离时，将子宫向对侧牵引，使子宫峡部有一定的张力，最好在离子宫旁 1 cm 部位用分离钳轻轻地进行分离，找到子宫动脉。处理子宫动脉时，将举宫器用力向一侧上方推移子宫，以暴露子宫动静脉，并且要远离输尿管。同时旋转镜体 90°，暴露子宫动静脉，明确子宫血管后，用双极电凝钳紧贴子宫峡部电凝子宫血管，使之闭合后再剪断。对于电凝处理不够彻底的血管，用超声刀再次加强凝固后切断，以减少出血（图 27-2-6）。

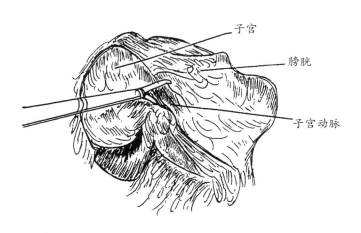

图 27-2-6　分离子宫动脉，双极电凝再超声刀切断子宫动脉

（8）用双极电凝钳分次电凝，剪断宫骶韧带及大部分子宫主韧带。沿举宫器边缘切开阴道前穹隆，切除子宫，此时助手要向病人头端及处理的对侧推举子宫，以正确的辨认解剖关系，在环切过程中应边切边止血，并清楚地意识到子宫颈为圆形，以及时转弯弧形切开，以防止损伤主要脏器。将切除的子宫经阴道取出。如子宫较大可分块取出。

（9）在腹腔镜下连续缝合阴道残端及反折腹膜。为了防止从一端连续缝合后缝合侧阴道黏膜遗漏，可见"8"字缝合一侧阴道角部，再从对侧起连续缝合阴道残端（图 27-2-7）。缝合时应注意两侧角部的缝合是否完整。术后盆腔留置引流管是减少术后感染的有效方法（图 27-2-8）。冲洗盆腔，缝合各穿刺操作孔。

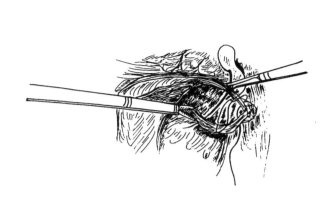

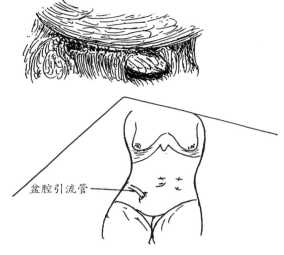

盆腔引流管

图 27-2-7　缝合阴道残端　　　　　　　图 27-2-8　缝合阴道残端加固盆腔置放引流管

　　腹腔镜子宫全切术具有微创手术的特点，包括住院时间短、术后肛门排气早、疼痛轻、恢复正常的生活及工作较快。由于腹部创口小，术后吸收热、感染的机会明显减少等。术后手术操作孔的愈合瘢痕小，最大限度地保留了腹壁结构完整性及美观程度。与腹部传统的手术和阴式子宫全切除相比，腹腔镜操作复杂费力，但手术视野更清晰，可见镜下了解盆腔情况，如子宫大小、形态、病变的性质，对盆腔评估后再决定手术范围及手术方式。对于合并子宫内膜异位症和盆腔粘连重的病人，腹腔镜手术切除子宫除避免了阴式手术的困难，也避免了开腹手术的创伤，扩大了微创手术的范围，就显得更有优势。但腹腔镜手术是一种器械依赖性手术，有其局限性，如住院费用高，手术难度增加，手术技术要求及设备要求高等。腹腔镜子宫全切术应严格掌握适应证外，还应熟悉解剖，有丰富的开腹子宫切除及阴式子宫全切术的经验，而且要熟悉腹腔镜操作原理，具有扎实的腹腔镜基本功。以最大限度地减少并发症的发生。因此，临床医生应根据疾病的特点、病人的情况、医生的经验、手术的安全性和费用等合理的选择和应用。

第二十八章

经阴道子宫全切术

该手术适应证：

（1）盆腔无炎症、无粘连，附件无肿块者。

（2）子宫＜12 孕周体积，子宫重＜500 g 为宜。

（3）无盆腔手术史，不需探查或切除附件者。

（4）阴道弹性或容量好。

（5）子宫肌瘤伴有糖尿病、冠心病、高血压、肥胖等内科合并症不能耐受开腹者。

（6）凡需子宫切除而无阴道禁忌证者均适合，尤其是对腹壁肥厚、子宫脱垂及伴有阴道壁膨出，膀胱或直肠膨出，压力性尿失禁者最适合经阴道子宫全切术。

【手术主要步骤】

（1）取膀胱截石位，外阴及阴道常规消毒，铺巾，铺上保护膜。双合诊检查，明确子宫大小、位置及有无粘连。

（2）显露手术视野，在子宫颈阴道交界处及两侧子宫颈旁注射药物以减少出血；无高血压心脏病人以 1∶20 垂体后叶素或催产素 10 U 或 1∶250 肾上腺素生理盐水（250 ml 生理盐水加 1 mg 肾上腺素）15 ～ 20 ml，注入阴道穹隆黏膜下，以利于分离，子宫旁注射肾上腺素生理盐水可以减少出血。

（3）剪开阴道后壁，分离直肠；于直肠子宫颈交界处的间隙处，钳夹，剪开，分离后阴道壁，使左右与前阴道壁切口相连通，整个阴道穹隆环切剪开（图 28-1-1），用血管钳或刀柄靠子宫后壁轻轻分离，找到疏松间隙，再用食指向上稍做钝性分离，即达到子宫直肠反折腹膜。

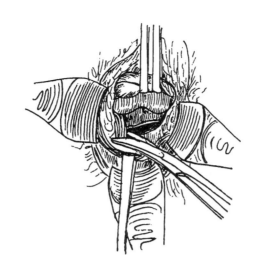

图 28-1-1 环形切开阴道穹隆

（4）阴道后穹隆黏膜横切口部位的选择有其难点，子宫直肠分离错误会导致直肠损伤，直肠子宫陷凹小肠与粘连也易损伤，如何避免是关键。后穹隆黏膜切口正确选择的技巧是用组织钳夹该部黏膜下拉上推几次，辨别其穹隆部黏膜活动与不活动之交界处（图 28-1-2）。于交界活动处稍上方2～3 mm横向切开阴道黏膜。用精细的脑膜剪刀闭合，弯头向子宫颈，并紧贴子宫颈上推，间隙疏松，不出血，推至直肠陷凹，撑开剪刀，间隙打开。如果不用剪刀，则用食指尖着力点向子宫颈做分离（图 28-1-3）。如果粘连重，手指分离困难，则改用剪刀锐性分离。

（5）剪开阴道前穹隆，阴道前穹隆切口勿高而深，否则易损伤膀胱。找准前穹隆切开的部位既难又是关键。与打开直肠子宫陷凹的方法一样。阴道组织钳夹部位在前穹隆阴道黏膜，下拉上推辨别其活动与不活动之交界处，还可用左右旋转子宫颈观察褶皱起始部在其交界活动处稍上方2～3 mm横向切开阴道前穹隆黏膜（图 28-1-4）。切开子宫颈上隔后，脑膜剪刀闭合，剪尖弯头紧贴子宫颈，着力点向子宫颈，于中线或偏中线（未分娩者）钝性试行上推（图 28-1-5）。以手指触摸间隙，以避免夹着膀胱壁（图 28-1-6）。膀胱子宫颈附着的间隙处若间隙正确、疏松，剪刀易进入且不出血，宫颈筋膜光滑，可撑开剪刀扩大间隙。推开膀胱宫颈韧带上部。如果没有把握可于阴道前壁下方注射水囊（图 28-1-7）。

（6）分离膀胱，提起前阴道切口上缘，用金属导尿管探查清楚膀胱附着下界，分离膀胱子宫间隙，伸入手指到间隙，向上及两侧钝性分离，推开膀胱直达膀胱子宫反折腹膜。用单叶阴道拉钩拉开膀胱，可显露两侧膀胱子宫颈韧带。靠近子宫颈剪断、分离或切断、缝扎（图 28-1-8）。

（7）暴露子宫主韧带和子宫骶韧带，切断缝扎宫骶韧带后，再切断、缝扎宫颈韧带和子宫血管。继之剪开膀胱子宫反折腹膜，切开子宫直肠窝腹膜，于腹膜切缘中点处缝一针丝线做标记，用7号丝线缝扎阔韧带子宫旁组织，切断缝扎子宫附件及圆韧带并缝合盆腔腹膜。

（8）缝合阴道壁，切口用可吸收线缝合。

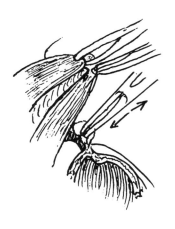

图 28-1-2　Allis 钳上推后穹隆黏膜

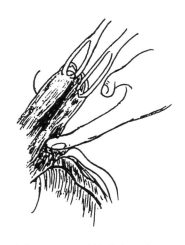

图 28-1-3　示指分离间隙

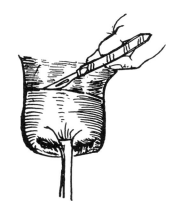

图 28-1-4　旋转宫颈切开

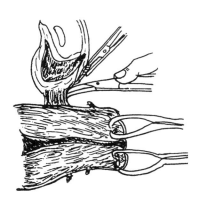

图 28-1-5　钝性分离上隔

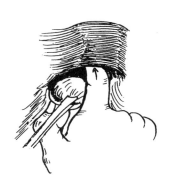

图 28-1-6　手指（示指）触摸间隙

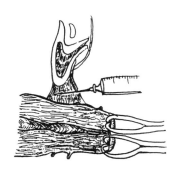

图 28-1-7　注射水囊

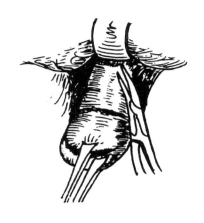

图 28-1-8　用单叶阴道拉钩拉开膀胱可显露两侧膀胱子宫颈韧带

【术中注意事项】

（1）术前认真评估适应证及术者，扎实的妇科手术基本功是保证手术成功的前提。

（2）正确选择切开阴道黏膜的位置和深部，顺利地打开子宫膀胱反折腹膜是关键。

（3）如子宫较大时先处理子宫动、静脉，再行子宫对半剖开，粉碎切除、肌瘤核去除等方法缩小子宫体积后取出，再处理两侧附件及韧带。阴式子宫切除病例选择及术前评估很重要，需子宫良性病变，小于 16 孕周，活动度好，周围无粘连及阴道较松弛者，若术中发现粘连重，要及时中转开腹，以免造成不必要的副损伤。

讨 论

经阴道子宫全切术许多学者认为是最微创、最符合循证医学原则的术式，术后腹部不留瘢痕，恢复快，很少发生肠粘连、肠梗阻等并发症，对腹壁脂肪肥厚或下腹有皮肤溃疡的病人，尤其对子宫脱垂或伴有直肠膨出者既方便子宫切除，也方便同时修补阴道前后壁膨出及纠治压力性尿失禁或直肠膨出。经阴道子宫切除术顺应了全球微创手术潮流，适于在各级医院开展，具有较广的应用全景。但阴式子宫切除术有手术视野小、部位深、暴露不良、操作困难等缺点，很多学者认为手术指征受到限制，在选择术式时应综合考虑手术禁忌证、术者技能经验等，以保证手术顺利进行。

第二十九章

子宫骶棘韧带悬吊术

一、适应证

（1）以中盆腔缺陷为主的重度盆腔脏器脱垂（POP）大于或等于POP-Q Ⅲ段（POP- Q 为盆腔器官脱垂定量分期系统），特别适用于年龄相对较轻、性活跃的病人。

（2）有症状的阴道穹隆脱垂（≥ POP- Q Ⅱ度）。

（3）POP 术后阴道顶端复发（有症状，且≥ POP- Q Ⅱ度）。

（4）子宫 / 宫颈骶骨固定术是保留子宫或宫颈的重建方法，主要用于Ⅲ～Ⅳ度子宫脱垂的年轻女性强烈要求保留子宫或子宫颈的情况。

（5）腹腔镜子宫 / 阴道骶骨固定术手术时间长，该手术适用于全身情况良好，能耐受腔镜手术者。

本章主要叙述"经腹骶骨阴道固定术"（abdo minal sacrocolpopexy，ASC）。

【手术主要步骤】

（1）病人膀胱截石位，双腿充分外展，导尿留置尿管。

（2）取耻骨上两横指横切口或正中切口进腹，排垫肠管（图 29-1-1）。

（3）充分暴露骶前间隙，纵向切开骶前腹膜 6 cm 左右（图 29-1-2），注意触扪腹主动脉分叉、髂总和髂内血管，辨认骶中动、静脉的走行，游离并牵拉开乙状结肠和右侧输尿管以避免损伤。钝锐结合分离腹膜下间隙以利于移植物置入。向尾端分离的过程中注意避免损伤骶前血管丛。

（4）助手用卵圆钳夹裹纱布从阴道上举阴道的顶端，横向打开阴道残端处腹膜并分离出阴道前壁和后壁，上提阴道残端了解其长度以便决定补片的大小。

（5）将修成"人"字形的移植片（同种筋膜移植片或聚四氟乙烯或聚丙烯）的单臂用 10 号丝线在第 1 骶椎水平缝合到骶骨岬下方前纵韧带和骨膜上，缝合 3 针（图 29-1-3 ～ 图 29-1-4）。补片的双臂分别固定于阴道前后壁上。注意不要缝穿透阴道黏膜层，撤出阴道内纱布证实缝线未穿透黏膜。腹膜化使补片在腹膜后方（图 29-1-5）。后壁补片最好放置达阴道后壁长度的一半。固定后适当的位置应使阴道保持轻微的张力，但不致过度牵拉阴道顶端（图 29-1-6）。

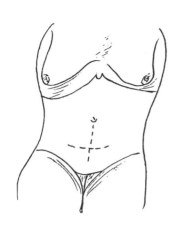

图 29-1-1　虚线示手术切口

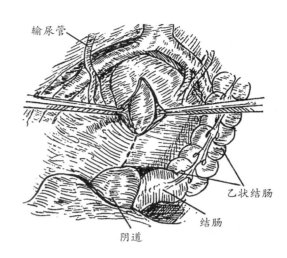

图 29-1-2　纵向切开骶前腹膜

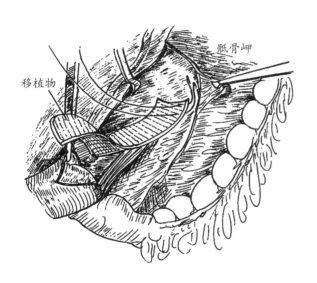

图 29-1-3　移植用 10 号丝线在第 1 骶柱水平缝合到骶骨岬下方前纵韧带和骨膜上

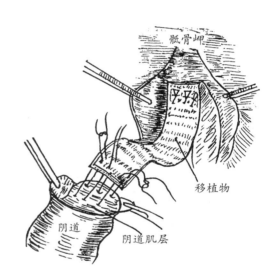

图 29-1-4　缝合三针

二、术后常见并发症

1. 近期并发症

（1）出血：主要发生在骶前血管，手术应在充分分离的情况下，选择无血管再进行缝合，以避免引起大出血，如腹腔镜手术的病人，处理困难时，应及时中转开腹手术止血。

（2）肠道、泌尿道的损伤：主要是与本术式关系密切的组织结构，如右侧输尿管和乙状结肠，术中应认清楚两者走行并将其游离后拉向侧方向以避免损伤。

（3）肠梗阻：有资料显示术后肠梗阻的发生率为 3.6%，需要手术的病人约为 1.1%，发生时间可从术后 11 天到 5 年不等。

其他极少见的并发症如神经损伤和骶骨骨髓炎、臀部肌肉坏死性肌筋膜炎、腰骶脊椎关节盘炎。

2. 远期并发症

（1）排尿和排便异常：主要有新发急迫和压力性尿失禁，发生率为 17.8%，前者与手术操作，尿路感染和膀胱过度活动症有关，新发压力性尿失禁不排除术前即存在隐匿性尿失禁，也可能与病人全身筋膜支持结构松弛有关，症状重时可考虑行抗尿失禁手术。

（2）性功能障碍：术后性功能障碍的发生率为 7.8%。

（3）网片相关并发症：包括网片挛缩、显露和侵蚀，发生率为 2.7%，与随诊时间有关。主要发生在阴道，文献有罕见的网片侵蚀到肠管的报道。

（4）阴道后疝：即肠经直肠子宫陷凹疝出，可能与手术抬高了阴道前壁使阴道后壁张力降低有关。应用不可吸收缝线，更为细致的后穹隆成形术可预防阴道后疝的形成。

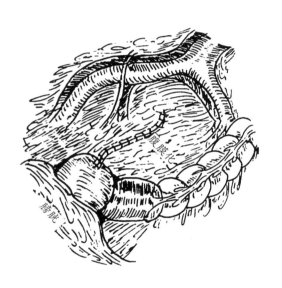

图 29-1-5　腹膜化时补片在腹膜后方

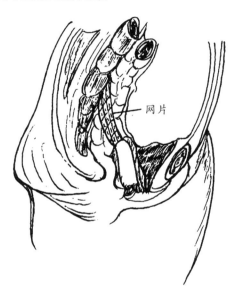

图 29-1-6　应用网片的骶骨阴道固定术

讨　论

经腹阴道骶骨固定术手术方式具有效果持久、成功率高的特点。有资料显示 78% ~ 100% 的病人术后无阴道穹隆膨出，58% ~ 100% 的病例术后无任何类型的脱垂和膨出。骶骨固定术可应用自体移植物和合成片。关于两者的应用疗效，有作者做了比较同种筋膜移植物和聚丙烯网片行骶前阴道固定和疗效，发现聚丙烯组和筋膜组的治愈分别为 91% 和 68%；术后 1 年两组的 Aa、C 点和 POP-Q 分期均有显著性差异，提示聚丙烯网片比筋膜效果更确切。由于缺乏较大样本的随机前瞻对照研究，对于不同路径的骶前固定术的疗效尚无满意的定论。

第三十章

血管手术

第一节　周围血管手术的基本技能

血管的切开、缝合和吻合是血管外科的基本技术，如血管损伤的缝合、动静脉血栓的摘除、血管的转流及移植等，血管手术的成功与否，与切开、缝合和吻合等基本操作的熟练程度有着直接的关系。

施行血管手术除一般器械外，尚需要一些特殊的器械，如血管镊、血管剪、细头持针器、各类型的无创伤血管钳、血管夹、控制血流的橡皮管、橡皮带等。选择的缝合材料细、组织的反应轻，一般周围血管的缝合，可根据不同的血管口径选用 2-0 ～ 7-0 的缝合线及血管缝针等。

1. 血管的缝合法

不论采用哪种缝合法，都要注意以下几点：①修出多余的周围组织，以免缝合时周围组织嵌入血管腔内促使血栓形成；②应尽量避免用血管钳直接钳夹血管及其边缘，一般应采用血管镊夹持血管边缘；③必须垂直进针、分层缝合，以防遗漏内膜；④缝合或吻合时必须外翻，不可内翻。

血管缝合的方式可分为：①单纯间接缝合；②单纯连续缝合；③褥式外翻间接缝合；④褥式外翻连续缝合（图 30-1-1）。

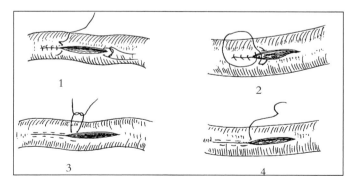

1. 单纯间接缝合；2. 单纯连续缝合；3. 褥式外翻间接缝合；4. 褥式外翻连续缝合

图 30-1-1　血管的缝合方式

2. 血管吻合法

血管的吻合技术要求比缝合更为严格，因为吻合的质量关系到手术的成败。吻合血管时应注意：①尽量选择正常的血管和口径相等的血管做吻合，血管两端应有良好的血管床。②吻合的血管长度必须适中，过长易折曲或扭转，过短时吻合口有张力，造成吻合失败或血栓形成。③吻合时针距的大小应视血管的大小、管壁的厚薄、压力的高低及缝线的粗细而决定。一般的血管较粗、管壁较厚，缝线时针距可以较大。④能做端端吻合者不做端侧吻合，因为端端吻合符合血流动力学的要求，血管易于保持通畅。

血管的吻合方式分为端端吻合，端侧吻合和侧侧吻合三种类型。

（1）端端吻合法：对比较粗的血管，吻合两端均具有一定活动度者可采用两点牵引法。若血管的活动度有限，不允许翻转位置，则在做两点牵引后在腔内连续缝合血管后壁，注意不做其内翻，然后再缝合前壁（图 30-1-2）。

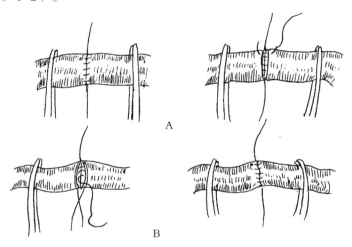

1. 先缝合前壁，翻转缝合后壁；2. 先在血管腔内缝合后壁，再缝合前壁

图 30-1-2　血管端端吻合

吻合较粗的血管，如保持吻合口内壁的光滑，可采用外翻缝合法，先取两端的相应点做一针外翻缝合，在相距 180° 的另一点再做一针外翻缝合，如用双针单丝线可从一端开始分别向两侧连续缝合，或间接褥式外翻缝合（图 30-1-3）。

较小的血管采用两点牵引缝合，不管是缝合前壁还是后壁，均应将另一壁缝合在一起，因此，可以采用 3 点牵引法先将血管两端相距 120° 缝合 3 针，将血管牵引成等边三角形，然后连续或间断缝合 3 针，完成吻合，连续缝合时从一点缝合到另一点时均需与另一点的一根牵引线打结，以防引起内收（荷包口效应），造成吻合口的狭窄（图 30-1-4）。

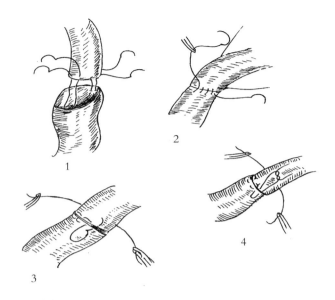

1. 在相距 180° 的两点做两针外翻缝合；2. 用单丝双针缝线从一端开始分别在两侧做连续缝合；3. 褥式连续外翻缝合；4. 褥式间断外翻缝合

图 30-1-3　较大血管的端端吻合

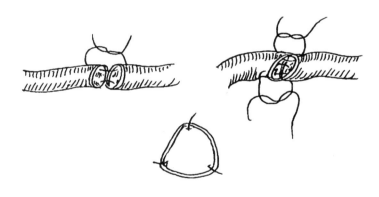

图 30-1-4　小血管吻合的 3 点牵引

（2）血管端侧吻合：如为较粗的血管，可先用 Satinsky 钳纵向钳夹受体血管，然后纵向剪开并剪除少许血管壁组织，形成与受体血管端口径基本大小的吻合口，中等以下口径的血管则不用 Satinsky 钳，而用防阻断钳或血管夹控制血流，再切开血管，供体血管断端根据所需角度剪成斜面 40° ~ 45°，吻合时其锐角一侧向受体血管来血方向，这样吻合后的血管壁呈 Y 形而不是 T 形，较易保持通畅。

吻合从锐角端开始，用双针线缝合一针打结，然后要分别从两侧锐角方向做连续缝合，较难缝合的一段端侧应先缝合。待两线均达锐角顶端时打结，吻合即完成（图 30-1-5）。

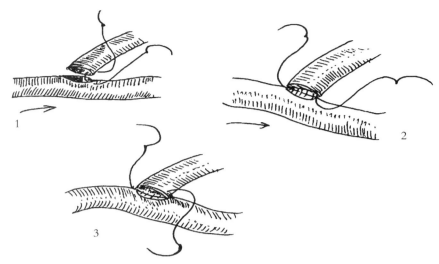

1.钝角端用双针线缝合一针打结；2.连续缝合后壁；3.用双针线的另一针连续缝合前壁达锐角顶端打结

图 30-1-5　血管端侧吻合 1

　　端侧吻合的另一种方法是在受体血管纵向切口两端与供体血管断端之间各缝合一针作为两点牵引，然后在腔内连续缝合后壁，缝合达另一端时与另一端牵引线中的一根打结，再用另一根连续缝合前壁至起始点打结，吻合即完成（图 30-1-6）。

　　（3）侧侧吻合：见图 30-1-7。

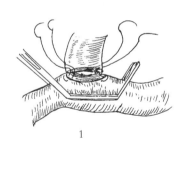

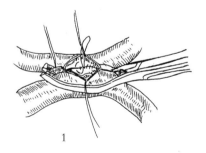

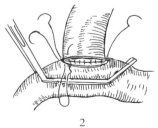

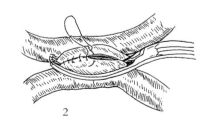

1.纵向切口的两端缝线做两点牵引；2.连续缝合血管的前后壁

图 30-1-6　血管的端侧吻合 2

1.吻合血管的后壁；2.吻合血管的前壁

图 30-1-7　三翼钳法血管的侧侧吻合

第二节　四肢血管的暴露

1. 腋动脉第一段的暴露

手术主要步骤见图 30-2-1 ~ 图 30-2-2。

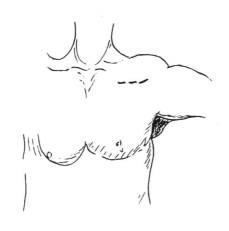

图 30-2-1　平卧位，上肢外展 90°，锁骨下一横指处与锁骨平行做切口（虚线）

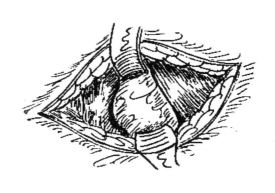

图 30-2-2　切开皮肤、皮下组织，暴露胸大肌筋膜，沿胸大肌锁骨头肌纤维方向切开胸大肌筋膜，分离胸大肌，显露腋动脉血管鞘，必要时暴露胸肩峰动脉

2. 腋动脉第 2、3 段的暴露

手术主要步骤见图 30-2-3 ~ 图 30-2-6。

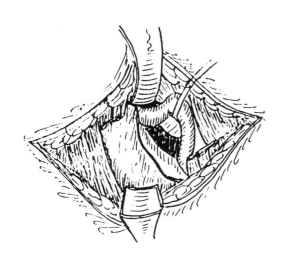

图 30-2-3　触及血管搏动后，沿血管的走行方向切开血管鞘，腋动脉第一段即可分离，腋静脉在其下方，谨防损伤

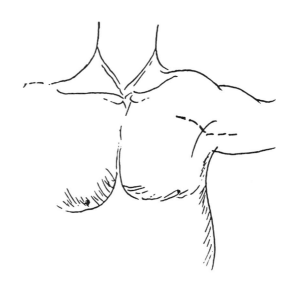

图 30-2-4　平卧位，上肢外展 90°，沿腋动脉搏动的走向于胸大肌肌腱的下方做一纵向切口（虚线所示），若无动脉搏动，喙肱肌与三头肌肌间沟可做切口标志

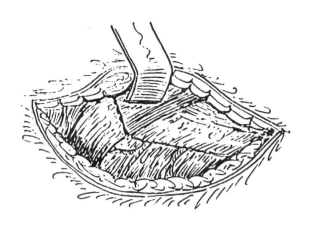

图 30-2-5 切开皮肤、皮下组织后，显露胸大肌肌腱，将胸大肌肌腱拉向上方，必要时可切断胸大肌肌腱部分，即可显露腋窝及血管鞘

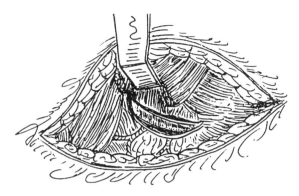

图 30-2-6 行深层解剖，剪开血管鞘，内侧为腋静脉，后侧为臂丛神经，静脉与臂丛神经之间为腋动脉，此处可见肩胛下动脉的起始部

3. 肱动脉的显露

平躺位上肢外展，于上臂内侧沿肱动脉搏动处做切口。如肱动脉搏动处可沿肱二头肌和肱三头肌肌间均做切口，切口长度根据手术的需要做决定（图 30-2-7）。切开皮肤、皮下组织，解剖分离肱二头肌及肱三头肌肌间沟，将肌肉拉向两侧，剪开神经血管鞘，静脉和正中神经从后侧向内侧与肱动脉交叉，贵要静脉在交叉处穿过深筋膜与肱动脉汇合。正中神经、前臂神经在其旁通过。分离肱动脉应仔细解剖分离，勿损伤肱动脉（图 30-2-8）。

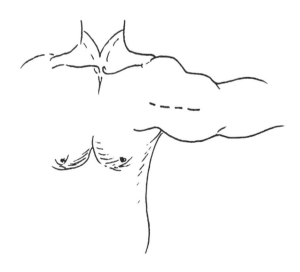

图 30-2-7 虚线切口的长度，根据手术需要决定

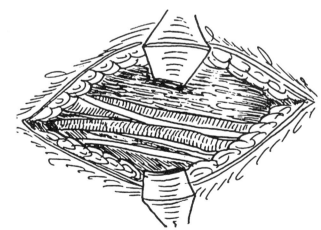

图 30-2-8 经仔细解剖，分离后显露出肱动脉、静脉及正中神经

4. 肘部肱动脉的显露

手肘关节内侧做一曲形切口，由尺侧内上方经正中折向桡侧外下方（图 30-2-9）。

切开皮肤、皮下组织，肘部肱动脉被肘静脉、深筋膜及肱二头肌筋膜覆盖，两根前臂皮神经位于切口中位及外侧，应避免损伤（图30-2-10），结扎肘静脉并越过浅静脉，切开肱二头肌筋膜，既能暴露肘部的肱动脉，一般与深静脉伴行，肱动脉末端位于肱二头肌肌腱内侧，并开始分叉（图30-2-11）。

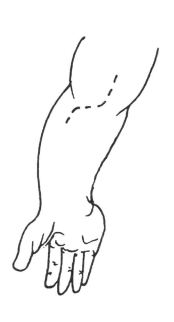

图 30-2-9　虚线示手术切口

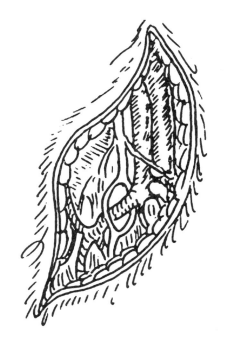

图 30-2-10　浅层解剖两根前臂皮神经位于切口的中位及外侧

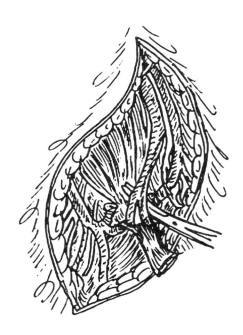

图 30-2-11　深部解剖，结扎肘静脉并越过浅静脉，可见肱动脉末端位于肱二头肌肌腱内侧并开始分叉。

5. 腕部桡动脉的显露

于桡骨茎突以上 3 ～ 4 cm 为中心做一纵切口或横切口（图 30-2-12），切开皮肤、皮下组织及浅筋膜，腕部桡侧可发现尺静脉的下端终末支，桡动脉位于深筋膜的下方较深的水平，有静脉伴行，该处动、静脉均较游离并接近，便于做侧侧吻合，血液透析时的动静脉瘘一般在此进行手术（图 30-2-13）。

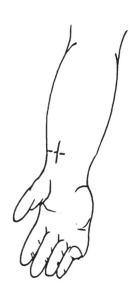

图 30-2-12　手术切口可做纵切口或横切口

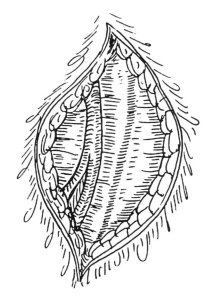

图 30-2-13　手术切口处动、静脉较接近，故血液透析动静脉吻合瘘一般在此处形成

6. 髂总动脉、静脉的显露

显露髂总静脉可采用腹膜外径路，在腹股沟韧带上方一横指处做一与之平行的斜切口，切口的 1/3 在髂前上棘与脐连线的上方，2/3 在该连线的下方（图 30-2-14）。切开皮肤、皮下，剪开腹外斜肌筋膜，切断腹内斜肌及腹横肌，显露腹膜，将腹膜向内侧翻转，即显露髂总动、静脉及输尿管（图 30-2-15）。

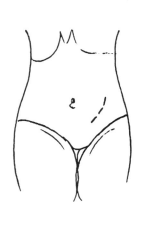

图 30-2-14　手术切口

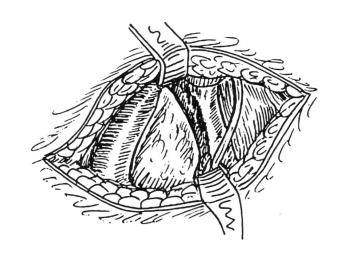

图 30-2-15　显露髂总动、静脉及输尿管

7. 腹膜外显露髂外动脉

于腹股沟韧带上方做一该韧带平行的斜切口，内侧起至中线，外侧至髂脊前上方（图 30-2-16）。钝性分离腹膜并将其向内、向上翻转，即可显露髂外动、静脉及髂内、髂外分叉处，输尿管在分叉处前方越过动脉，髂外静脉位于髂外动脉之后方，分离时应十分谨慎（图 30-2-17）。

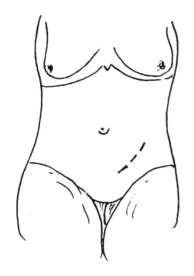

图 30-2-16 虚线示手术切口

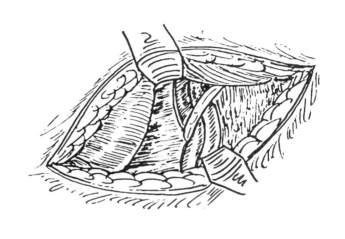

图 30-2-17 显露髂外动、静脉及输尿管

8. 股动脉、静脉的显露

在耻骨结节旁一横指做腹股沟纵性切口，可以充分显露股总动脉，切口上端超过腹股沟韧带，下端可根据需要延长（图 30-2-18）。如外阴动脉浅支在大隐静脉与股动脉之间通过，可以切断结扎，图 30-2-19）。

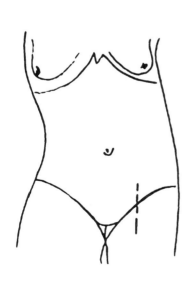

图 30-2-18 沿左腹股沟（虚线）做手术切口

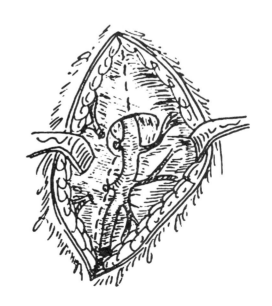

图 30-2-19 显露大静脉末端, 结扎切断大隐静脉主干

深部的解剖，将大隐静脉向内侧牵开，分离肌肉，打开股鞘即可显露股血管，股神经在其外侧，必须找到股深动脉，它位于股动脉的后外侧，股深动脉的起始部与股深静脉的汇流处有密切关系，有时腹深动脉可过早开始分叉（图30-2-20）。髂股联合部的显露，切口上提，超过腹股沟韧带并将其切断，即可显露出髂股血管结合部，腹壁下动脉在该处分出，应予保护。

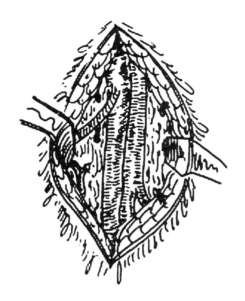

图30-2-20　显露过早分叉的股深动脉、股静脉

9.内收肌管股浅动脉的显露

手术主要步骤见图30-2-21～图30-2-23。

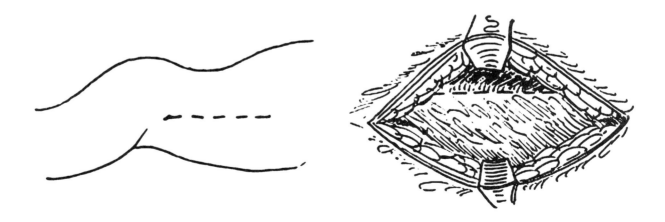

图30-2-21　在大腿内侧沿缝匠肌前缘做一纵形切口　　　　图30-2-22　显露大腿筋膜及缝匠肌

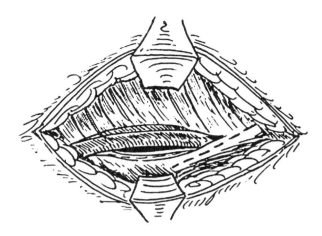

图 30-2-23　显露隐神经及股浅动脉和股浅静脉，此外还有较多的伴随血管，注意保护

10. 内侧径路腘动脉的显露

手术主要步骤见图 30-2-24 ~ 图 30-2-31。

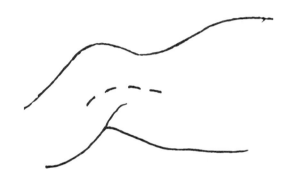

图 30-2-24　虚线提示手术切口，位于膝关节内侧，从膝关节以上 4 cm 开始经股骨内踝后侧向后下

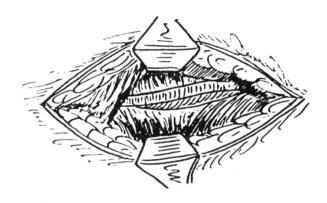

图 30-2-25　从缝匠肌前缘切开，分离内收肌肌腱，找到隐神经，沿神经切开筋膜，向下显露腘窝脂肪，即显露出腘动、静脉的上段

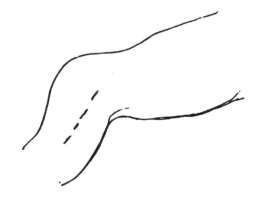

图 30-2-26　膝内侧切口显露腘动、静脉下段，切口从膝关节内侧沿胫骨后缘向下延伸

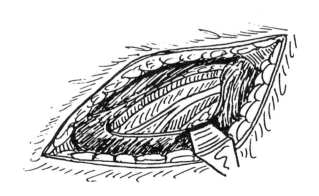

图 30-2-27　切开很厚的深筋膜，将腓肠肌的内侧头向后牵引，即可显露腘窝脂肪，分开显露腘动脉、静脉的下段，再向下解剖可显露胫动脉分叉处，注意勿损伤内侧的腘神经

11. 后侧径路显露腘动—静脉

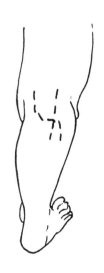

图 30-2-28　S 形切口可避免复发性溃疡及瘢痕，垂直形切口便于向下延伸

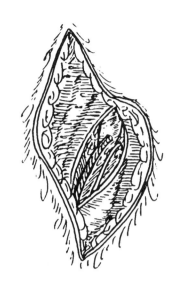

图 30-2-29　解剖出小隐静脉及腘筋膜，其旁为后侧皮神经，纵形分开筋膜及纤维组织，显露腘窝脂肪

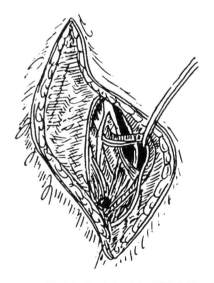

图 30-2-30　腘静脉的深处即可发现腘动脉，其周围有很多血管交叉，主要是从腓肠肌头中间穿出的较大的静脉，应结扎切断，小隐静脉尽可能保存

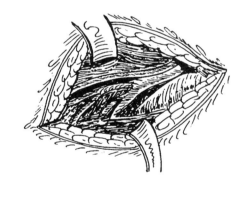

图 30-2-31　切口由小腿后侧向下延长，分开腓肠肌和比目鱼肌纤维，剪开深筋膜，沿着深部屈肌即可显露胫后动脉

11. 胫后动脉的显露

因肾功能不全做血液透析时，可以建立胫后动脉与大隐静脉之间的短路，于内踝上 4 ~ 6 cm，胫骨后缘后侧 0.5 cm 做纵向切口（图 30-2-32），切开皮肤、皮下组织，在切口下方直接切开深筋膜，找到胫后动脉，然后于胫后动脉与大隐静脉起始部之间建立短路（图 30-2-33）。

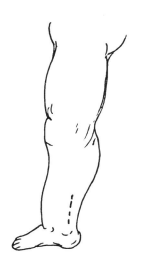

图 30-2-32　虚线示手术切口

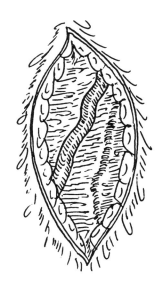

图 30-2-33　胫后动脉的显露

第三节　大隐静脉高位结扎、抽除或曲张静脉切除术

该手术主要适用于大隐静脉瓣膜功能不全所致的大隐静脉曲张症。

1. 大隐静脉高位结扎

手术主要步骤见图 30-3-1 ～图 30-3-5。

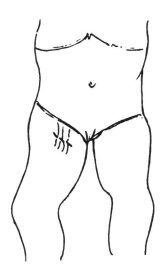

图 30-3-1　自腹股沟韧带向内下方做长 5 ～ 6 cm 的斜切口，切口上端需跨越卵圆窝或做一弯曲内侧的弧形切口

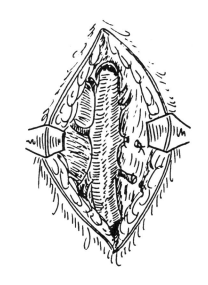

图 30-3-2　切开皮肤、皮下组织和浅筋膜，显露卵圆窝，解剖大隐静脉与股静脉交汇处，结扎各个分支

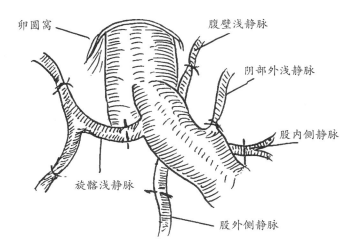

图 30-3-3 分别解剖出旋髂浅静脉，腹壁浅静脉，阴部外浅静脉及股内、外侧静脉，分别结扎切断

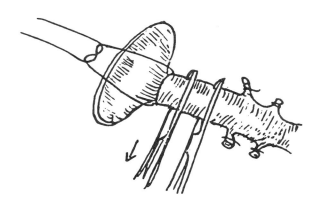

图 30-3-4 在距股静脉 0.5 ~ 1 cm 处结扎切断大隐静脉

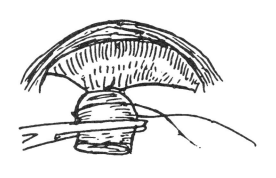

图 30-3-5 在大隐静脉近端双重结扎

2. 大隐静脉抽除

手术主要步骤见图 30-3-6 ~ 图 30-3-10。

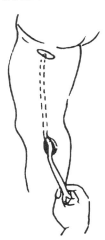

图 30-3-6 常用圆形头剥离杆从小腿大隐静脉的近端缓缓插入，直达腹股沟大隐静脉的远端并伸出端外

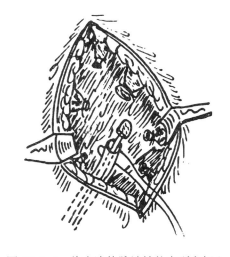

图 30-3-7 将大隐静脉端结扎在剥离杆上

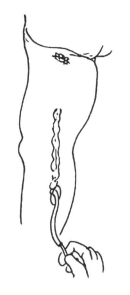

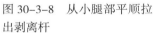

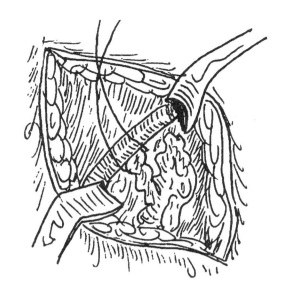

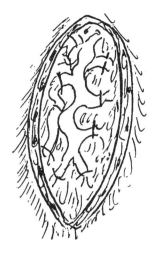

图 30-3-8 从小腿部平顺拉出剥离杆

图 30-3-9 在拉出的过程中如有阻力，应另做切口，将其分支结扎切断，再拉出剥离杆

图 30-3-10 在切口皮下做潜行分离，将曲张静脉充分剥离出

第四节 小隐静脉高位结扎、抽除或曲张静脉切除术

该手术于原发性小隐静脉曲张，大隐静脉曲张合并有小隐静脉曲张，处理大隐静脉曲张后还需处理小隐静脉曲张。

手术主要步骤见图 30-4-1 ～ 图 30-4-7。

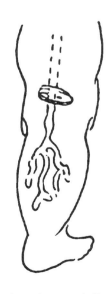

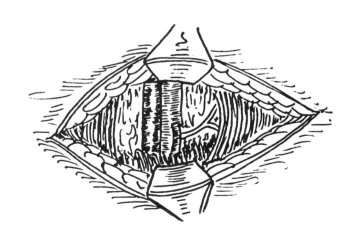

图 30-4-1 在腘窝上方 2 cm 处做一横切口，长约 5 cm

图 30-4-2 在腓肠肌两头之间找到小隐静脉，将其分支结扎切断

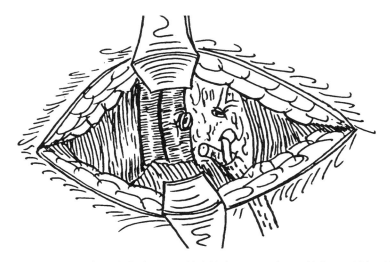

图 30-4-3　结扎切断小隐静脉，在腘静脉结合处，近端双重结扎，远端暂时钳夹

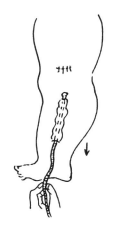

图 30-4-4　缝合切口加压包扎

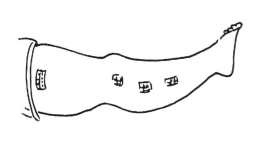

图 30-4-5　敷料包扎伤口

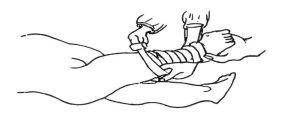

图 30-4-6　整个下肢用强力绷带加压包扎

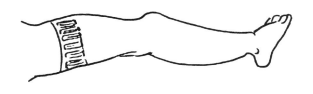

图 30-4-7　整个下肢用强力袜套加压包扎

第五节　下腔静脉损伤手术

下腔静脉损伤虽然少见，却是病死率最高的静脉系统损伤，即使在条件很好的大城市，也有约40%伤员在到达医院前死去，能活到送到大医院或创伤中心的伤员，病死率也有高达50%，在平时常见的致伤原因依次为枪击伤、刺伤和钝性伤（如交通事故），创伤的部位以肾静脉平台以下者居多，约占3/4，肝后段损伤约占1/4。

腹腔内大出血诊断不难，确定为下腔静脉损伤很难，由于解剖止血刻不容缓，也不宜在术前进行诸如血管造影等定位检查，以免延误，剖腹后迅速清除腹腔积血，查明原因。膈肌下阻断腹主动脉后仍有凶猛的出血，提示有下腔静脉系统的损伤。关于处理原则，过去肾静脉平面以下的下腔静脉损伤常做下腔静脉结扎，但大多引起长时间下肢水肿，肾上端的下腔静脉结扎病死率更是高达90%。目前肾下端下腔静脉的损伤，同时伴有生命体征不平稳，不能耐受修复者以及手术条件有限，应首先考虑行下腔静脉结扎。然而曾有国内外学者提出行下腔静脉修复后可发生血栓形成及肺动脉栓塞，不如结扎术安全，但后来大量临床报道结扎后血栓形成机会更多，因此只要有可能都应在止血的同时修复血管损伤以恢复血流。方法有单纯侧壁缝合，利用补片修复，切除吻合和切除后行人造血管移植术等。

1. 肾静脉平面以下的下腔静脉损伤修复术

手术主要步骤见图30-5-1 ~ 图30-5-8。

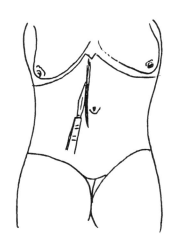

图30-5-1　上腹正中切口，快速进腹

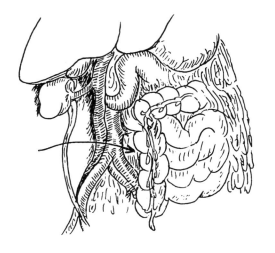

图30-5-2　迅速清除腹腔积血，找到出血部位后，先用手压法控制出血，然后打开结肠外侧腹膜和肝结肠韧带，将右半结肠向左翻起，显露肾下下腔静脉

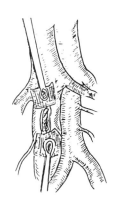

图 30-5-3　用两个卵圆钳各夹一个纱球分别压住创口的上、下端下腔静脉，以代替手压法

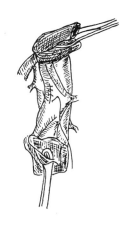

图 30-5-4　修补的方法有两种：一是结扎或切断 2 支腰静脉，游离下腔静脉后壁，将其翻转直接缝合

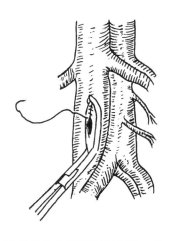

图 30-5-5　用无损伤血管钳提起创缘，用 Satinsky 钳夹持，即可撤去两个卵圆钳，用无损伤 5-0 单股不吸收线连续缝合血管创口，开放 Satinsky 钳

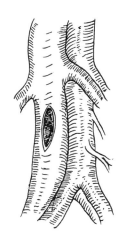

图 30-5-6　如下腔静脉壁缺损过大，单纯修复会导致狭窄，增加形成血栓机会，可利用自身血管补片

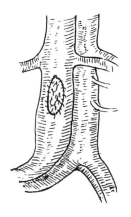

图 30-5-7　可采用自己的大隐静脉补片进行修复

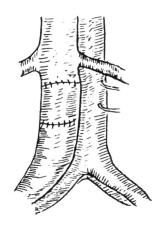

图 30-5-8　也可利于颈内静脉或经剖开，拼接的大隐静脉行合段移植

【术中注意事项】

（1）剖腹后如发现出血凶猛，又无法确定其来源也无法控制出血时，可暂时阻断腹主动脉，这样，既能控制动脉系统出血，又能立即提高伤员血压，为抢救伤者赢得时间，用倒 T 形的主动脉压迫器或用卵圆钳夹持纱球在膈肌裂孔处将腹主动脉紧压于脊柱上（图 30-5-9）。清除积血，寻找并控制出血来源。

（2）临时控制出血后，应对腹腔进行大致探查，以便及时发现其他重要脏器伤，特别是大血管损伤。发现空腔脏器破裂，可用卵圆钳或肠钳夹住，不让肠内容物流入腹腔，以免导致严重感染，必要时行局部清洗。基本原则是先处理血管损伤，后处理脏器损伤。

（3）在无血源的情况下，尽可能采集无空腔脏器损伤的腹腔积血，以便过滤后回输，既节省血液，又避免大量库存血的输入导致不良后果。

（4）术中无须全身抗凝。局部则可用肝素溶液（5 000 ~ 10 000 U/ ml）冲洗。

（5）血管修复一般不放引流，但视脏器损伤情况决定是否需要放置腹腔引流。

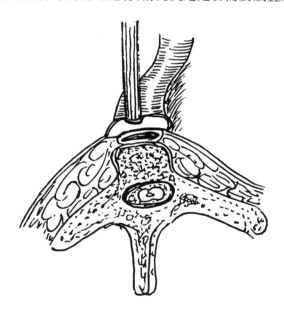

图 30-5-9 用倒 T 形的主动脉压迫器将腹主动脉紧压于脊柱上

2. 肾静脉平面以上的下腔静脉损伤修补术

下腔静脉肾上段尤其是肝脏后段的损伤，由于部位隐蔽、显露困难，是最难处理、病死率最高的血管损伤之一。伤者往往合并重度休克及肝和其他脏器损伤。

手术主要步骤见图 30-5-10 ~ 图 30-5-15。

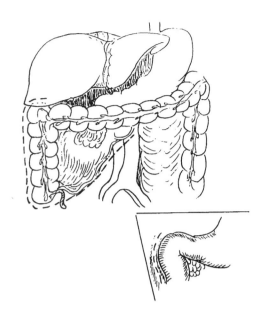

图 30-5-10　肝下段下腔静脉可通过切开肠系膜根部和升结肠外侧腹膜及 Kocher 切口操作，将升结肠和肝曲、十二指肠、胰头向左侧翻起进行暴露

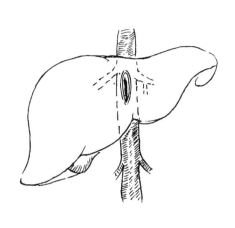

图 30-5-11　肝后段的下腔静脉损伤，可缝合肝裂伤止血，此段的下腔静脉损伤往往是肝叶间裂的延续，静脉的压力不高，可试行将位于左右肝之间的裂口从两边向中央挤压靠拢，若能止血，则准备用大圆针缝合线缝合

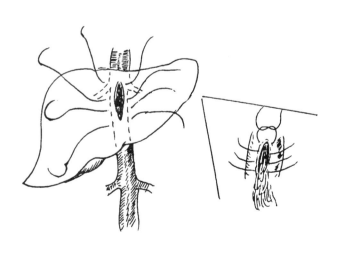

图 30-5-12　用大圆针较粗的血管缝线将肝脏裂口对拢间断缝合，必要时加带蒂网膜填塞即可

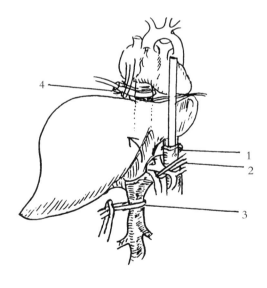

1.压迫阻断腹主动脉；2.钳夹阻断第 1 肝门；3.勒带阻断肝下下腔静脉；4.勒带阻断膈上下腔静脉

图 30-5-13　为了有效控制显露过程的致命大出血，必须暂时阻断下腔静脉及主动脉血流

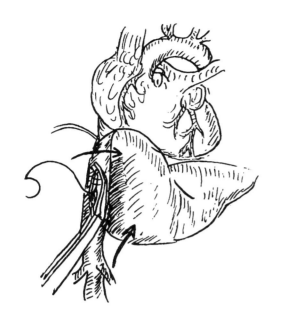 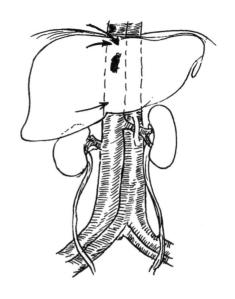

图30-5-14　用Satinsky钳夹住裂口后，去除上图所示4处的阻断，用6-0不吸收线自上而下和自下而上的往返连续缝合裂口，若无法上Satinsky钳，则在无血情况下行侧壁修补。有肝静脉裂伤根部者一并修补

图30-5-15　助手用手分别将膈下（或膈上）和肝下下腔静脉压向后方脊柱上阻断血流（见剪头示意）

【术中注意事项】

（1）参见"肾静脉平面以下的下腔静脉损伤修补术"。

（2）由于下腔静脉上段静脉压低，加上失血造成低血容量，在处理该段静脉损伤时，应警惕发生致命性空气栓塞。

（3）手术中维持正压呼吸和必要时阻断膈上段下腔静脉是有效的预防空气栓塞的手段。

第三十一章

外科手术基本操作技能

一、简述

学习外科的根本问题及主要问题都是为人的健康服务。现代医学已从生物医学模式转向生物心理、社会医学的模式，所以，必须坚持以人为中心。医生的服务对象是人，只有具备良好的医德医风，才能充分发挥医生的技术。如医生的工作粗心，造成失误，就会给病人带来痛苦，甚至严重的影响病人的健康。因此，学习外科手术必须正确处理服务与学习的关系，学好医疗技术，更好地为病人服务。

近年来，随着高新的诊断设备的发展，外科医生更需要与病人更多的接触，以便作出诊断和决定是否手术。对于病人，一个没有和他说过几句话，甚至没有见过一面的医生就要为自己手术，其焦虑和恐惧的心理是可以想象的。一个好的外科医生应懂得多与病人及家属沟通的必要性，同时还必须遵守医学伦理和道德。

手术是外科治疗工作中的一个重要手段，也是治疗成败的关键。但片面地强调手术，认为外科就是手术，手术就能解决一切问题，这种思维是不正确的，甚至是有害的，如果在还没有确定疾病的诊断以及是否适合外科治疗之前，即贸然进行手术，就有可能给病人带来不可弥补的伤害，即使一个成功的手术，也可能由于手术前准备或术后处理得不恰当而归于失败。因此，从事外科手术应严格掌握外科疾病的手术适应证，如能以非手术疗法治愈的，即不应采用手术治疗；如能以小的、简单的手术治愈的，不应采用大的、复杂的手术。我们一定要纠正单纯手术的观点，反对为手术而手术和练习技术而手术的错误行为。必须遵守外科诊疗的基本原则：①正确诊断，充分准备，满意麻醉，准确定位；②仔细解剖，减轻损伤；③根除伤病，力保功能；④加强维护、促进康复。要做到：① 手术前，即严格掌握手术指征和手术时机；②精于术中，即具备精湛的手术技能；③勤于术后，即勤观察、勤处理，勤与病人或病人家属沟通和说明病情。只有这样才有可能保证每例手术成功。

学习外科学，要理论与实践相结合。一方面要认真学习书本上的理论知识，另一方面必须参与实践，也就是说，书本上的知识是不能代替实践的，要仔细观察病人各系统的器官和形态和功能上的变化，要参加各种诊疗操作，包括手术和麻醉，要密切注意病人对药物和手术治疗的反映，要认真总结疗效和经验，提高我们发现问题、分析问题和解决问题的能力。

一个外科医生，必须重视基本知识、基本技能和基础理论；基本知识包括基础医学知识和其他临床各学科的知识。比如，要做好腹股沟的手术，就必须熟悉腹股沟的局部解剖；施行乳腺癌手术就应了解乳腺癌的淋巴结转移途径。要鉴别阻塞性黄疸与肝细胞性黄疸，就要掌握肝细胞性黄疸的临床特点。

在基本技能方面，首先要学会询问病史，掌握体格检查的技巧，写好病史记录。即使在影像学诊断迅速发展和日趋完善的今天，仍需强调这些基本技能而不可忽视，这样才能全面的了解和判断病情。

为什么要重视基础理论，因为它能帮助外科医生在临床实践中加深理解、加深认识。如果一个外科医生只会施行手术，而为什么要施行这样的手术，也就是"知其然而不知其所以然"，则不但不能促进手术技术的提高，还会造成工作中的差错，甚至危害病人。例如，要解决异体皮肤和器官的移植问题，就必须了解人体的免疫反应，认识到在创伤和感染过程中出现的器官血流量减少和再灌注损伤、炎症介质的作用，内毒素和细菌移位等在多器官功能障碍综合征发生所引起的重要作用，才会早期采取相应的正确措施，有效的预防其发生。

一个合格的外科医生要勤奋好学，理论与临床实践相结合。William Osler 有句名言"一个医生读书很少而能从事医学实践是令人惊讶的，但是，他的工作做得相当不好却并不使人奇怪"；他还说"学习临床医学，如果没有书本做导读来学习病人的临床症状，就好像没有航海图来导引海上航行。但是，如果没有从病人身上观察来学习医学，而只读书本，就好像学习航海，却从来没有出海航行过。"Galen 有句名言"一个不熟悉解剖的外科医生要在病人身上做手术而不犯错误，就等于要一个盲人完成一座完美的雕刻一样困难"。总之，具备了扎实的基础理论，才能使外科医生在临床工作中做到原则性与灵活性相结合，将会开拓思路，有所创新。

二、手术操作的基本原则

手术不论大小、复杂程度如何，都离不开外科手术的基本操作。常用的外科手术的基本操作主要有切开、止血、解剖、结扎、缝合、引流等。对每一项技术操作，要求施术者都要做到稳、准、轻、快、细。

（1）稳：要求术者在进行手术操作时，一是动作要稳妥，每一个手术步骤都要扎扎实实的，稳妥有序，由浅入深，循序渐进。二是情绪要稳定，不管在什么条件下，都要保持沉着冷静、胸有成竹，切忌忙乱无序。

（2）准：手术操作中的每一个动作，包括切开、分离、止血、结扎、缝合和引流都要做到准确无误，特别是处理血管、神经、肌腱的吻合时更是如此，避免反复多次的操作，尽量做到一步到位，一次完成。

（3）轻：操作时，动作要轻柔，切忌粗暴，用力过猛。对纤细的重要组织，更要注意手法轻巧、用力适度。

（4）快：为了缩短手术暴露的时间及麻醉所造成的危险，在保证手术质量的前提下，应尽量加快手术速度。要求术者思维敏捷、动作娴熟。在台下要多进行基本功训练，台上各个参与者均密切配合，明确分工，各司其职，各负其责。

（5）细：要求手术操作仔细，解剖清晰，止血彻底，防止粗心大意，避免误伤邻近正常的器官组织。操作仔细与否往往直接影响手术的质量。

总而言之，要求施术者具备稳、准、轻、快、细是相互联系的、相互依赖的。没有稳、准，就谈不上轻、快、细；没有轻、快、细，就不能保证手术的质量，要想保证高质量的精准手术，那么稳、准、轻、快、细就缺一不可。因此，熟练掌握外科手术基本操作是每个外科医生必须做到的，否则就难以做好手术。作为一个优秀的外科医生，要持之以恒的坚持努力学习，"业精于勤荒于嬉"，以上是先辈们给我们的教诲，一定要铭记在心。并必备遇疑难当机立断，遇危境有条不乱，手术操作干净利落的素质，避免不必要的动作。

三、切开组织

切开组织往往是进行外科手术的第一步，也是解剖人体内部组织的常用方法。主要包括皮肤、皮下组织的切开以及内脏器官、组织的切开，长期以来，外科医生们对许多手术形成了相对定型的皮肤切口。另外，有些手术须行全面分析，方可决定切口的部位、方向、大小，以便利于手术操作和术后功能及外形的恢复（图 31-1-1 ～图 31-1-13）。

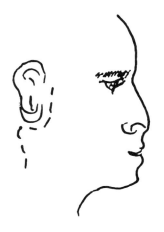

图 31-1-1　腮腺切口

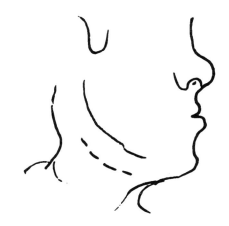

图 31-1-2　下颌部手术切口

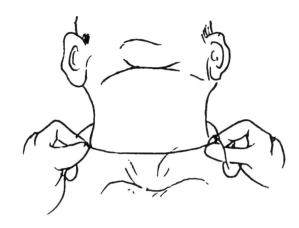

图 31-1-3　甲状腺手术切口

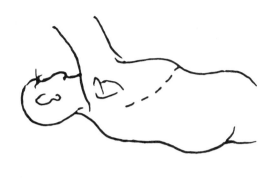

图 31-1-4　胸部手术切口

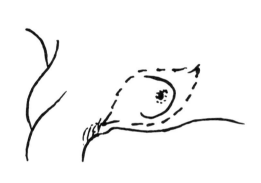

图 31-1-5　乳房手术切口

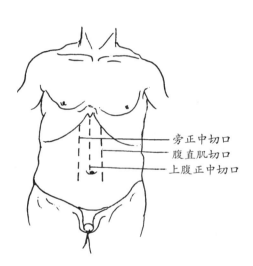

图 31-1-6　腹部手术直切口

旁正中切口
腹直肌切口
上腹正中切口

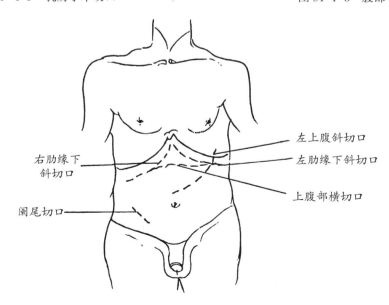

左上腹斜切口
右肋缘下
斜切口
左肋缘下斜切口
上腹部横切口
阑尾切口

图 31-1-7　腹部手术斜切口

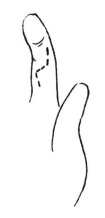

图 31-1-8　手指手术切口

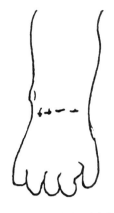

图 31-1-9　腕部手术切口

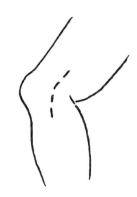

图 31-1-10　膝内侧切口

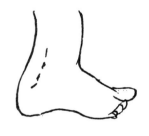

图 31-1-11　踝内侧切口

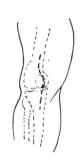

图 31-1-12　膝关节手术切口

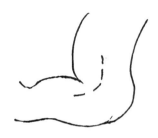

图 34-1-13　肘部手术切口

1. 皮肤切口的选择和切开原则

选择皮肤切口时，可从以下几点考虑决定切口的位置、大小、方向。①切口尽量接近病变的部位；切开后能从最近距离和最佳视野显露病变处，有利手术操作。②切口创伤小：任何手术切口都会有不同程度的损伤，在有主要血管、神经通过都要尽量避开，以免切断。③方便切口的延长：术中操作有时需要将切口延长，因而皮肤切口的选择时应考虑到便于术中切口延长的部位。④切口要足够大：切口需有足够的长度，方便有利病变部位的显露和手术操作。⑤有利于术后功能、外形恢复：在关节部位应避免垂直通过，以免术后瘢痕挛缩影响关节活动。⑥顺皮纹切开：面部和颈部的切口应顺皮纹线或皱纹线切开（见图 31-1-14），根据病情需要也可顺轮廓线切开（见图 31-1-15）。

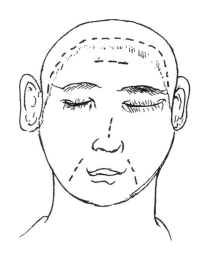

图 31-1-14　面部顺皮纹线手术切口

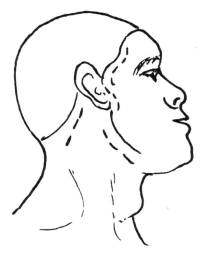

图 31-1-15　顺轮廓线手术切口

2. 切开组织的要求及方法

①术者要选择好适当的手术刀；②执手术刀的方法要正确；③运作手术刀要得当。切入皮肤时通常是垂直下刀、水平走行、垂直出刀、用力均匀，不可偏斜，皮肤及皮下组织一并切开，避免来回多次切割和斜切（图 31-1-16）。切开有毛发部位皮肤时，应顺毛根方向切入，避免损伤毛囊，以减少术后秃发（图 31-1-17）。切开时用左手指和拇指固定皮肤，必要时助手协助固定切口的皮肤（图 31-1-18）。

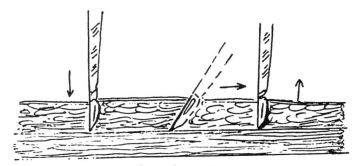

1. 进刀、走形和出刀

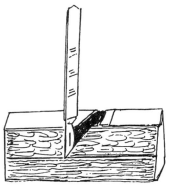

2. 皮肤、皮下一次性切开

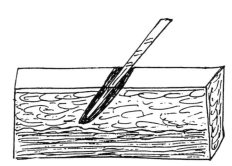

3. 避免斜切口

图 31-1-16　皮肤的切开

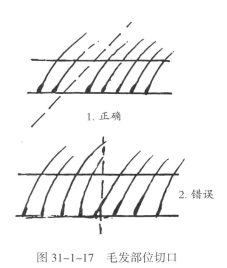

图 31-1-17　毛发部位切口　　　　　　　　　图 31-1-18　切开皮肤的固定

四、分离组织

分离组织，也叫解剖或游离，包括钝性分离和锐性分离，这些操作是显露病灶的重要步骤。任何手术解剖都要讲究层次清楚，只有解剖层次清楚，才能保证手术安全进行，并使手术的损伤降到最低程度。因此，正确的选择分离方法，掌握操作技巧非常重要。

1. 分离方法

解剖分离时有两种方法可供选择，即锐性分离和钝性分离法。

（1）锐性分离法：用剪刀或刀片直接将组织剪开或切开，该方法对周边的组织损伤较小，但必须在直视下进行，以防止损伤主要脏器和血管、神经（图 31-1-19）。

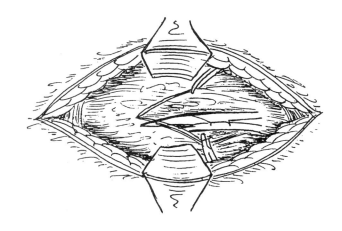

图 31-1-19　锐性分离

（2）钝性分离法：多用于疏松结缔组织的解剖，可用血管钳、手指或钳夹小纱布团沿组织间隙进行分离，有时也可用手术刀柄进行分离。多数情况下钝性分离与锐性分离相结合进行，如解剖分离较大血管时，先将血管鞘被膜提起，用剪刀剪开少许被膜，再用血管钳进行分离（图 31-1-20 ～图 31-1-23）。

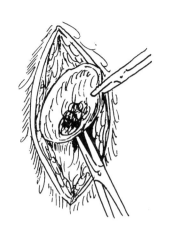 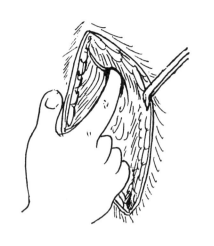 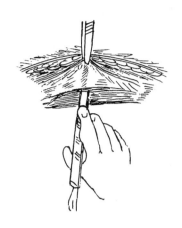

图 31-1-20　用血管钳分离　　　　图 31-1-21　用手指分离　　　　用 31-1-22　用刀柄分离

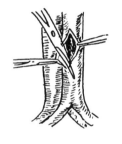 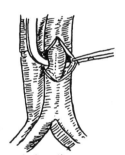

1. 剪开血管鞘　　　　　　　　2. 分离血管鞘膜

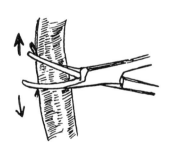 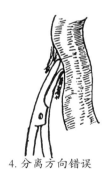

3. 分离方向正确　　　　　　　　4. 分离方向错误

图 31-1-23　分离血管

2. 要求及操作技巧

（1）解剖组织时，应随时注意防止损伤重要组织和器官，每一步操作都要考虑到被分离组织的深面及其周围有何重要组织和器官。

（2）尽可能在直视下进行分离解剖，尤其是重要器官组织的解剖分离。

（3）解剖分离时要正确地使用手术器械，合理选择分离法。

（4）多数情况下两种解剖分离方法应交替使用。分离时应遵循"由简到繁、由易到难、由近到远、由浅入深、由周围到中央"的原则。

（5）分离时如遇到困难和险情，手术人员应积极配合，尽快排除险情，必要时终止手术，以免发生意外。

五、止血

手术过程中，组织的切开、解剖、组织和器官的切除，都会有不同程度的出血，需要运用恰当的止血措施以保证手术安全进行。因此，止血技术是一项重要的基本操作。快速、妥善的止血，可防止严重的失血，以保证手术安全进行，也有利于显露术野，减少术后感染，促进伤口愈合。常用的止血方法有以下几种方法：

1. 压迫止血

此法用途广泛，最简单的是用手指直接压迫出血点或主要供血动脉。对于较广泛的创面渗血，一般用干纱布直接压迫出血创面数分钟，即可控制出血。有时渗血较多可将纱布垫浸于70℃无菌热盐水（生理盐水）中，拧干填塞压迫于出血创面3～5分钟可较快控制出血。

2. 钳夹止血

对于明显的小血管出血，用血管钳钳夹，一般数分钟后即可止血。

钳夹时不应夹住周围过多组织，并注意应使用钳的尖端朝下。钳夹止血可省时、省力，适用于皮下组织的小血管出血（图31-1-24）。钳夹止血为手术过程中应用最多的止血方法。

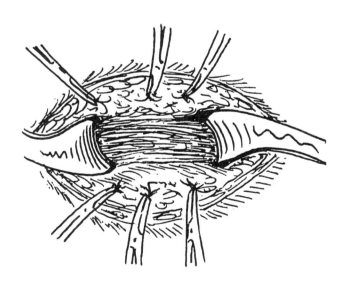

图31-1-24　钳夹止血

3. 电凝止血

可用单极或双极电凝直接夹住出血点止血，氩气刀通过电产生电弧止血效果更好。

六、缝合

缝合是将已切开或断裂的组织对合靠拢，再用缝线贯穿结扎，是主要的外科手术操作之一。缝合方法分类多种多样，且各类方法互相交叉。按缝合线连续与否分为间断缝合与连续缝合；按缝合线走向与组织对合线间的位置关系分为水平褥式缝合与垂直褥式缝合；按缝合时的形态分为交锁缝合、"8"字缝合、荷包缝合、半荷包缝合；根据切口形状还有某些相应的特殊缝合方法，如三角形创缘缝合法等（图31-1-25）。

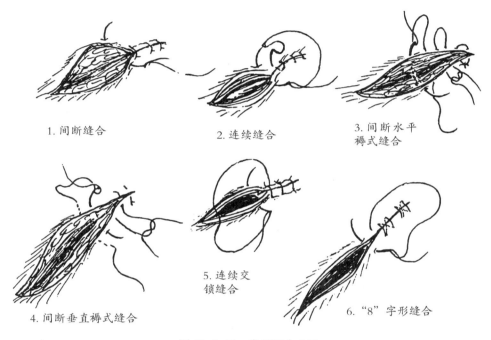

1. 间断缝合

2. 连续缝合

3. 间断水平褥式缝合

4. 间断垂直褥式缝合

5. 连续交锁缝合

6. "8"字形缝合

图31-1-25 常用缝合方法

空腔脏器和实质脏器的缝合方法：以小肠及肝脏破损为例（图31-1-26～图31-1-27）。

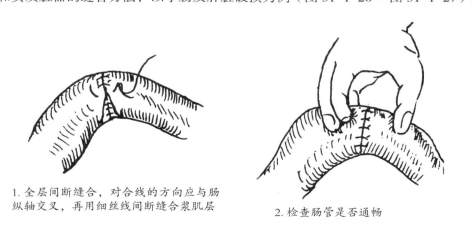

1. 全层间断缝合，对合线的方向应与肠纵轴交叉，再用细丝线间断缝合浆肌层

2. 检查肠管是否通畅

图31-1-26 肠破裂修补缝合

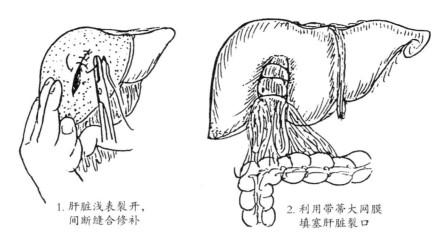

1. 肝脏浅表裂开，间断缝合修补

2. 利用带蒂大网膜填塞肝脏裂口

图 31-1-27　肝脏裂口缝合修补术

七、开腹、关腹的基础技能

1. 开腹

做切口时，术者应于拇指与其余手指之间持刀，刀柄的远端靠在左手掌的尺侧。术者左手持无菌纱布将切口上端的皮肤向上推切开靠左手下方拉紧的皮肤，边切开边沿切口向下移动纱布，始终保持皮肤紧张，以便于整齐的切开。术者和助手的左手分别用无菌纱布压住切口两侧，绷紧皮肤，如此可使切口整齐。注意切开组织时，应按照不同层次逐层切开。对于消瘦者避免用力过大，以防切入过深损伤深部组织和器官。重要部位更应仔细切割，防止"滑刀"或"偏刀"，也就是不要让切开线偏向一侧，即偏离正中线。按此法沿切口长度均匀的切开绷紧的皮肤时，术者可纵观手术区。

当切口向下深至腹白线时，肥胖病人有可能难以发现腹白线，最好的方法是：术者和第一助手用力向两侧切拉皮下脂肪，使其裂开直达腹白线。对病理性肥胖的病人，这种操作是寻找中线的唯一方法，当然也适用于大多数人，应游离腹白线上宽约 1 cm 的脂肪，以便在关腹时容易识别其边缘（图 31-1-28 ～图 31-1-34）。切开腹膜时应采取妥善保护措施，以防损伤内脏和大网膜。

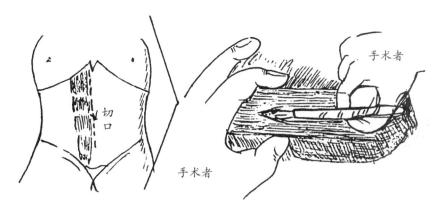

图 31-1-28　术者用拇指及示指从拟切口两侧到绷紧皮肤连续向下切开

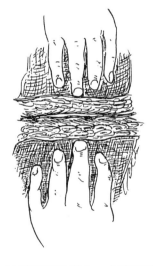

图 31-1-29　对于肥胖的病人，术者和助手用力向两侧牵拉皮下脂肪以显露术野

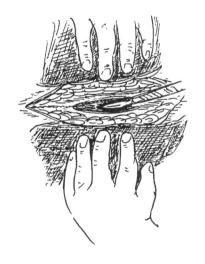

图 31-1-30　游离腹白线上宽约 1 cm 的脂肪，以便在关腹时能容易辨认其边缘

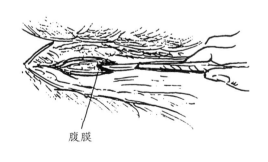

图 31-1-31　切开腹膜前腹直肌前鞘，即用刀片切开腹膜

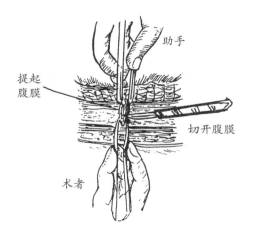

图 31-1-32　提起腹膜，确定无损伤肠管等

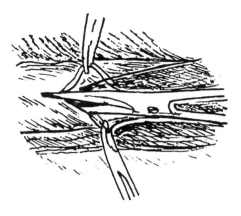

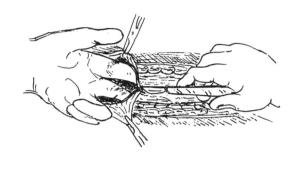

图 31-1-33　纱布垫于腹膜下，逐一剪开腹膜进入腹腔　　图 31-1-34　左手食指中指伸入腹腔，向前上挑起便于切腹膜

2. 关腹

完成腹腔手术后，清点器械、敷料、准备关腹。用血管钳提起切口两边腹膜，以中号圆针 4 号或 7 号丝线外翻间断缝合或水平褥式（"U"字形）缝合关腹，针距 1 cm。皮下组织以 1 号丝线间断缝合，最后以 1 号丝线单纯对合缝合或间断垂直褥式外翻缝合皮肤（也可用可吸收线缝合）。缝合完毕，挤出切口内积血，用有齿镊对好皮肤切缘，务必避免皮肤内翻。加盖敷料（图 31-1-35 ~ 图 31-1-40）。

笔者根据多年的临床经验，在关腹时设计采用了"改良式一针"两层缝合法，待术后 10 天抽出缝线后，无腹壁组织层的缝线异物，该法适用于偏瘦体形的病人。

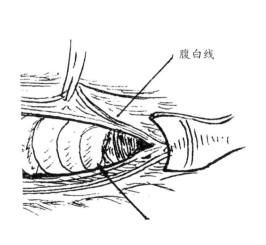

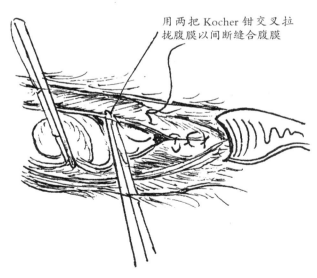

图 31-1-35　用钳夹住筋膜边缘缝合腹膜，关腹　　图 31-1-36　用 4 号丝线或可吸收缝线，注意勿损伤内脏

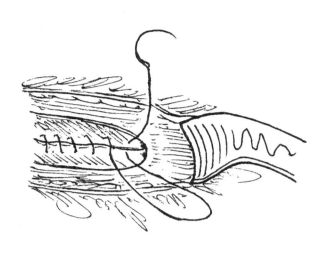

图 31-1-37 连续缝合法，注意松紧度及边距的进出线

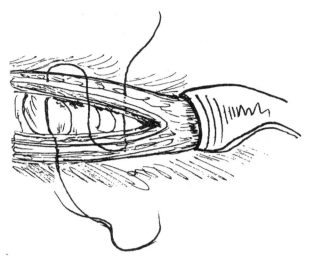

图 31-1-38 "8"字缝合法

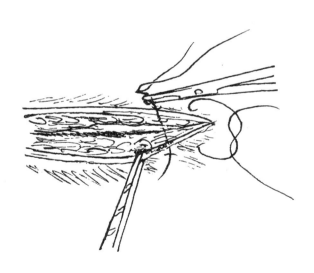

图 31-1-39 间断缝合皮下

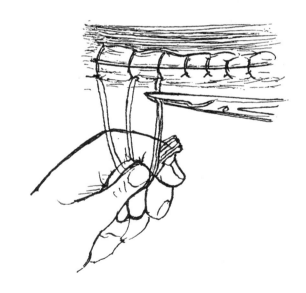

图 31-1-40 间断缝合皮肤切口，剪除缝线

八、局部麻醉

1. 区域阻滞麻醉

区域阻滞麻醉是将麻药注入病变周围及基底组织，适用于浅表部位的中小型手术。区域麻醉药的浓度、二次剂量与局部浸润麻醉基本相同。麻药中，也可加入适量肾上腺素，以减缓麻药的吸收。一般采用 0.25% ~ 1% 普鲁卡因，一次总量不超过 1 g；也可采用 0.25% ~ 0.5% 利多卡因，一次总量不超过 0.5 g。为减少中毒反应和手术后出血，可于 10 ml 溶液中加入 0.1% 肾上腺素 1 滴，或 100 ml 麻药中加入 0.1 ~ 0.5 mg（图 31-3-41 ~ 图 31-3-46）。

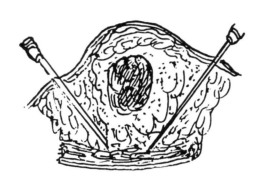

图 31-1-41 一般部位区域阻滞麻醉

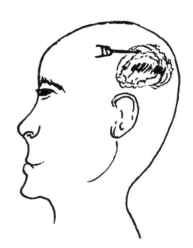

图 31-1-42 头皮区域阻滞麻醉

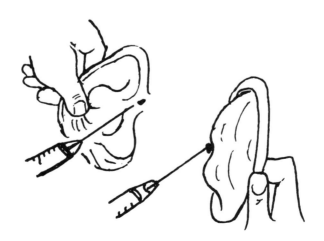

图 31-1-43 耳根区域阻滞麻醉

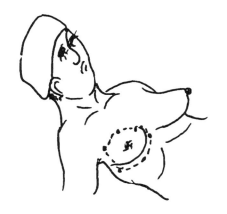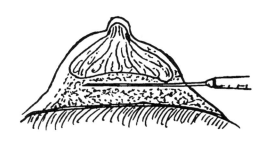

图 31-1-44　乳房区域阻滞麻醉

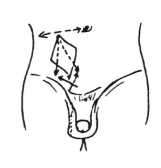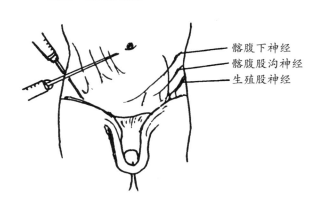

髂腹下神经
髂腹股沟神经
生殖股神经

图 31-1-45　腹股沟区域阻滞麻醉

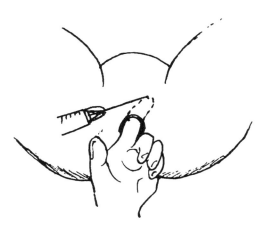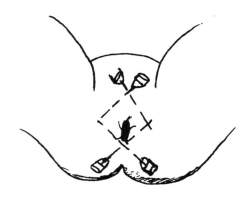

图 34-1-46　肛周区域阻滞麻醉

2. 神经阻滞麻醉

神经阻滞麻醉是把麻药注入神经干或神经丛附近，使得该神经干或神经丛所支配的区域痛觉消失，适用于被阻滞神经远侧部位的手术。常用的麻药为 1% ～ 2% 普鲁卡因及 1% 的利多卡因，手术操作时间较长时可用 0.25% 布比卡因，麻药中可加入适量的肾上腺素（图 31-1-47 ～ 图 31-1-58）。

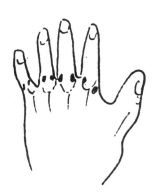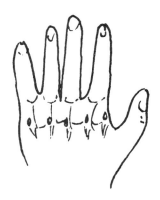

图 31-1-47　两点进针法手指阻滞麻醉（手背掌指关节两侧进针）

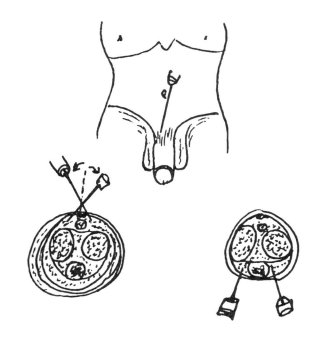

图 31-1-48　阴茎根部神经阻滞麻醉

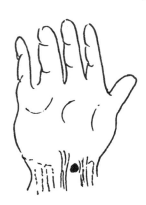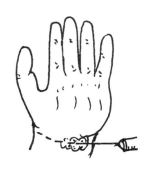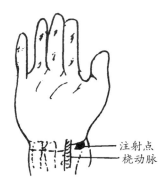

注射点
桡动脉

图 31-1-49　正中神经阻滞麻醉
（黑点为进针标记）

图 31-1-50　尺神经阻滞麻
醉（皮下注射浸润麻醉）

图 31-1-51　桡神经阻滞麻醉

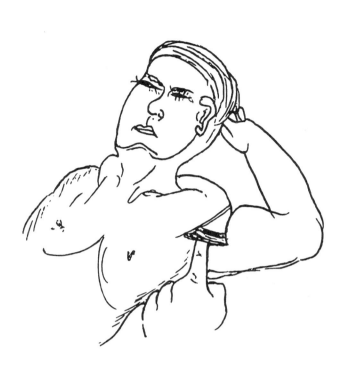

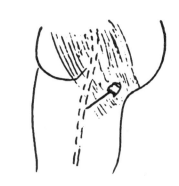

臀部入路

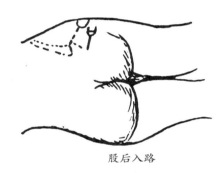

股后入路

图 31-1-52　臂丛神经阻滞麻醉

图 31-1-53　坐骨神经阻滞麻醉

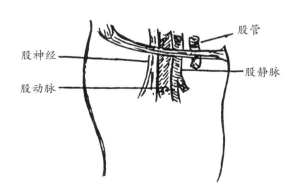

股神经

股动脉

股管

股静脉

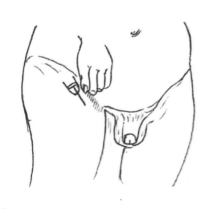

图 31-1-54　股神经的解剖位置

图 31-1-55　股神经阻滞麻醉

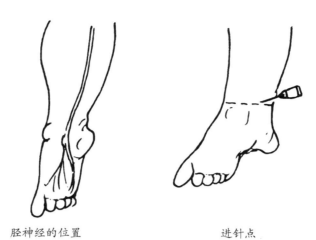

胫神经的位置　　　　　　　进针点

图 34-1-56　胫神经阻滞麻醉

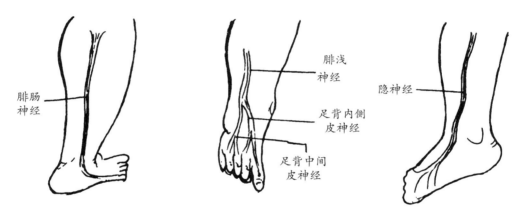

腓肠神经　　腓浅神经　　足背内侧皮神经　　足背中间皮神经　　隐神经

图 34-1-57　腓肠神经、腓浅神经、隐神经等的位置

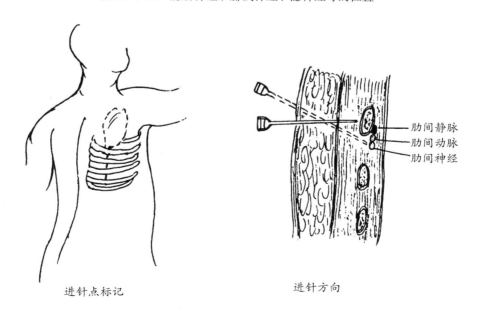

进针点标记　　　　　　　进针方向

肋间静脉
肋间动脉
肋间神经

图 31-1-58　肋间神经阻滞麻醉

一般宜在腋后线或肩胛下角垂线处进针，确定肋间进针定位点标记，术者左手摸准肋骨下缘，进针至肋骨后退出少许，移向肋缘下再进入少许，抽吸无血、无气后注入麻药 5 ~ 10 ml。因肋间区域受上、下肋间神经分支支配，故需麻醉手术区域的上下相邻的各一肋间神经。

进针时要注意的是，注药时嘱病人不要咳嗽，保持良好的平静体位，以防刺破胸膜。

九、临床常用穿刺插管技术

穿刺和插管是临床外科工作中常用的技术性操作。既可用于疾病诊断，又可用于疾病的治疗，或对诊断和治疗都很有裨益。由于超声、放射等影像学的发展，可将病灶准确定位，加上穿刺工具的改进，穿刺技术得以进一步提高，应用范围也不断扩大。穿刺是有创的操作，要求施术者不但要严格掌握适应证，还要熟悉操作规范。现将临床上最常用的穿刺和插管技术做简要介绍。

1.股静脉穿刺插管术

主要用于外周皮下浅静脉穿刺困难，而又急需采血、输液、输血者，需经股静脉插管监测中心静脉压者，插管时用导管、穿刺针抽得血液后送入导丝，退出导管针，用扩皮器扩大穿刺口后即可退出导丝，导管放置深度一般为 15 ~ 20 cm，缝合固定（图 31-1-59）。

2.股动脉穿刺术

主要用于动脉血气分析，抢救病人时经股动脉输全血、血浆、高渗糖，或经股动脉插管介入诊断和治疗。

操作时，施术者立于病人的一侧，用食指或中指扪及血管搏动，另一手持连针头的穿刺针或注射器，与皮肤呈 30° ~ 40° 角的逆血流方向刺入至股动脉（图 31-1-60），有鲜血喷出时再缓慢进入 0.3 ~ 0.5 cm，以防脱出，即可采血、注药或插管进行动脉血管造影。穿刺后应嘱病人观察有无出血（渗血）。

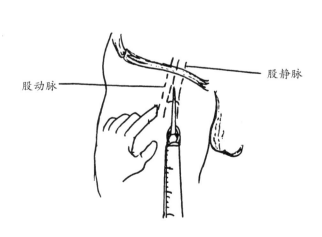

图 31-1-59 股静脉穿刺

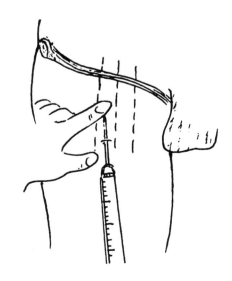

图 31-1-60 股动脉穿刺术

3. 颈内静脉穿刺术

主要用于需要长时间输液、监测中心静脉压的病人、病重的病人、浅静脉穿刺困难而又急需采血、输液输血者。

施术者立于病人头侧，在胸锁乳突肌的胸骨头与锁骨头之间的夹角为常用穿刺点，触及颈动脉搏动外侧约 0.5 cm 做标记，穿刺成功后退出穿刺针，送入静脉导管 13 ~ 15 cm，缝合固定。另一常用穿刺点为颈静脉与锁骨下静脉交汇点（图 31-1-61）。颈内静脉穿刺技术要求比股静脉穿刺高，由于静脉位置变异，颈部主要结构多，更易发生意外损伤。因此，尽可能在穿刺技术上一次获得成功，以减少发生并发症。

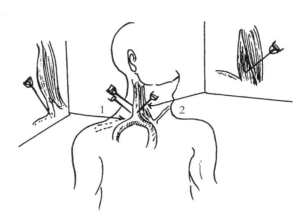

1. 锁骨上方锁骨下静脉穿刺点；2. 颈内静脉穿刺点
图 31-1-61　颈内静脉穿刺点进针方向

4. 锁骨下静脉穿刺插管术

该穿刺插管术同颈内静脉穿刺术。

病人两肩后垂，面部转向对侧，一般同右侧穿刺，于锁骨中点下一横指处作为穿刺点。将连接注射器上的 14 ~ 16 号穿刺针刺入皮肤，使之与胸壁平面平行，即针头与胸壁平面约呈 15° 角朝向同侧胸锁关节后方进针，于锁骨与第 1 肋间的间隙内走行，边抽吸边推进，一般 4 ~ 6 cm 即可抽得暗红色血液，再进针 0.5 ~ 1 cm 取下注射器，将导丝送进套管针，送进的深度以超过穿刺针 5 ~ 10 cm 为宜。退出穿刺针，扩皮后送入静脉导管，深度为 12 ~ 15 cm 为宜，缝合固定。锁骨下静脉穿刺也应注意进针方向及控制进针深度，避免发生气胸（图 31-1-62）。

5. 静脉切开插管术

该手术适应证同"颈内静脉穿刺术"。

静脉切开俗称"开方"，在静脉穿刺被大量使用前是十分常见的抢救手段。以 1% 利多卡因做局部浸润麻醉，股动脉搏动点为标记做平行于腹股沟韧带切口长约 3 cm（图 31-1-63）。用小弯钳纵向分离皮下组织，即可见到大隐静脉，将其分离显露 2 cm，用小弯钳在静脉下面引两根牵引线，并将静脉远端一根结扎，而近端暂不结扎，牵引远端结扎线，用小组织剪在结扎线上方将静脉剪一小口，将已连接注射器（含有生理盐水）的导管插入静脉切口，结扎静脉近端丝线，将静脉与导管固定（图 31-1-64）。切口缝合固定。

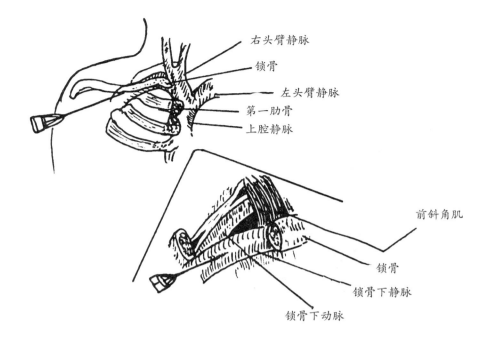

图 31-1-62 锁骨下静脉穿刺进针点及方向

注意要点是在寻找大隐静脉时只能在浅筋膜层中进行，注意勿将深筋膜中股静脉误扎；静脉导管放置时间过长容易发生静脉炎或形成血栓。

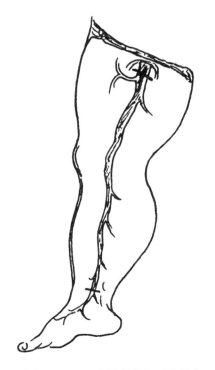

图 31-1-63 大隐静脉切开的部位

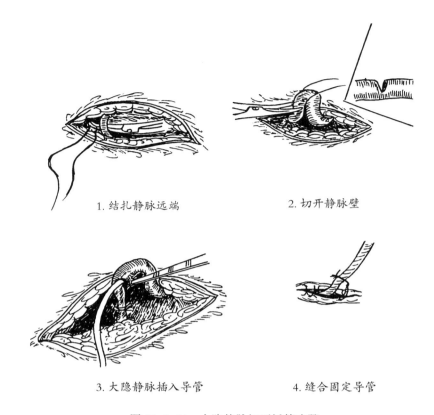

1. 结扎静脉远端　　　　　　　　2. 切开静脉壁

3. 大隐静脉插入导管　　　　　　4. 缝合固定导管

图 31-1-64　大隐静脉切开插管步骤

6. 腹腔穿刺术

腹腔穿刺术适用于急腹症诊断不明或疑有腹腔内出血、腹腔脓肿、腹腔积液的性质；腹腔注射药物以及腹水过多为了减轻腹胀等。

穿刺前膀胱排空。平卧位，稍向穿刺侧，在脐与髂前上棘连线中外 1/3 处为穿刺点，也可取脐水平线与腋前线交点为穿刺点。消毒皮肤后用连接 9 号针头的注射器垂直刺入腹腔，通过腹膜时有明显落空感，进腹后可抽吸（图 31-1-65），如无液体，再边退边抽或改变方向及调整深浅。

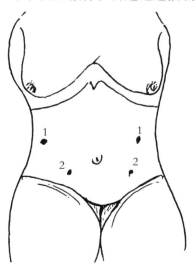

图 31-1-65　常用的腹腔穿刺点

7. 胸腔穿刺及闭式引流术

适用于胸腔积液诊断不明者，气胸、液气胸、血胸、胸水、脓胸需穿刺引流者及胸腔内注射药物等。

气胸或以气体为主的液气胸取低坡卧位，在患侧锁骨中线第二肋间予以标记，血胸、胸水或脓胸取反座椅位，于肩胛下线 8 ~ 9 肋间或 7 ~ 8 肋间予以标记（图 31-1-66 ~ 图 31-1-67）。术者左示、中指固定穿刺针处皮肤，右手持有橡皮管的穿刺针，用血管钳夹住橡皮管，于定点处垂直进入，落空或出现液体后表示已进入胸腔，即用 50 ml 注射器抽吸，吸满后助手夹住橡皮管防止空气进入胸腔（图 31-1-68），如此反复进行直到抽吸完毕。操作中嘱病人避免咳嗽及深呼吸，以免损伤肺；如为胸腔积液过多一次抽吸不超过 1 000 ml，并且要缓慢进行抽吸以免造成胸膜腔内压突然下降过多，引起肺水肿。

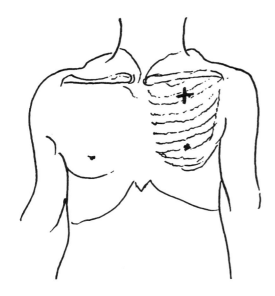

图 31-1-66 锁骨中线标记（气胸）

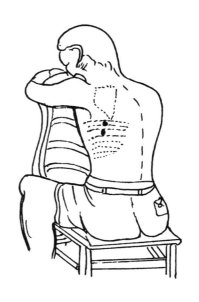

图 31-1-67 胸腔积液穿刺的位置

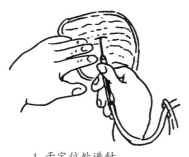

1. 于定位处进针

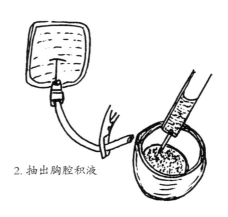

2. 抽出胸腔积液

图 31-1-68 胸腔穿刺步骤

8. 耻骨上膀胱穿刺造瘘术

适用于经导尿失败的急性尿潴留病人，暂时排除尿液，缓解膀胱内压力等。下腹正中耻骨联合上两横指为穿刺点。1% 利多卡因局部浸润麻醉达膀胱壁。术者右手持连接橡皮管的穿刺针垂直刺入，有落空感后同时有尿液排出（图 31-1-69）。抽吸不宜太快，由导管针内插入适当的导尿管，退出套管针，缝合切口，固定导管，连接引流袋。

注意事项：严格掌握适应证，证实膀胱极度膨胀，不能排尿且无法导尿（导尿失败）时方可考虑膀胱穿刺；要正确选择膀胱穿刺部位。

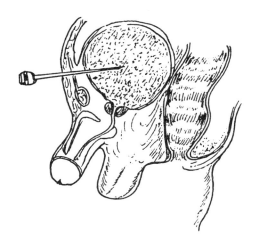

图 31-1-69　耻骨上膀胱穿刺

9. 关节腔穿刺术

关节腔穿刺术适用于急性化脓性关节炎或其他关节病变伴有积血者；关节腔积液需抽出送检、细菌培养以求明确诊断、关节腔需注射药物治疗者。

各关节腔穿刺需有相应的体位，避免刺伤血管神经，同时需要严格的皮肤消毒，所用器具绝对无菌，严格执行无菌操作规则。

（1）肩关节穿刺（图 31-1-70）

于肱骨小结节与肩胛骨喙突连线的中点或喙突顶端的下方垂直进针刺入关节腔。

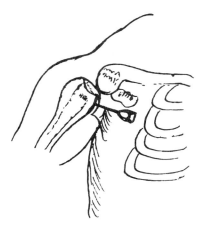

图 31-1-70　肩关节穿刺

（2）肘关节穿刺（图31-1-71）

于肘关节后面尺骨鹰嘴外侧沟进针，也可从尺骨鹰嘴上方向前下方刺入关节腔。

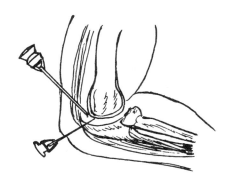

图 31-1-71　肘关节穿刺

（3）腕关节穿刺（图31-1-72）

手腕关节背面、拇指长肌腱尺侧垂直刺入关节腔。

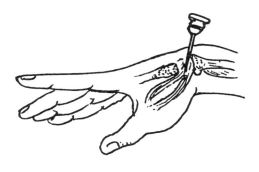

图 31-1-72　腕关节穿刺

（4）髋关节穿刺（图31-1-73）

于髂前上棘与耻骨结节连线的中点，腹股沟韧带下一横指，股动脉搏动外侧约1 cm处为穿刺点，垂直刺入6～8 cm即可进入关节腔。注意勿损伤股动脉、股神经。

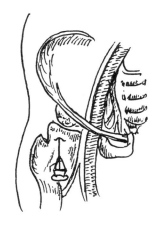

图 31-1-73　髋关节穿刺

（5）膝关节穿刺（图 31-1-74）

于髌骨上缘水平一横指，外侧缘做一垂直线，在两线交叉点进针刺入关节腔。

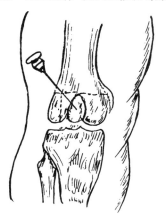

图 31-1-74　膝关节穿刺

（6）踝关节穿刺（图 31-1-75）

踝关节背伸 100°，消毒后外踝尖端上方 2 cm 再向内约 2 cm 为穿刺点，向内向下刺入关节腔。

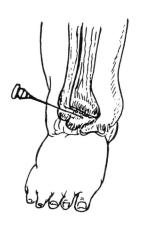

图 31-1-75　踝关节穿刺

参考文献

[1] 吴阶平，裴法祖.黄家驷外科学［M］.北京：人民卫生出版社，2000.

[2] 陈孝平.全国高等学校教材，外科学［M］.北京：人民卫生出版社，2015.

[3] 陈孝平，陈涵.肝胆外科学［M］.北京：人民卫生出版社，2005.

[4] 黄志强.腹部外科手术学［M］.长沙：湖南科学技术出版社，1992.

[5] 姜洪池，陈孝平.实用肝胆外科学［M］.北京：科学出版社，2003.

[6] 黎介涛，吴孟超，黄志强.普通外科手术学［M］.北京：人民军医出版社，2007.

[7] 董力，赵波，李荣祥.胸外科手术与技巧［M］.北京：人民卫生出版社，2019.

[8] 李荣祥，张志伟.腹部外科手术技巧［M］.北京：人民卫生出版社，2015.

[9] 李荣祥，张志伟.肝胆胰脾手术图解［M］.成都：四川科学技术出版社，2014.

[10] 李荣祥.奇异·罕见·疑难手术108例［M］.成都：四川科学技术出版社，2014.

[11] 李荣祥，张志伟，田伯乐.肝胆胰脾手术暨中医药围术期应用［M］.成都：四川科学技术出版社，2017.

[12] 陈孝平，李荣祥，张志伟.门诊手术与处置技术经验与技巧［M］.北京：人民卫生出版社，2018.

[13] 陈孝平，吴在德，裴法祖.有关肝段切除的几个问题［J］.中国实用外科杂志，1994，14（3）：153.

[14] 陈孝平，吴在德，谭修福.肝段切除120例［J］.中华外科杂志，1990，28：599.

[15] 严律南，袁相新，张肇达，等.应用半肝血流阻断作肝叶切除29例报告［J］.中华外科杂志，1994，32（1）：35-36.

[16] 李荣祥，李金龙，潘万能.常温下半肝血流阻断与Pringles法的临床比较［J］.中华肝胆外科杂志，2004，10（4）：245-248.

[17] 王泽华，向阳.妇产科手术要点难点及对策［M］.北京：科学出版社，2017.

[18] （法）Micheel Cosson，Denis Querleu，Daniel Dargent.经阴道手术学［M］.熊光武主译.郎景和主审.福建科学技术出版社，2008，4.

[19] 陈孝平，陈义发.外科手术基本操作（全国高等医药院校配套教材）［M］.北京：人民卫生出版社，2002.

［20］ Robert M. Zollinger，Jr. Robert M. Zolliger，Sr. 佐林格外科手术图谱［M］.周汉新主译.裘法祖主审.北京：人民卫生出版社，2004.

［21］ Frank H，Netter，MO.奈特人体解剖学彩色图谱［M］.张卫光主译.周长满主审.北京：人民卫生出版社，2015.